금나나 교수의
쉽게 배우는
역학 이야기

하버드 학생들은 어떻게 역학을 배울까?

이 책의 인세는 학생들의 꿈을 응원하는 장학금으로 모두 사용됩니다.

금나나 교수의
쉽게 배우는 역학 이야기

하버드 학생들은 어떻게 역학을 배울까?

금나나 지음

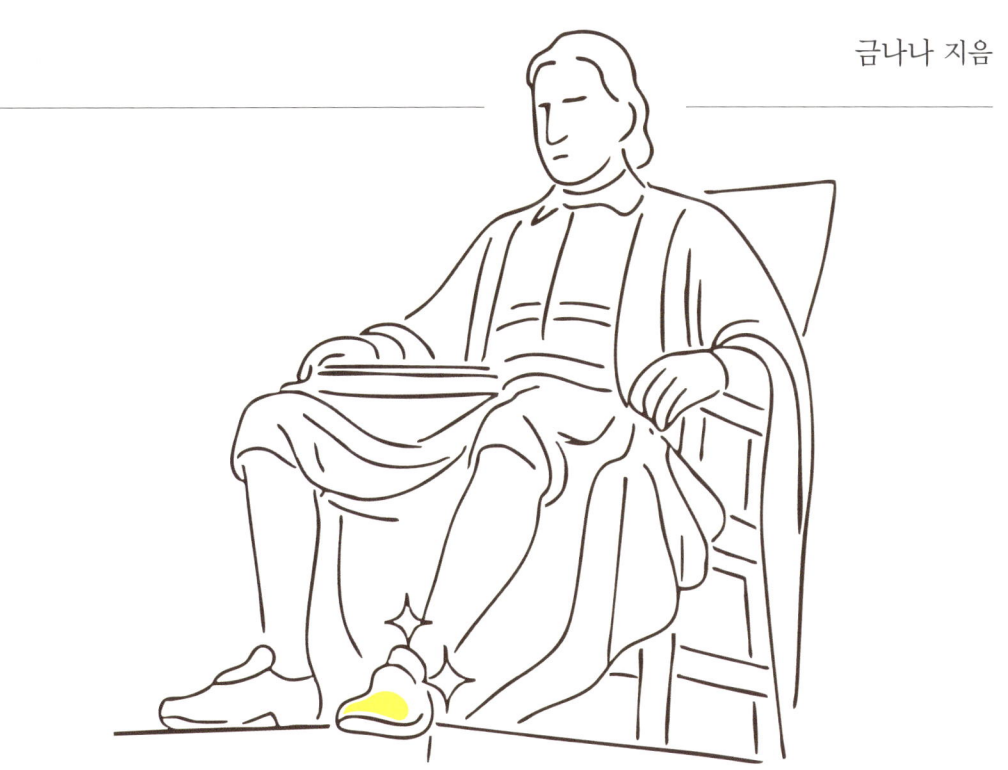

동국대학교출판부

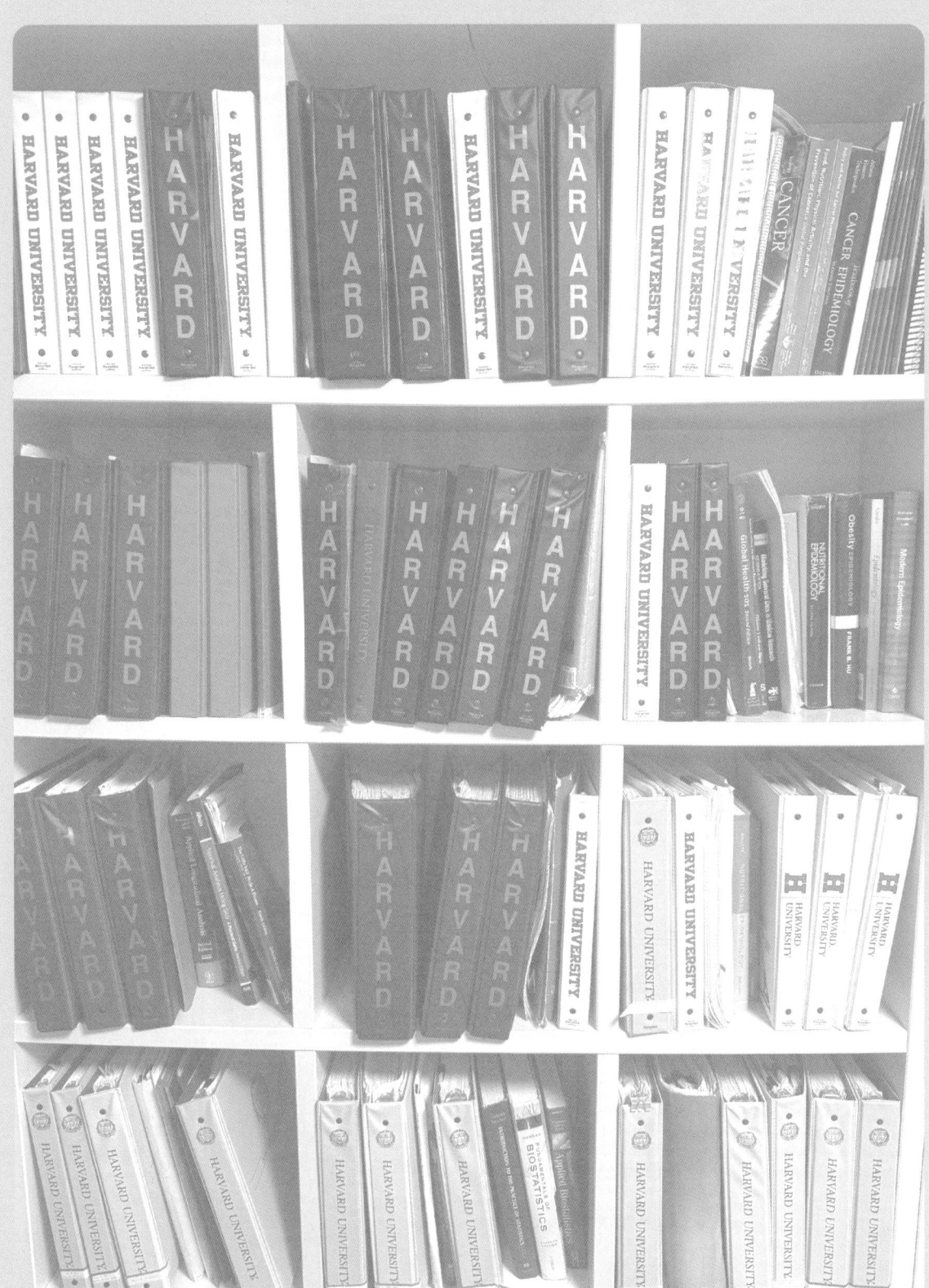

나의 서재 한켠을 빼곡히 채우고 있는 하버드 시절의 강의 노트들.
한 장, 한 장마다 그때의 고민과 배움의 흔적이 고스란히 남아 있다.
지금 돌아보면, 그 조용한 축적이 나만의 역학 언어를 쌓아가던 소중한 과정이었다.

서문

우연이 운명으로…

'영양 역학(nutritional epidemiology)'이란 학문과 나의 첫 만남은 하버드 학부 3학년 시절 Karin Michels 교수님의 'Medical Detectives'라는 교양 수업을 통해 우연히 이루어졌다. 처음에는 다소 생소하게 느껴졌지만, 마치 벤다이어그램의 교집합처럼 수학과 과학이 절묘하게 융합된 역학은 단숨에 나의 관심을 사로잡았고, 새로운 학문의 세계로 나를 이끌었다. 역학의 매력에 흠뻑 빠진 나는 학부생임에도 불구하고 하버드 보건대학원의 수업을 수강했고, 결국 그곳에서 영양 역학 분야의 박사 학위를 취득하게 되었다.

그 당시에는 미처 알지 못했지만, 약 20년이 지난 지금 돌이켜보면 내 안의 나는 이미 나의 미래를 예감하고 있었던 것 같다. 첫 수업 날, 강의실에 들어서는 금발의 멋진 Karin Michels 교수님을 보는 순간, 나도 모르게 '아! 나도 저 교수님처럼 되고 싶다!'라는 생각이 머리속을 스쳐 지나갔다. 독일 출신인 Karin Michels 교수님은 처음에는 의과대학에 진학했지만, 적성에 맞지 않음을 깨닫고 의대를 중퇴한 뒤 미국으로 건너와 역학을 전공하며 교수의 길을 걸으셨다. 흥미롭게도 지금의 나는 교수님과 비슷한 길을 걷고 있다. 마치 교수님을 처음 뵈었던 그 순간 품었던 소망이 실현된 것처럼 말이다.

현재 나의 서재는 하버드 유학 시절에 작성한 강의 노트들로 가득하다. 학창 시절, 강의 내용을 필기하고 요약하는 것을 좋아했던 나는 이 노트들을 차곡차곡 모아 소중히 보관해 왔다. 한 글자 한 글자에 정성과 열정을 담은 이 강의 노트들은 나의 보물 1호이다. 나는 농담 삼아 황순원의 소설 '소나기'에 빗대어 '내가 죽으면 이 필기 노트들을 꼭 함께 묻어줘!'라고 말하곤 했다. 지금도 나는 가끔 이 노트들을 펼쳐 본다. 깨알같이 빼곡히 적힌 글자들을 보며 '어쩜 이렇게 내가 필기를 잘했을까!'하고 스스로 감탄한다. 그러다 보면 마치 타임머신을 타고 그 때의 나로 돌아간 듯 초심을 되새기게 된다.

나는 참으로 운이 좋게도 훌륭한 스승님을 많이 만났다. 그분들의 은혜에 보답하는 가장 좋은 방법은 후학들을 위해 공헌하는 것이라 생각한다. 이 '역학' 저서를 집필하게 된 이유도 바로 그 때문이다. 천재적인 두뇌가 아닌 평범한 아이큐를 가진 한 사람으로서 역학을 공부했기에, 내가 이해할 수 있는 방식으로 설명한다면 누구나 역학의 개념을 이해할 수 있으리라 믿는다. 마치 '수학의 정석'처럼 '역학의 정석'을 쓰겠다는 각오로 한 페이지 한 페이지 정성을 담아 써내려갔다.

단, 독자들의 이해를 최대한 도모하기 위해 이 책은 전형적인 교과서 형식을 탈피했다. 강의 슬라이드 형태의 이미지를 제시하고, 설명은 이야기체로 풀어냈다. 가독성을 높이기 위해 내용상 끊어 읽으면 좋은 부분마다 줄을 바꾸어 문구를 배치했으며, 중요한 내용은 굵은 글씨와 밑줄로 강조했다. 또한, 하버드 보건대학원에서 있었던 관련 에피소드도 중간중간 삽입해 책에 생동감을 더했다. 특히, 슬라이드는 영어로 설명은 한글로 제시하여 독자들이 두 언어로 역학을 학습할 수 있도록 구성했다. 이는 한글 번역보다 영어 원문으로 역학 개념을 배우는 것이 더 직관적이고 이해하기 쉽기 때문이다.

마지막으로, 우연히 역학이란 학문을 접하고 역학자의 길을 걷게 된 나처럼, 이 책이 누군가에게도 역학의 매력을 발견하는 계기가 되기를 간절히 바란다. 부디 이 책이 역학자로서 첫걸음을 내딛는 당신에게 작은 디딤돌이 되기를….

2024년 7월 17일
금나나

Overview

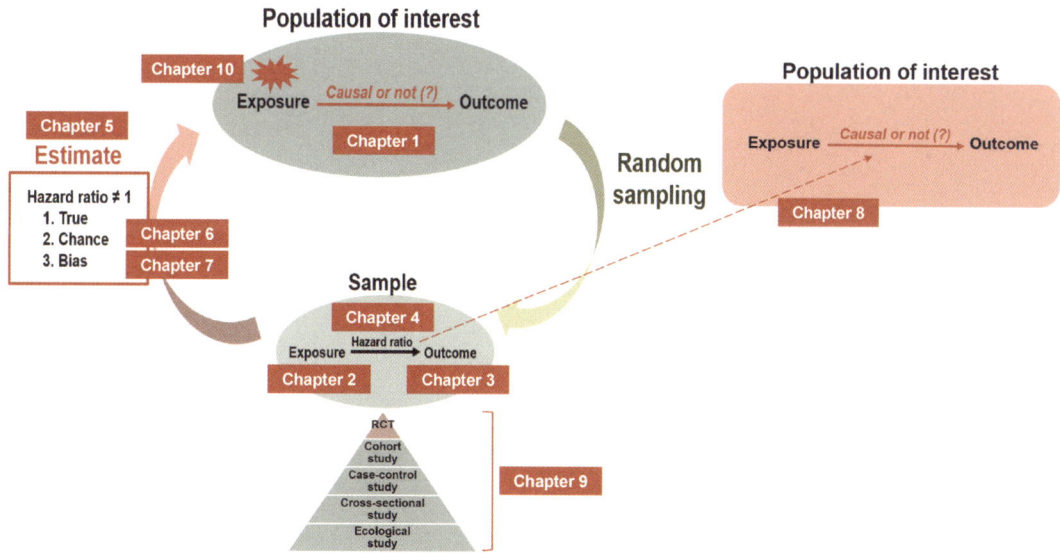

Contents

서문   5

chapter 1   **Epidemiology**   11

1. Introduction to Epidemiology   13

chapter 2   **Exposure**   23

2.1 Dietary Assessment   25
2.2 Measurement Errors in Dietary Assessment   44
2.3 Between-person Variation in Dietary Intake   66
2.4 Diverse Ways to Define Exposure   77

chapter 3   **Outcome**   101

3.1 Outcome Ascertainment   103
3.2 Disease Screening   141
3.3 Measures of Disease Occurrence   167

chapter 4   **Association**   215

4. Measures of Association   217

chapter 5   **Causal Inference**   267

5. Totality of Evidence   269

chapter 6 Chance — 291

6.1 Chance Association — 293
6.2 95% Confidence Interval — 317
6.3 P-value — 336
6.4 Error and Power — 360

chapter 7 Study Design & Bias — 381

7.1 Ecological Study — 383
7.2 Cross-sectional Study — 416
7.3 Cohort Study — 425
7.4 Case-control Study — 452
7.5 Randomized Controlled Trial — 486
7.6 RCT May or May Not Be the Gold-standard — 522

chapter 8 Bias vs. Effect Modification — 537

8. Bias vs. Effect Modification — 539

chapter 9 Meta-analysis — 565

9. Meta-analysis — 567

chapter 10 Public Health Impact — 599

10. Measures of Public Health Impact — 601

chapter

1

Epidemiology

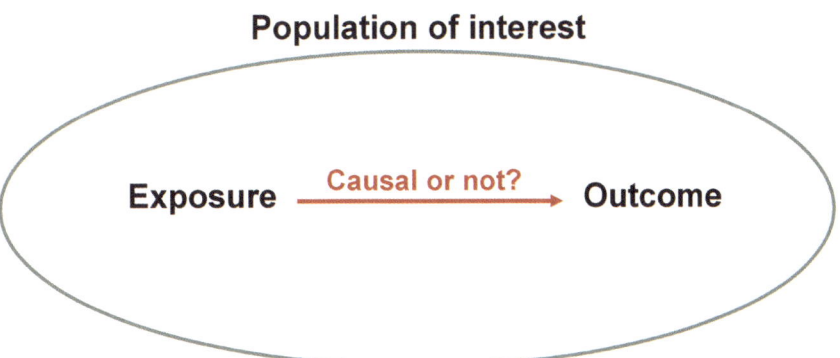

HARVARD UNIVERSITY

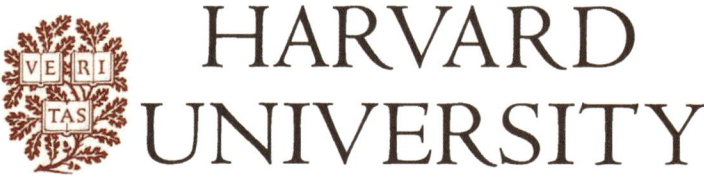

AT CAMBRIDGE IN THE COMMONWEALTH OF MASSACHUSETTS

THE PRESIDENT AND FELLOWS OF HARVARD COLLEGE, acting on the recommendation of the Faculty of Public Health and with the consent of the Honorable and Reverend the Board of Overseers, have conferred on

NaNa KEUM

the degree of Doctor of Science in Nutrition and Epidemiology.

In witness whereof, *by authority duly committed to us,* we have hereunder placed our names and the University seal on this twenty-eighth day of May in the Year of Our Lord two thousand and fifteen and of Harvard College the three hundred and seventy-ninth.

PRESIDENT   DEAN OF THE FACULTY OF PUBLIC HEALTH

긴 여정의 끝에서 마주한 나의 박사학위 졸업장.
그 무엇보다 빛나는 노력의 결실이다.

1. INTRODUCTION TO EPIDEMIOLOGY

What is epidemiology (역학)?

> "**Epidemiology** is the **study** of
> the **distribution** and **determinants** of
> **health-related states or events** in **specified populations**,
> and the **application** of this study
> **to control of health problems**."
>
> – Aschengrau and Seage –

코로나19 대유행으로 인해 '**역학 조사**'라는 용어가 언론에 자주 등장하면서
대중에게 널리 알려지게 된 '**역학(epidemiology)**'이라는 학문!

역학은 **인구 집단**에서 발생하는 **질병**을 연구하는 학문으로,
1) 질병의 **분포 양상**을 **기술**하고(descriptive epidemiology–기술 역학)
2) 질병 발생에 영향을 미치는 **요인**들을 **분석**하여(analytic epidemiology–분석 역학)
3) 질병의 **예방 및 관리** 방안을 제시하여 인류의 **건강증진**을 도모한다.

즉, **인구 집단**에서 나타나는 질병의 **분포 및 원인**을 연구하여
질병을 효과적으로 **통제**할 수 있는 방법을 찾아내는 학문이다.

The Greek & Chinese origins of epidemiology

Greek root
- Epi : upon
- demio : people
- logy: study

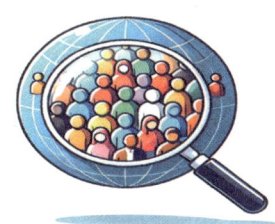

Chinese characters

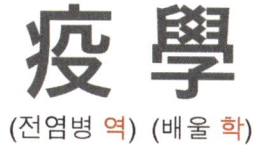

(전염병 역) (배울 학)

역학은 영어로 'epidemiology'라 하는데 그리스어에서 유래되었다.
epi(=upon: ~에 관한) + demos(=people: 사람) + logos(=study: 학문)의
세 단어가 결합된 합성어로,
인구 집단의 행태를 관찰하여 질병의 분포 및 원인을 이해하려는 학문이다.
이 학문을 연구하는 전문가를 역학자(epidemiologist)라고 부른다.

한자로는 '**전염병 역**' 자와 '**배울 학**' 자를 사용해 '**疫學**'이라 표기한다.
비록 현대는 심혈관질환이나 암과 같은 만성질환이 주된 사망 원인이지만
과거에는 **역병**이라 불리던 **전염병**이 인류의 가장 큰 위협이었다.
이러한 시대적 배경 속에서 '역학'이라는 학문명이 탄생되었다.

역학 ???

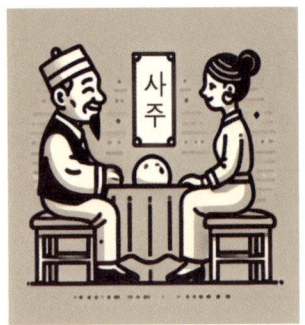 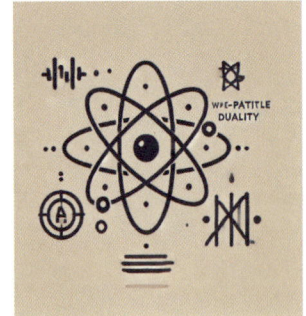 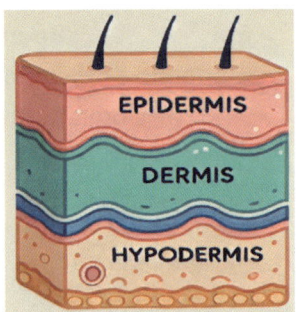

코로나19로 인해 **역학**이라는 학문이 대중에게 널리 알려졌지만,
그 전에는 '역학'을 전공했다고 하면
흥미로운 오해를 받는 경우가 많았다.

한국에서는
운명을 점치는 **사주 역학**이나 물리학의 한 분야인 **양자 역학**을 떠올리는 이들이 많았고,

미국에서는
'epidemiology'의 발음이 'epidermis(피부의 바깥층)'와 비슷해
피부 관련 의학 분야로 오해하는 일이 흔했다.

Epidemiology: all about causal inference

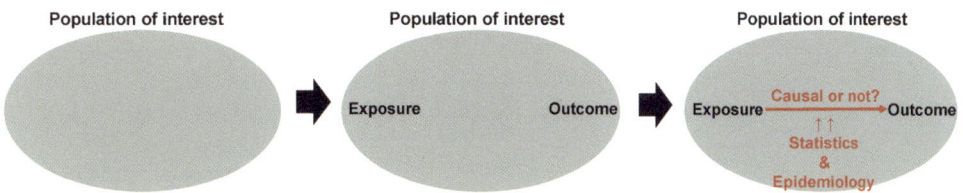

역학 연구는 크게 **세 단계**로 도식화할 수 있다.

첫 단계는 연구 대상이 될 **관심 있는 인구 집단**을 선정하는 것이다.
예를 들어, 성인 남성, 청소년, 동양인, 혹은 암 환자와 같이
어떤 사람들을 관찰하여 연구를 진행할 것인지를 결정해야 한다.

다음 단계는 역학 연구의 핵심이 되는 **두 변수**를 설정하는 것이다.
하나는 원인이 될 수 있는 **노출변수**(exposure variable)이고,
다른 하나는 그로 인한 **결과변수**(outcome variable)이다.
이 두 변수는 **연구의 뼈대**를 이루는 가장 중요한 요소이다.

마지막 단계는 이 두 변수 간에 **인과관계**(causal relationship)가 존재하는지를
통계학과 역학적 방법론을 통해 추론하는 것이다.
인과관계가 성립한다는 것은
노출변수의 **변화**가 결과변수의 **변화**를 유발한다는 것을 의미한다.
즉, 결과변수를 변화시키기 위해 노출변수를 조정할 수 있다는 뜻이며,
이는 **질병 예방을 위한 효과적인 중재 방안을 제시하는 데 핵심적인 근거**가 된다.

Various branches of epidemiology: by outcome

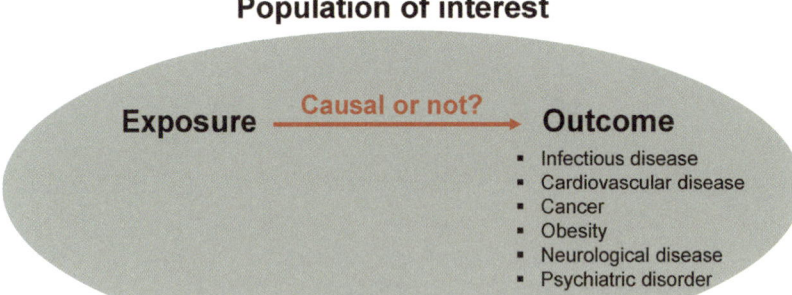

역학은 노출변수나 결과변수에 따라 **다양한 세부 전공**으로 나뉘는데,
주로 **결과변수**에 해당하는 **질병의 종류**에 따라 명칭이 정의된다.
예를 들어, 결과변수로
코로나19와 같은 전염병을 연구하면 **전염병 역학**(infectious disease epidemiology)
심혈관질환을 연구하면 **심혈관 역학**(cardiovascular epidemiology)
암을 연구하면 **암 역학**(cancer epidemiology)
비만을 연구하면 **비만 역학**(obesity epidemiology)
알츠하이머병과 같은 신경계질환을 연구하면 **신경 역학**(neuroepidemiology)
우울증과 같은 정신질환을 연구하면 **정신 역학**(psychiatric epidemiology)이라 불린다.

Various branches of epidemiology: by exposure

Population of interest

Exposure —— Causal or not? ——▶ Outcome
- Dietary factors
- Medications
- Genetic variations
- Environmental factors

물론, **노출변수**에 따라서도 세부 전공의 명칭이 정해진다.
식이 섭취가 건강에 미치는 영향을 연구하는 **영양 역학**(nutritional epidemiology)
약물 섭취가 건강에 미치는 영향을 연구하는 **약물 역학**(pharmacoepidemiology)
유전자 형태가 건강에 미치는 영향을 연구하는 **유전체 역학**(genetic epidemiology)
환경 속 유해 물질이 건강에 미치는 영향을 연구하는 **환경 역학**(environmental epidemiology)
등이 대표적인 예이다.

이처럼 **역학**은 **세분화**되어 발전해 왔다.
다만, 역학 내 세부 전공을 구분하는 것보다 더 중요한 것은
다양한 주제를 다양한 방식으로 연구할 수 있다는 유연성을 이해하는 것이다.
예를 들어, 식이 섭취가 암 발생에 미치는 영향을 중점적으로 연구해 온 나는
상황에 따라 **영양 역학자** 또는 **암 역학자**로 불린다.
또한, 비만을 연구할 때에도
한 연구에서는 비만을 **결과변수로** 설정해 커피 섭취가 비만도에 미치는 영향을 조사했고
다른 연구에서는 비만을 **노출변수로** 설정해 암 발생에 미치는 영향을 분석했다.

Nutritional epidemiology in our daily lives

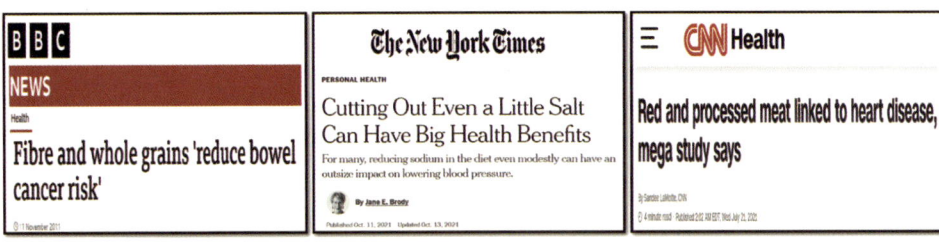

역학 연구는 우리의 **일상과 긴밀하게 연결되어** 있다.
이러한 **실용성**은 역학을 더욱 **흥미진진**하고 가치 있는 학문으로 만든다.
평소 음식 섭취와 체중 관리에 고민이 많았던 나에게는
특정 식품 섭취가 비만도에 미치는 영향을 다룬 영양 역학 연구 논문을 읽는 것이
학업이자 동시에 건강 잡지를 읽는 취미와도 같았다.
이러한 **단순한 학술적 활동을 넘어서는** 즐거움 덕분에
실생활에 적용할 수 있는 **포괄적인 건강 관련 지식을 축적**할 수 있었다.

우리가 일상적으로 접하는 **건강 관련 뉴스들도** 대부분 **역학 연구 결과를 기반**으로 한다.
'잡곡밥 섭취는 대장암 발생 위험을 낮춘다!'
'염분 과다 섭취는 고혈압 발생 위험을 높인다!'
'가공육 섭취는 심혈관질환 발생 위험을 높인다!'
와 같은 헤드라인들은 모두 **영양 역학 연구의 산물**이다.
이처럼 **역학**은 과학적 연구를 바탕으로
우리의 **일상적인 건강 관련 의문들에 대한 답을 제시**하며 건강 증진에 기여한다.

Food and disease

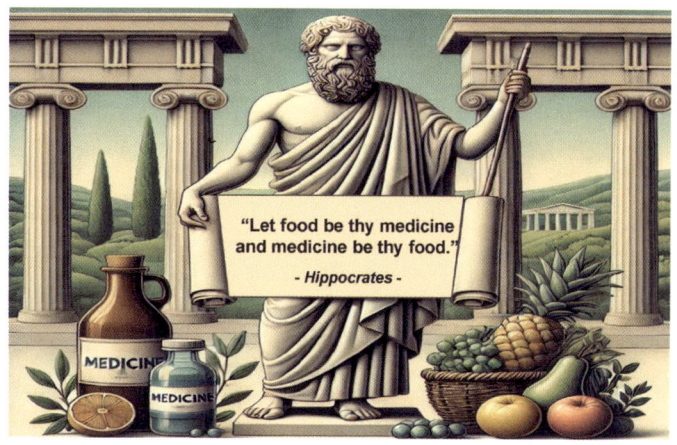

불과 20년 전만 해도
음식은 단순히 에너지와 영양소를 공급하는 수단으로 여겨졌지만,
이제 우리는 알고 있다.
음식 섭취가 **질병**을 유발하기도 하고, **예방**할 수도 있다는 사실을 말이다.
이렇게 **음식에 대한 패러다임의 변화를 이끈 것이 바로 영양 역학 연구이다.**

사실, 이러한 통찰은 전혀 새로운 것이 아니다.
현대 의학의 아버지라 불리는 **히포크라테스**도 이미 오래 전에
"**음식으로 고칠 수 없는 병은 약으로도 고칠 수 없다!**"라고 말하며
음식의 중요성을 강조했다.
오래된 이 지혜는 현대 영양 역학 연구를 통해 과학적으로 입증되고 있다.

그렇다면 **음식 섭취가 질병 발생에 미치는 영향을 어떻게 과학적으로 증명**할까?
지금부터 여러분을 **영양 역학 연구의 세계**로 안내하겠다.

chapter

2

Exposure

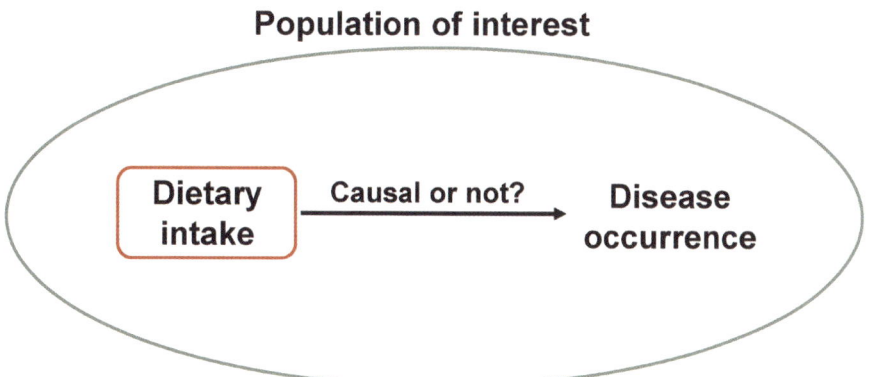

p.303

3. You've just gotten back reviewer's comments on a paper regarding the relation between dietary fat intake and risk of CHD. The editor apparently had no idea what "measurement error correction" was. Could you explain to the reviewer what measurement error is, how it can be evaluated (briefly), and why you think it's important to account for it? What are the commonly used methods to correct for measurement errors in nutritional epidemiology (briefly)?

↳ measurement error in dietary fat intake.
 = errors happened in measuring dietary fat intake — how to measure? — using 24h recall, FFQ, dietary record... ⎫ understanding
 = wrong measurements of fat intake. ⎬ questions
 ≠ variation in dietary fat intake ⎭ in the context.
    ↳ one source of measurement error.

<w/in person error>
(= repeated measurements of a person)

    random error : <definition>
       the average of repeated measurements = the true value (∴ accuracy ok)
       (but) precision ↓

       <sources of error : why is this happening>
       due to day-to-day variation in fat intake
       due to measurements error coming from the limitations of FFQ, 24-h recall.

    systematic error. <definition>
       the average of repeated measurements ≠ the true value (∴ accuracy X)
       (but) precision is ok

       <sources of errors>
       due to measurement errors by structured questionnaire (FFQ) → 아예 빠져있거나
              (as opposed to open-ended)   적게 적혀있는 음식.

accuracy precision
statistical distribution concept 가져옴.
  mean   S.D

<btw-person error>
(= some & others notion)

    random error : <definition> some overreport, others underreport
       the true mean.
       S.D ↑

       <sources of errors>
       due to wrong measurement of each individual (= a few repeated measures per subject)
              ↓
              random w/in per error.
              ↓
              random btw ppl error.

    systematic error <definition> all overreport or all underreport
       a wrong mean
       the true S.D (only when systematic w/in per error affects all & additive & to the same degree)

       multiplication → w. varying degree
          ↓
          true±error   p. true×n
                        p. true×1

       <sources of errors>
       due to wrong measurement of each individual (= systematic w/in per error
                                                     affects all)
              ↓
              systematic btw ppl errors

'무엇을 먹었는가'를 정확히 측정하는 일은 생각보다 훨씬 어렵다!
그렇기에 측정 오차에 대한 개념 정립은 영양 역학의 뿌리와도 같다.
지우고 그리고를 반복하며 오차 개념을 도식으로 붙어보려 했던 그날의 고투가
아직도 이 노트 안에 고요히 숨 쉬고 있다.

2.1 DIETARY ASSESSMENT

Importance of variable assessment

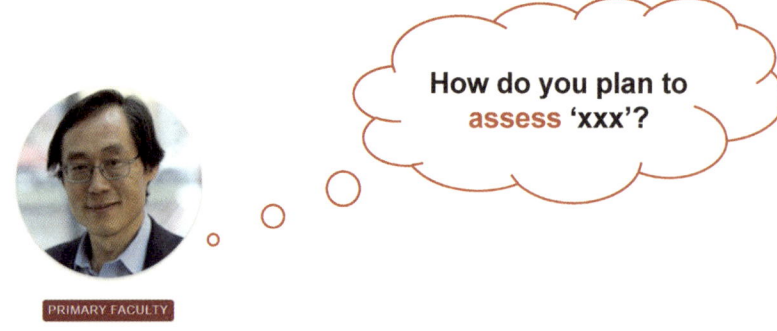

박사 과정 1년 차 때의 일이었다.
비만 및 당뇨병 연구의 권위자이신 Frank Hu 교수님과 연구 주제를 논의하던 중
나는 교수님께 이렇게 말씀드렸다.
"교수님! 저는 지금까지 수많은 다이어트를 직접 시도해 보았는데,
그때마다 생생하게 느꼈던 것은
음식 섭취에 따라 제 기분도 확연히 달라진다는 점이었습니다.
이 경험을 바탕으로 **음식 섭취와 감정의 관계**를 연구하고 싶습니다."
그러자 교수님께서는 이렇게 물으셨다.
"감정을 어떻게 측정할거니?"
그 순간, 나는 어떻게 대답해야 할지 몰라 말문이 막혔던 기억이 난다.
돌이켜보면 교수님의 이 간단한 질문이
나에게 역학 연구의 본질을 깨닫게 해주는 계기가 되었다.

Dietary assessment

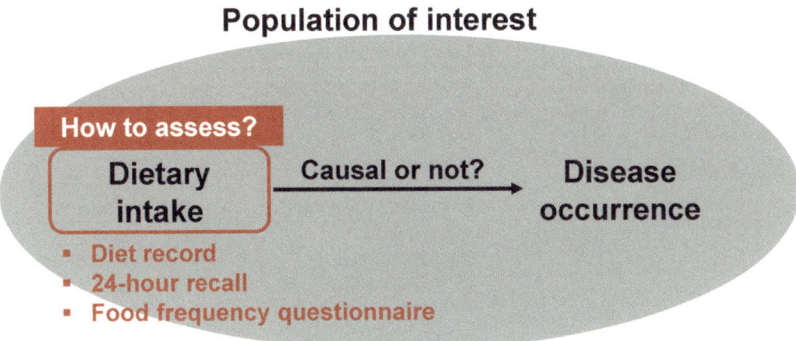

그렇다! **역학 연구**는 **데이터 분석**을 기반으로 하는 학문이기에
연구하고자 하는 **노출변수와 결과변수**가 정해졌다면
이를 반드시 **정확히 측정할 수 있어야** 한다.

따라서 **식이 섭취**를 **노출변수**로 삼는 영양 역학 연구에서는
연구 참여자들의 **식이 섭취 정보**를 체계적으로 **수집**하는 것이 매우 중요하다.

이를 위해 **세 가지 방법**이 오랫동안 사용되어 왔다.

Diet record

Template

Day 1: Tuesday, March 13th, 2024			
Time	Meal (location)	Food item and preparation	Amount eaten
7:30 a.m.	Breakfast (home)	Frosted flakes cereal Soy milk (unsweetened) Egg (boiled) Salt Coffee (black) Multivitamin (Garden of Life)	1 cup ½ cup 1 medium ¼ tsp 1 cup 1 tablet
12:30 p.m.	Lunch (cafeteria)	Salad with: Chicken (grilled) Romaine lettuce (raw) Cherry tomatoes (raw) Carrot (raw, shredded) Caesar dressing Water	 3 strips (2 oz) 1 cup 10 small ¼ cup 2 Tbsp 1 cup

첫째, **식사일지(diet record)**로,
연구 참여자가 섭취한 모든 식품을 **실시간으로 상세히 기록**하는 방법이다.
언제, 어디서, 무엇을, 얼마나 섭취했는지뿐만 아니라
사용된 식재료와 조리법까지
연구 참여자 **본인이 직접 상세히 기록**해야 한다.

예를 들어, **달걀**을 섭취했다면
단순히 '달걀 1개'라고 적는 것이 아니라,
달걀 **프라이** vs. **삶은** 달걀 vs. **구운** 달걀 등 **조리 방식**을 구체적으로 기록해야 하며
소금에 찍어 먹었다면 소금 섭취도 함께 기록해야 한다.
샐러드를 섭취했을 경우에도
단순히 '샐러드 1접시'로 적는 것이 아니라,
치킨, 양상추, 방울 토마토, 당근, 시저 드레싱 등
포함된 **모든 식재료**에 대해 **조리법과 양**을 상세히 기록해야 한다.
뿐만 아니라, 무심코 마신 **물** 조차도 빠짐없이 기록해야 하며
보충제 역시 예외 없이 적어야 한다.

24-hour recall

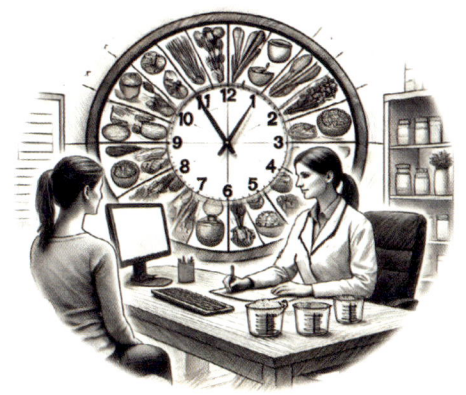 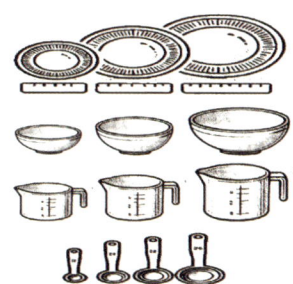

둘째, **24시간 회상법(24-hour recall)**으로,
연구 참여자가 **지난 24시간 동안** 섭취한 모든 식품을 **기억해 내어 응답**하는 방법이다.
이 방법에서는 연구 참여자가 직접 식이 섭취 정보를 기록하지 않고,
훈련된 조사원이 연구 참여자와의 **인터뷰를 통해 정보를 수집**한다.

조사원은 **표준화된 인터뷰 프로토콜**에 따라
전날 기상 후부터 잠들기 전까지 섭취한 모든 **식품 리스트**를 작성한 뒤,
그 리스트를 다시 점검하면서
각 식품 섭취와 관련된 **세부 정보**(예: 섭취량, 조리법, 양념)를 수집한다.
마지막으로, 리스트를 다시 한번 훑으며
깜빡 잊고 보고를 빠뜨린 식품은 없는지 최종 확인한다.

위 과정에서 정확한 섭취량을 파악하기 위해
조사원은 **계량컵, 계량스푼, 자, 식품모형 등 다양한 보조도구를 활용**한다.

Automated Self-Administered 24-hour recall (ASA24)

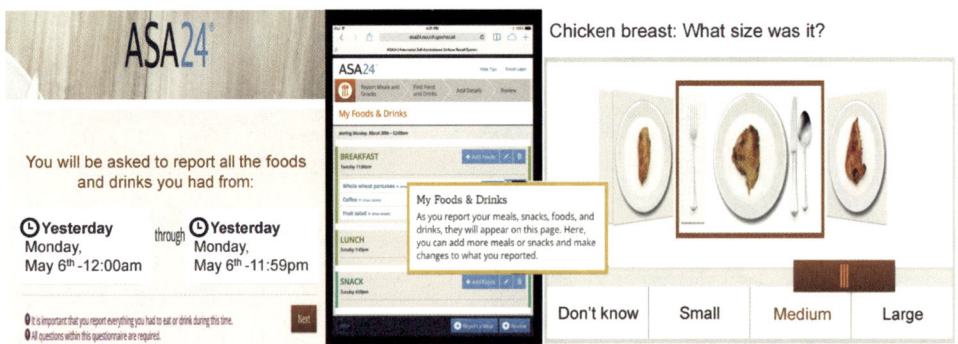

Source: https://asa24.nih.gov/demo/

최근에는 ASA24(Automated Self-Administered 24-hour Recall)라는 **자동화된 24시간 회상법**도 활용된다. 연구 참여자가 컴퓨터나 모바일 기기로 이 프로그램에 **접속**하여 조사원 면담이 아닌 **프로그램 안내에 따라** **참여자 스스로가** 전날 섭취한 식품 정보를 **단계적으로 기록**하는 것이다.

Food frequency questionnaire (FFQ)

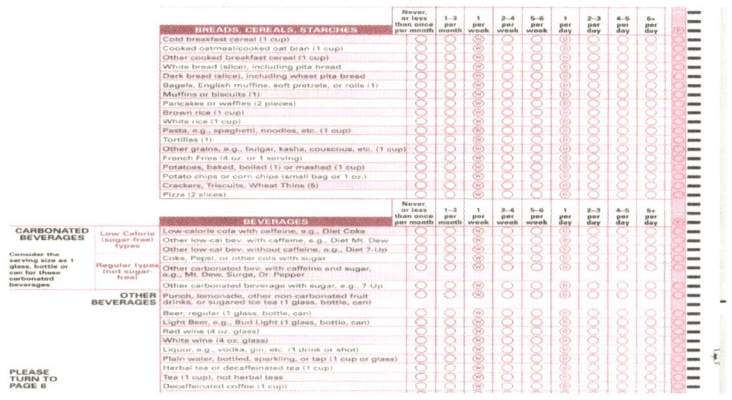

Source: https://nurseshealthstudy.org/participants/questionnaires

셋째, **식품섭취빈도 조사지**(Food Frequency Questionnaire, FFQ)로,
조사지에 제시된 식품 목록에 대하여
연구 참여자가 **지난 1년 동안의 평균 섭취 빈도를 회상하여 응답**하는 방법이다.
FFQ는 약 80-120개의 **한정된 식품 목록**으로 구성되며,
연구 참여자의 식문화를 반영하여(culture-specific) 설계된다.
예를 들어, 미국인 대상 FFQ에는 김치 섭취에 대한 질문이 없지만,
한국인 대상 FFQ에는 김치 섭취에 대한 질문이 포함된다.

FFQ에 포함되는 식품들은 **통계학적 분석을 통해 엄선**된 것으로,
연구 참여자들이 **자주 섭취**하면서도, **개인 간 섭취 빈도 차이가 뚜렷한** 식품이 선택된다.
이렇게 해야 설문 결과를 통해
특정 식품 섭취량이 **많은** 사람과 **적은** 사람을 **구분**할 수 있으며,
이를 바탕으로 **식이 섭취량 차이에 따른 질병 발생률 차이를 연구**할 수 있다.

Semi-quantitative FFQ

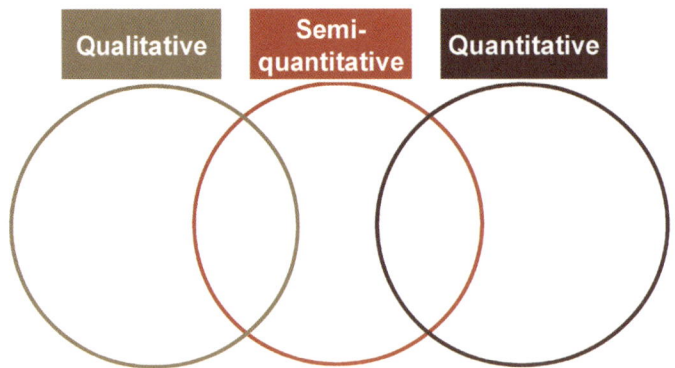

참고로, FFQ에는 흔히 '**반정량적**(semi-quantitative)'이라는 수식어가 붙는다. 조사 시 각 식품마다 '**1회 섭취량**'을 제시하고 그에 따른 **섭취 빈도**를 묻기에 완전히 정확하지는 않더라도 **대략적인 섭취량은 추정**할 수 있기 때문이다.

예를 들어, 달걀 섭취량을 조사할 때
단순히 "달걀을 얼마나 **자주** 섭취합니까?"라고 묻는 **대신**,
"**달걀 1개를 1회 섭취량**이라 했을 때, 달걀을 얼마나 **자주** 섭취합니까?"라고 묻기에
달걀의 **단독** 섭취량은 **어느 정도 추정**할 수 있다.

하지만 FFQ를 '완전한 정량적(quantitative)'이라 할 수는 없다.
식품이 FFQ에 포함되지 않거나 다른 요리의 부재료로 사용될 경우
해당 식품 또는 관련 영양소의 총 섭취량을 정확히 추정할 수 없기 때문이다.
예를 들어, 소시지 달걀 부침을 자주 섭취하는 참여자의 경우,
이 음식이 FFQ 문항에 없다면
해당 참여자가 **단독으로 섭취**하는 달걀의 양만 **추정**할 수 있을 뿐
총 달걀 섭취량은 정확히 파악할 수 없다.

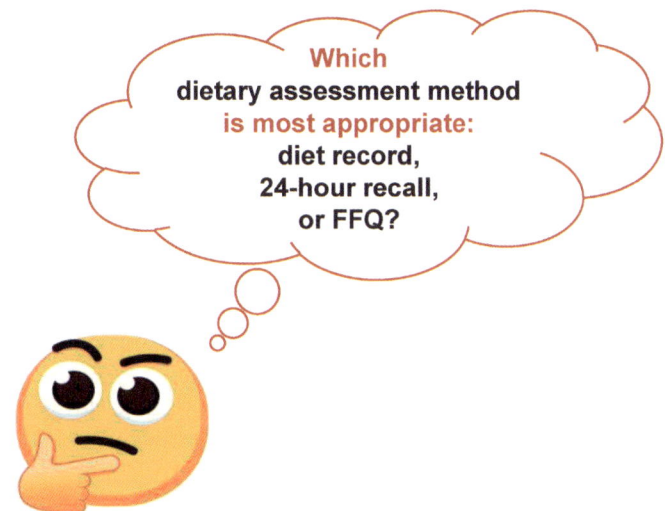

지금까지 우리는 **식이 섭취 정보를 수집하는 세 가지 방법**에 대해 살펴보았다.

혹시 독자들 중에서
"**식사일지, 24시간 회상법, FFQ 중 어느 방법이 가장 좋을까?**"
라는 의문을 가진 사람이 있는가?

정답은 "**상황에 따라 다르다!**"이다.
각 방법마다 **고유한 장단점**이 있기 때문에
연구 목적과 상황에 맞게 가장 적절한 것을 선택하면 된다.

Pros and Cons

	Pros	Cons
Diet record	• Considered **the gold-standard** for dietary assessment	• Requires **multiple** administrations to estimate **usual** dietary intake • Imposes **a high burden on respondents** → may **alter** respondents' eating behavior
24-hour recall	• Can be used for populations with **limited literacy** • Can estimate **a population's mean intake** with a **single** administration	• Relies on **short-term memory** • Requires **multiple** administrations to estimate **usual** dietary intake • Requires **trained interviewers**
FFQ	• Captures **long-term average intake** • Useful for **ranking** individuals by intake • Cost- and time-efficient	• Relies on **long-term memory** • **Semi-quantitative** → **Not** designed to estimate **absolute** intake • **Culture-specific**

식사일지의 가장 큰 장점은 **정확성**이다.
과거의 섭취를 회상하여 기록하는 다른 방법과 달리,
실시간으로 섭취 정보를 기록하기 때문에
빠뜨리는 식품이 없고, 섭취량도 정확히 파악할 수 있다.
이로 인해 식사일지는 **식이 섭취 측정 방법의 정석(gold-standard)**으로 여겨진다.

단, 하루의 기록만으로는 연구 참여자의 **평소 식이 섭취량을 파악할 수 없다.**
잠시 여러분의 식습관을 떠올려 보라!
학교 생활을 하는 **평일**과 여가 시간을 즐기는 **주말** 사이에는
섭취하는 식품의 종류와 양, 음주 여부 등이 **다를 것이다.**
또한, **봄, 여름, 가을, 겨울**에 따라 **식이 섭취 패턴도 변할 것이다.**
따라서 한 사람의 **평소 식이 섭취량**을 파악하기 위해서는,
각 계절별로 평일과 주말을 모두 포함한 **여러 날**의 식사일지를 작성한 후
데이터의 **평균값**을 계산해야 한다.
일반적으로 역학 연구에서는 참여자들에게
3일(평일 2일+주말 1일), 7일, 또는 28일(계절별 일주일)의 기록을 요청한다.

하지만 **식사일지**는 정확성을 추구하는 과정에서 **단점**이 발생한다.
섭취하는 **모든** 식품에 대해 **며칠** 동안 **실시간**으로 빠짐없이 **상세히** 기록하는 것은
연구 참여자에게 상당히 번거롭고 부담스러운 임무이기에,
기록을 정확히 하지 않는 참여자도 많고
심지어 **기록의 편의를 위해** 평소와 다른 식품을 **섭취**하는 참여자도 발생한다.

사실 나 또한 그랬었다.
컬럼비아 대학원에서 석사 과정을 이수하던 시절
영양 역학 수업에서 **일주일 동안 식사일지를 기록**하는 숙제가 주어졌었다.
당시 나는 **샐러드 바에서 다양한 음식을 선택**해 먹는 것을 좋아했는데,
처음 이틀 동안은 먹고 마시는 모든 것을 정확히 기록했지만
셋째 날부터는 일일이 **기록하는 것이 귀찮아져** 단순한 식사로 **대체**하기 시작했다.
결국 남은 과제 기간 동안 피넛버터, 딸기잼, 샌드위치와 우유로 끼니를 때웠고,
'식빵 두 장, 피넛 버터 한 스푼, 딸기잼 한 스푼, 우유 200ml'를 **반복 기록**했다.

만약, 연구 참여자들이 나처럼
평소에 먹던 음식을 기록하기 쉬운 음식으로 **대체**해 식사일지를 작성한다면,
어떤 문제가 발생할까?

위 사례에서 **실제의 나**는 **채소** 위주의 **건강식**을 섭취했고, **체중도 정상**이었다.
하지만 식사일지에 기록된 나는 정제된 탄수화물을 많이 섭취했기에
나의 **정상 체중**은 정제된 탄수화물 섭취로 인한 결과로 잘못 해석될 수 있다.
즉, **건강 지표**(예: 비만도, 혈액 지표)는 **평소 식습관**에 의해 좌우되는데,
실제 식습관과 다르게 기록된 식습관은 잘못된 연관성 분석으로 이어져
연구 결과에 오류가 발생하게 된다.

Pros and Cons

	Pros	Cons
Diet record	- Considered the gold-standard for dietary assessment	- Requires multiple administrations to estimate usual dietary intake - Imposes a high burden on respondents → may alter respondents' eating behavior
24-hour recall	- Can be used for populations with limited literacy - Can estimate a population's mean intake with a single administration	- Relies on short-term memory - Requires multiple administrations to estimate usual dietary intake - Requires trained interviewers
FFQ	- Captures long-term average intake - Useful for ranking individuals by intake - Cost- and time-efficient	- Relies on long-term memory - Semi-quantitative → Not designed to estimate absolute intake - Culture-specific

24시간 회상법의 장단점은 식사일지의 장단점과 **반대**된다.
주요 장점은 연구 참여자의 부담이 적다는 것이다.
훈련된 조사원이 24시간 회상법의 **모든 과정을 주도하고 기록**하므로,
연구 참여자는 질문에 답변만 성실히 하면 된다.
이러한 특성 덕분에 **문맹인 어린이나 노인도** 연구에 **참여**할 수 있다.
또한 조사원이 **불시에** 연락하여 24시간 회상법이 진행되므로,
연구 참여자의 **왜곡되지 않은 평소 식습관을 그대로 측정**할 수 있다.

24시간 회상법의 단점은
식사일지에 비해 **정확도가 떨어진다**는 점이다.
실시간 기록이 아닌 **단기 기억력에 의존한** 기록이기 때문이다.
24시간 회상법을 실제로 시도해 보면,
불과 어제라 할지라도
섭취한 모든 식품, 음료, 보충제를 **빠짐없이 완벽히 기억해 내는 것이**
생각보다 쉽지 않다는 것을 느낄 수 있을 것이다.

또한, 한 사람의 **평소 식이 섭취량**을 파악하기 위해서는
24시간 회상법 역시 식사일지와 마찬가지로
각 계절별로 평일과 주말을 모두 포함한 **여러 날 측정해서**
데이터의 **평균값**을 계산해야 한다.

단, 식이 섭취 정보를 수집하는 목적이
'**개인의 평소** 섭취량'을 구하기 위함이 아니라
'집단의 평균 섭취량'을 추정하는 것이라면,
연구 참여자당 한 번의 측정으로도 충분하다.

이는 연구 참여자마다 24시간 회상법 조사 요일이 무작위로 선정되므로,
일부 참여자의 섭취량은 과대추정되고
다른 일부 참여자의 섭취량은 과소추정되어,
이러한 오차들이
집단의 평균 섭취량을 계산하는 과정에서 상당 부분 상쇄되기 때문이다.
결과적으로, 추정된 집단 평균값은 **실제** 집단 평균값에 근접하게 된다.

24시간 회상법의 또 다른 **단점**은
훈련된 조사원의 고용과 교육에 **상당한 비용**이 발생한다는 점이다.

Pros and Cons

	Pros	Cons
Diet record	• Considered the gold-standard for dietary assessment	• Requires multiple administrations to estimate usual dietary intake • Imposes a high burden on respondents → may alter respondents' eating behavior
24-hour recall	• Can be used for populations with limited literacy • Can estimate a population's mean intake with a single administration	• Relies on short-term memory • Requires multiple administrations to estimate usual dietary intake • Requires trained interviewers
FFQ	• Captures long-term average intake • Useful for ranking individuals by intake • Cost- and time-efficient	• Relies on long-term memory • Semi-quantitative → Not designed to estimate absolute intake • Culture-specific

식사일지나 24시간 회상법 대비 **FFQ의 가장 큰 장점**은
한 번의 조사만으로 개인의 **평소 식이 섭취량을 파악**할 수 있다는 점이다.
이는 설문지 자체가 '**지난 1년간 평균** 섭취 빈도'를 묻도록 설계되어 있어
연구 참여자가 **요일과 계절에 따른 섭취량 차이를 스스로 고려해 응답**하기 때문이다.

이처럼 FFQ는 **장기간의 평균** 섭취 **빈도**를 측정하므로,
특정 식품의 **섭취량 순위(ranking)**에 따라 연구 참여자들을
고섭취군 vs. 중간섭취군 vs. 저섭취군으로 **구분**하는 데 효율적이다.

FFQ의 또다른 **장점**은 **비용과 시간을 절약**할 수 있다는 점이다.
식사일지 및 24시간 회상법의 경우,
연구 참여자의 응답을 수작업으로 컴퓨터에 입력하여 데이터화하는 과정에서
많은 인력과 시간이 소요된다.
반면, FFQ는 OMR(Optical Mark Recognition) 카드로 제작되기 때문에
연구 참여자가 연필이나 펜으로 해당 식품의 섭취 빈도를 표시해 제출하면
컴퓨터가 이를 신속하고 정확하게 자동으로 데이터화한다.

FFQ의 단점 중 하나는 **장기 기억력에 의존**한다는 점이다.
식사일지는 섭취 내용을 실시간으로 기록하고
24시간 회상법은 전날의 섭취 내용을 기억해 내는 반면,
FFQ는 지난 1년간의 **평균** 섭취 빈도를 **기억해 내야** 하므로
상대적으로 **정확도가 낮을 수 있다.**

특히, FFQ는 **반정량적**이기 때문에
설문지에 **포함된** 식품에 대해서만 섭취 빈도를 **파악**할 수 있고
설문지에 포함되지 않은 식품에 대해서는 섭취 빈도를 알 수 없다.
따라서 '특정 식품을 xx g 섭취한다!'와 같이
총 섭취량의 절대적인 수치를 정확히 추정하는 데는 적합하지 않다.

또한, FFQ는 연구 참여자들의 **식문화를 반영하여 개발**되므로
한 국가에서 개발된 FFQ를 **다른 국가에서 그대로 사용할 수 없다.**
예를 들어, 미국인의 식습관 연구를 위해 개발된 FFQ는
미국인들이 자주 섭취하는 식품들로 구성되어 있기 때문에
식문화가 다른 한국인을 대상으로 한 연구에서는 **그대로 사용할 수 없다.**
대신 한국인을 위한 **FFQ를 별도로 개발하고 검증하는** 과정이 필요하다.

Which assessment method to use?: key considerations

- **Long-term average** intake vs. **short-term** intake
- **Ranking** of intake vs. **absolute** intake
- **Individual** intake vs. **population mean** intake

각 식이 섭취 측정 방법의 **장단점을 고려**하여,
다양한 예제 상황 속에서
가장 적합한 방법을 선택하는 연습을 해보자.

사례 1
10,000명의 성인 남녀를 대상으로
평소 식습관이 암 발생에 미치는 영향을 연구하고자 한다.
어떤 식이 섭취 측정 방법이 가장 적합할까?

정답: FFQ
암은 **오랜 기간 누적된 식습관**에 의해 발생하는 질병이고,
조사 대상자가 10,000명으로 많아 **효율적인 정보 처리**가 필요하다.
따라서 **장기간에 걸친 평소 식이 섭취량을 파악**할 수 있고
대규모 데이터를 자동화된 방식으로 처리할 수 있는
FFQ가 가장 적합하다.

사례 2

채식주의자의 식습관을 측정하기 위한 **FFQ가 새롭게 개발**되었다.
한정된 식품 문항으로 구성된 이 FFQ가
채식주의자의 식이 섭취 정보를 **정확하게 측정**할 수 있는지를 **검증**하기 위해
FFQ로 수집한 **식이 섭취 정보**를
다른 방법으로 수집한 **식이 섭취 정보와 비교**하고자 한다.
이를 위해 **100명**의 채식주의자를 모집하였고,
이 **FFQ**와 **다른 방법**으로 각각 식이 섭취 정보를 수집할 것이다.
어떤 식이 섭취 측정 방법이 가장 적합할까?

정답: 여러 날 측정한 **식사일지**

새롭게 개발된 FFQ가 식습관을 잘 측정할 수 있는지를 **검증**하려면,
가장 정확한 식이 섭취 측정 방법을 비교 기준으로 삼아야 한다.
따라서 식이 섭취 측정 방법의 **정석**으로 여겨지는 **식사일지**를
각 계절별로 평일과 주말을 모두 포함한 여러 날에 걸쳐 기록한 것이
가장 적합한 비교 기준이 된다.

사례 3

우리나라 대학생들의 **평균 염분 섭취량**을 추정하기 위해
전국에서 대학생 **10,000명**을 모집했다.
어떤 식이 섭취 측정 방법이 가장 적합할까?

정답: 24시간 회상법

개인의 식이 섭취량을 정확히 추정하려면 식사일지가 가장 정확하지만,
10,000명의 연구 참여자에게 여러 날 식사일지를 요청하는 것은 비현실적이다.
더욱이 이 연구에서 궁극적으로 추정하고자 하는 것은
개인의 평소 섭취량이 아니라
'우리나라 대학생'이라는 **한 집단의 평균 섭취량**이다.
따라서 **한 번의 측정**으로도 **집단의 평균값**을 비교적 정확히 추정할 수 있는
24시간 회상법이 가장 효율적이고 적합하다.

Technology-assisted dietary assessment

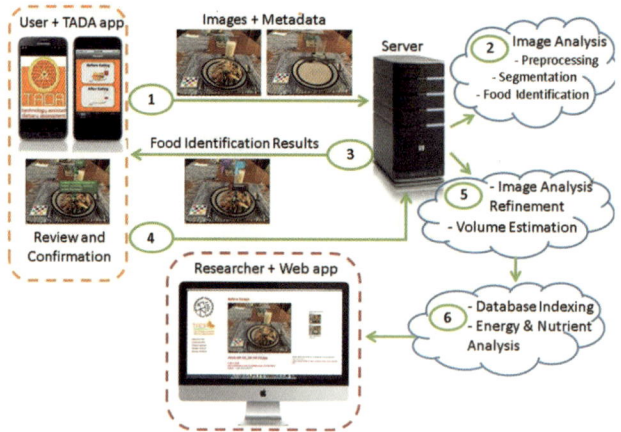

Boushey et al. Proc Nutr Soc. 2017

식이 섭취 정보를 수집하는 방법은 **기술 발전과 함께 진화**하고 있다.
최근 **스마트폰이 보편화**되고 **인공지능 기반 이미지 인식 기술**이 발전함에 따라
사진을 활용한 새로운 식이 섭취 측정 방법도 등장했다.

이 방법에서는
연구 참여자가 **식사 전후 사진**을 스마트폰으로 촬영해 전송하면,
인공지능이 해당 사진을 분석해 **식품의 종류와 섭취량**을 자동으로 추정한다.
그 후 **연구 참여자가** 이 정보를 **검토**하고 필요한 **수정**을 거쳐 **승인**하면,
최종 승인된 식이 섭취 데이터가 **메인 서버에 자동으로 저장**된다.

이렇게 사진에 기반한 식이 측정 방법은
연구자와 연구 참여자 모두의 편의성을 극대화할 뿐만 아니라,
인공지능 기술의 발전으로 데이터의 정확성도 지속적으로 향상되고 있어
점점 더 많은 연구에서 활용되고 있다.

Summary: dietary assessment methods

- Traditional methods
    - **Diet record**
    - **24-hour recall**
        - automated self-administered 24-hour recall (ASA24)
    - **FFQ**

- Emerging method
    - **Technology-assisted** dietary assessment: **image-based** approach

최종 요약을 해보자.
연구 참여자들의 **식이 섭취 정보를 측정**하는 것은
영양 역학 연구의 핵심 요소이다.

전통적으로 **식사일지, 24시간 회상법, FFQ**가 주로 사용되어 왔지만,
최근에는 **식사 사진을 활용한 측정법**이 점차 널리 채택되고 있다.

이처럼 식이 섭취 측정 방법은 **지속적으로 발전**해 왔으며,
연구 목적과 상황에 맞는 적합한 방법을 선택하는 것이
성공적인 연구 수행의 핵심 요소가 된다.

2.2 MEASUREMENT ERRORS IN DIETARY ASSESSMENT

All measurements have errors!

우리가 측정하는 모든 것에는 항상 오차(error)가 존재한다.
아무리 좋은 도구를 사용하고, 숙련된 기술자가 측정하더라도
측정값에는 예외 없이 오차가 포함되어 있다.
이는 **모든 연구에 적용**되는 대전제이다.
우리가 할 수 있는 것은
오차를 0으로 만드는 것이 아니라, **최대한 줄이기 위해** 노력하는 것 뿐이다.
마치 스트레스를 안 받고 살 수는 없으나, **적게 받으려고** 노력하는 것처럼 말이다.

영양 역학 연구에서도 이 원칙은 **동일**하게 적용된다.
즉, 측정하는 **모든 식이 섭취 정보에는 항상 오차가 존재한다.**
설령, 식이 섭취 측정 방법의 **정석**이라 여겨지는 **식사일지**를 사용해
여러 날 측정하고 **평균값**을 구하더라도,
오차는 **불가피**하다.
따라서 연구자는 이러한 **측정의 한계를 인정**하고,
오차를 최소화하기 위해 노력해야 한다.

Usual dietary intake

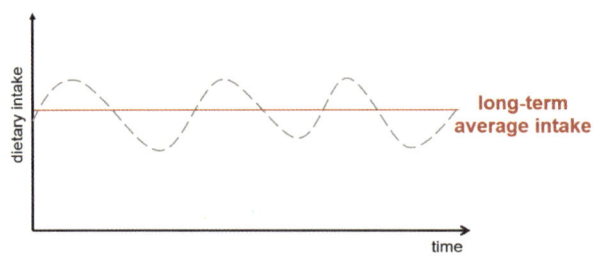

**In nutritional epidemiologic studies,
the objective of dietary assessment is
to estimate participants'
usual dietary intake,
representing their long-term average intake!**

현대인의 주요 사망 원인인 **당뇨병, 심혈관질환, 암**과 같은 **만성질환**은
하루아침에 발병하는 것이 아니라
수 년 또는 수십 년에 걸쳐 서서히 진행된다.
따라서 이러한 만성질환의 **원인**이 될 수 있는 **식습관** 역시
오랜 기간 꾸준히 섭취된 식품들과 관련이 있다.

이러한 이유로, **영양 역학 연구**에서는
연구 참여자들의 '**평소 식이 섭취량**(usual dietary intake)'을 가장 잘 반영할 수 있는
'**장기 평균 섭취량**(long-term average intake)'을 측정하는 것을 목표로 한다.

Measurement error in dietary assessment

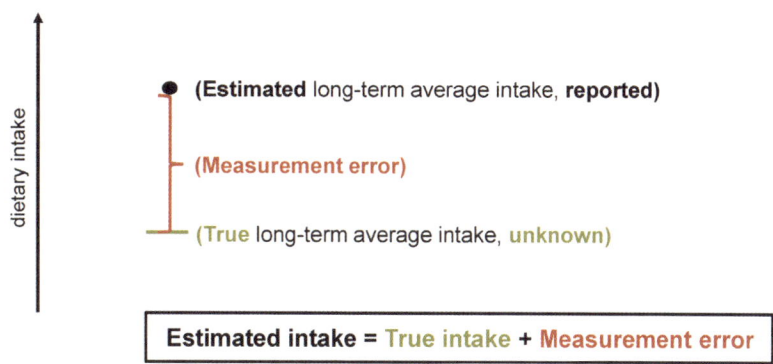

하지만 **평소 식이 섭취량**의 실제 값(true intake)은 정확히 알 수 없다.
우리가 식사일지, 24시간 회상법, FFQ 조사 등의 방법을 통해 얻은 **관측치**는
실제 섭취량에 대한 하나의 **추정값**(estimate of true intake)에 불과하며,
오차가 있기 마련이다.

'실제 섭취량'과 '**측정된 섭취량**' 간의 **차이**를 '**측정 오차**(measurement error)'라 하며,
이는 식이 섭취를 측정하는 과정에서 필연적으로 발생하는 **불확실성**을 나타낸다.

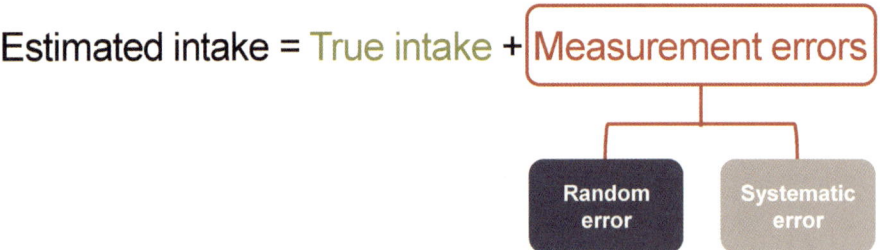

영양 역학 연구에서 **각 연구 참여자의 평소 식이 섭취량**을 측정할 때는
무작위 오차(random error)와 **체계적 오차(systematic error)**
두 가지 유형의 오차가 발생할 수 있다.

각각의 오차가 **어떻게 발생**하고
이것이 **연구 결과에 어떤 영향**을 미치는지 이해하는 것은 매우 중요하다.

Random error in dietary assessment

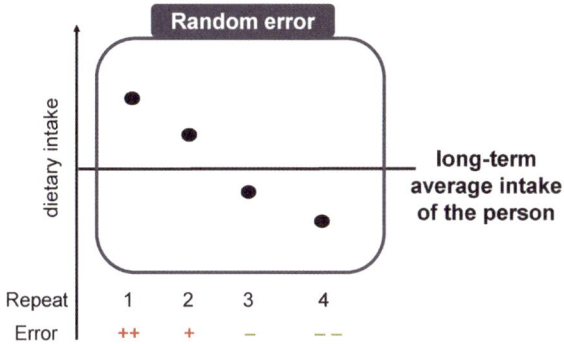

● : repeated dietary assessments of an individual

무작위 오차는
측정 과정에서 **우연한 요인**에 의해 **일회성으로 발생**하는 것으로,
오차의 패턴이나 방향성이 **불규칙적**이다.

각 개인마다 자신의 식습관을 대변하는 **평소 식이 섭취량**이 있지만
매일 동일한 음식과 **같은** 양을 섭취하지는 **않는다.**
'**요일**(평일 vs. 주말)에 따른 **변동**(day-to-day variation)'과
'**계절**에 따른 **변동**(seasonal variation)'이 발생하기 때문이다.
특히, 날마다 다른 식이 섭취는
무작위 오차를 일으키는 대표적인 원인이다.

Random error: averaging helps

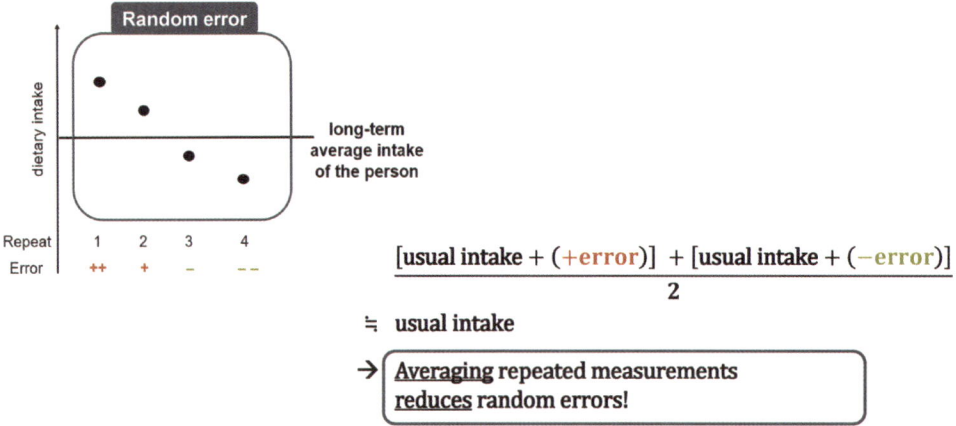

$$\frac{[\text{usual intake} + (+\text{error})] + [\text{usual intake} + (-\text{error})]}{2}$$

≒ usual intake

→ **Averaging** repeated measurements **reduces** random errors!

예를 들어, 한 연구 참여자에게 24시간 회상법을
평일에 1번, 주말에 1번 실시한다고 가정해 보자.
평일에는 업무로 인해 식사를 거르기 쉬우므로,
평소보다 **적은** 식이 섭취량이 보고되는(under report) '−**오차**'가 발생하기 쉽다.
반면, **주말**에는 외식이 잦아 과식하기 쉬우므로,
평소보다 **많은** 식이 섭취량이 보고되는(overreport) '+**오차**'가 발생하기 쉽다.

이처럼, **무작위 오차**는
식이 섭취의 일상적인 변동과 같은 요인이 **매 측정마다 무작위로 작용**하기 때문에
± **양방향으로** 오차가 발생한다.
따라서 **한 참여자**의 식이 섭취를 **여러 번 측정**하여 **평균값**을 계산하면,
계산 과정에서 ±**오차들이 일부 상쇄**되어
무작위 오차를 줄일 수 있다.

$$\frac{[\text{평소 식이 섭취량}+(+\textbf{오차})]+[\text{평소 식이 섭취량}+(-\textbf{오차})]}{2} ≒ \text{평소 식이 섭취량}$$

Random vs. systematic error in dietary assessment

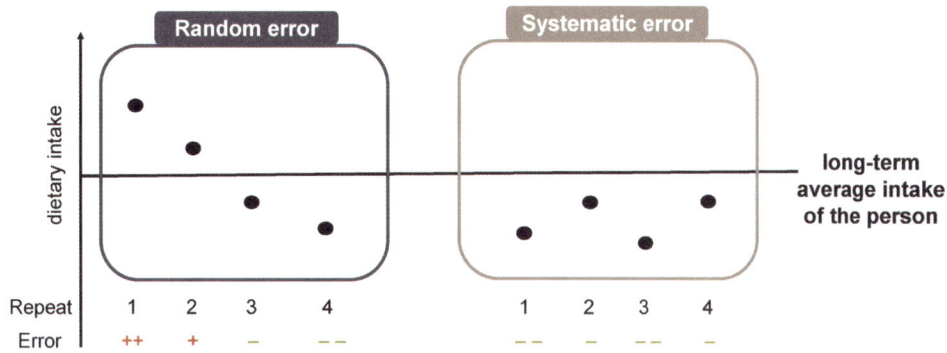

체계적 오차는
측정 과정에 내재된 구조적인 요인으로 인해 반복적으로 발생하는 것으로,
오차의 패턴이나 방향성이 일관적이다.

예를 들어, 매일 김치를 섭취하는 한국인 연구 참여자에게
한 달 간격으로 두 번의 FFQ 조사를 실시한다고 가정해 보자.
이때, 미국에서 개발된 FFQ를 사용하면
설문 문항에 김치가 포함되어 있지 않으므로
이 사람의 염분 섭취량은
첫 번째 FFQ 조사에서도 '-오차'가 발생할 것이고
두 번째 FFQ 조사에서도 '-오차'가 발생할 것이다.

Systematic error: averaging does not help

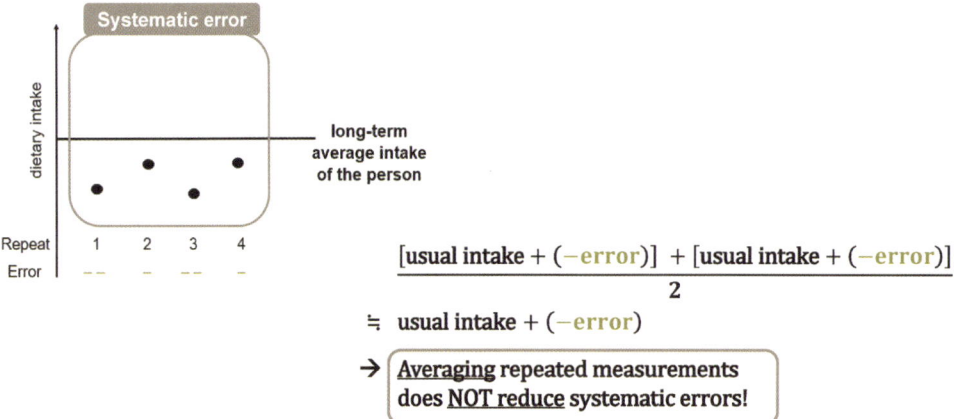

$$\frac{[\text{usual intake} + (-\text{error})] + [\text{usual intake} + (-\text{error})]}{2}$$

$$\approx \text{usual intake} + (-\text{error})$$

→ <u>Averaging</u> repeated measurements does <u>NOT reduce</u> systematic errors!

이처럼 체계적 오차는
문제가 되는 요인(예: 문항 누락)이 매 측정마다 일관되게 작용하기 때문에
항상 같은 방향으로 오차가 발생한다.
따라서 **한 참여자**의 식이 섭취를 **여러 번** 측정하여 **평균값**을 구하더라도
이러한 오차는 상쇄되지 않는다.
즉, 무작위 오차와는 달리
반복 측정으로는 체계적 오차를 해결할 수 없다.

$$\frac{[\text{평소 식이 섭취량}+(-\text{오차})]+[\text{평소 식이 섭취량}+(-\text{오차})]}{2} \approx \text{평소 식이 섭취량}+(-\text{오차})$$

Measurement errors influence validity and reproducibility

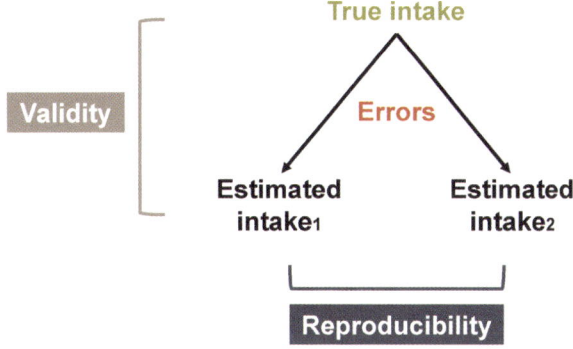

식사일지, 24시간 회상법, FFQ 조사로 수집한 **식이 섭취 정보**에는
무작위 오차와 체계적 오차가 혼재되어 있다.
이러한 **측정 오차를 최소화**하는 것은
식이 섭취와 질병 발생 간의 **관계를 정확히 파악**하는 데 필수적이다.

그렇다면, **측정 오차가 적다고** 평가되려면
식이 섭취 정보는 **어떤 특성**을 가져야 할까?
바로, **타당도**(validity)와 **재현도**(reproducibility) 두 가지이다.

Validity vs. reproducibility in repeated dietary assessments

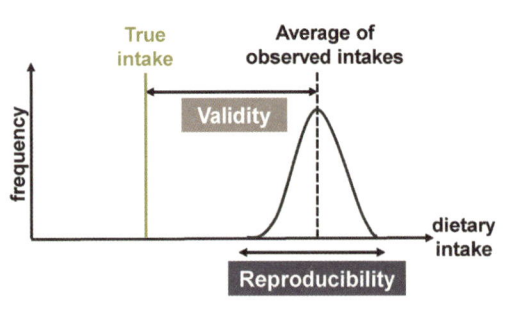

Distribution of repeated dietary assessments of the same individual

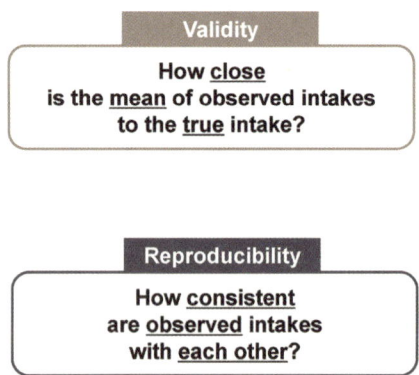

한 연구 참여자의 **평소** 일일 총 칼로리 섭취량을 추정하기 위해
24시간 회상법을 **여러 날**에 걸쳐 **반복적**으로 실시하였고
이를 통해 일일 총 칼로리 섭취량의 측정값을 **여러 개** 수집했다고 가정해 보자.

타당도는 측정값의 **정확도**(accuracy)를 나타내는 개념으로,
'타당도가 높다'는 것은
여러 번 측정한 일일 총 칼로리 섭취량의 **평균값**이
그 사람의 **평소** 일일 총 칼로리 섭취량의 **실제값**에
근접한다는 것을 의미한다.

재현도는 측정값의 **신뢰도**(reliability) 또는 **정밀도**(precision)를 나타내는 개념으로,
'재현도가 높다'는 것은
여러 번 측정한 일일 총 칼로리 섭취량 **값들**이
서로 **일관되게 유사**하다는 것을 의미한다.
이는 마치, 체중계로 **한** 사람의 몸무게를 **여러 번 측정**했을 때,
실제로 몸무게가 변하지 않는다면, 측정값들이 **서로 비슷**하게 나오는 것과 같다.

Validity vs. reproducibility

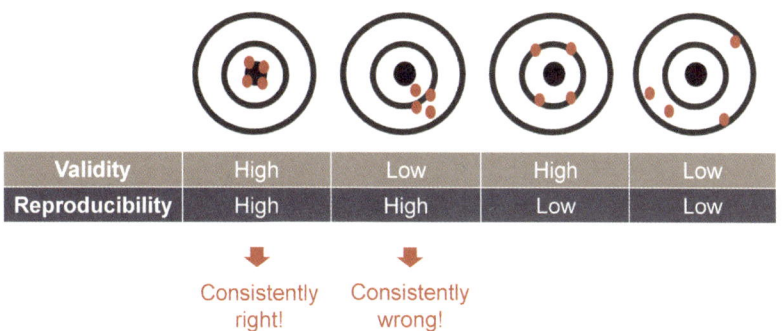

타당도와 재현도는 서로 독립적인 개념이다.

즉, 데이터의 타당도가 높다고 해서 항상 재현도가 높은 것은 아니다.

둘 다 높을 수도 있고,

둘 다 낮을 수도 있으며,

둘 중 하나만 높을 수도 있다.

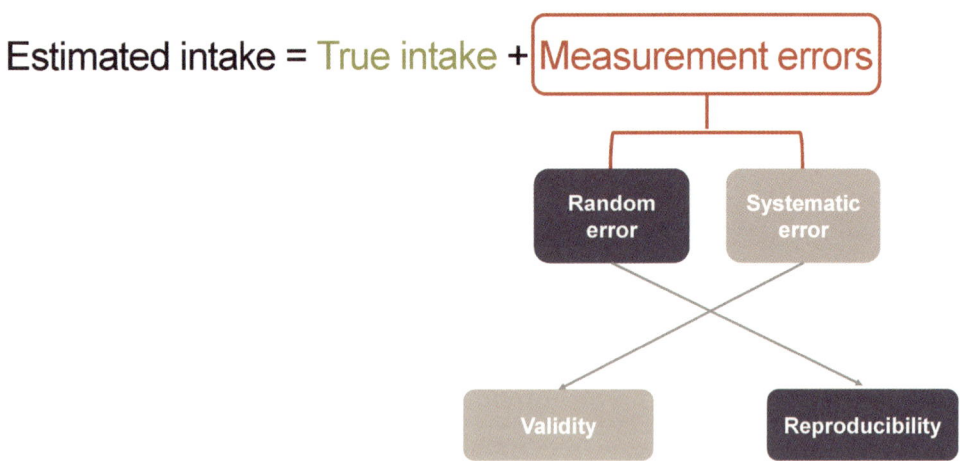

그렇다면 동일한 연구 참여자의 식이 섭취 정보를 **여러 번** 측정할 경우,
측정 오차는 타당도와 재현도에 어떤 영향을 미칠까?

무작위 오차의 경우,
측정할 때마다 +오차와 −오차가 **불규칙적**으로 발생하므로
특히 **재현도가 낮아진다**.

반면, **체계적 오차**의 경우
측정할 때마다 **일관되게** +오차가 발생하거나 **일관되게** −오차가 발생하므로
특히 **타당도가 낮아진다**.

Is nutritional epidemiologic research flawed?

BMJ 2013;347:f6698 doi: 10.1136/bmj.f6698 (Published 14 November 2013) Page 1 of 2

EDITORIALS

Implausible results in human nutrition research
Definitive solutions won't come from another million observational papers or small randomized trials

John P A Ioannidis *professor of medicine, health research and policy, and statistics*

Stanford Prevention Research Center, Stanford, CA 94305, USA

> "Nutritional intake is notoriously difficult to capture with the questionnaire methods used by most studies... Definitive solutions will not come from another million observational papers or a few small randomized trials"

Ioannidis. BMJ. 2013

영양 역학 연구에서 **식이 섭취 정보의 측정 오차**는 중요한 논쟁점이다.
수만에서 **수십만 명**에 이르는 연구 참여자로부터 식이 섭취 **정보를 수집**하고,
이를 컴퓨터에 입력해 **데이터화**하며,
식품 섭취 정보로부터 **영양소** 섭취 정보를 **계산**하는 등
일련의 모든 과정에서 다양한 측정 오차가 발생할 수 있다.
이처럼 **영양 역학 연구**는
측정 오차 발생 가능성이 높은 식이 섭취 정보를 노출변수로 삼아
질병 발생과의 연관성을 조사하기 때문에
그 **결과의 타당성에 대해 의문을 제기**하는 학자들도 있다.

2013년, 국제 저명 학술지인 〈British Medical Journal(BMJ)〉의 사설에서
스탠포드대학의 John Ioannidis 교수님은
'**측정 오차**'라는 이유 하나만으로
"영양 역학 연구가 수백만 건 더 수행된다 하더라도
식이 섭취가 질병 발생에 미치는 영향에 대한 확실한 답을 제시하기는 어렵다."
라고 주장하며, 영양 역학이라는 **학문 자체의 가치를 평가절하**했다.

Professor Walter Willett, a pioneer in nutritional epidemiology

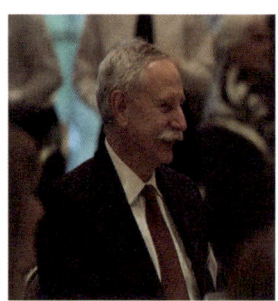

The world's most cited nutritional scientist!

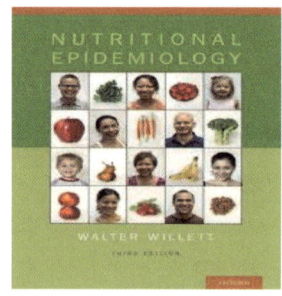

The Bible of nutritional epidemiology

이러한 비난에 하버드 보건대학원 교수님들이 가만히 계실 리 없었다.

특히, **영양 역학의 선구자**로 불리는 Walter Willett 교수님은
FFQ를 최초로 개발한 장본인으로,
1980년대부터 간호사와 의료인을 대규모로 모집해
FFQ로 식이 섭취 정보를 수집하고 질병 발생과의 연관성을 연구하여
2,000편이 넘는 논문을 발표한 **세계적 권위자**이시다.

세계에서 가장 많이 인용되는 영양학자인 Walter Willett 교수님은
〈영양 역학(Nutritional Epidemiology)〉이라는 책도 **집필**하셨는데,
이 책은 영양 역학 연구자들에게 **필독서**로 여겨진다.

이러한 Walter Willett 교수님은 동료 교수님들과 함께
John Ioannidis 교수님의 사설을 강력히 반박하는 논평을 작성해
같은 학술지에 긴급 응답(rapid response) 형태로 게재했다.

Nutritional epidemiologic research is valid!

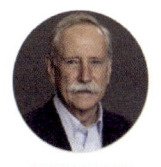

Walter C. Willett
Professor of Epidemiology and Nutrition

💬 Rapid response to:
Implausible results in human nutrition research
BMJ 2013 ; 347 doi: https://doi.org/10.1136/bmj.f6698 (Published 14 November 2013)
Cite this as: BMJ 2013;347:f6698

"The best, most accurate large prospective studies follow participants for many years with repeated measurement of dietary intake assessed through dietary questionnaires rigorously validated against detailed quantitative measures of intake and biochemical indicators.

Questionnaires do have error, as do all ascertainment methods, but repeated measurements of long-term diet reduce that error and also offer the unique opportunities to investigate ..."

Li et al. BMJ. 2013

반박 논평에서는
FFQ로 수집한 **식이 섭취 정보의 유효성**을 두 가지 측면에서 제시했다.

첫째, 연구 참여자를 추적 관찰하는 동안
FFQ 조사를 한 번이 아닌 **여러 번 반복**해
동일 참여자의 식이 섭취 정보를 **여러 번** 수집하면,
그 **평균값**을 활용해 **무작위 오차를 효과적으로 줄일** 수 있다는 점이다.

둘째, FFQ에 포함된 식품 목록은
임의로 선택된 것이 아니라 **통계 분석을 통해 체계적으로 엄선**되었고,
FFQ로 수집된 **식이 섭취 정보의 타당도와 재현도**는
유효성 검증 연구(validation study)를 통해 엄격히 입증되었다는 점이다.

Validation study

- **Validating a new method (test) against the gold-standard method (reference)**
  e.g., validating **FFQ** against **dietary record**

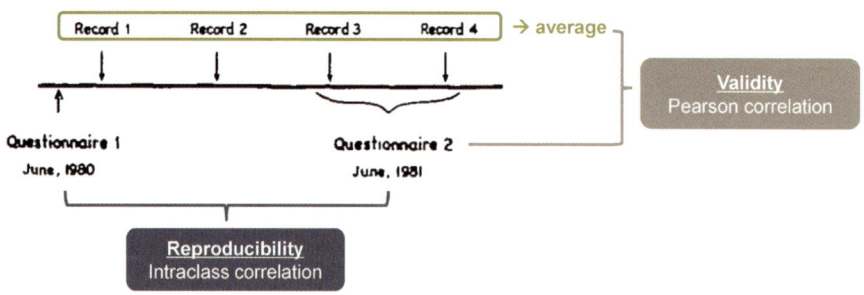

Willett et al. Am J Epidemiol. 1985

유효성 검증 연구는

새로운 식이 섭취 측정 **방법이 개발**되었을 때

해당 방법으로 수집한 식이 섭취 정보의 **타당도와 재현도**를 평가하는 연구이다.

Walter Willett 교수님은 직접 개발하신 FFQ**의 유효성을 검증**하기 위해

연구 참여자 173명을 모집하여 **FFQ**와 식사일지를 모두 작성하도록 했다.

검증 대상인 **FFQ 조사**는

1년 간격으로 **두 번** 실시했고,

식이 섭취 측정 방법의 정석으로 여겨지는 식사일지는

1년 동안 계절별로 1주씩, 총 28일(4계절×7일) 동안 기록하여

그 평균값을 기준치(reference value)로 설정했다.

첫째, **타당도**를 평가하기 위해서는

FFQ 측정값을 식사일지의 평균값과 비교했다.

둘째, **재현도**를 평가하기 위해서는

두 번 실시된 FFQ 측정값을 서로 비교했다.

Methods: ensure the dietary assessment method is "validated"

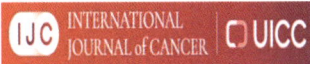

Cancer Epidemiology

Calcium intake and colorectal cancer risk: Results from the nurses' health study and health professionals follow-up study

Xuehong Zhang, NaNa Keum, Kana Wu, Stephanie A. Smith-Warner, Shuji Ogino, Andrew T. Chan, Charles S. Fuchs, Edward L. Giovannucci

First published: 28 July 2016 | https://doi.org/10.1002/ijc.30293 | Citations: 58

Zhang et al. Int J Cancer. 2016

Methods
Assessment of calcium intake and other dietary factors

"We used **validated** food frequency questionnaires (FFQs) with nearly 130 food items to obtain information on usual dietary intake over the past year in both cohorts. ...

The **validity of the FFQs** has been **evaluated** in **173 women** from the NHS and in **127 men** from the HPFS. The energy-adjusted **correlation coefficients** of total calcium intake comparing the **FFQ** and the average of multiple 1-week **diet records** (four for women and two for men) were 0.63 for women and 0.61 for men. The **correlation coefficients** for dietary calcium intake were 0.70 for women and 0.60 for men.

참고로, 영양 역학 **논문**을 읽을 때

방법론(Methods) 부분에서

식이 섭취 측정 방법이 'validated'라고 표현되었다면,

이는 **유효성 검증 연구**를 통해

해당 방법으로 수집된 측정값의 **타당도와 재현도**가

충분히 높다는 것이 확인되었음을 의미한다.

Nutritional epidemiologic research is flawed!

Rapid response to:
Intake of individual saturated fatty acids and risk of coronary heart disease in US men and women: two prospective longitudinal cohort studies

BMJ 2016 ; 355 doi: https://doi.org/10.1136/bmj.i5796 (Published 23 November 2016)
Cite this as: BMJ 2016;355:i5796

01 December 2016
Edward Archer
Chief Science Officer
EnduringFX
Columbia SC 29211 USA

Rapid Response:
The Use of Food Frequency Questionnaires (FFQs) is both Pseudo-scientific and Illogical

"Furthermore, FFQs lack any semblance of face validity (i.e., FFQs cannot possibly measure what they were intended to measure.). During the study period there were over 100,000 items in the US Food Supply available for consumption by Zong et al.'s participants. It defies logic and common sense to speculate that data from FFQs with <150 total items (i.e., a list with <0.2% of available foods and beverages) could be representative of actual dietary consumption."

Archer. BMJ. 2016

2013년 이후에도 **FFQ**를 둘러싼 **방법론적 논쟁**은 **계속**되었다.

2016년, 하버드 보건대학원 연구진은
"포화지방산의 과다 섭취는 심장병 발생 위험을 높인다!"
는 결론을 담은 논문을 〈BMJ〉에 게재했다.
이 논문은 **FFQ**를 활용한 **대규모 영양 역학 연구**의 결과였다.

이에 대해 **Edward Archer 박사**는 **논평**을 통해
영양 역학 연구 자체의 타당성을 다음과 같이 **부정**했다.
"연구 당시 미국에는 **10만 개가 넘는 식품**이 존재했는데
그중 **오직 150개 미만의 식품**에 대해서만 섭취 빈도를 조사한 **FFQ**로는
포화지방산 **섭취량**을 **정확하게 측정할 수 없다**.
따라서 이러한 데이터를 기반으로 한 **연구 자체**는 **비논리적이며 비상식적이다**."

Nutritional epidemiologic research is valid!

Rapid Response:
Re: The Use of Food Frequency Questionnaires (FFQs) is both Pseudo-scientific and Illogical.

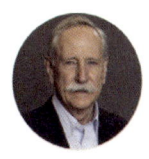

PRIMARY FACULTY
Walter C. Willett
Professor of Epidemiology and Nutrition

"It is **challenging to quantify** individuals' diet **in an absolutely precise and accurate term**, especially when collecting dietary data in large-scale epidemiological studies.
However, it is well-established in nutritional epidemiology that **discriminating** individuals in terms of their diet by **ranking** intakes **in relative terms** is sufficient to examine relationships between dietary factors and chronic diseases. FFQs have been demonstrated to be a useful and valid dietary assessment instrument for the purpose **to rank** intakes in **relative** terms when they are appropriately developed and used in rigorously-designed and well-conducted epidemiological studies.
Labeling the use of FFQs as pseudo-scientific therefore reflects the ignorance of human nutrition research."

Sun et al. BMJ. 2016

역시나 **하버드 보건대학원 교수님**들은
이러한 비판에 대해 **체계적인 반박**을 작성해 동일한 학술지에 기고했다.
그 반박문의 핵심 내용은 다음과 같다.

"개인의 식이 섭취량을 절대적인 수치(absolute value)로 정량화하는 것은 어렵다.
그러나 **영양 역학 연구**에서는
측정된 식이 섭취량의 **상대적인 순위**(relative ranking)를 통해
섭취량이 **많은** 사람과 **적은** 사람을 **구분**할 수만 있다면,
섭취량에 따른 질병 발생 정도를 비교하여
두 변수 간의 **연관성**을 충분히 연구할 수 있다.
특히, 식품 섭취 **빈도**를 측정하는 FFQ는
연구 참여자들의 섭취량 **순위**를 구분할 수 있는 능력이 이미 입증된 도구이다.

이러한 기본 원리를 이해하지 못한 채
FFQ 기반의 영양 역학 연구를 사이비 과학(pseudo-science)으로 치부하는 것은
영양 역학 분야에 대한 **무지**를 드러내는 행위이다."

Validity of FFQ in ranking dietary intake

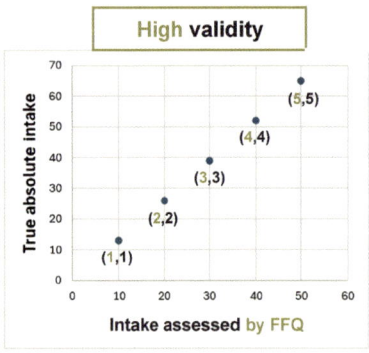

High validity

- **Absolute** intake
  - FFQ <u>under</u>estimates the true intake
- **Relative** intake
  - **Consistent ranking** between FFQ estimates and true intakes

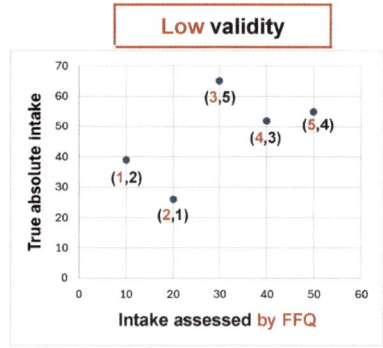

Low validity

- **Absolute** intake
  - FFQ <u>under</u>estimates the true intake
- **Relative** intake
  - **Inconsistent ranking** between FFQ estimates and true intakes

그렇다!
영양 역학 연구에서 **식이 섭취 측정**의 **핵심**은
연구 참여자들의 식이 섭취량을
<u>절대적인 수치로 정확히</u> 측정하는 것이 아니라,
상대적인 섭취량 순위를 파악하는 데 있다.

Strong research begins with strong data!

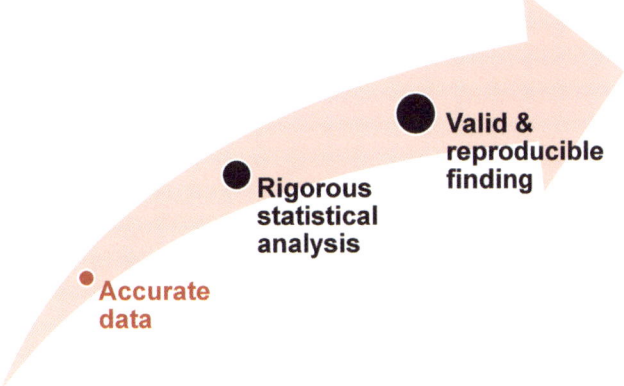

연구를 수행할 때 많은 사람들이 통계 분석에 집중하지만
아무리 정교한 통계 분석을 하더라도
기초 데이터 자체에 오류가 있다면
분석 결과는 필연적으로 잘못된 결론으로 이어진다.

마찬가지로, 영양 역학 연구에서도
타당한 결론을 도출하려면
연구 참여자들의 식습관을 최대한 정확하게 측정하기 위한
충분한 고민과 체계적인 노력이 필수적이다.

2.3 BETWEEN-PERSON VARIATION IN DIETARY INTAKE

Distribution: is B better than A?

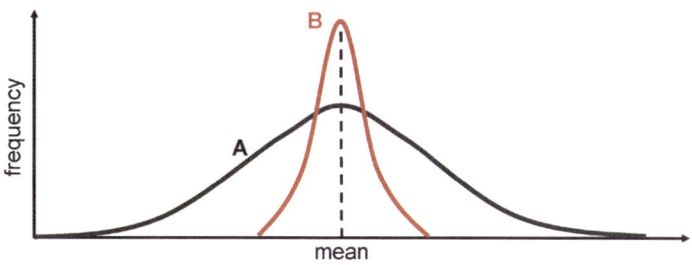

중고등학교 시절 통계 부분을 공부할 때
정규분포에서 표준편차가 크면 나쁜 것이라고 생각했었다.
'편차가 크다!' 또는 '데이터가 퍼져 있다!'라는 표현이
어감상 부정적으로 들렸기 때문이다.

하지만 **영양 역학**을 공부하면서 이러한 인식이 완전히 바뀌었다.
표준편차가 큰 식이 섭취 데이터는
연구에서 매우 유용한 가치를 지닌다는 것을 알게 되었기 때문이다.
극단적인 예를 통해 설명하자면,
연구 참여자들의 식품 섭취량 분포에서 **표준편차가 0이라면**
(즉, **모든 참여자가 동일한 양의 식품을 섭취**한다면)
식품 섭취량 차이에 따른 질병 발생 차이를 비교할 수 없다.
결과적으로 영양 역학 연구 자체가 불가능해진다.

People have varied dietary intake!

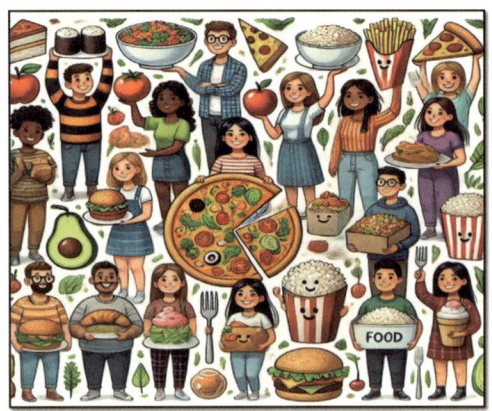

사람마다 식습관은 매우 다양하다.
섭취하는 식품의 **종류**도 다르고, **양**도 다르다.
이러한 **다양성**으로 인해
연구 참여자들의 **식이 섭취 데이터**는 **넓은 범위에 걸쳐 분포**하게 된다.

이를 정확히 표현하기 위해
연구자들은 데이터를 기술할 때
단순히 평균 또는 중앙값만을 제시하지 않는다.
대신, 평균(±**표준편차**) 또는 중앙값(**사분위수 범위**)처럼
대표값과 함께 데이터의 **분산 정도를 함께** 제시하여
식이 섭취 데이터의 **전체적인 특성**을 이해할 수 있도록 한다.

Sugar-sweetened beverage intake and obesity

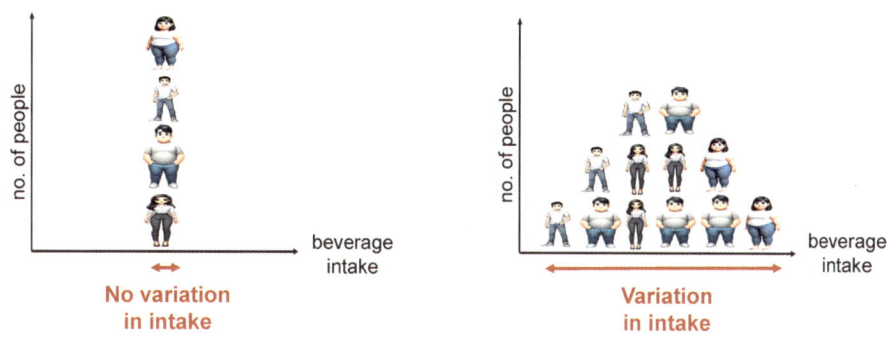

연구 참여자들의 **식이 섭취 데이터가 일정 범위에 걸쳐 분포**해야 함은
영양 역학 연구를 수행하기 위한 **필수 조건**이다.

예를 들어, **가당 음료 섭취**가 비만도에 미치는 영향을 연구한다고 가정해 보자.
이때, 연구 참여자의 비만도는 저체중, 정상 체중, 과체중 등으로 다양하지만
모든 참여자들의 **일일 가당 음료 섭취량이 한 캔으로 동일하다면** 어떤 결과가 나올까?

정답은
가당 음료 섭취량에 **차이가 없으므로**
섭취량의 많고 적음이 비만도에 미치는 영향을 **연구할 수 없게 된다**는 것이다.
이는 마치 **실험**에서
실험군과 대조군 모두 존재하는 것이 아니라
둘 중 **한 그룹만** 있는 것과 같은 상황이다.

따라서 **식이 섭취 데이터를 노출변수**로 사용하는 영양 역학 연구에서는
데이터 분포에 반드시 '차이(variation)'가 존재해야 함을 명심해야 한다.

Between-person variation in dietary intake

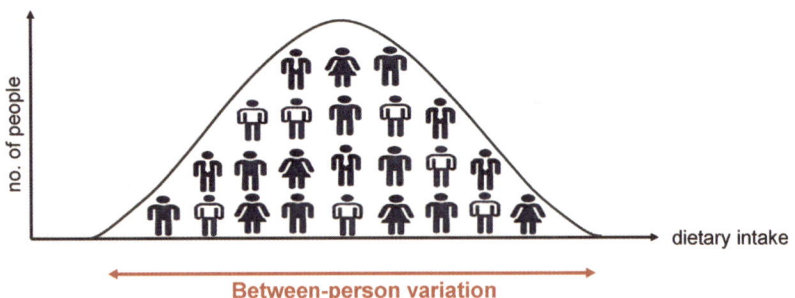

영양 역학에서는
사람마다 식이 섭취가 다른 현상을
'개인 간 식이 섭취 차이(between-person variation in dietary intake)'
라는 용어로 표현한다.

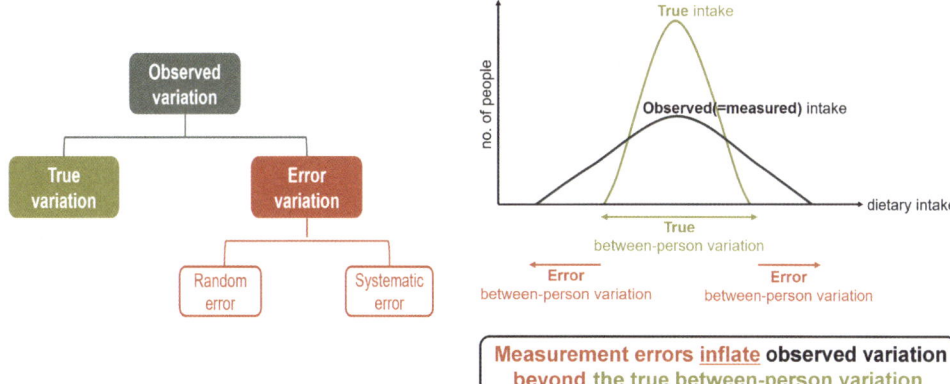

단, **영양 역학 연구**에서 사용되는 **식이 섭취 데이터**는
식사일지, 24시간 회상법, FFQ 조사를 통해 **수집된 정보**이기에
항상 **측정 오차**를 포함하고 있다.

따라서 **연구 데이터에서 관찰되는** '개인 간 식이 섭취 **차이**'는
실제 존재하는 '개인 간 진짜 차이'에
측정 오차로 인한 '개인 간 **거짓 차이**'까지 더해져
실제보다 **더 과장된 차이**로 나타날 수 있음을 인지해야 한다.

More measurement error → **wider** between-person variation

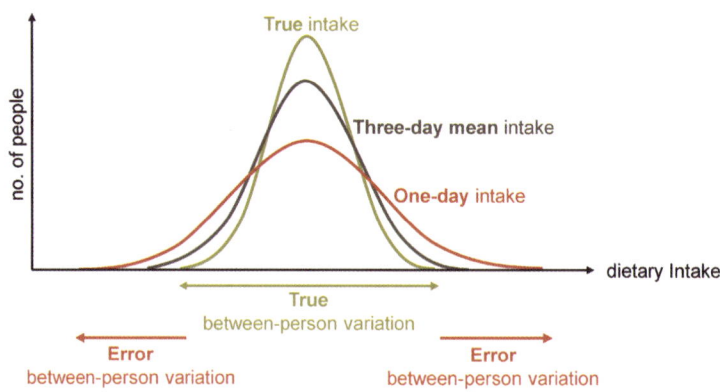

측정 오차가 증가하면, 관찰된 식이 섭취 데이터의 **분포 범위도 넓어진다**.
이는 **측정 오차로 인한 개인 간 거짓 차이가 커지기 때문이다**.

예를 들어, 연구 참여자들이 **3일 동안 식사일지**를 작성했다고 가정해 보자.

만약, 세 번의 식이 섭취 측정값 중 **단 하나만** 사용해 식이 섭취 **분포**를 그리면,
무작위 오차가 많이 포함되어 있으므로
분포 범위는 **실제보다 더 넓을** 것이다.

반면, 세 번의 측정값 평균을 사용해 식이 섭취 분포를 그리면,
평균을 계산하는 과정에서 무작위 오차가 상당 부분 상쇄되므로
분포 범위는 앞선 경우보다 더 좁아지며 보다 실제에 가까워질 것이다.

Nutritional epidemiology

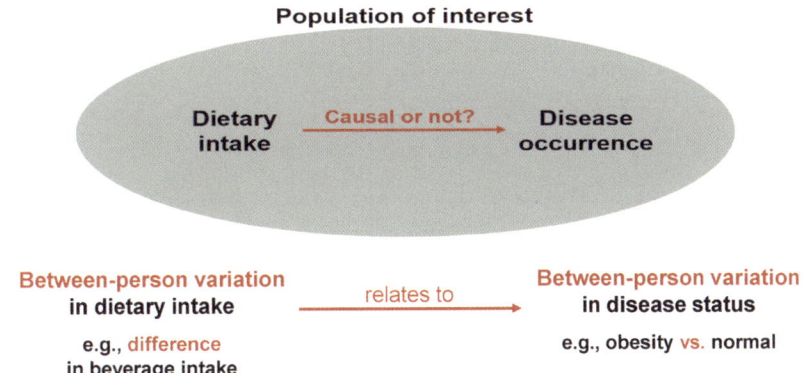

영양 역학 연구를 수행하려면,
노출변수에 해당하는 **식이 섭취 데이터가 일정 범위에 걸쳐 분포**해
연구 참여자 간 **식이 섭취량 차이**가 **반드시 존재**해야 한다.

하지만 이러한 **차이**가 필요하다고 해서
측정 오차로 인한 거짓 차이가 필요하다는 뜻은 **아니다.**
실제 존재하는 진짜 차이와
측정 오차로 인한 인위적인 거짓 차이는 명확히 구분되어야 한다.
거짓 차이의 존재는
오히려 **연구 결과를 왜곡**하여 **잘못된 결론**을 초래하게 된다.

Sugar-sweetened beverage intake and obesity

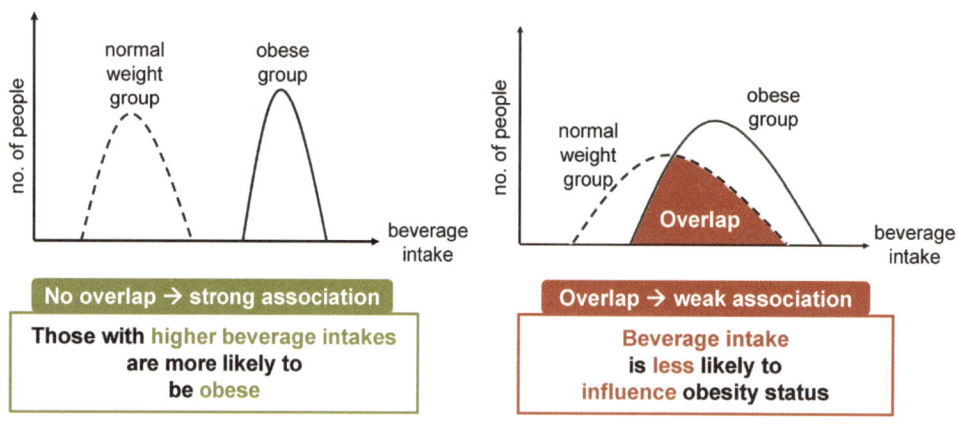

예를 들어 생각해 보자.
가당 음료의 과다 섭취가 비만도를 높인다는 것은 잘 알려진 **사실**이다.
따라서 연구 참여자를 모집해 가당 음료 섭취량과 비만도를 측정하고
비만도에 따라 가당 음료 섭취량의 분포를 비교하면,
정상 체중인 참여자들은 가당 음료 섭취량이 낮은 범위에 주로 분포할 것이며
비만인 참여자들은 가당 음료 섭취량이 **높은 범위**에 주로 분포할 것이다.
즉, 각 그룹이 **서로 다른 평균값**을 가지면서 **표준편차가 작아**
두 그룹의 분포가 명확히 구분된다면,
가당 음료 섭취와 비만도 간의 **연관성이 분명하게 드러날** 것이다.

하지만 **측정 오차**로 인해 가당 음료 **섭취량** 데이터의 표준편차가 커진다면,
정상 체중 그룹과 **비만 그룹** 간에 **분포가 겹치는(overlap) 부분**이 발생할 것이다.
이 **겹치는 영역**이 클수록
동일한 가당 음료 **섭취량**에서
과체중과 정상 체중이 **모두 존재**하는 부분이 **많아지게** 되므로,
가당 음료 섭취와 비만도 간의 **연관성이 실제보다 약하게 나타날** 것이다.

Between-person variation in dietary intake

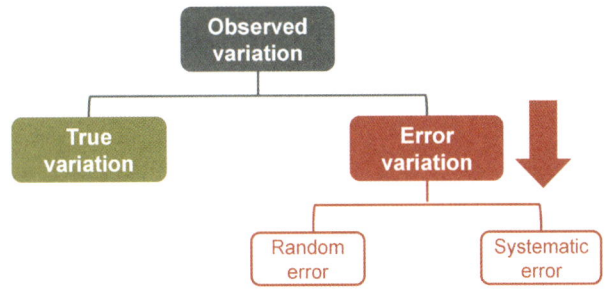

영양 역학 연구에서
식이 섭취와 질병 발생 간의 **인과관계**를 정확히 파악하려면,
단순히 **식이 섭취 데이터의 분포 범위가 넓은 것만으로는 충분하지 않다.**
연구 참여자 간 **섭취량 차이는 충분히 존재**하되,
이 차이는 실제 존재하는 진짜 차이를 최대한 반영해야 하고
측정 오차로 인한 거짓 차이는 최소화되어야 한다.
즉, **분포 범위의 양과 질**을 모두 고려해야 한다.

따라서 영양 역학 연구자들은 연구 참여자의 식이 섭취 정보를 수집할 때
측정 오차를 최소화하기 위해 체계적이고 적극적인 노력을 기울여야 한다.
이러한 노력이 **연구 결과의 타당성**을 높이는 데 중요한 역할을 할 것이다.

Get to know your data!

- **Continuous exposure**

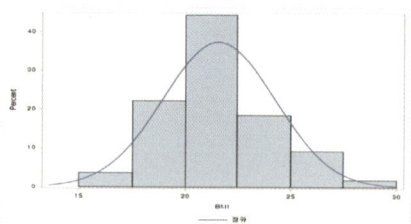

- **Categorical exposure**

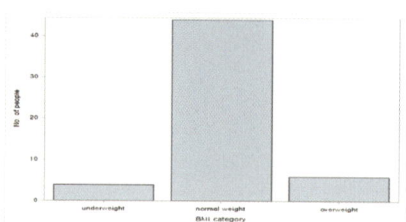

영양 역학 데이터를 분석할 때
학생들이 흔히 하는 **실수** 중 하나는
식이 섭취 데이터의 **기본 분포조차 살펴보지 않고**
곧바로 질병과의 **연관성 분석에 착수**하는 것이다.

데이터 분석의 첫 단계는
각 변수의 **데이터 분포를 철저히 점검**하는 것이다.
데이터를 **그래프로 시각화**해 **분포 모양**을 확인하고,
평균, 중앙값, 표준편차, 최소값, 최대값, 최빈값과 같은
기술 통계치(descriptive statistics)도 산출해 보아야 한다.
또한, **결측치**(missing value)와 **이상치**(outlier)도 면밀히 검토하여
데이터 수집, 코딩, 전처리 과정에서의 **오류 여부**를 확인해야 한다.
만약, 문제가 발견된다면 적절한 조치를 취해
오류로 인한 개인 간 **거짓 식이 섭취 차이를 최소화**해야 한다.

2.4 DIVERSE WAYS TO DEFINE EXPOSURE

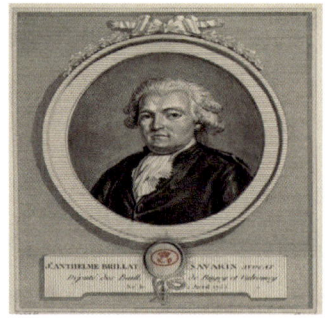 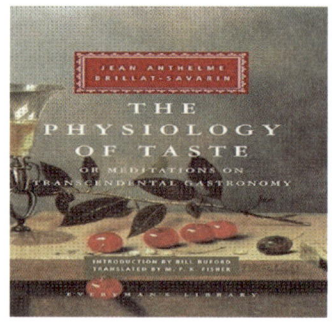

*"Tell me what you eat,
and I will tell you what you are!"*

- Jean Anthelme Brillat Savarin -

Source: https://www.cooksinfo.com/jean-anthelme-brillat-savarin

"당신이 무엇을 먹는지 알려주면, 당신이 어떤 사람인지 말해 주겠다!"

이 말은 18세기 프랑스의 법조가이자 미식가였던
장 앙텔므 브리야 사바랭(Jean Anthelme Brillat-Savarin, 1755-1826)이
그의 저서 〈미식 예찬(Physiology of Taste)〉에 남긴 유명한 문구다.

개인의 식습관이 그 사람의 삶의 방식을 반영한다는 이 통찰은
영양 역학 연구의 근본적인 전제와 맥을 같이한다.

Nutritional epidemiology

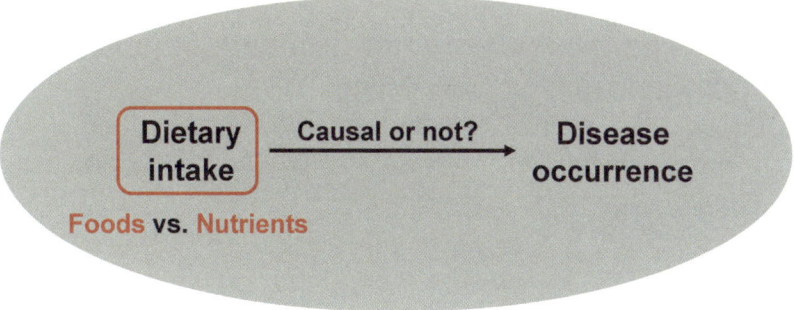

"아침으로 무엇을 드세요?"라는 질문이 주어진다면,
여러분은 어떻게 답하겠는가?
대부분은 '토스트, 버터, 잼, 오믈렛, 커피'처럼 **식품(foods)**으로 답하지,
'탄수화물, 지방, 단순당, 단백질, 카페인' 같은 영양소(nutrients)로 답하지는 않을 것이다.

이처럼 **영양 역학 연구에서도**
식사일지, 24시간 회상법, FFQ 조사를 통해 연구 참여자들의 식습관을 측정할 때
영양소가 아닌 **식품**을 기반으로 **정보를 수집한다.**

단, **데이터 분석** 단계에서는
식품 섭취 정보를 그대로 활용하기도 하지만,
필요에 따라 식품 섭취 정보를 영양소 섭취 정보로 **변환**하여 분석하기도 한다.

Food intake → Nutrient intake: food composition database

e.g., USDA food composition database

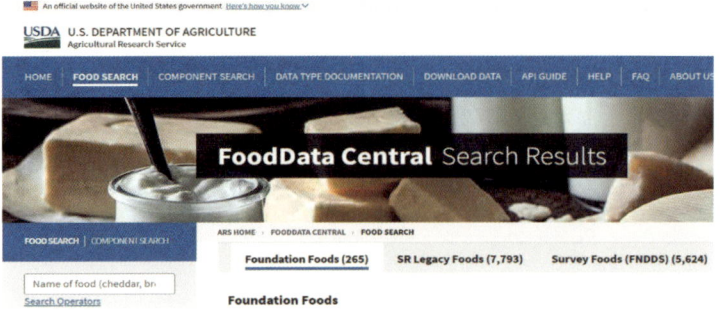

Source: https://fdc.nal.usda.gov/

그렇다면 **식품** 섭취 정보를 영양소 섭취 정보로 어떻게 **환산**할 수 있을까?
각 **식품**에 포함된 영양소 함량 정보를 제공하는
영양소 데이터베이스(food composition database)를 **활용**하면 된다.

미국의 경우,
농무부(United States Department of Agriculture)가 제공하는
데이터베이스가 표준으로 많이 활용되며,
웹사이트(https://fdc.nal.usda.gov/)를 통해 접근할 수 있다.

Foods rich in monounsaturated fatty acids (MUFAs)

- On FFQ, a participant reported consuming:
  - **Olive oil** (1 Tbsp): 2-4 times per week
  - **Avocado** (1/2 fruit): 1 time per week
  - **Nuts** (1 oz): 1 time per day
  - **Flaxseed** (1 Tbsp): Never

예를 들어, **FFQ 조사**를 통해 연구 참여자의 단일 불포화 지방산(monounsaturated fatty acids, MUFAs) **일일 섭취량**을 추정하는 과정을 살펴보자.

FFQ에 포함된 **식품 목록** 중 단일 불포화 지방산을 함유하는 **주요 식품**으로는 **올리브 오일, 아보카도, 견과류, 아마씨** 등이 있는데, 한 참여자가 다음과 같이 **섭취 빈도**를 응답했다고 가정해 보자.

- 올리브 오일 (1큰술): 주 2-4회 섭취
- 아보카도 (반개): 주 1회 섭취
- 견과류 (1온스≒28 g): 매일 섭취
- 아마씨 (1큰술): 섭취하지 않음

Total MUFAs in foods

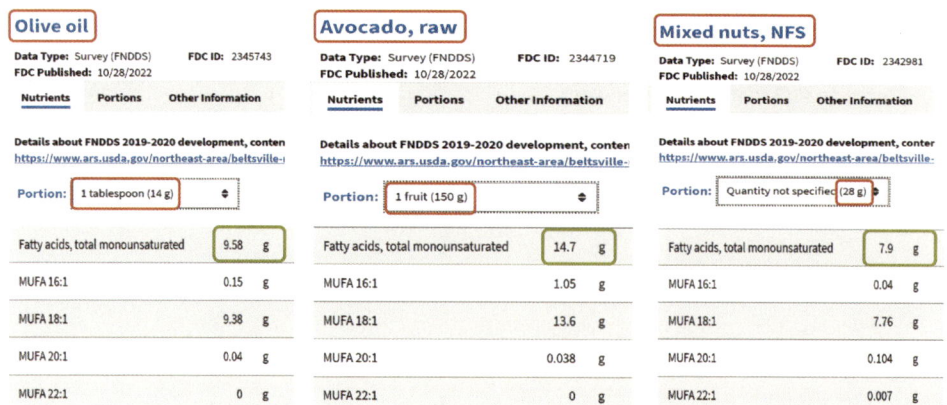

먼저, **영양소 데이터베이스**를 참조해
각 **식품의 1회 섭취량**에 포함된
단일 불포화 지방산의 총량을 알아내야 한다.

- **올리브 오일** (1큰술): 9.58 g/큰술
- **아보카도** (반개): (14.7g)/2 = 7.35 g/반개
- **견과류** (1온스≒28g): 7.9 g/온스
- **아마씨** (1큰술): 섭취하지 않음 → 정보 불필요

Food intake → Nutrient intake

Foods	Intake frequency (FFQ response)	MUFAs/serving (food composition database)	MUFAs/week	MUFAs/day
Olive oil (1 Tbsp)	2–4 times per week	9.58 g	9.58 g x 3 = 28.74 g	(28.74 g + 7.35 g + 55.30 g) / 7 = 13.06 g
Avocado (1/2 fruit)	1 time per week	14.7 g / 2 = 7.35 g	7.35 g x 1 = 7.35 g	
Nuts (1 oz)	1 time per day	7.90 g	7.90 g x 7 = 55.30 g	
Flaxseed (1 Tbsp)	Never	Not applicable	0	

다음으로는, **섭취 빈도**를 고려하여
각 식품을 통해 섭취하는
단일 불포화 지방산의 **주당 섭취량**을 계산해야 한다.

- **올리브 오일**: 9.58 g/큰술 × 3 큰술/주 = 28.74 g/주
- **아보카도**: 7.35 g/반개 × 1 반개/주 = 7.35 g/주
- **견과류**: 7.9 g/온스 × 7 온스/주 = 55.3 g/주
- **아마씨**: 섭취하지 않음 → 정보 불필요

마지막으로, 단일 불포화 지방산의 **총 주당 섭취량**을
일일 섭취량으로 환산하면 된다.

- (28.74 + 7.35 + 55.3) g/주 × 1 주/7일 = 13.06 g/일

Sources of error: inherent errors in food composition database

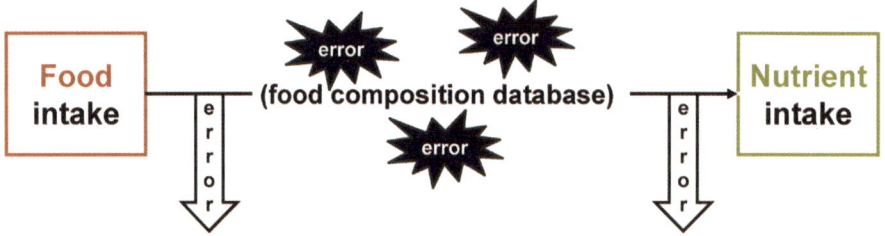

식품 섭취 정보를 영양소 섭취 정보로 환산하는 과정에서는
다양한 오차가 발생할 수 있다는 점을 유념해야 한다.
주요 원인은 다음과 같다.

첫째, **영양소 데이터베이스 자체에도 측정 오차**가 있기 때문이다.

영양소 데이터베이스는 **실험**을 기반으로 구축되기 때문에
필연적으로 측정 오차를 포함하고 있다.

Sources of error: variability within a single food item

Food Code	Main Food Description	Additional Food Description
42110000	Mixed nuts, NFS	
42110050	Mixed nuts, unroasted	raw;with or without peanuts
42500100	Trail mix with nuts	seeds
42110300	Mixed nuts, honey roasted	with or without peanuts
42110100	Mixed nuts, with peanuts, salted	sea salt;plain;roasted;not coated;NS as to salt
42110120	Mixed nuts, with peanuts, unsalted	plain;not coated;roasted
42501000	Trail mix with nuts and fruit	seeds;gorp
42110110	Mixed nuts, with peanuts, lightly salted	not coated;roasted;plain
42110150	Mixed nuts, without peanuts, salted	roasted;lightly salted;plain;not coated;NS as to salt;sea salt
42110160	Mixed nuts, without peanuts, unsalted	roasted;plain;not coated

Source: https://fdc.nal.usda.gov/

둘째, **동일한 식품**에 대해서도 **다양한 선택지**가 존재하기 때문이다.

예를 들어, **혼합 견과류**의 경우
브랜드마다 포함된 견과류의 종류와 함량이 **다르며**,
각 견과류마다 단일 불포화 지방산 함량 또한 **차이가 있다**.
따라서 연구 과정에서 브랜드 정보를 알 수 없어 **임의로 하나를 선택**하게 되면,
영양소 섭취량 추정에 **오차**가 발생할 수밖에 없다.

Sources of error: researcher's assumption

Foods	Intake frequency (FFQ response)	MUFAs/serving (food composition database)	MUFAs/week	MUFAs/day
Olive oil (1 Tbsp)	2–4 times per week	9.58 g	9.58 g × 3 = 28.74 g	(28.74 g + 7.35 g + 55.30 g) / 7 = **13.06 g**
Avocado (1/2 fruit)	1 time per week	14.7 g / 2 = 7.35 g	7.35 g × 1 = 7.35 g	
Nuts (1 oz)	1 time per day	7.90 g	7.90 g × 7 = 55.30 g	
Flaxseed (1 Tbsp)	Never	Not applicable	0	

셋째, 데이터 환산 과정에서 **연구자의 가정**(assumption)이 개입되기 때문이다.

예를 들어, FFQ의 **섭취 빈도** 선택지가 **값**이 아닌 **범위**로 제시되었을 때
한 참여자가 특정 식품의 주당 섭취 빈도로 '**2–4회**'를 선택했다면
이를 **2회**로 계산할지, **3회**로 계산할지, 혹은 **4회**로 계산할지는
연구자의 판단에 달려 있다.

일반적으로는 중간값인 3회를 사용하는 것이 관행이지만,
이는 **실제 섭취 빈도와 다를 수 있기에**
오차의 한 요인으로 작용할 수 있다.

Nutritional epidemiology

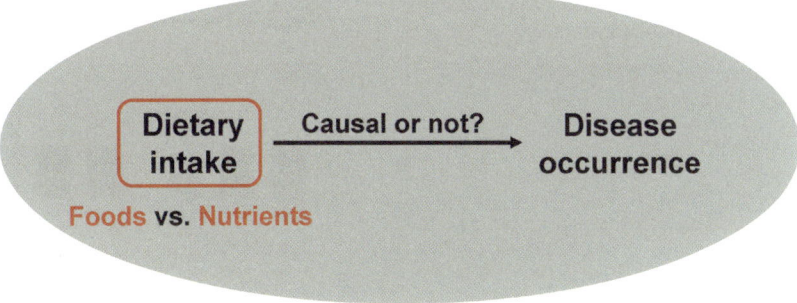

이렇듯 **식품** 섭취 정보를 영양소 섭취 정보로 **환산하는 과정**에서
추가적으로 오차가 발생함에도 불구하고,
연구자들이 **식품** 섭취와 영양소 섭취를 **모두 분석**하는 이유는 무엇일까?

이는 각 접근법이 **고유한 장점**을 가지고 있으며,
서로 상호 보완적이기 때문이다.

Advantages: food-based analysis

Food-based analysis
- We **eat foods**, not nutrients
- Accounts for **potential interactions between nutrients**
- Food-based dietary guidelines provide clear and practical recommendations for the general public

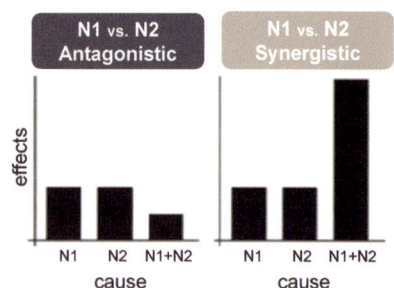

식품 섭취를 분석하는 것은
실생활과 직결되는 **실용적인 장점**이 크다.

우리는 영양제를 제외하면, 영양소 자체를 단독으로 섭취하는 경우는 없으며,
항상 식품의 형태로 섭취한다.

또한, **하나의 식품**에는 다양한 영양소들이 복합적으로 포함되어 있으므로,
이들을 **동시에 섭취**할 때는
상반효과(antagonistic effect) 또는 **시너지효과**(synergistic effect)와 같은
상호작용(interaction)이 발생할 수 있다.
식품 그 자체의 섭취를 분석하면,
이러한 **상호작용을 반영한 총체적인 효과**를 파악할 수 있다.
예를 들어, 커피는 수천 가지 성분을 포함하고 있기 때문에
커피 그 자체의 섭취를 분석해야지,
카페인, 클로로겐산, 탄닌과 같은 개별 성분만을 분석하는 것은
마치 '장님이 코끼리 다리 만지듯' 전체를 놓치는 연구가 될 수 있다.

Advantages: **food**-based analysis

Food-based analysis
- We **eat foods**, not nutrients
- Accounts for **potential interactions between nutrients**
- **Food**-based **dietary guidelines** provide **clear and practical** recommendations for the general public

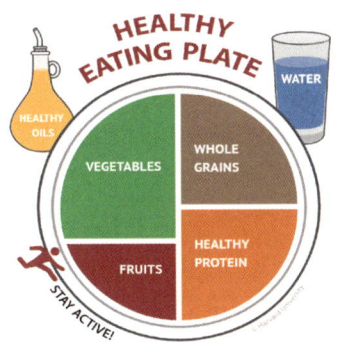

Copyright © 2011, Harvard University

특히, 영양 역학 연구의 주요 목적 중 하나는
연구 결과를 바탕으로 **대중의 건강 증진을 위한 식생활 지침**을 개발하는 것이다.
대중이 쉽게 이해하고 실천할 수 있는 권고안을 만들기 위해서는
영양소가 아닌 **식품을 기반**으로 해야 한다.

예를 들어,
"하루에 **커피 3-4잔**을 마시세요!"라는 권고는
누구나 쉽게 이해하고 **실천**할 수 있는 반면,
"하루에 클로로겐산 405-540mg을 섭취하세요!"라는 권고는
영양학 전문가조차도 실천하기 어렵다.

Advantages: nutrient-based analysis

Food-based analysis	Nutrient-based analysis
• We **eat foods**, not nutrients • Accounts for **potential interactions between nutrients** • **Food**-based **dietary guidelines** provide **clear and practical** recommendations **for the general public**	• Provides insights into **the physiological functions** of nutrients • Forms the foundation for **developing nutritional supplements**

반면, 영양소 섭취를 분석하는 것은
앞서 언급한 장점은 없지만 고유한 이점을 가지고 있다.
바로 개별 영양소의 생리학적 작용을 이해하는 데 유용하다는 점이다.

식품을 전체적으로 분석할 경우
그 안의 **어떤 성분**이 신체에 영향을 미치는지 **유추하기 어렵지만**,
영양소를 개별적으로 분석하면
요인이 하나뿐이기 때문에 인과관계를 추정하기가 훨씬 용이하다.
따라서 영양소 기반 연구는 보충제 개발을 위한 핵심적인 과학적 근거를 제공한다.

예를 들어, **녹차 섭취**가 비만도를 낮춘다는 연구 결과가 나왔다면,
녹차의 **어떤 성분**이 이러한 효과를 유발했는지 **단정하기 어렵다**.
단지, 녹차에 풍부한 카테킨이나 카페인의 영향일 것이라 추측할 뿐이다.
반면, 카테킨 섭취가 비만도를 낮춘다는 연구 결과가 나왔다면,
이는 카테킨 효과로 해석될 수 있으며
카테킨을 활용한 체중 조절 보조제 개발과 같은 실용적인 응용으로 이어질 수 있다.

For a <u>comprehensive</u> understanding of the diet-disease relationship, examine <u>both</u> foods and nutrients!

이렇듯 **식품 섭취** 분석과 영양소 섭취 분석은
각각 다른 측면에서 연구 주제를 조명하며
상호 보완적인 관계를 형성한다.

특히, '식품 섭취'와 '**해당 식품에** 풍부한 영양소 섭취'를
각각 분석했을 때 **일관된 결과**가 도출된다면,
이는 연구 결과의 전체적인 **타당성을 강화**하는 중요한 증거로 작용한다.

예를 들어, **우유** 섭취가 대장암 위험을 **낮춘다**는 결과와 함께
우유에 풍부한 칼슘 섭취 또한 대장암 위험을 낮춘다는 결과가 도출된다면,
두 결과는 **서로를 뒷받침**하며
각각의 발견에 더 큰 타당성을 부여한다.

Review › Curr Opin Lipidol. 2002 Feb;13(1):3-9. doi: 10.1097/00041433-200202000-00002.

Dietary pattern analysis: a new direction in nutritional epidemiology

Frank B. Hu

Recently, dietary pattern analysis has emerged as an alternative and complementary approach to examining the relationship between diet and the risk of chronic diseases. Instead of looking at individual nutrients or foods, pattern analysis examines the effects of overall diet. Conceptually, dietary patterns represent a broader picture of food and nutrient consumption, and may thus be more predictive of disease risk than individual foods or nutrients. Several studies have suggested that dietary patterns derived from factor or cluster analysis predict disease risk or mortality. In addition, there is growing interest in using dietary quality indices to evaluate whether adherence to a certain dietary pattern (e.g. Mediterranean pattern) or current dietary guidelines lowers the risk of disease. In this review, we describe the rationale for studying dietary patterns, and discuss quantitative methods for analysing dietary patterns and their reproducibility and validity, and the available evidence regarding the relationship between major dietary patterns and the risk of cardiovascular disease.

Introduction

Traditional analyses in nutritional epidemiology typically examine diseases in relation to a single or a few nutrients or foods. Although this type of analysis has been quite valuable, it has several conceptual and methodological limitations. First, people do not eat isolated nutrients. Instead, they eat meals consisting of a variety of foods with complex combinations of nutrients that are likely to be interactive or synergistic [1]. The 'single nutrient' approach may be inadequate for taking into account complicated interactions among nutrients in studies of free-living people (e.g. enhanced iron absorption in the presence of vitamin C) [1]. Second, the high level of intercorrelation among some nutrients (such as potassium and magnesium) makes it difficult to examine their separate effects, because the degree of independent variation of the nutrients is markedly reduced when they are entered into a model simultaneously [2].

Hu. Curr Opin Lipidol. 2002

2000년대 이후 영양 역학 연구는
개별 **식품**이나 **영양소** 중심에서 벗어나,
전반적인 식사 패턴(dietary patterns)을 살펴보면서
질병 발생과의 인과관계를 조사하는 방향으로 확장되기 시작했다.
이러한 변화는 **실제 식생활의 복합성을 더 잘 반영**하기 위함이었다.

우리는 **식사 시 여러 가지 식품을 함께 섭취**하며,
이 과정에서 **다양한** 식품과 그 안의 영양소들 간에
복잡한 상호작용이 발생한다.
따라서 **단일 식품**이나 단일 영양소 섭취만을 분석하는 것은
마치 **전체적인 숲**(=식사 패턴)은 보지 못하고
특정 나무(=식품) 또는 **특정 나뭇잎**(=영양소)만 바라보는 것과 같다.

Mediterranean diet

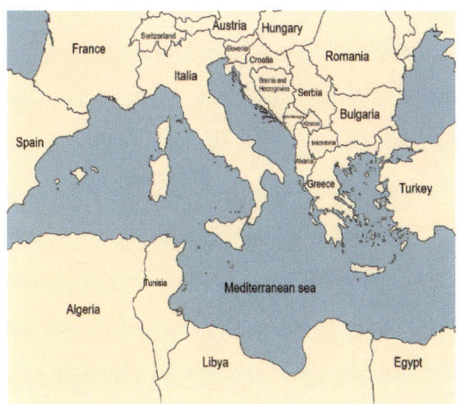 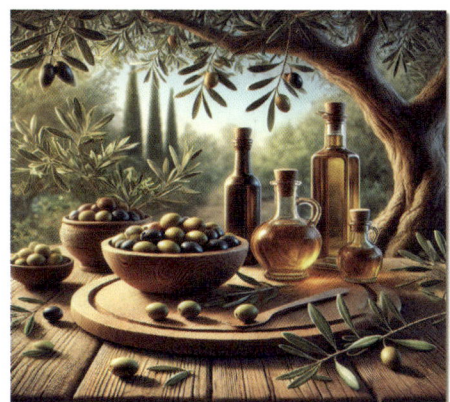

우리에게 잘 알려진 **식사 패턴** 중 하나는
지중해식 식단(Mediterranean diet)이다.

전 세계적으로 건강식이라 인정받는 이 식사 패턴은
특히 올리브 재배가 활발한 지중해 연안 국가들의
전통적인 식사 방식에서 유래되었다.

Characteristics of the Mediterranean diet

- **High** intakes:
  - Fruits
  - Vegetables (excluding potatoes)
  - Whole grains
  - Legumes
  - Olive oil
  - Nuts
  - Fish

- **Low** intakes:
  - Red and processed meat

- **Moderate** intake:
  - Alcohol (between 5-15 g/day)

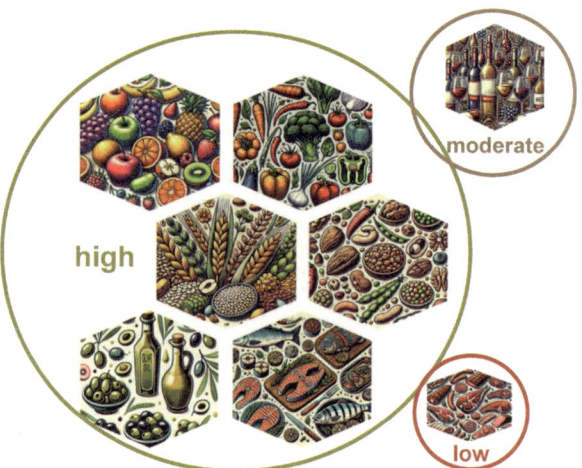

지중해식 식단은

과일, 채소, 통곡물, 콩류를 바탕으로 한 **식물성 식단**을 중심으로

올리브유(특히 버진 또는 엑스트라 버진), 견과류, 생선의 섭취를 강조하고

적색육과 가공육 섭취는 제한하며

적당한 양의 술(특히 식사와 함께하는 레드 와인)을 허용하는 것이 특징이다.

Mediterranean diet score

Characteristics	Low intake	High intake	
1. Fruits	0	1	
2. Vegetables	0	1	
3. Whole grains	0	1	
4. Legumes	0	1	
5. MUFA:SFA ratio (e.g., olive oil)	0	1	
6. Nuts	0	1	
7. Fish	0	1	
8. Red and processed meat	1	0	
9. Alcohol	Low: 0	Moderate: 1	High: 0
Total score	0-9		

Fung et al. Circulation. 2009

지중해식 식단을 노출변수로 사용할 때는
연구 참여자들의 **식습관**이 **지중해식 식단과 얼마나 부합하는지**를
수치화(Mediterranean diet score)하여 표현한다.

점수 산출 방식은 연구마다 조금씩 차이가 있지만,
일반적으로 지중해식 식단을 규정하는 **9가지 주요 식품군**에 대하여
- 건강에 **이로운** 식품을 **많이** 섭취하면 1점
- 건강에 **해로운** 식품을 **적게** 섭취하면 1점
- 술을 **적당량** 섭취하면 1점

을 부여하여 **점수를 합산**한다.
총점은 **최소 0점**에서 **최대 9점**까지 가능하며,
연구 참여자의 **총점이 높을수록**
그 사람의 식습관이 지중해식 식단에 **잘 부합**함을 의미한다.

이렇게 **지중해식 식단**이라는 복잡한 식사 패턴을 **수치화**하면,
질병 발생과 **연관성을 분석할 수 있게**된다.

Nutritional biomarkers

Advantages	Disadvantages
▪ Reflect the **bioavailable** nutrient levels in the body that can potentially exert **physiological effects** ▪ Provide an **objective** measurement of nutrient levels in the body	▪ Not exist **for every nutrient** ▪ Susceptible to **measurement errors** ▪ Can be **costly** ▪ May require **intrusive** procedures for study participants

식품 섭취, 영양소 섭취, **식사 패턴** 외에도
식이 섭취를 반영할 수 있는 또 하나의 중요한 **노출변수**가 있다.
바로, **영양 바이오마커**(nutritional biomarker)이다.

우리가 **섭취한** 식품이 **인체에 영향**을 미치기 위해서는
식품 내 영양소가 **체내로 흡수**되고 적절한 **대사 과정**을 거쳐
'**생체 이용 가능한**(bioavailable)' 형태로 바뀌어야 한다.
다만, 개인의 **유전적 차이**나 **질병**으로 인해
영양소의 **흡수율과 대사 과정이 다르기 때문에**
'영양소 **섭취량=생체 이용 가능한 영양소 양**'이란 공식이 **성립하지 않는다**.

따라서 **체내에서 실제로 생리 작용에 관여하는 영양소의 양**을 추정하기 위해
혈액, 소변, 조직(예: 지방), 머리카락, 발톱 등의 인체 시료에서
영양소나 그 대사물을 측정해 **노출변수로 사용**하기도 하는데,
이러한 연구 방식을 **바이오마커 분석**이라 한다.

Biomarker of vitamin D: circulating 25(OH)D

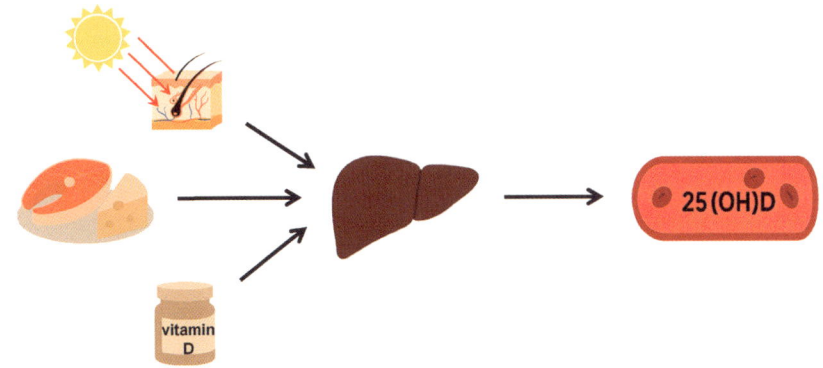

영양 바이오마커의 대표적인 예로는
체내 비타민 D 보유 상태를 나타내는 **혈중 25(OH)D 농도**가 있다.
간에서 비타민 D가 대사되어 생성되는 25(OH)D는
혈류에서 발견되는 비타민 D의 주요 지표이다.

비타민 D는 **식품**이나 **보충제**를 통해 **섭취**되기도 하지만
햇빛을 쬠으로써 체내에서 합성되기도 한다.
따라서 비타민 D **섭취량**은 **체내 총 비타민 D 상태**의 **일부만 반영**하므로,
비타민 D가 건강에 미치는 영향을 조사할 때는
체내 비타민 D의 **총체적인 영양 상태**를 나타내는 **혈중 25(OH)D 농도**가
비타민 D **섭취량**보다
더 정확한 노출변수다.

Nutritional biomarkers

Advantages	Disadvantages
- Reflect the **bioavailable** nutrient levels in the body that can potentially exert **physiological effects** - Provide an **objective** measurement of nutrient levels in the body	- Not exist **for every nutrient** - Susceptible to **measurement errors** - Can be **costly** - May require **intrusive** procedures for study participants

영양 바이오마커는

실험실 검사를 통해 **직접 측정**되므로,

연구 참여자의 **주관적인 기록이나 기억**에 의존해 수집되는 **식이 섭취 정보**와 달리

객관적인 데이터를 제공한다는 또 다른 장점이 있다.

Nutritional biomarkers

Advantages	Disadvantages
▪ Reflect the **bioavailable** nutrient levels in the body that can potentially exert **physiological effects** ▪ Provide an **objective** measurement of nutrient levels in the body	▪ **Not** exist **for every nutrient** ▪ Susceptible to **measurement errors** ▪ Can be **costly** ▪ May require **intrusive** procedures for study participants

하지만 영양 바이오마커에도 몇 가지 중요한 **단점**이 있다.

우선, **모든 영양소에 대해 검증된 바이오마커가 존재하는 것은 아니다.**
또한, 인체 시료의 채취, 처리, 측정 과정에서
다양한 오차가 발생할 수 있으며
비용도 많이 소요된다.

특히, 단순한 설문조사와는 달리
인체 시료를 채취하는 과정이 연구 참여자들에게 **침습적**일 수도 있다.
이러한 단점을 보완하기 위해,
비침습적으로 수집 가능한 정보를 활용하여
통계적으로 **바이오마커 농도를** 예측하는 수식 모델을 개발해 사용하기도 한다.
예를 들어, **혈액 검사**를 통해 **측정한** 25(OH)D 농도 대신,
식품 및 보충제를 통한 비타민 D 섭취량, 야외 운동량, 거주지역 위도, 인종, 체질량지수 등을
활용하는 수식 모델로 25(OH)D 농도를 예측해
질병 발생과의 연관성을 분석할 수도 있다.

Nutritional epidemiology

Population of interest

Food
Nutrient
Dietary pattern
Biomarker
→ Causal or not? → Outcome

식이 섭취가 질병 발생에 미치는 영향을 조사하는 영양 역학 연구에서는
식품 섭취, 영양소 섭취, **식사 패턴**, **영양 바이오마커** 등 다양한 정보를 활용한다.
이 중 **어느 하나가 절대적으로 우수하다고 단언할 수는 없지만**,
다각도로 정의된 노출변수들을 사용한 연구들이
서로 **일관**된 결과를 보인다면,
이는 해당 노출변수와 질병 발생 간의 **인과관계를**
강력히 뒷받침하는 증거가 된다.
이러한 과학적 근거는 궁극적으로
질병 예방을 위한 식생활 지침을 수립하는 데 중요한 **토대**가 된다.

chapter

3

Outcome

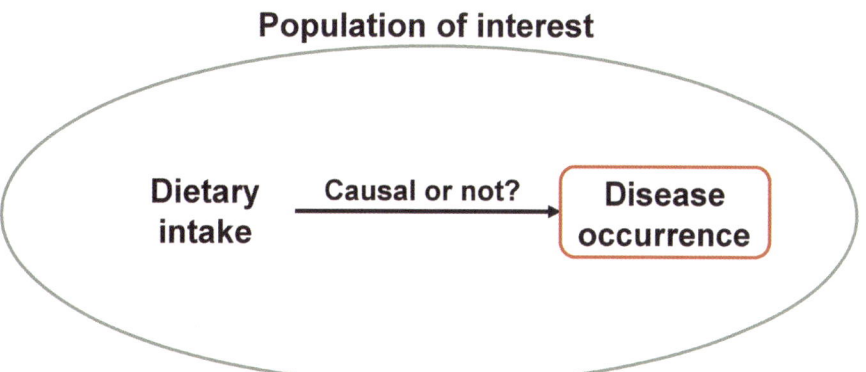

Name: NaNa Keum   Mailbox #: 647

ID 214: Nutritional Epidemiology
Final Exam 2011

Instructions
1. Before you begin, write your name on the top of each page.
2. Answer **all 10** multiple choice questions on pages 2 and 3.
3. Choose **4** of the **6** questions on pages 4 through 9 and answer all parts.

Exam: 100.5/100   Excellent!

Final course grade: A

영양 역학 시험에서 정성껏 답변을 작성한 덕분에 보너스 점수까지 받았고,
결국 만점인 100점을 넘는 100.5점을 기록했다.
숫자보다 더 기억에 남는 건, 그 순간 느꼈던 작지만 깊은 성취감이었다.

3.1 OUTCOME ASCERTAINMENT

Nutritional epidemiology

Population of interest

How to assess? **Dietary intake**
- Diet record
- 24-hour recall
- FFQ

Causal or not? →

How to ascertain? **Disease occurrence**

식이 섭취가 질병 발생에 미치는 영향을 조사하는
영양 역학 연구 수행을 위해서는
연구 참여자들의 **식이 섭취 정보**뿐만 아니라
그들의 **질병 관련 정보**도 수집해야 한다.

식이 섭취 정보를 수집하는 방법이 여러 가지가 있는 것처럼,
질병 관련 정보도 **다양한 방법**을 통해 수집할 수 있다.

Methods for disease ascertainment

- **Questionnaire-based self-report**
- **Medical record review**
- Record linkage with national databases
  (e.g., cancer registry database, national death index)
- Clinical diagnosis
- etc.

연구 참여자들의
과거 질병 이력이나 **추적 기간 중 신규 질병 진단 여부**를 파악할 때
가장 흔히 사용되는 방법은 **설문조사**이다.
이때, 당뇨병, 심혈관질환, 암, 뇌질환처럼
꾸준한 약 복용이나 수술을 요하는 **중증질환**의 경우,
참여자들이 응답한 질병 이력 정보는 **비교적 정확**하다.
하지만 <u>무증상</u> 질환(예: 대장 용종),
<u>사회적 낙인</u>이 있는 질환(예: 정신질환),
'예/아니요'가 아닌 <u>수치로 응답해야 하는</u> 결과(예: 혈압, 혈당, 콜레스테롤) 등은
<u>설문조사로 정확한 정보를 얻기가 어렵다.</u>

연구자는 참여자들부터 수집한 질병 관련 정보의 **정확도를 높이기 위해**
참여자들의 동의를 얻어 **의료 기록을 조회**하고,
조직 검사 결과 등의 추가 정보를 확보해 연구에 활용하기도 한다.

Methods for disease ascertainment

- Questionnaire-based self-report
- Medical record review
- Record linkage with national databases
  (e.g., cancer registry database, national death index)
- Clinical diagnosis
- etc.

암 진단이나 사망처럼
국가 차원에서 전 국민을 대상으로 **수집·관리**하는 정보는
데이터 연계(data linkage)를 통해 높은 정확도의 데이터를 확보할 수 있다.

소규모 연구의 경우,
연구 참여자들을 **진료소로 초청**하여
전문가가 직접 검진과 진단을 수행하기도 한다.

How to assess the accuracy of outcome information?

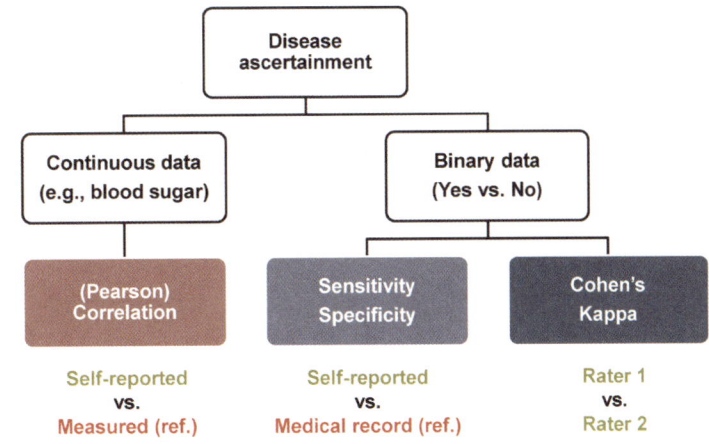

연구 참여자들의 **질병 관련 정보 수집**은
식이 섭취 측정에 비해 **상대적으로 간단**하지만
여전히 **오차**가 발생할 수 있다.
따라서 수집된 **질병 관련 정보의 정확도**를 검증한 후 역학 연구를 수행해야
연구 결과의 타당도를 높일 수 있다.

결과변수에 해당하는 **질병 관련 정보**는 크게 **두 가지** 형태로 수집된다.
- **연속변수**(continuous variable): 혈압, 혈당처럼 **수치로 측정**
- **이진변수**(binary variable): 질병 여부처럼 '예/아니요'로 구분

이 두 변수는 상황에 따라 **각기 다른 지표**를 통해 **정보의 정확도**를 파악할 수 있다.
지금부터 대표적인 지표 **세 가지**를 예시와 함께 살펴보자.

1. Outcome: self-reported continuous data

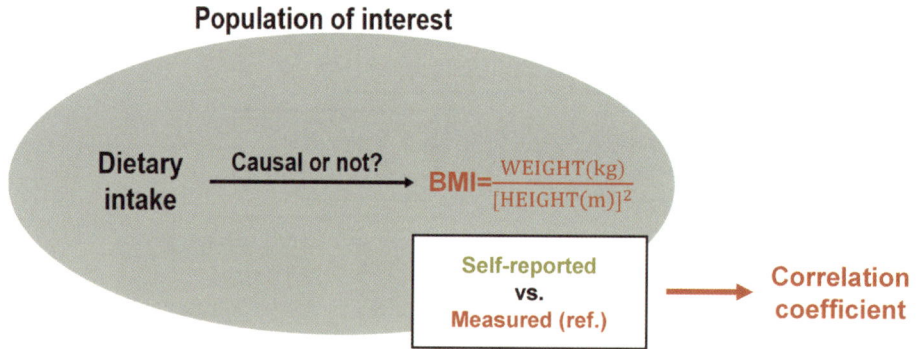

첫째, **결과변수**인 질병 정보가 **연속변수**로 수집될 경우,
연구 참여자들이 **설문지에 응답한 값**이
객관적으로 측정된 값과
얼마나 일관되는지 그 **정확도**를 평가하기 위해
상관계수(correlation coefficient)를 사용한다.

예를 들어, **결과변수**가 체질량지수(BMI = $\frac{몸무게(kg)}{[키(m)]^2}$)라고 가정해 보자.
체질량지수를 계산하려면
연구 참여자들이 **설문지에 응답한 몸무게와 키를 사용**해야 한다.
하지만 자신의 정확한 신체 정보를 **모르는** 사람들은 **대략적으로 응답**할 것이며,
사회적 선호도의 영향으로
키가 작은 사람들은 **실제보다 크게**
몸무게가 많이 나가는 사람들은 **실제보다 적게** 보고할 가능성이 크다.
이처럼 다양한 이유로 **오차**가 발생할 수 있으므로,
설문지에 보고된 신체 계측 정보를 연구에 사용하기 전에는
반드시 해당 데이터의 **정확도 검증이 필요**하다.

Validation study: test method(x) vs. gold-standard(y)

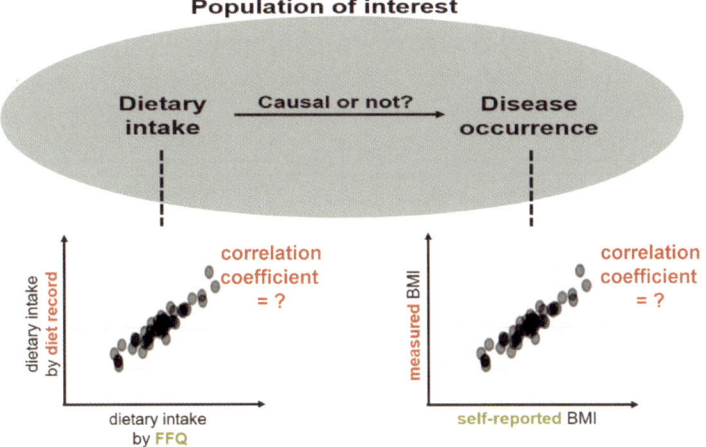

가장 일반적으로 사용되는 검증 방법은
연구 참여자 중 **일부를 무작위로 선정**하여 진료소로 초청한 후
전문가가 직접 그들의 몸무게와 키를 정확히 측정하고
이 값을 **참여자 스스로가 보고한** 신체 계측 정보와 비교하여
상관계수를 계산하는 것이다.

이는 마치 **FFQ**로 수집된 식이 섭취 정보의 **정확도를 검증하기 위해**
식사 일지라는 정석적인 방법으로 수집된 식이 섭취 정보와 비교하여
상관계수를 계산하는
유효성 검증 연구와 유사하다.

이렇듯 두 **연속변수** 간에 상관계수를 계산했을 때
그 값이 **1에 가까울수록**
검증 대상 데이터의 **타당도가 높다고** 판단한다.

Pearson correlation coefficient (r)

- Assesses the **strength** and **direction** of a linear relationship between **two continuous** variables that are normally distributed
- Range: −1 to 1

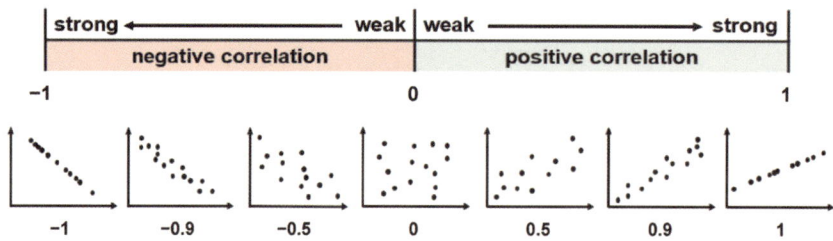

두 연속변수 간에 **상관관계**(correlation)가 존재하면
한 변수의 **변화**에 따라 다른 변수도 **연관되어 함께 변화**하고,
이러한 **상관관계의 강도와 방향성을 수치화**한 것이 **상관계수**이다.

특히, 자주 사용되는 **피어슨 상관계수**(Pearson correlation coefficient)는
정규분포(normal distribution)를 따르는 **두 연속변수** 간의
선형관계(linear relationship)를 평가하는 대표적인 통계적 지표이다.

−1부터 1까지의 **값**을 가지는 이 상관계수는
그 값에 따라 선형관계의 **강도와 방향성**을 나타낸다.
- 0: 선형관계 없음
- 0 → 1: 양의 선형관계가 강해짐
- 0 → −1: 음의 선형관계가 강해짐

Direction and magnitude of Pearson correlation

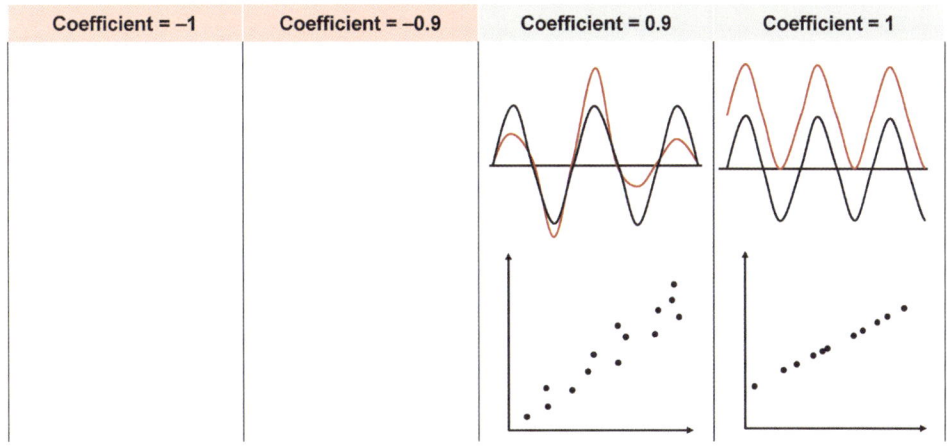

비유적으로 설명하자면,

양의 상관관계는

'**친구 따라 강남 간다**'는 현상과 비슷하다.

즉, X가 **증가**하면 Y도 **증가**하는 경향이 있고,

X가 **감소**하면 Y도 **감소**하는 경향이 있다.

X와 Y 사이의 '**피어슨 상관계수=1**'이면

이는 **Y=aX** 와 같은 **완벽한 양의 선형관계**가 성립한다는 말로,

X 값이 1만큼 **증가**하면 Y 값도 **항상 일관되게 a만큼 증가**하고

X 값이 1만큼 **감소**하면 Y 값도 **항상 일관되게 a만큼 감소**한다.

반면, X와 Y 사이의 '0 < **피어슨 상관계수** < 1' 이면

이는 **불완전한 양의 선형관계**가 성립한다는 말로,

X값이 1만큼 **변화**할 때 Y 값도 **대체적으로 같은 방향으로 변화**하지만

가끔 반대 방향으로 변화하기도 하고

변화의 폭도 일정하지 않다.

Direction and magnitude of Pearson correlation

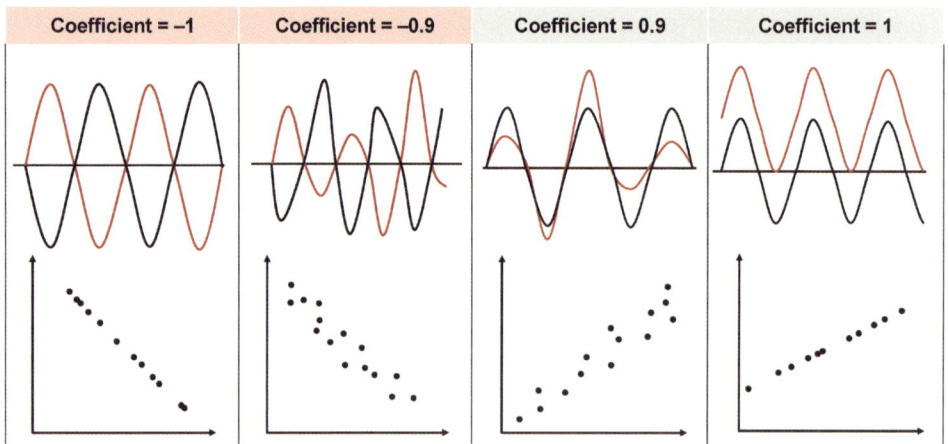

음의 상관관계는
'**청개구리 심보**'와 비슷하다.
즉, X가 **증가**하면 Y는 **감소**하는 경향이 있고,
X가 **감소**하면 Y는 **증가**하는 경향이 있다.

X와 Y 사이의 '**피어슨 상관계수=−1**'이면
이는 Y=−aX 와 같은 **완벽한 음의 선형관계**가 성립한다는 말로,
X 값이 1만큼 **증가**하면 Y 값은 **항상 일관되게 a만큼 감소**하고
X 값이 1만큼 **감소**하면 Y 값은 **항상 일관되게 a만큼 증가**한다.

반면, X와 Y 사이의 '**−1<피어슨 상관계수<0**' 이면
이는 **불완전한 음의 선형관계**가 성립한다는 말로,
X값이 1만큼 **변화**할 때 Y 값은 **대체적으로 반대 방향으로 변화**하지만
가끔 같은 방향으로 변화하기도 하고
변화의 폭도 일정하지 않다.

Pearson correlation coefficient = 0

- Indicates **no linear** relationship between two continuous variables
- **NOT rule out** the possibility of **other types of relationships (e.g., non-linear)** between the variables

Coefficient = 0	examples
No relationship	
Non-linear relationship	

No linear relationship

X와 Y 사이의 '**피어슨 상관계수=0**'이면
앞서 언급한 **양의 선형관계와 음의 선형관계를 제외한 모든 경우**를 포함한다.

'**따로 국밥**'처럼 X와 Y가 **완전히 독립적**으로 변화하여 아무런 **연관성이 없거나**,
비선형관계(예: 포물선관계, 원의관계)도 **가능**하다.

즉, **선형관계가 없다는** 것만을 의미할 뿐
다른 형태의 관계가 존재할 가능성까지 **배제하지는 않는다.**

True or False?
If Pearson correlation coefficient = 0, no relationship exists between X and Y.

"피어슨 상관계수가 0이면 두 변수 사이에 연관성이 없다. (참, 거짓)"

이 질문은 **피어슨 상관계수**와 관련된 **단골** 시험 문제이다.
여러분은 어떻게 답하겠는가?

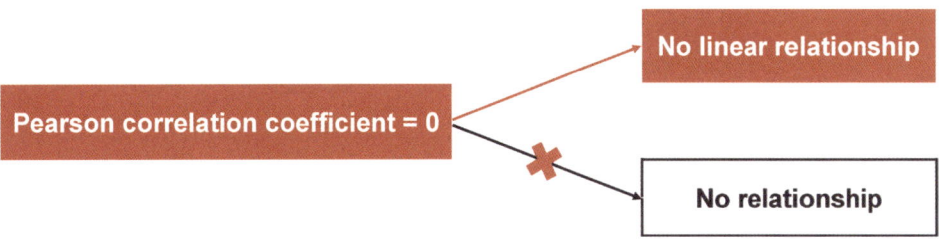

정답은 거짓이다!

'피어슨 상관계수=0'이라는 것은
두 변수 사이에 어떠한 관계도 없다는 뜻이 아니라
단지 선형관계가 없음을 의미할 뿐이다.
두 변수 사이에 연관성이 전혀 없는지
아니면 다른 형태의 관계(예: 비선형 관계)가 존재하는지에 대해서는
알 수 없다.

비유하자면,
연인이 헤어졌다는 사실은
두 사람이 **더 이상 연인이 아니라는 것만을 의미**할 뿐,
그들이 영원히 인연을 끊은 것인지
아니면 다른 관계(예: 친구 사이)로 남기로 한 것인지는
알 수 없는 것과 같다.

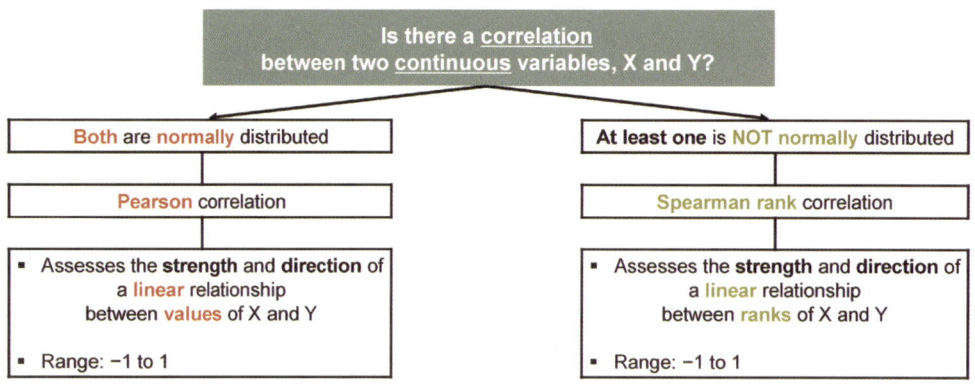

학생들의 논문 심사 시 흔히 발견되는 실수 중 하나는
두 연속변수 간의 상관관계를 검토할 때
각 변수의 **데이터 분포도 확인하지 않은 채**
무조건 피어슨 상관계수를 계산하는 경우이다.

피어슨 상관계수를 계산하기 전에는
반드시 X와 Y 각 변수에 대해 **정규성 검정을 수행**해야 한다.
만약 두 변수 중 하나라도 정규분포를 따르지 않는다면,
스피어만 순위 상관계수(Spearman rank correlation coefficient)를 계산해야 한다.
정규성 여부를 무시하고 **무분별하게 피어슨 상관계수**를 계산하면,
산출된 **상관계수와 P값 모두 타당하지 않아 잘못된 결론**으로 이어질 수 있다.

두 변수의 **실제 값**을 기반으로 **선형관계**를 분석하는 **피어슨 상관계수**와 달리,
스피어만 순위(rank) 상관계수는 그 이름의 '순위'가 시사하듯
각 변수의 **값**을 **순위**로 변환한 뒤, 이 **순위** 간의 **선형관계**를 평가하며,
결과는 −1부터 1까지의 값으로 나타낸다.

Monotonic relationship

- Refers to a relationship in which **the direction of change** between two variables remains **consistent**, **regardless of the magnitude of the change**
    - **Positive** monotonic relationship: As one increases, the other increases consistently, although the magnitude of the change may vary
    - **Negative** monotonic relationship: As one increases, the other decreases consistently, although the magnitude of the change may vary

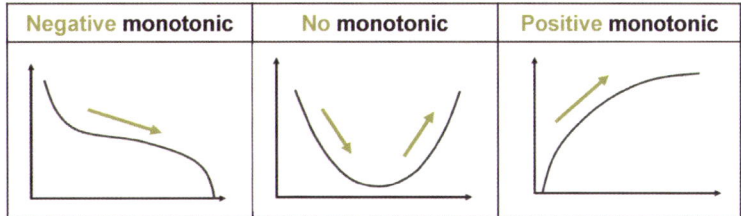

두 연속변수가 주어졌을 때
값의 순위 사이에 선형관계가 성립하면,
실제 값 사이에는 **단조관계**(monotonic relationship)가 성립한다.

단조관계란
두 변수 간 **변화의 방향**이 **일관되게 유지되는 관계**로,
변화의 크기는 고려 대상이 아니다.
즉, X 값이 **증가**할 때 Y 값도 **항상 증가**하면
증가 폭과 관계없이 **양의 단조관계**가 성립하고,
X 값이 **증가**할 때 Y 값도 **항상 감소**하면
감소 폭과 관계없이 **음의 단조관계**가 성립한다.

이처럼, 변화의 폭이 아니라 **변화의 일관된 방향성**에 초점을 두기 때문에
선형관계뿐만 아니라
비선형관계이지만 **일관된 방향성**을 가지면
단조관계로 분류된다.

Linear vs. monotonic relationship

- While a **linear** relationship is always **a type of monotonic relationship**, a **monotonic** relationship is **not necessarily a linear** relationship.

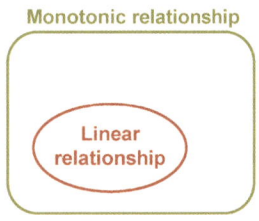

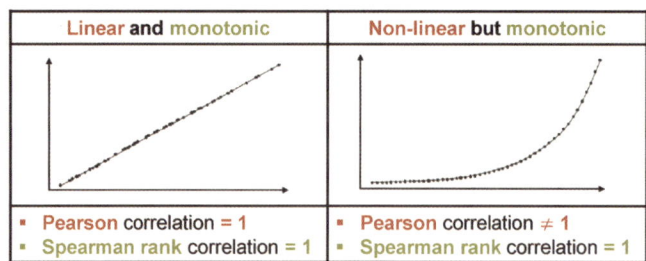

단조관계는 **선형관계**를 포함하는 더 포괄적인 개념이다!
선형관계는 항상 단조관계의 한 예이지만,
단조관계가 반드시 **선형관계**인 것은 아니다.

이러한 포함 관계는 상관계수 해석 시에도 그대로 적용된다.
피어슨 상관계수가 1인 완벽한 선형관계의 경우
스피어만 순위 상관계수도 항상 1이지만,
스피어만 순위 상관계수가 1인 완벽한 단조관계의 경우
피어슨 상관계수는 1이 아닐 수도 있다.

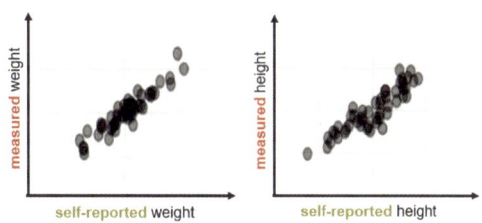

설문지로 수집된 몸무게와 키의 정확도는
다양한 인종, 성별, 나이를 가진 사람들을 대상으로 검증되어 왔다.

연구 참여자들이 **설문지에 보고한** 몸무게와 키는
객관적으로 측정된 몸무게와 키와
0.8 이상의 높은 상관계수를 보였다.
이는 **설문지로 수집된** 몸무게와 키, 그리고 이들로 계산된 체질량지수에 **따른**
연구 참여자들의 **상대적 순위**가 **상당히 정확**함을 의미한다.

따라서 체질량지수를 **결과변수**로 사용할 경우,
체질량지수의 **상대적인 크고 작음은 정확히 파악**할 수 있으며
이를 통해 식이 섭취와 체질량지수 간의 **연관성을 타당하게 연구**할 수 있다.

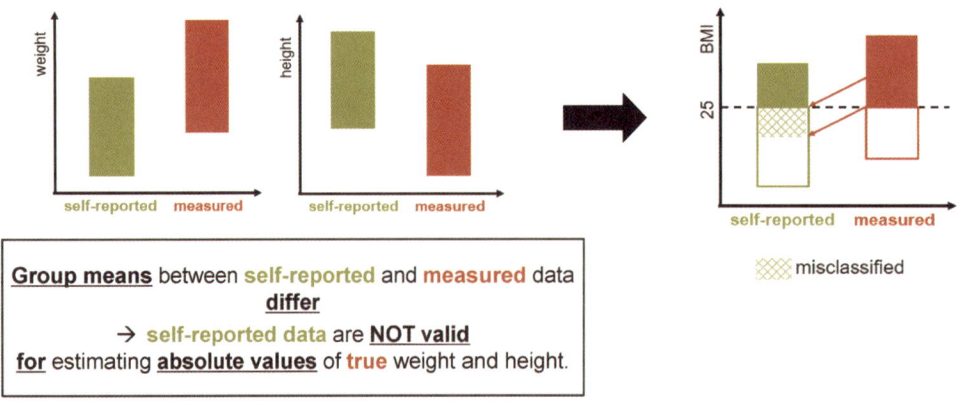

하지만 **상대적인 순위**가 아닌 <u>절대적인 수치의 평균</u>을 비교해 보면,
응답된 몸무게는 <u>측정된</u> 몸무게보다 평균적으로 **더 낮고**
응답된 키는 <u>측정된</u> 키보다 평균적으로 **더 높기 때문에**,
응답된 신체 계측치로 계산된 체질량지수는
<u>측정된</u> 신체 계측치로 계산된 체질량지수를 **과소추정**하게 된다.
따라서 체질량지수 값 자체를 활용해 다음과 같이 결과변수를 정의할 경우,

- 체질량지수 ≥ 25 kg/m² : 과체중 또는 비만
- 체질량지수 < 25 kg/m² : 정상 체중

응답된 값으로 계산된 체질량지수를 사용하면
<u>실제로 과체중 또는 비만인 사람</u>을 **정상 체중으로 잘못 분류**할 수 있다.

이는 마치 **FFQ로 수집된** 식이 섭취 정보가
참여자들의 섭취량 **순위**를 매기는 데는 **정확해**
섭취량이 **많은** 사람과 **적은** 사람을 **잘 구분**할 수 있으므로
질병과의 **연관성을 조사하는 데는 타당**하지만,
집단 평균 섭취량과 같은 절대적인 수치를 구하는 데는 부적합한 것과 유사하다.

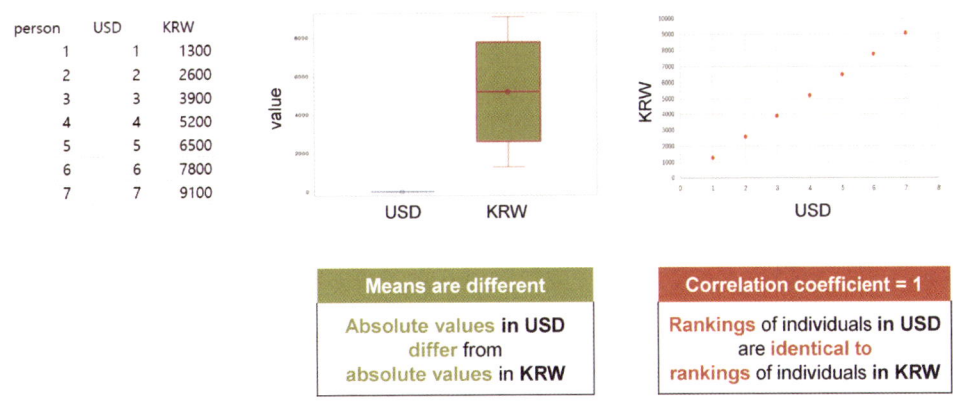

미국에서 영양 역학 수업을 들을 때,
한 조교가 **환율**에 비유해
상대적인 순위 예측과 절대적인 수치 예측의 차이를 설명했는데,
이 비유는 해당 개념을 직관적으로 이해하는 데 큰 도움이 되었다.

예를 들어, 환율이 1달러당 1300원이라 가정해 보자.
1달러와 1300원은 절대적인 수치상으로는 다르지만,
'원화 = 1300 × 달러'라는 **완벽한 선형관계**가 성립하므로
원화와 달러 사이의 **피어슨 상관계수는** 1이다.

즉, 사람들의 **자산**을 원화와 달러로 각각 측정하면,
절대적인 수치상으로는 1300배 차이가 나 서로 크게 다르지만
순위상으로는 **원화 기준**이든 **달러 기준**이든 **완전히 동일**하다.
이는 절대적인 수치는 일치하지 않더라도
상대적인 순위 관계는 정확히 보존될 수 있음을 보여준다.

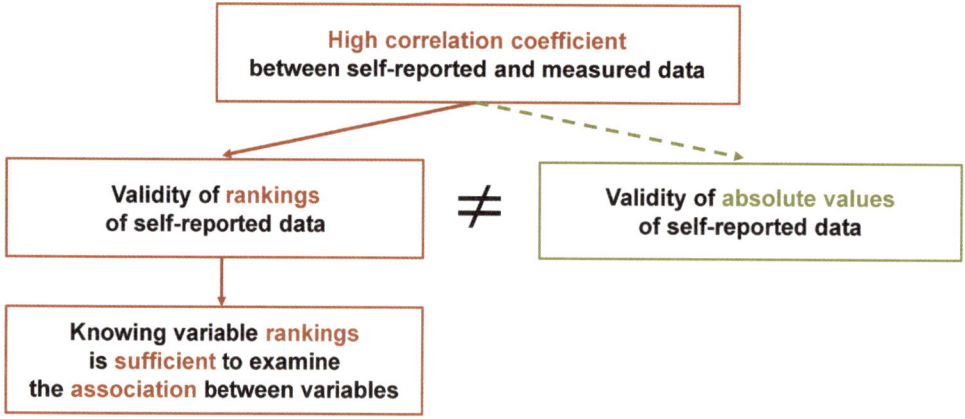

정리하자면,
1에 가까운 상관계수를 기반으로 검증된 **데이터의 타당도**는
절대적인 수치를 사용하는 데 있어서의 정확도가 아니라
그 값을 이용해 **상대적인 순위**를 구분하는 데 있어서의 **정확도**이다.

"**더 많이** 섭취하는 사람은 **더 적게** 섭취하는 사람에 비해 비만도가 **더 높은가?**"
와 같이 두 변수 간의 **연관성을 연구**할 때에는
각 변수에 대해 참여자들의 **순위만 정확히 구분**할 수 있어도 **충분**하다.
이는 **설문 기반 데이터**를 활용한 **영양 역학 연구 결과의 타당성을 뒷받침**하는
핵심적인 이론적 근거가 된다.

2. Outcome: self-reported binary data

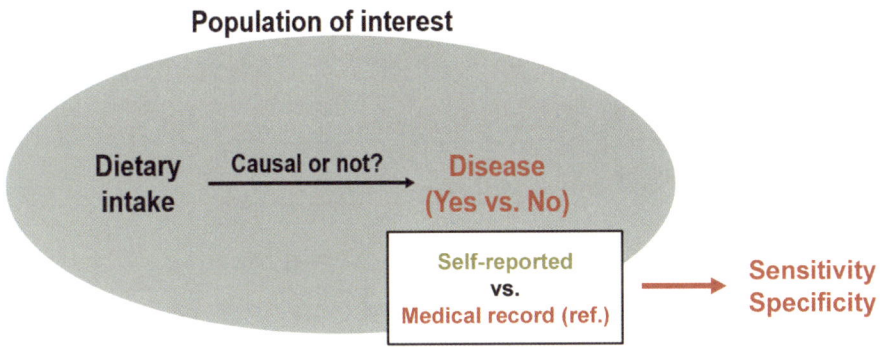

둘째, **결과변수**인 질병 정보가 **이진변수(예/아니요)**로 수집될 경우,
연구 참여자들이 **설문지에 응답**한 질병 여부가
실제 의료 기록을 조회하여 수집된 질병 여부와
얼마나 일치하는지를 평가하기 위해
민감도(sensitivity)와 특이도(specificity)를 사용한다.

예를 들어, **결과변수가 고혈압 여부(예/아니요)**라고 가정해 보자.
고혈압은 사회적 낙인이 없기에 참여자들은 비교적 정확하게 응답할 것이지만,
고혈압 진단을 받고도 약물 치료를 받지 않는 참여자는 '아니요'라고 응답할 수 있다.
따라서 **설문지에 보고된** 고혈압 유무 정보를 연구에 사용하기 전에는
반드시 해당 데이터의 **정확도 검증이 필요**하다.

가장 일반적으로 사용되는 검증 방법은
연구 참여자 중 **일부를 무작위로 선정해**
그들의 **설문 응답**과 실제 의료 기록을 **비교**하는 것이다.

Sensitivity vs. False negative rate

		By medical record (i.e., reference)	
		Disease	No disease
By self-reported questionnaire	Disease	A True positive	
	No disease	B False negative	

- Sensitivity = $\frac{A}{A+B}$ (range: 0 to 1)
- False negative rate = $\frac{B}{A+B}$ (range: 0 to 1)
- Sensitivity + False negative rate = 1

우선, 의료 기록상 고혈압 진단을 받은 실제 환자의 경우,
설문조사 시 다음 두 가지 방식으로 **응답**할 수 있다.
- 자신이 고혈압이 있다고 정확히 보고하는 경우
- 자신은 고혈압이 없다고 **잘못 보고**하는 경우

이때 설문조사가 '환자를 환자로 정확히 분류할 확률'을 민감도라 하고,
'환자를 **정상으로 잘못 분류**할 확률'을 거짓 음성도(false negative rate)라고 한다.

$$* \text{ 민감도} = \frac{\text{환자 중 설문조사에서 질병이 있다고 정확히 응답한 환자 수}}{\text{실제로 질병이 있는 환자 수}}$$

설문조사가 실제 환자를 얼마나 잘 식별하는지를 나타내는 민감도는
실제로 질병이 있는 환자 중에서
설문조사 시 질병이 있다고 정확히 응답한 환자의 비율을 나타낸다.
따라서 값의 범위는 0부터 1까지(0%-100%)이다.

민감도가 높은 설문조사일수록 실제 환자를 놓치지 않고 잘 찾아낸다.
이는 마치 범죄자를 놓치지 않고 잘 체포하는 유능한 경찰과 같다.

※ **거짓 음성도** = $\dfrac{\text{환자 중 설문조사에서 질병이 없다고 잘못 응답한 환자 수}}{\text{실제로 질병이 있는 환자 수}}$

반면, 설문조사가 실제 환자를 얼마나 잘 놓치는지를 나타내는 거짓 음성도는
실제로 질병이 있는 환자 중에서
설문조사 시 질병이 없다고 잘못 응답한 환자의 비율을 나타낸다.
따라서 값의 범위는 0부터 1까지(0%-100%)이다.

거짓 음성도가 높은 설문조사일수록 실제 환자를 놓치는 경우가 많다.
이는 마치 범죄자를 자주 놓쳐버리는 미숙한 경찰과 같다.

※ **민감도** + **거짓 음성도** = 1 (즉, 민감도 = 1−거짓 음성도)

민감도와 거짓 음성도 사이에는 중요한 수학적 관계가 성립한다.

실제 환자가 있을 때
설문조사는 환자를 정확히 식별하거나 혹은 놓치거나 두 가지 경우만 있다.
따라서 경우의 수 법칙에 의해
환자를 정확하게 찾아낼 확률과 놓칠 확률의 합은 1이므로,
민감도와 거짓 음성도의 합은 1이 된다.

이러한 관계로 인해,
민감도가 높아질수록 거짓 음성도는 낮아지고
민감도가 낮아질수록 거짓 음성도는 높아진다.
즉, 설문조사가 환자를 잘 찾아낼수록 놓치는 환자 수는 감소하고,
설문조사가 환자를 잘 찾아내지 못할수록 놓치는 환자 수는 증가한다.

결론적으로, 민감도가 높고 거짓 음성도가 낮은 설문조사일수록
설문 데이터가 환자를 식별하는 정확도가 높다.

Specificity vs. False positive rate

		By medical record (i.e., reference)	
		Disease	No disease
By self-reported questionnaire	Disease		C False positive
	No disease		D True negative

- Specificity = $\frac{D}{C+D}$ (range: 0 to 1)
- False positive rate = $\frac{C}{C+D}$ (range: 0 to 1)
- Specificity + False positive rate = 1

반면, 의료 기록상 고혈압 진단을 받지 않은 실제 비환자의 경우, **설문조사 시 다음 두 가지 방식으로 응답**할 수 있다.
- 자신이 고혈압이 없다고 정확히 보고하는 경우
- 자신은 고혈압이 있다고 **잘못 보고**하는 경우

이때, 설문조사가 '비환자를 비환자로 정확히 분류할 확률'을 특이도라 하고, '비환자를 환자로 잘못 분류할 확률'을 거짓 양성도(false positive rate)라고 한다.

$$* \text{특이도} = \frac{\text{비환자 중 설문조사에서 질병이 없다고 정확히 응답한 비환자 수}}{\text{실제로 질병에 없는 비환자 수}}$$

설문조사가 실제 비환자를 얼마나 잘 식별하는지를 나타내는 특이도는
실제로 질병이 없는 비환자 중에서
설문조사 시 질병이 없다고 정확히 응답한 비환자의 비율을 나타낸다.
따라서 값의 범위는 0부터 1까지(0%-100%)이다.

특이도가 높은 설문조사일수록 실제 비환자를 정확히 잘 분류해낸다.
이는 마치 무죄인을 잘 식별하여 부당한 처벌을 막는 훌륭한 판사와 같다.

※ **거짓 양성도** = $\dfrac{\text{비환자 중 설문조사에서 질병이 있다고 잘못 응답한 비환자 수}}{\text{실제로 질병이 없는 비환자 수}}$

반면, 설문조사가 실제 비환자를 환자로 얼마나 오분류하는지를 나타내는 **거짓 양성도**는
실제로 질병이 없는 비환자 중에서
설문조사 시 **질병이 있다고 잘못 응답**한 비환자의 **비율**을 나타낸다.
따라서 값의 범위는 **0부터 1까지**(0%–100%)이다.

거짓 양성도가 높은 설문조사일수록 실제 비환자를 환자로 오분류하는 경우가 많다.
이는 마치 무죄인을 식별하지 못하고 유죄 판결을 내리는 미숙한 판사와 같다.

※ **특이도** + **거짓 양성도** = **1** (즉, **특이도** = **1 − 거짓 양성도**)

특이도와 **거짓 양성도** 사이에는 중요한 **수학적 관계**가 성립한다.

실제 비환자가 있을 때
설문조사는 비환자를 정확히 식별하거나 혹은 **오분류하거나** 두 가지 경우만 있다.
따라서 **경우의 수 법칙**에 의해
비환자를 정확하게 찾아낼 확률과 **오분류할 확률**의 **합은 1**이므로,
특이도와 **거짓 양성도**의 **합은 1**이 된다.

이러한 관계로 인해,
특이도가 높아질수록 거짓 양성도는 **낮아지고**
특이도가 낮아질수록 거짓 양성도는 **높아진다**.
즉, 설문조사가 환자를 잘 찾아낼수록 환자로 오분류하는 사람 수는 **감소하고**,
설문조사가 비환자를 잘 찾아내지 못할수록 환자로 오분류하는 사람 수는 **증가한다**.

결론적으로, **특이도가 높고 거짓 양성도가 낮은** 설문조사일수록
설문 데이터가 비환자를 구분해 내는 정확도가 높다.

Practice question

To assess the **accuracy** of **self-reported data** in **distinguishing** individuals **with and without** hypertension, we conducted a validation study comparing **self-reported** disease status **from a questionnaire** to disease status **confirmed through medical record review**.

		By medical record (i.e., reference)	
		Hypertension	No hypertension
By self-reported questionnaire	Hypertension	40	20
	No hypertension	10	30

- Sensitivity = $\frac{40}{50}$ = 0.8
    - Self-reported data **identified 80%** of individuals **with** hypertension
    - An individual **with** hypertension has an **80% chance of correctly reporting** having hypertension

- False negative rate = $\frac{10}{50}$ = 0.2
    - Self-reported data **missed 20%** of individuals **with** hypertension
    - An individual **with** hypertension has a **20% chance of incorrectly reporting NOT** having hypertension

예시 문제를 풀어보자.
연구 참여자들이 **설문지에 응답한** 고혈압 여부의 **정확도**를 판단하기 위해
그들의 의료 기록을 조회해 수집한 고혈압 진단 여부와 **비교**했다.

먼저, 의료 기록상 고혈압 진단을 받은 환자 50명 중
설문조사에서 40명이 고혈압이 있다고 정확히 응답했으므로
민감도는 $\frac{40}{50}$ = 0.8 이다.
즉, 설문 데이터가 고혈압 환자를 정확히 찾아낼 확률은 80%이다.

따라서 설문 데이터가 고혈압 환자를 **놓칠 확률**은 20%이다.
즉, **거짓 음성도**가 $0.2 (= 1 - 0.8 = \frac{10}{50})$임을 나타낸다.

Practice question

To assess the **accuracy** of **self-reported data** in **distinguishing** individuals **with and without** hypertension, we conducted a validation study comparing **self-reported** disease status **from a questionnaire** to disease status **confirmed through medical record review**.

		By medical record (i.e., reference)	
		Hypertension	No hypertension
By self-reported questionnaire	Hypertension	40	20
	No hypertension	10	30

- Specificity = $\frac{30}{50}$ = 0.6
    - Self-reported data identified 60% of individuals without hypertension
    - An individual without hypertension has a 60% chance of correctly reporting not having hypertension

- False positive rate = $\frac{20}{50}$ = 0.4
    - Self-reported data misidentified 40% of individuals without hypertension as having hypertension
    - An individual without hypertension has a 40% chance of incorrectly reporting having hypertension

다음으로, 의료 기록상 고혈압 진단을 받지 않은 비환자 50명 중
설문조사에서 30명이 고혈압이 없다고 정확히 응답했으므로
특이도는 $\frac{30}{50} = 0.6$ 이다.
즉, 설문 데이터가 고혈압 비환자를 정확히 분류해낼 확률은 60%이다.

따라서 설문 데이터가 고혈압 비환자를 **환자로 잘못 분류**할 확률은 **40%**다.
즉, **거짓 양성도**가 $0.4 (= 1 - 0.6 = \frac{20}{50})$임을 나타낸다.

최종적으로,
이 설문 데이터는 민감도(80%)가 특이도(60%)보다 높기 때문에
고혈압이 없는 사람을 식별하는 정확도보다
고혈압 환자를 찾아내는 정확도가 더 높다.

3. Outcome: subjectively-diagnosed binary data

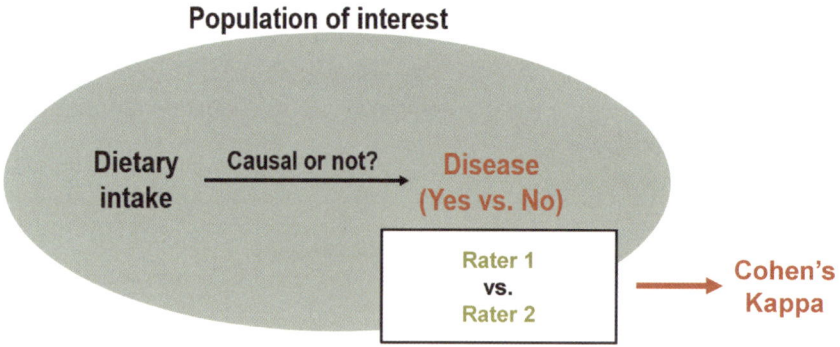

셋째, **결과변수**인 질병 정보가 **이진변수(예/아니요)**로 정의되고,
질병 진단을 위한 객관적인 검사(예: 혈액 검사, X-ray, CT, MRI)가 없어
전문가의 주관적 평가를 기반으로 진단이 이뤄지는 경우이다.
이러한 상황에서는, 전문가가 판정한 **질병 여부**를 검증할
절대적인 표준 진단법이 존재하지 않기 때문에
진단 데이터의 정확성을 직접적으로 검증할 수는 없다.

대신, 두 명의 전문가가 **독립적으로**
동일한 대상에 대하여 **같은 프로토콜**을 적용해 **진단**을 내린 뒤,
진단 결과 간의 일치도를 코헨의 카파(Cohen's Kappa)로 평가함으로써
진단 데이터의 정확성을 간접적으로 유추할 수 있다.

이러한 접근법은 정답을 모를 때 **다수의 의견을 따르는 논리**와 유사하다.
물론, **다수의 의견**이 틀릴 수도 있지만, 현 상황에서는 가장 현실적인 **최선책**이다.

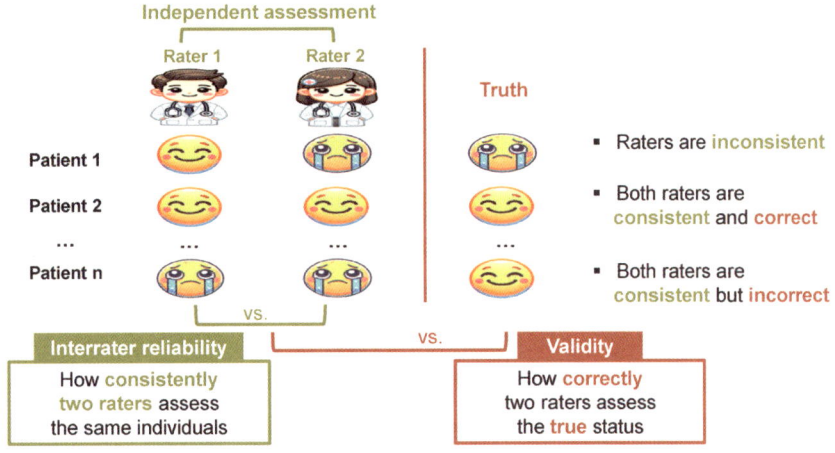

예를 들어, **결과변수가 우울증 여부(예/아니요)**라고 가정해 보자.
연구자가 고용한 **한 명의 전문가**가 참여자와 면담을 진행하여 우울증을 진단했는데,
이 진단은 참여자들의 말과 행동에 대한 **전문가의 주관적 해석에 기반**하므로
이 진단 데이터를 연구에 사용하기 전에는 반드시 **정확도 검증이 필요**하다.

가장 일반적으로 사용되는 검증 방법은
또 다른 전문가를 추가로 고용해
동일한 연구 참여자를 대상으로
같은 면담 과정을 거쳐 우울증을 진단한 뒤,
두 전문가의 진단 결과 간 일관성(interrater reliability)**을 평가**하는 것이다.

물론, 전문가들 **의견이 일치**한다고 해서 **정확한 진단**이 보장되는 것은 **아니다.**
하지만 우울증을 진단할 객관적인 방법이 없는 상황에서는
여러 전문가 진단의 **일관성을 바탕**으로
데이터의 **정확성을 간접적으로 평가**하는 것이 가장 현실적인 방법이다.

Pitfalls of percent agreement in evaluating interrater reliability

		By rater 2	
		Disease	No disease
By rater 1	Disease	A Consistent	C Inconsistent
	No disease	B Inconsistent	D Consistent

- Percent agreement = $\frac{A+D}{A+B+C+D}$ (range: 0 to 1)

→ **Fails to** account for **chance agreement,**
  potentially **overestimating** true interrater reliability

혹시 여러분 중에
'두 전문가의 진단 결과가 **일치하는 정도를 수치화**하려면,
전문가가 평가한 **총 연구 참여자** 중에서
두 전문가의 **판단이 일치한 참여자의 비율**을 계산하면 되지 않을까?'
라고 생각하는 사람이 있는가?

실제로 이 개념은 **단순 일치율**(percent agreement)이라 정의된다.
비록 **직관적**인 개념이긴 하지만
평가자 간 일관성을 측정하는 데에는 **치명적인 한계**가 있다.
단순 일치율은 단지 '**얼마나** 일치하는가?'만 반영할 뿐,
'**왜** 일치하는가?'는 고려하지 않기 때문에
우연에 의한 일치 가능성을 보정하지 못한다.
그 결과, 평가자 간 **일관성을 과대평가**할 위험이 있다.

Observed agreement
= **True** agreement + **Chance** agreement

'우연에 의한 일치 가능성'이란 무엇을 뜻할까?

여러분이 **참/거짓 문제 50개**로 구성된 중간고사를 본다고 상상해 보자.
아는 문제는 지식을 바탕으로 정답을 선택하겠지만,
모르는 문제는 **그냥 찍어서 답을 선택**할 것이다.

이제, **두 학생**이 **이 시험**을 보았다고 가정해 보자.
두 학생의 **정답지를 비교**해 보면,
같은 답을 고른 문제도 있을 것이고
다른 답을 고른 문제도 있을 것이다.

특히, **답이 일치**하는 경우,
두 학생이 같은 지식을 가지고 있어 같은 답을 선택했을 수도 있고,
두 학생 모두 정답을 몰라 **찍었는데 우연히 같은 답**을 선택했을 수도 있다.
즉, **답**이 일치하는 이유는 '진정한 일치'와 '**우연의 일치**' 두 가지이다.

Cohen's Kappa adjusts for chance agreement

- When **two or more raters** independently diagnose **the same individuals,** their diagnosis may **agree due to random chance**
  (i.e., **observed** agreement = **true** agreement + **chance** agreement)

- **Cohen's Kappa** quantifies the level of **agreement** between two or more raters **beyond what is expected by random chance**

$$\text{Cohen's Kappa } (\kappa) = \frac{P(\text{observed agreement}) - P(\text{agreement expected by chance})}{1 - P(\text{agreement expected by chance})}$$

the **highest** possible **observed** agreement
(i.e., **perfect agreement**)

전문가의 **질병 진단 과정**에서도 이와 **유사한 상황**이 발생한다.

두 전문가의 **진단이 일치**하는 경우,
같은 의학적 판단에 기반한 진정한 일치일 수도 있고,
환자의 증상이 **모호한 상황**에서
명확한 근거 없이 내린 **추정적 판단**이 우연히 **일치**한 것일 수도 있다.

따라서 **진단의 일관성**을 정확히 **평가**하려면,
일치 정도뿐만 아니라
일치 원인(진정한 일치 vs. 우연한 일치)까지 **함께 고려**해야 한다.
이러한 필요성에 의해 개발된 지표가
우연에 의한 일치 확률을 보정한 코헨의 카파이다.

Practice question

Two doctors independently examined **the same 100 individuals** for depression diagnosis using the **identical protocol**. We aim to assess **the extent of true agreement** between the two doctors' diagnoses.

		By doctor 2	
		Depression	No depression
By doctor 1	Depression	20	20
	No depression	10	50

- P(**observed** agreement) = $\frac{70}{100}$ = **0.7**

예시 문제를 통해 **코헨의 카파**를 직접 계산하면서 그 정의를 이해해 보자.
두 명의 의사가 동일한 100명을 대상으로 같은 **인터뷰 프로토콜**을 사용해
우울증 여부를 **진단**했다고 가정해 보자.

먼저, **관찰된 총 일치도**를 계산해 보면,
20명에 대해 두 의사 모두 **우울증 진단**을 내렸고
50명에 대해 두 의사 모두 **정상 진단**을 내렸으므로,
표면상 두 의사 간 진단 결과가 **일치할 확률**은
100명 중 70명에 해당하는 **70%**이다.

하지만 관찰된 **총 70%의 일치**에는
우연에 의한 일치도 포함되어 있으므로,
그 부분만큼 **보정**해야만
정확한 진단에 기반한 진정한 일치도를 알 수 있다.

Practice question

Two doctors independently examined **the same 100 individuals** for depression diagnosis using the **identical protocol**. We aim to assess **the extent of true agreement** between the two doctors' diagnoses.

		By doctor 2	
		Depression	No depression
By doctor 1	Depression	20	20
	No depression	10	50

- P(**observed** agreement) = $\frac{70}{100}$ = **0.7**
- P(**chance** agreement) = **chance** agreement (depression) + **chance** agreement (no depression)
  = $\frac{40}{100} \times \frac{30}{100} + \frac{60}{100} \times \frac{70}{100}$ = **0.54**

그렇다면 **우연**에 의한 진단 결과의 **일치도**를 계산해 보자.

의사 1은 100명 중 40명을 우울증으로 진단했으니,
우울증 진단 확률은 40%, **정상** 진단 확률은 60%이다.
의사 2는 100명 중 30명을 우울증으로 진단했으니,
우울증 진단 확률은 30%, **정상** 진단 확률은 70%이다.

따라서 두 의사가
우연히 모두 **우울증**으로 진단할 확률은 0.4×0.3=0.12 (12%)이고,
우연히 모두 **정상**으로 진단할 확률은 0.6×0.7=0.42 (42%)이다.

이 두 확률을 합하면,
우연에 의해 진단 결과가 **일치**할 총 확률은 54%가 된다.

Practice question

Two doctors independently examined **the same 100 individuals** for depression diagnosis using the **identical protocol**. We aim to assess **the extent of true agreement** between the two doctors' diagnoses.

		By doctor 2	
		Depression	No depression
By doctor 1	Depression	20	20
	No depression	10	50

- P(**observed** agreement) = $\frac{70}{100}$ = **0.7**
- P(**chance** agreement) = **chance** agreement (depression) + **chance** agreement (no depression)
  = $\frac{40}{100} \times \frac{30}{100} + \frac{60}{100} \times \frac{70}{100}$ = **0.54**
- **Cohen's Kappa** = $\frac{0.7-0.54}{1-0.54}$ = **0.35**

최종적으로, **코헨의 카파**를 계산하기 위해
관찰된 총 일치도 70%에서 우연에 의한 **일치도** 54%를 보정해 보자.

만약, 두 의사의 진단이 **완벽하게 100% 일치**했다면,
우연에 의한 일치도를 제외한 진짜 일치도는 100%−54% = 46%로,
이는 이론적으로 달성 가능한 진짜 일치도의 최대값이다.

그러나 **실제로 관찰된** 두 의사 간의 일치도는 70%이므로,
우연에 의한 일치도를 제외한 진짜 일치도는 70%−54% = 16%이다.

즉, 달성 가능한 **최대** 진짜 일치도인 46% 중
실제로 **관찰된** 진짜 일치도 16%가 차지하는 비율은 $\frac{16\%}{46\%}$ = 0.35 (35%)이며,
이 값이 바로 **코헨의 카파**이다.

※ 코헨의 카파 = $\frac{관찰된\ 일치도\ -\ 우연에\ 의한\ 일치도}{1 - 우연에\ 의한\ 일치도}$ = $\frac{0.70-0.54}{1-0.54}$ = **0.35**

Cohen's Kappa

$$\text{Cohen's Kappa (κ)} = \frac{P(\text{observed agreement}) - P(\text{agreement expected by chance})}{1 - P(\text{agreement expected by chance})}$$

- Range: −1 to 1
    - **The higher** the Cohen's Kappa, **the greater the agreement** between raters
    - **< 0**: the level of agreement **worse than random guessing** (e.g., completely opposite diagnoses)
    - **0**: the level of agreement **equal to** what would be **expected by random guessing**
    - **1**: **perfect** agreement between raters

'코헨의 카파=0.35'라는 결과는
정확한 진단에 기반한 진정한 일치도의 최대 가능성 중
두 의사는 35%만 달성했음을 의미한다.
이는 **높은 수준의 일치도가 아니며**,
두 전문가 간 우울증 진단에 **상당한 의견 차이**가 있음을 시사한다.

따라서 **코헨의 카파** 값이 **낮으면**,
진단 데이터의 **일관성이 부족**해
데이터의 **정확성 역시 제한**된다.

Assessment of data validity and reproducibility

Information of interest	Type of data	Assessment method	Measures of validity	Measures of reproducibility
Dietary intake	Continuous	FFQ	Correlation	Intraclass correlation
Disease	Continuous	Self-report	Correlation	
Disease	Yes vs. No	Self-report	Sensitivity, Specificity	
Disease	Yes vs. No	Doctors' subjective diagnosis		Cohen's Kappa

지금까지 우리는
역학 연구의 **결과변수**에 해당하는 **질병 관련 정보**를 수집할 때
데이터 형태와 수집 방법에 따라 **정확도를 평가하는 다양한 지표**들을 살펴보았다.

이상적으로는, 현존하는 가장 정확한 방법을 사용해
연구 참여자들의 **질병 관련 정보를 수집**하는 것이 바람직하지만,
정확한 측정 방법일수록 시간, 비용, 노력이 많이 소요되기 때문에
대규모 역학 연구에서는 **적용이 어렵다.**

게다가 현존하는 가장 정확한 방법을 사용하더라도
그 또한 여전히 오차가 발생한다.

Addressing measurement errors in exposure and outcome

During data collection	Strive **to minimize measurement errors** in exposure and outcome assessments
During data analysis	**Employ measurement error correction methods**
During data interpretation	Consider and discuss **the potential impact of measurement errors on the observed results** e.g., Do the errors **strengthen or weaken** the observed **association**?

따라서 **측정 오차를 최소화**하고, **데이터의 정확도를 극대화**하기 위해서는
연구자는 역학 연구의 **모든 단계**에서 최선을 다해야 한다.

식이 섭취 및 질병 관련 **정보를 수집하는 단계**에서는
선택한 측정 방법 내에서 **정확도를 최대한 높이기 위한 노력**을 해야 한다.
연구 결과를 해석할 때는
각 측정 방법에서 흔히 발생하는 **오차의 종류 및 정도를 파악**하고,
이러한 **측정 오차**가 **연구 결과에 미칠 수 있는 잠재적 영향**에 대해 **논의**해야 한다.

물론, **데이터 분석 단계**에서도
측정 오차를 일부 보정할 수 있는 방법이 존재하지만
이는 상당히 전문적인 내용이므로 여기서는 다루지 않겠다.

3.2 DISEASE SCREENING

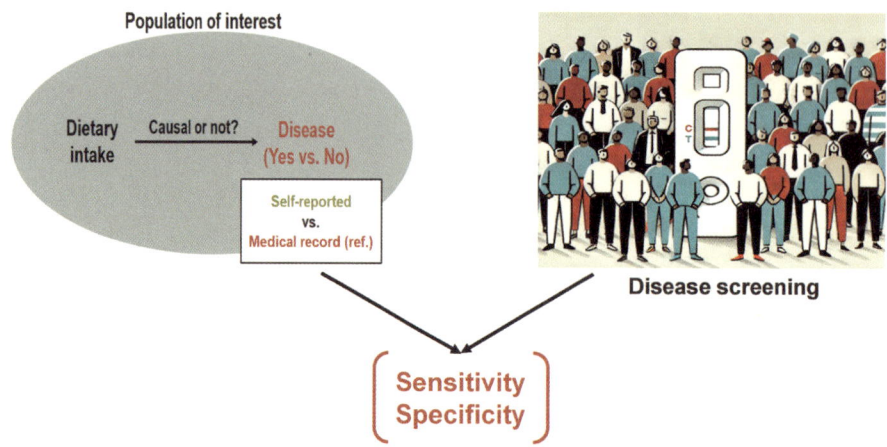

코로나19 대유행 시기,
우리는 '**역학 조사**'라는 용어에 익숙해졌을 뿐만 아니라
자가검사키트 사용이 일상화되면서
'**민감도**'와 '**특이도**'라는 용어도 언론을 통해 자주 접하게 되었다.

비록 이전 챕터에서는
연구 참여자들이 **설문지에 응답**한 질병 여부를
그들의 의료 기록상 질병 여부와 비교하여
정확도를 평가할 때 민감도와 특이도를 설명했지만,
원래 이 두 개념은 **선별검사**(screening test)에서 유래되었다.

선별검사란,
증상이 없는 사람들(asymptomatic individuals)을 대상으로
특정 질병 가능성이 높은 사람을 **선별**하기 위한 검사로,
주로 **대규모 인구**를 대상으로 시행되기 때문에
간편하면서도 **비용이 적게** 들어야 한다.

Screening test vs. diagnostic test

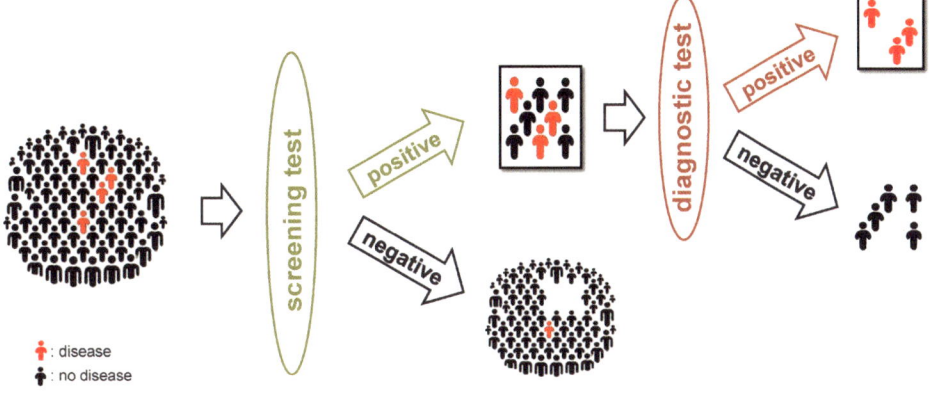

참고로, **선별검사**는 최종적인 질병 진단을 목적으로 하지 않는다.
즉, **선별검사에서 이상**이 발견될 경우,
추가적인 진단검사(diagnostic test)를 통해 정확한 질병 진단이 확정된다.

예를 들어, 국가 건강검진에서 검진자의 **대변 샘플**을 받아 시행하는 **분변잠혈검사**는
대장암이나 용종의 **징후**로 나타날 수 있는 소량의 **혈액을 대변에서 감지**하는 것으로,
간단하고 비침습적인 대장암 선별검사에 해당한다.
만약, 분변잠혈검사에서 이상이 발견되면,
추후 대장 세척 및 수면 마취를 하고
대장내시경과 같은 정밀한 진단검사를 통해 대장암이나 용종 여부를 확인하게 된다.

코로나19 진단 상황에서도 마찬가지이다.
약국이나 편의점에서 누구나 구매해 사용할 수 있는 **자가검사키트**는
신속하고 간편하며 비용도 저렴한 **선별검사**에 해당하고,
병원에서 받는 PCR 검사는
코로나19 감염 여부를 가장 정확하게 판정할 수 있는 진단검사에 해당한다.

Trade-off between sensitivity and specificity

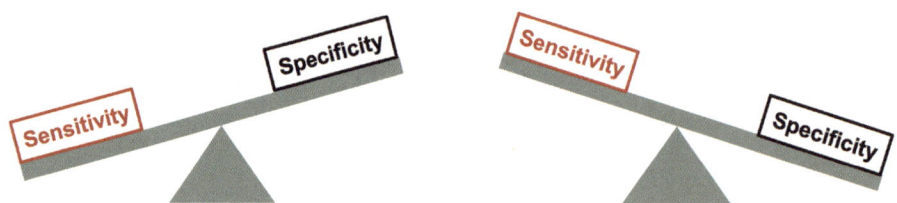

코로나19 대유행은 질병검사키트 산업의 급격한 발전을 가져왔다.
만약 여러분이 특정 질병을 감지하는 **검사키트를 개발**해야 한다면,
민감도와 특이도 중 **어떤 지표를 최대화**하고 싶은가?
민감도와 특이도는 각각 환자와 비환자를 식별하는 **정확도**를 나타내므로,
두 지표를 모두 최대화할 수 있다면
환자도, 비환자도 정확하게 구별할 수 있어 이상적일 것이다.

하지만 대부분의 경우, **민감도와 특이도를 동시에 최대화하기는 힘들다.**
대부분의 질병검사키트는
연속형 검사 결과(예: 단백질 **농도**)에
특정 **기준값**(cut-off point)을 적용해 양성/음성 판정을 내리는데,
이 과정에서 민감도를 **높이면** 특이도가 **낮아지고**
특이도를 **높이면** 민감도가 **낮아지는** 상황이 발생한다.
이처럼 하나를 **얻으려면** 다른 하나는 **희생해야** 하는 상호관계를
상충관계(trade-off)라고 한다.

Validity of screening test

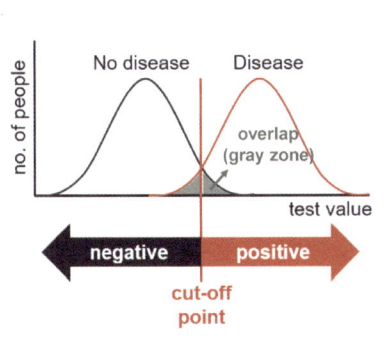
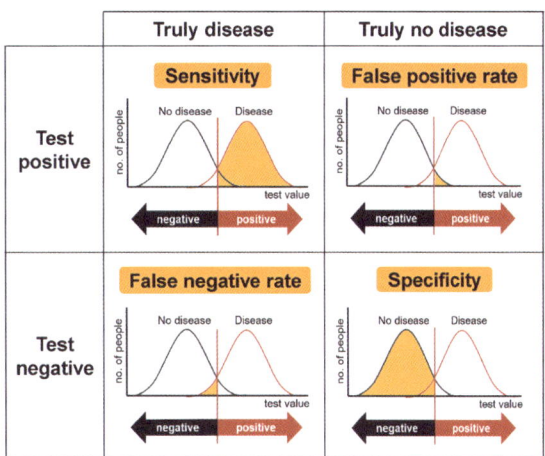

그래프를 통해 **민감도와 특이도 간의 상충관계**를 살펴보자.

예를 들어, **특정 질병**이 있으면
소변에서 검출되는 **β단백질 수치가 높아진다**고 가정해 보자.
해당 질병이 없는 사람들은 β단백질 농도가 낮은 곳에 주로 분포할 것이고,
해당 질병이 있는 사람들은 β단백질 농도가 높은 곳에 주로 분포할 것이다.
하지만 두 그룹의 분포 곡선은 완전히 분리되지 않고
일부 겹치는 구간(gray zone)이 존재할 것이다.
즉, 이 겹치는 구간의 β단백질 농도에서는
해당 질병이 없는 사람과 **있는 사람**이 **모두** 존재할 수 있다는 뜻이다.

이러한 분포 상황이 주어졌을 때
소변 속 β단백질 농도를 측정하여
특정 기준값 이상이면 양성으로 판정하는 **검사키트**를 개발했다고 가정해 보자.

Sensitivity ↑ → false positive rate ↑ → specificity ↓

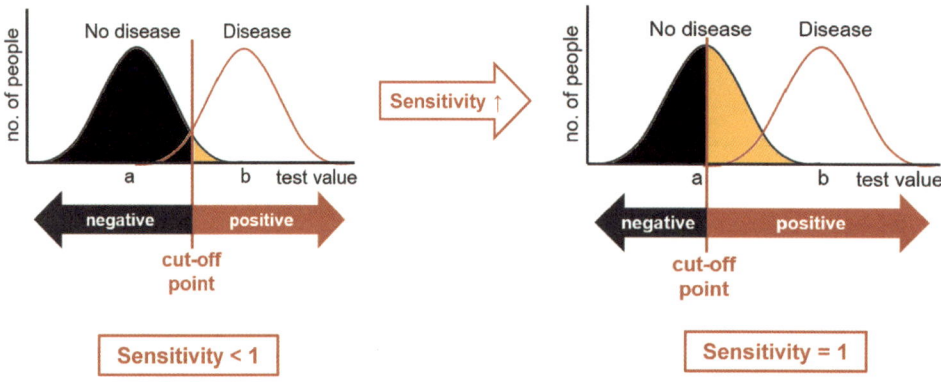

만약, **민감도를 1**로 설정하여
해당 질병이 있는 **환자를 모두 찾아내고자** 한다면,
환자들의 β단백질 농도 **최저값**인 a를 **기준값**으로 정해
'**β단백질 농도 ≥ a**'이면 검사키트에서 **양성 판정**이 나오도록 해야 한다.

하지만 이런 검사키트를 사용하면
두 분포 곡선이 **겹치는** a~b 농도 구간에서
질병이 없는데도 **양성**으로 **잘못 판정**되는 **거짓 양성도가 증가**하게 되고,
'특이도 + 거짓 양성도 = 1'에 의해 **특이도가 감소**하게 된다.

즉, **민감도를 극대화**하면 실제로 질병이 있는 **환자를 모두 찾을 수 있지만,**
그 과정에서 **거짓 양성도도 증가하여 특이도가 낮아지게 된다.**
이는 마치 **경찰이 범죄자를 한 명도 놓치지 않으려** 하다 보면
그 과정에서 **억울하게 죄를 뒤집어쓰는 사람이 많아지게 되고**
결과적으로 무고한 사람을 가려내는 능력이 떨어지는 것과 같다.

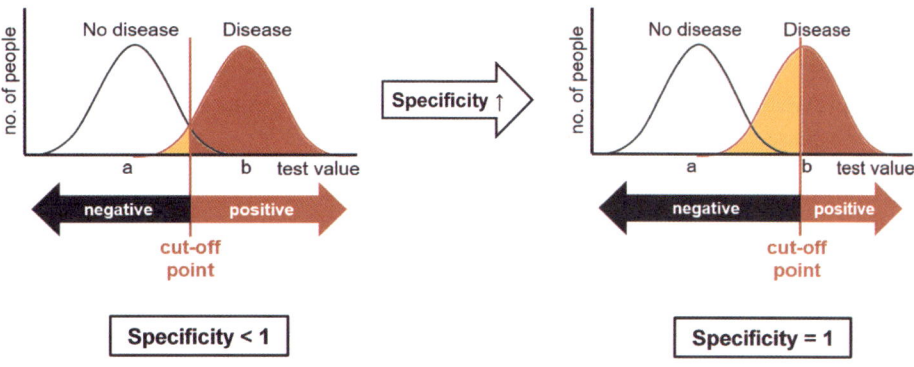

반대로, **특이도를 1로 설정**하여
해당 질병이 없는 **비환자를 모두 식별**하고자 한다면,
비환자들의 β단백질 농도 최고값인 b를 **기준값**으로 정해
'**β단백질 농도 ≥ b**'이면 검사키트에서 **양성 판정**이 나오도록 해야 한다.

하지만 이런 검사키트를 사용하면
두 분포 곡선이 **겹치는** a~b 농도 구간에서
질병이 있는데도 **음성**으로 잘못 판정되는 **거짓 음성도가 증가**하게 되고,
'민감도 + 거짓 음성도 = 1'에 의해 **민감도가 감소**하게 된다.

즉, **특이도를 극대화**하면 실제로 질병이 없는 **비환자를 모두 찾을 수 있지만**,
그 과정에서 **거짓 음성도도 증가하여 민감도가 낮아지게 된다**.
이는 마치 억울하게 죄를 뒤집어쓰는 사람이 발생하지 않도록
판사가 최대한 무죄 판결을 내리다 보면,
그 과정에서 **운 좋게 풀려나는 범죄자가 많아지게** 되고
결과적으로 **범죄자를 찾아내는 능력이 떨어지는** 것과 같다.

Which to prioritize: sensitivity or specificity?

- Consider the relative consequences of **false** negatives and **false** positives based on the nature of the **disease**

- Prioritize sensitivity to limit **false negatives**
    - When the disease progresses rapidly if not treated early (e.g., lung cancer)
    - When the disease is highly contagious (e.g., COVID-19)

- Prioritize specificity to limit **false positives**
    - When the follow-up diagnostic test is invasive and costly (e.g., prostate cancer)
    - When a disease diagnosis imposes significant emotional burden on individuals, while the disease itself is not immediately life-threatening (e.g., prostate cancer, thyroid cancer)

결론적으로, 양성 판정을 내리기 시작하는 **기준값 조정**을 통해
검사키트의 **민감도와 특이도를 조절**할 수 있지만,
두 지표를 동시에 극대화할 수는 없다.
따라서 검사키트 개발 시에는 **어떤 지표를 우선시할지 결정**해야 하며,
이 결정에는 **질병의 특성**이 중요한 영향을 미친다.

만약, 조기 진단을 못해 치료 시기를 놓치면 치명적인 질병(예: 폐암)이거나
전염력이 강한 질병(예: 코로나19)의 경우,
실제 환자를 놓치게 되는 불상사를 최소화하는 것이 중요하다.
따라서 **거짓 음성도가 낮은** 검사키트가 선호되고,
'거짓 음성도 = 1−민감도' 라는 관계에 따라
민감도가 높은 검사키트를 개발해
실제 환자를 최대한 정확히 찾아내는 것이 중요하다.

반면, 검사키트 양성 판정 후 질병 확진을 위한 진단검사가 침습적이거나
질병 진단이 당사자에게 심리적으로 큰 압박을 주는 경우(예: 전립선암),
실제 비환자를 환자로 오진하는 실수를 최소화하는 것이 중요하다.
따라서 **거짓 양성도가 낮은** 검사키트가 선호되고,
'거짓 양성도 = 1−특이도' 라는 관계에 따라
특이도가 높은 검사키트를 개발해
진짜 비환자를 최대한 정확히 가려내는 것이 중요하다.

대표적인 예로, 전립선암 선별검사인 **PSA 혈액검사**에서 **양성** 판정을 받으면,
전립선암 여부를 확진하기 위한 진단검사로
바늘로 전립선 조직을 채취하는 침습적인 조직 검사를 받게 된다.
하지만 **전립선암은 대체로 진행이 느리기** 때문에
확진을 받더라도 별도의 치료 없이 **추적 관찰만** 하는 경우가 많고,
전립선암이 아닌 **다른 원인으로 사망**하는 경우도 흔하다.
따라서 암 환자로 낙인찍혀 불필요한 걱정을 하는 것보다는
차라리 모르는 편이 나을 수도 있다.
이러한 이유로 PSA 혈액검사는
양성으로 오진 시 실이 득보다 크고
음성으로 오진되더라도 치명적인 결과로 이어질 가능성이 대체로 낮기 때문에
특이도를 우선시하는 것이 더 합리적이다.

요약하자면,
연속형 검사 결과를 기반으로 한 **질병검사키트**에서
민감도와 특이도를 결정하는 기준값을 선택할 때는
거짓 음성과 거짓 양성이 초래할 **여파를 비교**해
어떤 거짓 판정을 줄이는 것이 더 **중요**한지를 판단해야 한다.
이를 통해 **민감도와 특이도 중 우선순위**를 정하되,
두 지표 간 **적절한 균형**을 맞추는 것이 중요하다.

Sensitivity vs. specificity → ROC curve

- **Receiver Operating Characteristic (ROC) Curve**
    - Illustrates the **performance of a screening test** by plotting sensitivity against 1-specificity (i.e., false positive rate) across various cut-off points
    - Helps **identify the optimal cut-off point** of a screening test that **maximizes the detection of true disease** while reducing false positives

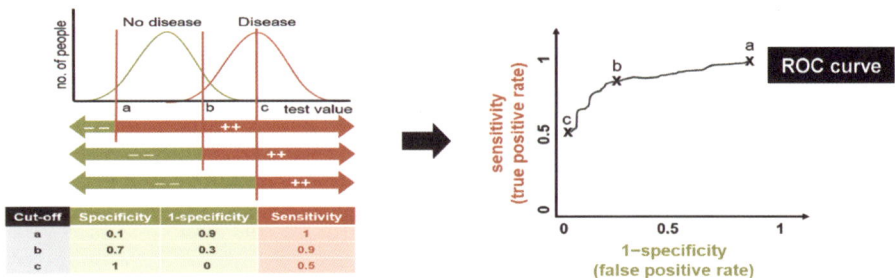

연속형 검사 결과를 기반으로 한 **질병검사키트** 개발 시,
최적의 기준값을 선택할 수 있도록
민감도와 특이도의 **상충관계**를
시각적으로 한눈에 파악할 수 있도록 하는
ROC 커브(Receiver Operating Characteristic Curve)가 있다.

ROC 커브는 **다양한 기준값**에서
질병검사키트의 민감도와 특이도를 계산해
- y축: 민감도
- x축: 1 − 특이도 = 거짓 양성도

를 나타낸 **점**들을 **연결**한 그래프이다.

Determining the optimal cut-off point using ROC curve

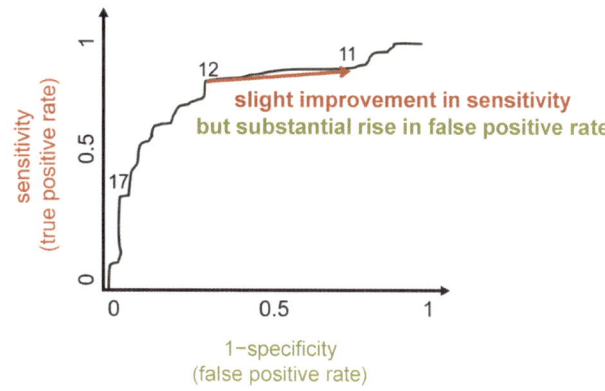

ROC 커브의 예시 하나를 살펴보자.

다양한 기준값에서 **민감도**와 거짓 양성도의 관계를 보여주는 이 커브에서
양성 판정을 내리기 시작하는 **기준값이 낮아질수록**
(즉, 생체 지표가 **소량만 검출되어도 양성으로 판정**하면)
y축의 **민감도가 높아지지만**
동시에 x축의 거짓 양성도도 증가한다.
민감도가 높아질수록,
상충관계에 의해 특이도가 낮아지고,
그 결과 거짓 양성도(= 1 − 특이도)가 증가하는 현상이 그래프에 반영된 것이다.

특히, 기준값이 12→11로 낮아질 때
민감도는 조금 증가하지만
거짓 양성도는 크게 증가한다.
따라서 거짓 양성도도 적절히 억제하면서 민감도를 최대화하려면
12를 기준값으로 선택하는 것이 **합리적**이다.

The historical origin of ROC curve

- The **ROC curve** was first developed **by the US military** during World War II for radar signal analysis to **maximize the detection of Japanese aircraft while reducing false alarms**

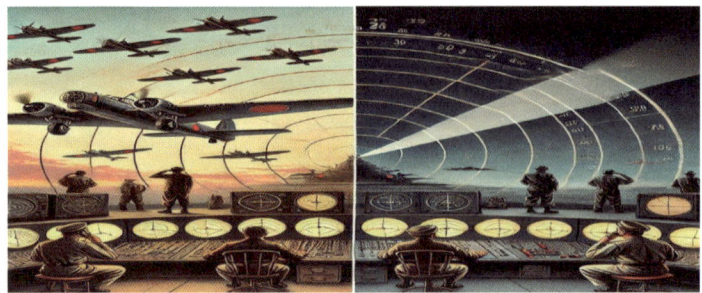

True alarm　　vs.　　**False alarm**

ROC 커브를 처음 배웠을 때 나는 다음과 같은 **의문**이 들었다.
'**x축**을 특이도로 하지 않고, 왜 1− 특이도로 복잡하게 표현했을까?'
여러분도 비슷한 궁금증을 느끼지 않는가?
정답은 **ROC 커브의 기원**과 관련이 있다.

제2차 세계대전 당시,
미군은 **레이더 신호를 분석해 일본군 비행기를 감지**했다.
레이더 감지기가 **경보**를 울릴 경우, 이는 다음 **두 가지** 중 하나였다.
  • **진짜 경보:** 실제 일본군 비행기를 **정확히 감지**한 경우
  • 거짓 경보: 배경 잡음을 적기로 오인한 경우

경보가 울려 미군이 출동했으나 결과적으로 거짓 경보로 판명되면,
이는 큰 허탈감과 함께 막대한 전투력 낭비를 초래하게 된다.
이는 마치, 양치기 소년이 늑대가 나타났다고 거짓 고함을 질러
온 마을 사람들이 하던 일을 멈추고 달려갔지만
정작 늑대는 없던 상황과 같다.

이에 미군은 레이더 신호의 **어느 기준값**에서 경보를 울려야,
진짜 적기를 **감지하는 정확도는 최대화**하면서
잡음으로 인한 거짓 경보는 줄일 수 있을지 연구하기 시작했고,
이때 활용한 도구가 바로 **ROC 커브**이다.

이 상황을 질병 선별을 위한 검사키트에 적용하면 다음과 같다.
- 레이더 감지기 = 검사키트
- 적군의 비행기 = 질병
- 경보 알람 = 검사키트의 **양성 판정**
- 적기를 정확히 감지한 진짜 경보 비율 = 민감도
- 잡음을 적기로 오인한 거짓 경보 비율 = 거짓 양성도

즉, 적기를 탐지하기 위한 레이더 신호의 **최적 기준값**을 찾을 때
'**진짜** 적기를 **정확히 감지함**'과 '잡음을 적기로 오인함'을 비교했던 것처럼,
질병 선별을 위한 검사키트 양성 판정의 **최적 기준값**을 찾을 때도
'실제 환자를 **정확히** 찾아냄'과 '비환자를 환자로 오진함'을 비교하는 것이다.

이렇게 **민감도**와 거짓 양성도(= 1 − 특이도)를 비교하는 접근법은
민감도와 특이도를 비교하는 것보다
더 직관적인 판단을 가능하게 한다.

ROC curve → AUC

- **Area Under the Curve (AUC)**
  - Represents the overall **performance** of a screening test in **distinguishing** individuals **with and without** disease
  - Range: 0 to 1
  - A **higher** AUC (i.e., ROC curve closer to the top left corner) indicates a **more accurate** test

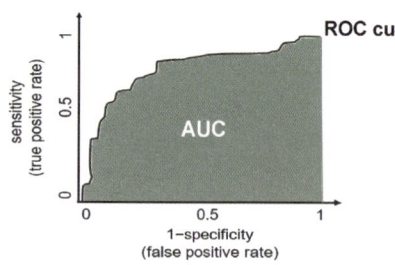
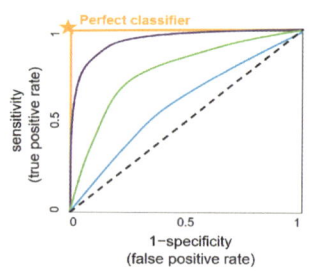

ROC 커브는

검사키트의 **최적 기준값**을 선택하는 데 도움을 줄 뿐만 아니라,

검사키트가 환자와 비환자를 구별하는 **성능**(performance)**도 평가**해 준다.

이러한 성능을 평가하려면

ROC 커브 아래 면적인 AUC(Area Under the Curve)를 계산하면 된다.

ROC 커브에서

y축인 **민감도** 값의 범위는 **0부터 1까지**이고

x축인 거짓 양성도 값의 범위도 0부터 1까지이므로,

이 정사각형 내에서 어떤 ROC 커브가 그려지더라도

커브 아래 면적인 AUC 값의 범위는 0부터 1까지이다.

AUC 값이 클수록 검사키트의 성능이 우수하며,

이는 검사키트가 환자와 비환자를 더 정확히 구별할 수 있음을 의미한다.

ROC curve & AUC: test performance

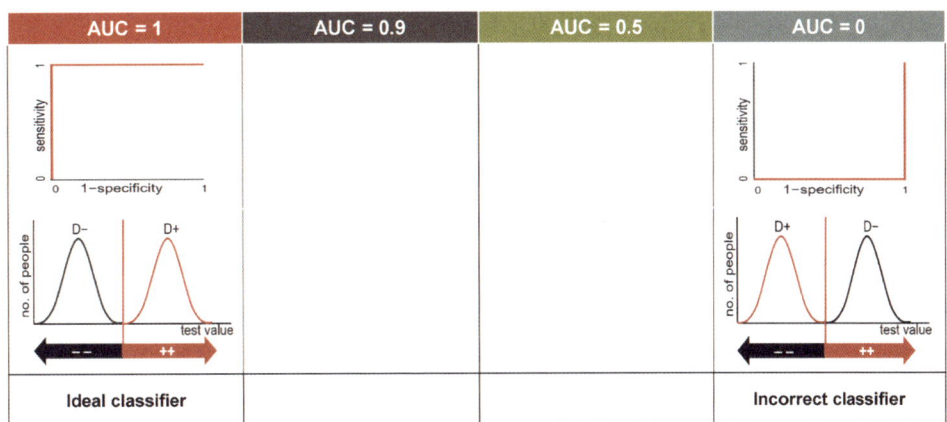

AUC=1의 경우,

ROC 커브는 '민감도=1 & 거짓 양성도=0'인 **왼쪽 위 꼭지점**을 관통한다.

즉, **모든 환자에게는 양성 판정**을, **모든 비환자에게는 음성 판정**을 내리므로,

환자와 비환자를 **100% 완벽하게 구별하는 이상적인 검사키트**를 의미한다.

이러한 상황은, 검사키트가 감지하는 **생체 지표의 농도**가

환자는 **높은** 수치에, **비환자**는 **낮은** 수치에 분포해

서로 완전히 분리되어 있을 때 발생하지만 **현실에서는 매우 드물다**.

반면, AUC=0의 경우,

ROC 커브는 '민감도=0 & 거짓 양성도=1'인 **오른쪽 아래 꼭지점**을 관통한다.

즉, **모든 환자에게는 음성 판정**을, **모든 비환자에게는 양성 판정**을 내리므로,

환자와 비환자를 **100% 반대로 구별하는 최악의 검사키트**를 의미한다.

이러한 상황은, 검사키트가 감지하는 **생체 지표의 농도**가

환자는 **낮은** 수치에, **비환자**는 **높은** 수치에 분포해

서로 완전히 분리되어 있을 때 발생하지만 **현실에서는 극히 드물다**.

ROC curve & AUC: test performance

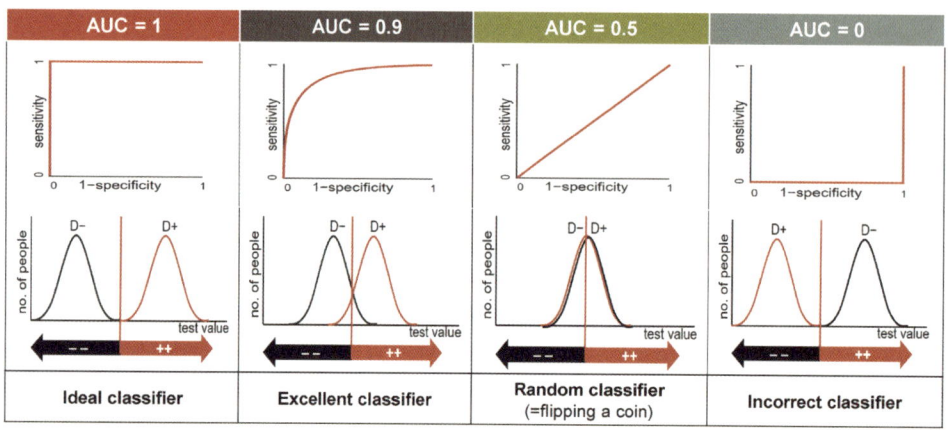

AUC=0.5의 경우,
ROC 커브는 '민감도=거짓 양성도'인 y=x 대각선과 일치한다.
즉, 환자에게 양성 판정을 내릴 확률과
비환자에게 양성 판정을 내릴 확률이 서로 같다는 뜻으로,
환자를 잘 식별해 선택적으로 양성 판정을 내리는 것이 아니라
환자든 비환자든 관계없이 동일한 비율로 양성 판정을 내리므로,
환자와 비환자를 구별하지 못하는 검사키트를 의미한다.
이러한 상황은, 검사키트가 감지하는 생체 지표의 농도가
환자와 비환자 간에 완전히 겹쳐 있어 서로를 구별할 수 없을 때 발생한다.

비유하자면,
AUC=0.5인 검사키트는 동전 던지기와 다를 바 없다.
즉, 동전을 던져
'앞면이면 환자, 뒷면이면 비환자'로 판정하는 것과 같기 때문에,
굳이 검사키트를 사용할 이유가 없다.

For satisfactory test performance, aim for an AUC > 0.5 (the closer to 1, the better)

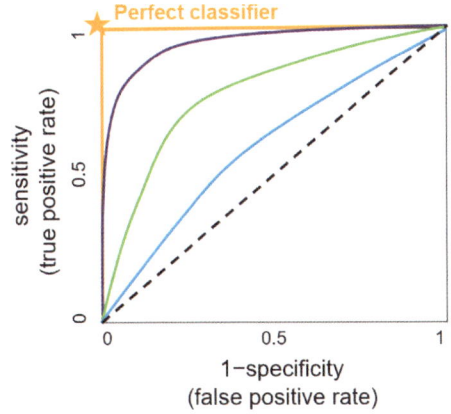

결국, **검사키트를 구매해 사용할 가치가 있으려면,**
적어도 **동전 던지기처럼 무작위로 예측**하는 것보다는
환자와 비환자를 **더 정확하게 구별**할 수 있어야 한다.
이를 위해서는 검사키트의 **ROC 커브**가 y=x 대각선보다 왼쪽 위에 위치해
민감도가 거짓 양성도보다 높아야 한다.
즉, AUC 값이 0.5를 넘어야 한다.

특히, 검사키트의 **ROC 커브가 왼쪽 위 꼭지점에 근접**할수록
AUC 값은 1에 가까워지고,
이는 검사키트가 **환자와 비환자를 더 정확하게 구별**할 수 있음을 의미한다.

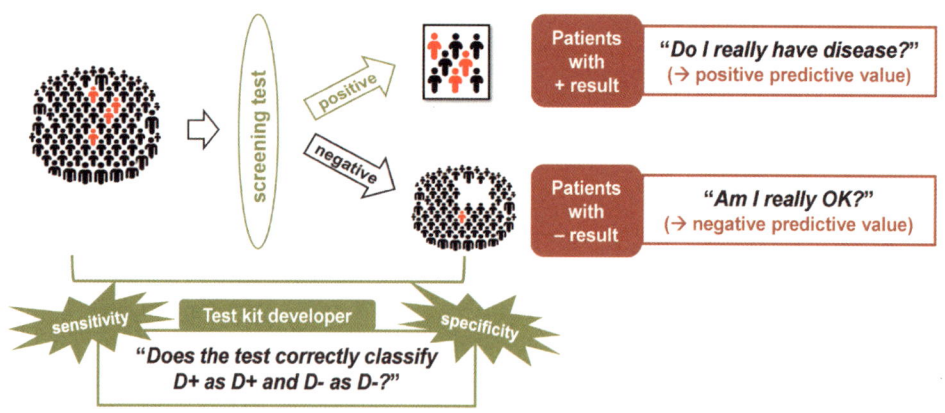

지금까지는 질병검사키트의 '개발자' 입장에서
검사키트가 환자와 비환자를 구별하는 성능에 초점을 맞춰
민감도와 특이도를 살펴보았다.

하지만 질병검사키트를 **사용하는 '환자'**의 입장이라면,
무엇이 주된 관심사일까?

검사키트로 실시한 선별검사에서
양성 판정을 받았다면
내가 진짜로 질병이 있는 것인지가 궁금할 것이고,
음성 판정을 받았다면
내가 진짜로 질병이 없는 것이 맞아 안심해도 되는지가 궁금할 것이다.

이렇듯 개발자는 검사키트 자체의 성능에 주된 관심을 가지지만,
환자는 검사 **결과의 정확도**를 가장 중요하게 여긴다.

Positive predictive value (PPV)

		By diagnostic test (i.e., reference)	
		Disease	No disease
By screening test	+ result	A True positive	B False positive
	− result		

- PPV = $\frac{A}{A+B}$
- range: 0 to 1

지금부터는 검사키트로 **선별**검사를 받은 **환자**의 입장에서 **검사 결과를 해석**하는 방법에 대해 알아보자.

먼저, **선별**검사에서 **양성 판정**을 받은 사람의 경우, 추후 질병 확진을 위한 진단검사에서 두 가지 결과가 가능하다.
- 실제로 해당 질병이 있음
- 실제로는 해당 질병이 없음

이때 '선별검사에서 **양성 판정**을 받은 사람이 실제로 질병이 있을 확률'을 **양성 예측도**(positive predictive value)라고 한다.

$$* \text{양성 예측도} = \frac{\text{양성 판정자 중 실제로 질병이 있는 사람 수}}{\text{선별검사에서 양성 판정을 받은 사람 수}}$$

양성 판정 결과가 실제 질병을 예측하는 정도를 나타내는 **양성 예측도**는 비율의 개념으로, 0부터 1까지(0%-100%)의 값을 가진다.
양성 예측도가 높은 검사의 양성 판정은 실제 질병을 의미할 가능성이 높다.
이는 마치 **용의자로 지목**된 사람이 실제로 범인일 가능성이 높은 것과 같다.

Negative predictive value (NPV)

		By diagnostic test (i.e., reference)	
		Disease	No disease
By screening test	+ result		
	− result	C False negative	D True negative

- NPV = $\frac{D}{C+D}$
- range: 0 to 1

반면, **선별**검사에서 **음성 판정**을 받은 사람의 경우,
추후 질병 확진을 위한 진단검사를 시행하지는 않지만
실제 두 가지 결과가 가능하다.
- 실제로 해당 질병이 없음
- 실제로는 해당 질병이 있음

이때, '선별검사에서 **음성 판정**을 받은 사람이 실제로 질병이 없을 확률'을
음성 예측도(negative predictive value)라고 한다.

※ **음성 예측도** = $\dfrac{\text{음성 판정자 중 실제로 질병이 없는 사람 수}}{\text{선별검사에서 음성 판정을 받은 사람 수}}$

음성 판정 결과가 실제 무병을 예측하는 정도를 나타내는 **음성 예측도**는
비율의 개념으로, **0부터 1까지**(0%–100%)의 값을 가진다.
음성 예측도가 높은 검사의 음성 판정은 실제 무병을 의미할 가능성이 높다.
이는 마치 **용의자가 아닌** 사람은 실제로 범인이 아닐 가능성이 높은 것과 같다.

Which metrics are **influenced by disease prevalence*** in the population?

		By diagnostic test (i.e., reference)	
		Disease	No disease
By screening test	+ result	A True positive	B False positive
	− result	C False negative	D True negative

$PPV = \dfrac{A}{A+B}$

$NPV = \dfrac{D}{C+D}$

✗ $Sensitivity = \dfrac{A}{A+C}$ ✗ $Specificity = \dfrac{D}{B+D}$

* disease prevalence: proportion of individuals with disease in a population

검사키트 자체의 정확도를 나타내는 **민감도와 특이도**는
검사키트의 **고유한 성능**을 의미하므로,
검사 대상 집단 내 질병 비율(=유병률)에 의해 **변하지 않는다**.
예를 들어, **대장암 검사키트**의 민감도가 70%, 특이도가 90%라면,
이 선별검사를 **대장암**이 흔한 집단에서 하든, 드문 집단에서 하든
민감도와 특이도는 각각 70%와 90%로 **일정하게 유지**된다.

반면, 검사 **결과의 정확도**를 보여주는 **양성 예측도와 음성 예측도**는
검사키트와 검사 대상 집단 간 **상호작용**에 의한 결과이기 때문에
검사키트 자체의 **민감도와 특이도**뿐만 아니라
검사 대상 집단의 유병률에 따라서도 값이 **달라진다**.
예를 들어, **동일한** 대장암 **검사키트**를 사용하더라도,
집단의 대장암 **유병률이 높을수록**
양성 예측도는 높아져, 양성 판정자가 실제 환자일 가능성이 **높아지고**
음성 예측도는 낮아져, 음성 판정자가 실제 비환자일 가능성이 **낮아진다**.

Effects of disease prevalence on PPV & NPV

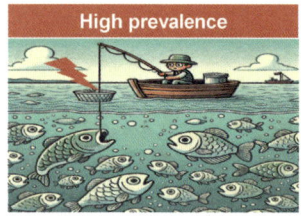
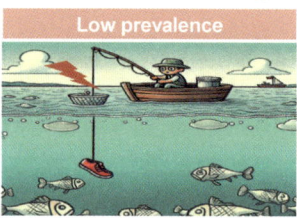

vs. *"Does the stroke mean a real fish bite?"*

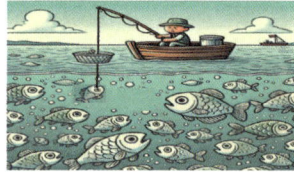
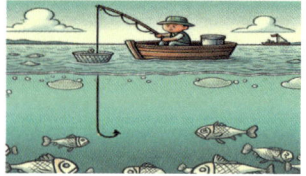

vs. *"Does no stroke mean no fish bite?"*

유병률이 민감도/특이도, 양성/음성 예측도에 미치는 영향을 이해하기 위해,
양성 반응으로 질병을 나타내는 검사키트를
낚시대 진동으로 물고기 입질을 나타내는 낚시 도구에 비유해 보자.

검사키트의 **민감도와 특이도**는 낚시 도구의 **성능**에 해당한다.
즉, 낚시대가 **물고기 입질**에는 **진동**하고 **다른 움직임**에는 **진동하지 않는** 것은,
낚시 도구 자체의 **고유한 특성**이므로 어느 지역에서 사용되든 변함이 없다.

반면, 검사키트 **결과의 양성/음성 예측도**는 낚시대 **진동의 정확도**와 같으며,
낚시 지역의 물고기 서식량에 따라 달라진다.
즉, **물고기 서식량이 많은** 곳에서는
진동이 **있을** 때 실제로 물고기 입질일 확률이 **높고**,
진동이 **없을** 때 정말로 물고기 입질이 없을 확률은 **낮다**.
반면, 같은 낚시 도구를 사용하더라도 **물고기 서식량이 적은** 곳에서는
진동이 **있을** 때 실제로 물고기 입질일 확률은 **낮고**,
진동이 **없을** 때 정말로 물고기 입질이 없을 확률이 **높다**.

Sensitivity, specificity, disease prevalence → PPV & NPV

$$PPV = \frac{\text{True positive}}{\text{True positive + False positive}}$$

$$= \frac{\text{prevalence} \times \text{sensitivity}}{\text{prevalence} \times \text{sensitivity} + (1-\text{prevalence}) \times (1-\text{specificity})}$$

$$NPV = \frac{\text{True negative}}{\text{True negative + False negative}}$$

$$= \frac{(1-\text{prevalence}) \times \text{specificity}}{(1-\text{prevalence}) \times \text{specificity} + \text{prevalence} \times (1-\text{sensitivity})}$$

수학적으로 설명하자면,

분모가 100% 진짜 환자이거나 100% 진짜 비환자인 민감도/특이도는
검사 대상 집단의 유병률에 영향을 받지 않는다.

반면, 분모에 진짜와 가짜가 섞여 있는 양성/음성 예측도는
민감도, 특이도, 검사 대상 집단의 유병률 모두에 영향을 받는다.

True or False?

"What is **the PPV of** **FOBT**, a colorectal cancer screening test?"

Is this **the right question** to ask?

대장암 **선별**검사인 **분변잠혈검사**에서
여러분이 **양성 판정**을 받았다고 가정해 보자.

이 **양성 판정**이 실제 대장암을 예측하는 정도가 낮다면
추후 대장내시경 검사를 받지 않으려는 생각으로
다음과 같이 인터넷 검색을 했다.
"**분변잠혈검사의 양성 예측도는 얼마인가?**"

과연 이 질문은 적절한가?

**"What is the PPV of
FOBT, a colorectal cancer screening test,
in South Korea?"**

정답은 '**아니다!**'이다.

선별검사의 **양성 판정**이 실제 대장암을 의미할 가능성 정도를 확인하려면
양성 예측도를 참조해야 하는 것은 맞다.

하지만 양성 예측도는 **검사 대상 집단의 유병률**에 따라 **달라지기** 때문에
반드시 여러분이 속한 **집단을 명시**해서 검색해야 정확한 답을 얻을 수 있다.

즉, "**한국**에서 **분변잠혈검사의 양성 예측도는 얼마인가?**"
를 검색해 나온 정보를 바탕으로
대장내시경 검사를 받을지 여부를 판단해야 한다.

Summary: sensitivity & specificity vs. PPV & NPV

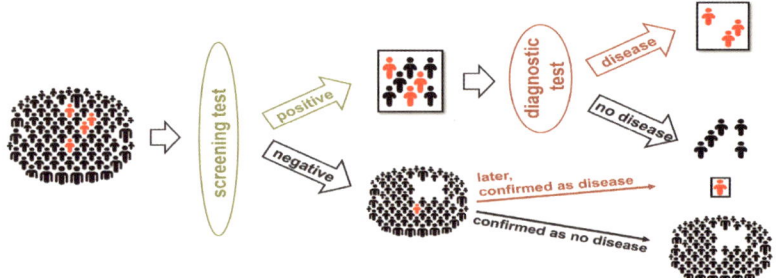

Sensitivity & Specificity	PPV & NPV
▪ Primary interest to test kit developers ▪ Not change with disease prevalence	▪ Primary interest to test kit users (e.g., patients) ▪ Change with disease prevalence 　▪ High prevalence → High PPV & Low NPV 　▪ Low prevalence → Low PPV & High NPV

결론적으로, **검사키트**의 **기술적 성능**을 연구하는 **개발자들**은
질병이 **있는** 사람을 정확히 **찾아내는** 능력인 **민감도**와
질병이 **없는** 사람을 정확히 **배제하는** 능력인 **특이도**에 초점을 둔다.
단, **연속형** 검사 결과를 기반으로 한 **검사키트**는
민감도와 특이도가 서로 **상충관계**에 있으므로
질병의 특성과 검사키트 **사용 목적**을 고려해 **두 지표 간 균형점**을 찾아야 한다.

반면, **검사키트**를 **사용**하는 **환자** 입장에서는
양성 판정이 실제 질병을 의미하는 정도인 **양성 예측도**와
음성 판정이 실제 무병을 의미하는 정도인 **음성 예측도**가 관심사이다.
단, 이러한 **판정 결과의 정확도**는 집단의 <u>유병률에 영향을 받는다</u>.
질병이 <u>흔한</u> 집단에서는 **양성 판정**이 실제 질병을 의미할 가능성이 **높고**
질병이 <u>드문</u> 집단에서는 **음성 판정**이 실제 무병을 의미할 가능성이 **높다**.
따라서 **양성 판정**에 따른 **추가적인 진단검사** 시행 여부나
음성 판정에 따른 **안심** 여부는
집단의 **유병률**을 고려해 **신중히 판단**해야 한다.

3.3 MEASURES OF DISEASE OCCURRENCE

WHO Declares COVID-19 a Pandemic

Abstract

The World Health Organization (WHO) on March 11, 2020, has declared the novel coronavirus (COVID-19) outbreak a global pandemic (1). At a news briefing , WHO Director-General, Dr. Tedros Adhanom Ghebreyesus, noted that over the past 2 weeks, the number of cases outside China increased 13-fold and the number of countries with cases increased threefold. Further increases are expected. He said that the WHO is "deeply concerned both by the alarming levels of spread and severity and by the alarming levels of inaction," and he called on countries to take action now to contain the virus. "We should double down," he said. "We should be more aggressive." [...].

Cucinotta et al. Acta Biomed. 2020

코로나19 대유행 기간 동안 우리의 주요 관심사 중 하나는
매일 **신규 확진자** 수의 증감 추이를 확인하는 것이었다.

특히, 세계보건기구(World Health Organization, WHO)가
코로나19 사태를 '**팬데믹(pandemic)**'으로 선언한 것이 언론에 집중보도 되면서
'**세계적 대유행**'을 뜻하는 '**팬데믹**'이란 전문 용어가 우리의 기본 상식이 되었다.

이처럼 우리는 코로나19라는 전염병을 경험하며
질병의 확산 양상을 기술하는 방법을 은연중에 익히게 되었는데,
이는 '역학'이란 학문의 주요 임무 중 하나이다.
앞서 배운 **역학의 정의**를 다시 상기해 보자!

"역학은 **인구 집단**에서 발생하는 **질병**을 연구하는 학문으로,
1) 질병의 **분포 양상**을 **기술**하고(**descriptive** epidemiology-기술 역학)
2) 질병 발생에 영향을 미치는 **요인들**을 **분석**하여(**analytic** epidemiology-분석 역학)
3) 질병의 **예방 및 관리** 방안을 제시하여 인류의 **건강증진**을 도모한다."

Nutritional epidemiology

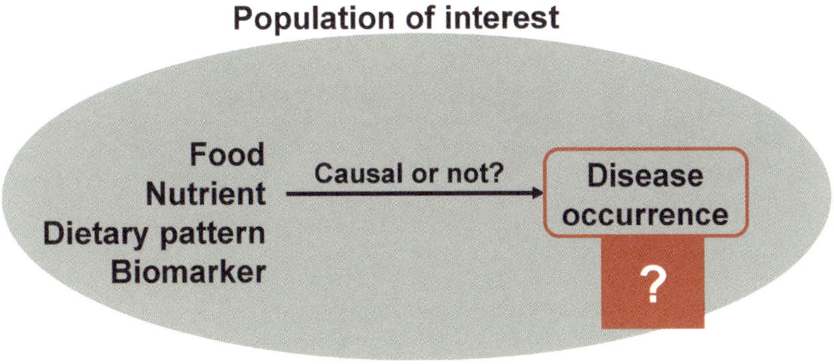

Population of interest

Food / Nutrient / Dietary pattern / Biomarker → Causal or not? → Disease occurrence ?

영양 역학 연구에서

노출변수인 식이 섭취를
어떻게 기술(예: 식품, 영양소, 식사 패턴, 영양 바이오마커)하느냐가 중요했듯이,

결과변수인 질병 역시
그 **발생 양상**을 **어떻게 기술**하느냐가 매우 중요하다.

Patterns of disease occurrence:
by geographical spread and transmission rate

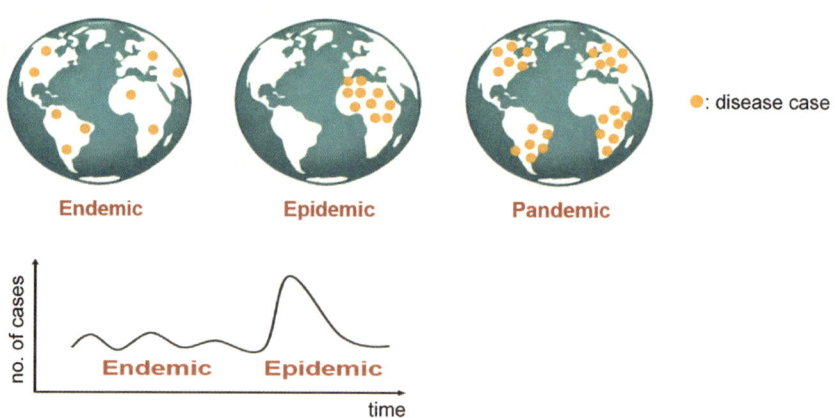

우선, 질병의 **지리적 확산 범위**와 **전파 속력**에 따라
집단 내 질병 발생 양상은 다음 세 가지로 분류할 수 있다.

- 엔데믹(endemic): 특정 지역에서 질병이 **일정 수준으로 발생**
- 에피데믹(epidemic): 특정 지역에서 질병이 **급격히 확산**
- 팬데믹(pandemic): 전 세계적으로 질병이 **광범위하게 유행**

Endemic vs. Epidemic vs. Pandemic

- **Endemic (baseline level)**
  - **Usual** occurrence of a disease within a **specific** geographical **area**

  e.g., common cold

- **Epidemic (above endemic level)**
  - **A sudden increase** in disease cases **beyond the expected level** within a **specific** geographical **area**

  e.g., MERS, obesity in the U.S.

- Pandemic (global epidemics)
  - Multiple epidemics occurring simultaneously across several countries and continents

  e.g., 2009 Swine flu, COVID-19

엔데믹은

특정 지역에서

질병이 **지속적으로 일정 수준 발생**하는 상황으로,

일상적인 유행을 의미한다.

대표적인 예는 항상 적정 수준으로 발병하는 **감기의 상황**이다.

에피데믹은

특정 지역에서

질병이 **일시적으로 이례적 수준**까지 **급격히 증가**하는 상황으로,

국지적 유행을 의미한다.

예를 들어, 중동 지역에서 급증했던 **메르스 사태**가 이에 해당한다.

또한, 미국에서 급증하고 있는 비만 추세는 '**비만 에피데믹**'으로도 묘사된다.

Endemic vs. Epidemic vs. Pandemic

- **Endemic (baseline level)**
  - **Usual** occurrence of a disease within a **specific** geographical **area**

  e.g., common cold

- **Epidemic (above endemic level)**
  - **A sudden increase** in disease cases **beyond the expected level** within a **specific** geographical **area**

  e.g., MERS, obesity in the U.S.

- **Pandemic (global epidemics)**
  - **Multiple epidemics** occurring **simultaneously** across **several countries and continents**

  e.g., 2009 Swine flu, COVID-19

팬데믹은

여러 국가와 대륙에 걸쳐

질병이 **동시다발적으로 급증**하는 상황으로,

세계적 대유행을 의미한다.

이는 에피데믹 상황이 세계 여러 국가에서 동시에 발생하는 것과 같다.

대표적인 예로, 중국에서 시작해 전 세계로 급속히 확산된 **코로나19 사태**가 있다.

참고로, 코로나19의 경우

처음에는 **중국 우한**에서 급격히 발생한 **에피데믹** 상태였다가,

전 세계 많은 국가에서 동시에 확진자 수가 급증하면서 **팬데믹** 상태로 발전했다.

이후, '**감염 뒤 회복**' 또는 '**백신 접종**'을 통해 면역력을 갖춘 사람들이 증가하면서

대부분의 국가에서 **발생률이 현저히 감소**해 **엔데믹** 상태로 전환되었다.

즉, 동일한 질병이라도 그 **발생 양상**은 시간에 따라 **역동적으로 변화**할 수 있다.

Endemic, epidemic, and pandemic classifications are NOT related to the fatality of a disease!

명심할 점은, **엔데믹**, **에피데믹**, **팬데믹**이란 용어는
질병의 **지리적 확산 범위**와 **전파 속력**에만 관련된 것이며,
질병의 **치명성과는 무관**하다는 것이다.

예를 들어, 질병이 전 세계적으로 빠르게 퍼지는 **팬데믹 상황**이더라도,
그 질병으로 인한 **사망률은 낮을 수 있다.**

Measures of disease occurrence

- **Prevalence**
- **Risk** (=cumulative incidence, incidence proportion)
- **Incidence rate**
- **Odds**

집단 내 질병 발생 양상을
엔데믹, 에피데믹, 팬데믹으로 단계화하여 이해하는 것도 중요하지만
집단 내 질병 발생 정도를
정량적으로 측정하는 것도 중요하다.

인구 집단에서
질병이 발생하는 정도를 측정하는 지표(measures of disease occurrence)는
다음 네 가지로 나뉜다.
- 유병률(prevalence)
- 위험도(risk=cumulative incidence=incidence proportion)
- 발생률(incidence rate)
- 오즈(odds)

Prevalence of disease

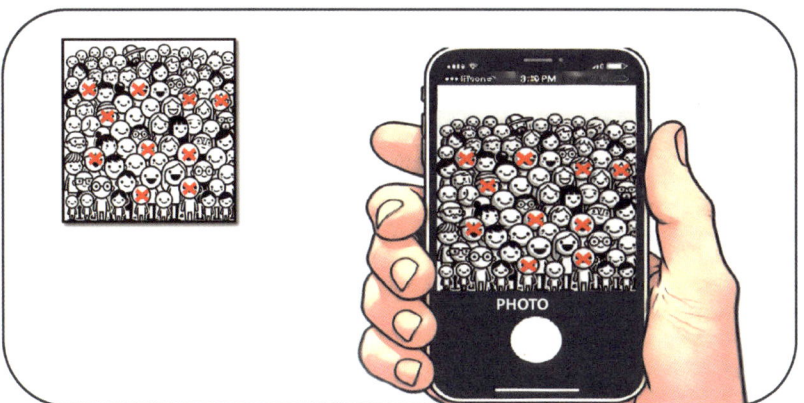

질병 유병률은

특정 시점에서

인구 집단 내 질병이 있는 사람들의 비율(proportion)을 나타낸다.

이는 마치 인구 집단의 한 순간을 사진으로 포착하여(snapshot of a population),

그 시점에 해당 질병이 얼마나 존재하는지

그 분포를 보여주는 것과 같다.

Prevalence of disease

- Prevalence = $\frac{\text{No. of people having a disease}}{\text{No. of people in a population}}$ **at** a point in time

- A **snapshot** of the disease burden in the population at the given point in time

- Range: proportion (= $\frac{\text{part}}{\text{total}}$) → **0 to 1 (0% to 100%)**

- Interpretation:
  "In the population, **X%** of people **had** the disease **at** the given point in time."

유병률을 수식으로 정의하면 다음과 같다.

$$\text{유병률} = \frac{\text{특정 시점에서 해당 질병이 있는 사람 수}}{\text{특정 시점에서 인구 집단의 총 사람 수}}$$

유병률은 **전체**에서 **부분**이 차지하는 정도를 나타내는 **비율**의 개념이므로,
결과는 **비율 자체** 또는 **백분율(%)**로 표현할 수 있다.
값의 범위는 0부터 1까지(0%–100%)이고,
분모와 분자의 단위인 '사람 수'가 상쇄되므로 **단위가 없다**.

해석 방식은 다음과 같다.
"특정 시점에서 **해당 집단의** x%가 해당 질병을 **가지고 있었다**."

예를 들어, 2020년 한국인의 당뇨병 **유병률**이 19.2%였다면,
2020년 기준 **한국인의** 19.2%가 당뇨병을 가지고 있었음을 의미한다.
즉, 2020년 기준 **한국인 5명 중 약 1명**이 당뇨병을 **앓고 있었다**는 뜻이다.

Practice question

	Month 1	Month 2	Month 3	Month 4	Month 5
Person 1	------------------------------------	-----D			
Person 2	------------------------------------	-----D			
Person 3	------------------------------------	---D			
Person 4	D				
Person 5	-------------------------D				
Person 6	------------- Loss to follow-up				
Person 7	------------- D*-- (note: D* ≠ D)				
Person 8	----------D				
Person 9	--				
	(?)				

- **Prevalence of D** at the end of month 2 = $\frac{3}{8}$ = **0.38**, excluding person 6
- In this population, **38%** of people **had** D at the end of month 2

그림과 같은 예제 상황에서
2개월 후 시점에서 **질병 D에 대한 유병률**을 계산해 보자.

먼저, **2개월 후 시점**에서 존재하는 **총 사람 수**는
1개월 후 이탈한 '사람 6'을 제외한 **8명**이다.
이 중 **3명**(사람 4, 5, 8)이 질병 D를 가지고 있었으므로
유병률은 $\frac{3}{8}$ = 0.38 이다.

즉, 2개월 후 시점에서 **이 집단의 38%**가 질병 D를 **가지고 있었다**.

Prevalence of disease

- Prevalence = $\frac{\text{No. of people \textbf{having} a disease}}{\text{No. of people in a population}}$ **at** a point in time

- A **snapshot** of the disease burden in the population at the given point in time

- Range: proportion (= $\frac{\text{part}}{\text{total}}$) → **0 to 1 (0% to 100%)**

- Interpretation:
    "In the population, **X%** of people **had** the disease **at** the given point in time."

- **Applications**
    - To assess **the burden of disease** in the population
    - To inform **public health policy decisions**
    - To guide **healthcare resource allocation**

특정 시점에서 인구 집단 내 **질병이 있는 사람들의 비율**을 나타내는 **유병률**은
해당 질병이 초래하는 **사회·경제적 부담(burden of disease)**을 **평가**하는 지표이다.

또한, 다양한 질병의 유병률 데이터는
공중보건 정책 수립을 위한 과학적 근거를 제공하며,

한정된 보건의료 자원의 효율적 분배와 우선순위 설정에도 활용된다.

Establishing causality: temporal sequence matters

"A **cause** must **precede** its **effect in time!**"

**Which came first?
The chicken or the egg?**

참고로,
두 변수 간에 인과관계가 성립하려면,
원인이 먼저 발생하고 그 후에 결과가 나타나는
시간적 선후관계가 충족되어야 한다.

따라서 특정 식이 섭취가 질병 발생을 증가 또는 감소시키는지에 대한
인과관계 여부를 확인하기 위해서는,
식이 섭취를 측정한 이후 일정 기간 동안
질병이 없는 상태에서 '새롭게 발생한 질병(incident disease)'을 분석해야 한다.

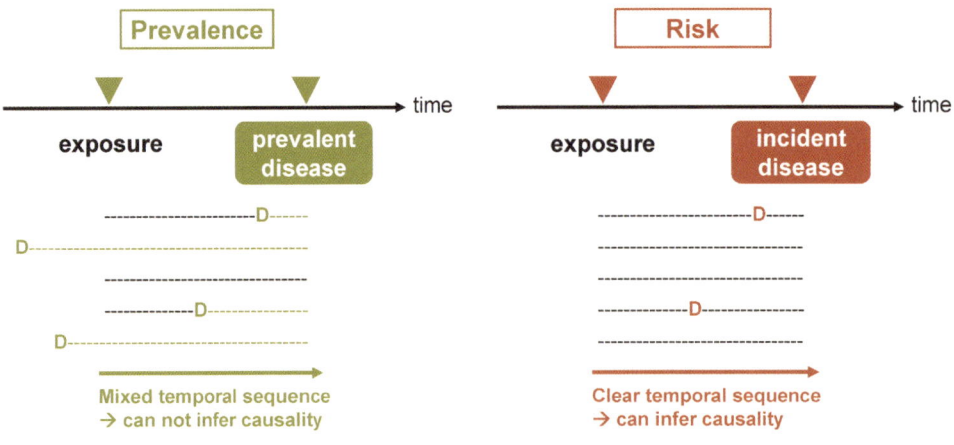

그러나 유병률은 **측정 시점**에 '**현존**하는 질병(prevalent disease)'을 나타내므로,
식이 섭취 측정 **이전에 이미 발생해** 장기간 지속된 질병과
식이 섭취 측정 이후에 새롭게 발생한 질병이 함께 포함될 수 있다.
따라서 식이 섭취와 질병 발생 간의 **시간적 선후관계를 확립하기 어렵다**.

결과적으로, **유병률**은 **질병의 분포**를 파악하는 데는 유용하지만
식이 섭취와 질병 발생 간의 인과관계를 규명하는 데는 한계가 있다.

인과관계 추론 시
이러한 **유병률의 한계**를 보완하기 위해
위험도라는 개념이 도입되었다.

Risk of developing disease

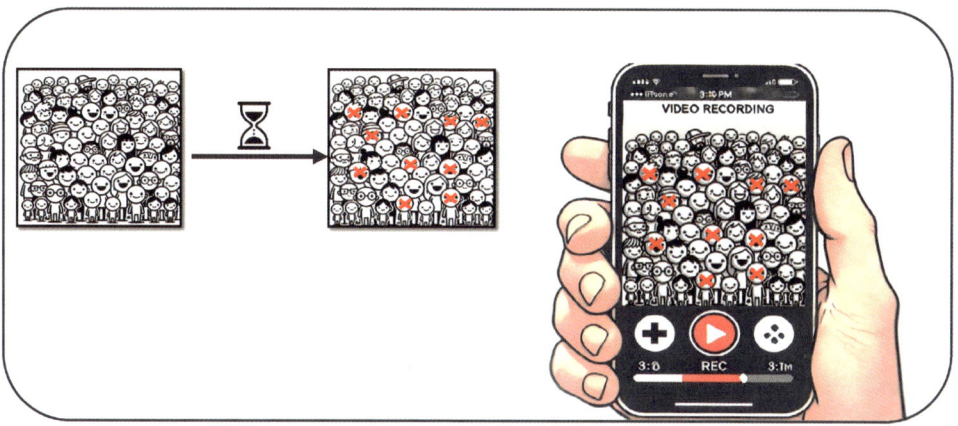

질병 발생 위험도는
일정 추적 기간 동안
인구 집단 내 **새롭게** 질병에 걸린 사람들의 **비율**을 나타낸다.
이는 마치 **일정 기간 동안** 인구 집단을 **동영상**으로 촬영하여
관찰 기간 동안 **해당 질병**이 얼마나 **새롭게** 발생하는지
그 전환 과정을 포착하는 것과 같다.

Risk of developing disease

Risk = $\frac{\text{No. of people developing a disease over the follow-up period}}{\text{No. of people at risk in a population at baseline}}$ **over** a period

- **people at risk** → people must be **susceptible** to the disease
  → people must be **free of the disease** (no **current** or **previous** cases) **at baseline**
- **developing** the disease → captures the **transition** from **non-diseased to diseased** state (i.e., **new cases**)

위험도를 계산할 때 포함되는 **인구 집단**은
반드시 **해당 질병에 걸릴 가능성이 있는 사람들**(people at risk)이어야 한다.

예를 들어, **자궁암 발생 위험도**를 계산한다고 가정해 보자.

우선, 자궁암에 **걸릴 수 있는**(susceptible) **여성**은 계산에 **포함되지만**
자궁이 없는 남성은 질병에 걸릴 수 없으므로 제외된다.

또한, **연구 시작 시점**(at baseline)에
과거 자궁암 이력이 있거나 현재 자궁암 환자도 제외된다.
이미 자궁암에 한 번 걸렸으면, 새롭게 자궁암에 걸릴 수 없기 때문이다.

그렇다면 **당뇨병 환자**는 자궁암 발생 위험도 계산에 **포함**될 수 있을까?
물론이다!
당뇨병도 질병이지만, 우리가 추적하는 질병인 자궁암과 무관하기 때문에
여전히 **자궁암에 걸릴 가능성이 있으므로 계산에 포함**될 수 있다.

Risk of developing disease

- Risk = $\dfrac{\text{No. of people developing a disease over the follow-up period}}{\text{No. of people at risk in a population at baseline}}$ **over** a period

  - people at risk → people must be susceptible to the disease
    → people must be free of the disease (no current or previous cases) at baseline
  - developing the disease → captures the transition from non-diseased to diseased state (i.e., new cases)

- Range: proportion (= $\dfrac{\text{part}}{\text{total}}$) → **0 to 1 (0% to 100%)**

- Interpretation:
  "In the population, **X%** of people **developed** the disease **over** the specified follow-up period."
  "The **probability** that the population will **develop** the disease **over** the specified follow-up period is **X%**."

위 내용을 토대로 **위험도**를 수식으로 정의하면 다음과 같다.

$$\text{위험도} = \dfrac{\text{추적 기간 동안 새롭게 해당 질병에 걸린 사람 수}}{\text{추적 시작 시 인구 집단 내 해당 질병에 걸릴 가능성이 있는 총 사람 수}}$$

위험도도 **전체**에서 **부분**이 차지하는 정도를 나타내는 **비율**의 개념이므로,
결과는 **비율 자체** 또는 **백분율(%)**로 표현할 수 있다.
값의 범위는 0부터 1까지(0%–100%)이고,
분모와 분자의 단위인 '사람 수'가 상쇄되므로 **단위가 없다**.

해석 방식은 다음과 같다.
"추적 기간 동안 **해당 집단의 x%**가 새롭게 해당 질병에 **걸렸다**."
즉, "**해당 집단**이 추적 기간 동안 해당 질병에 **걸릴 확률**은 x%이다."

예를 들어, 생애 동안 한국인의 대장암 **발생 위험도**가 7.3%라면,
한국인이 생애 중 대장암에 **걸릴 가능성**이 7.3%라는 의미다.
즉, **한국인 14명 중 약 1명**이 생애 중 대장암 **진단**을 받게 된다는 뜻이다.

True or False?
The risk of death for individuals is 100%.

퀴즈 하나를 풀어보자!

"인간의 사망 위험도는 100%이다. (참, 거짓)"

너무 쉬운 문제인가?

**The risk of death for individuals is 100%.
(over what time period ???)**

True	False
within the first 200 years after birth	within the first 10 years after birth

정답은 거짓이다!

위험도와 관련해 반드시 **명심**해야 할 점은
동일한 질병이라도 추적 기간에 따라 위험도가 달라질 수 있다는 것이다.

인간의 **사망 위험도**는
생후 200년을 추적 기간으로 하면 100%가 되지만,
생후 10년을 추적 기간으로 하면 100%보다 **낮아진다**.

따라서 **위험도**를 제시할 때는 반드시 **추적 기간**도 함께 **명시**해야 한다.

Practice question

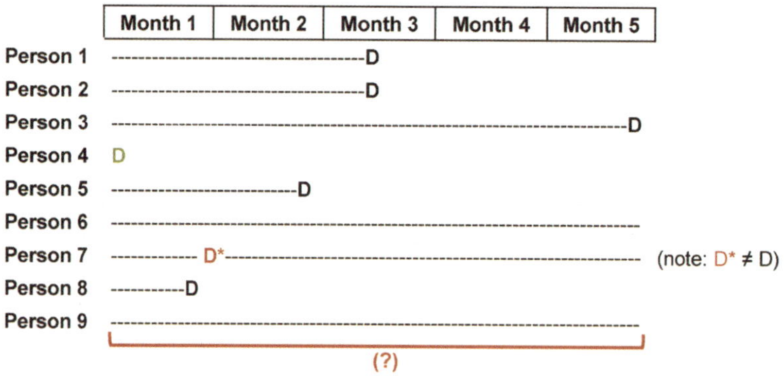

```
                Month 1   Month 2   Month 3   Month 4   Month 5
  Person 1      ---------------------------D
  Person 2      ---------------------------D
  Person 3      -------------------------------------------------D
  Person 4      D
  Person 5      ---------------------D
  Person 6      -------------------------------------------------
  Person 7      ------------D*-----------------------------------   (note: D* ≠ D)
  Person 8      ----------D
  Person 9      └─────────────────────────────────────────────┘
                                    (?)
```

- **Risk of developing D** over 5 months = $\frac{5}{8}$ = **0.63**, excluding person 4
- In the population, **63%** of people **developed** D over the 5-month follow-up period

그림과 같은 예제 상황에서

5개월간의 추적 기간 동안 질병 D에 걸릴 위험도를 계산해 보자.

먼저, **연구 시작 시점에서 질병 D에 걸릴 가능성이 있는 총 사람 수**는
이미 질병 D에 걸린 '사람 4'를 제외한 **8명**이다.

이들을 추적하는 5개월 동안

5명(사람 1, 2, 3, 5, 8)이 새롭게 질병 D에 걸렸으니

위험도는 $\frac{5}{8}$ = 0.63 이다.

즉, 5개월 동안 **이 집단의 63%가 새롭게 질병 D에 걸렸다.**

Risk of developing disease

- Risk = $\frac{\text{No. of people developing a disease over the follow-up period}}{\text{No. of people at risk in a population at baseline}}$ over a period

  - people at risk → people must be susceptible to the disease
    → people must be free of the disease (no current or previous cases) at baseline

  - developing the disease → captures the transition from non-diseased to diseased state (i.e., new cases)

- Range: proportion (= $\frac{\text{part}}{\text{total}}$) → 0 to 1 (0% to 100%)

- Interpretation:
  "In the population, X% of people developed the disease over the specified follow-up period."
  "The probability that the population will develop the disease over the specified follow-up period is X%."

- Applications
  - To study **etiology of the disease**
  - To **identify high-risk groups for targeted screening**, enabling **efficient and effective** disease **prevention**

일정 기간 동안 **인구 집단에서 질병이 발생하는** 정도를 나타내는 **위험도**는
두 가지 주요한 용도가 있다.

첫째, 위험도는 **질병의 원인(etiology of the disease)을 규명**하는 데 활용된다.
특정 요인에 **노출된** 집단과 **노출되지 않은** 집단을 일정 기간 추적하여
각 집단의 **질병 발생 위험도를 비교**하면,
해당 요인이 질병 발생에 **영향을 미치는지 여부를 파악**할 수 있다.

둘째, 위험도는 **질병 고위험군을 선별**하는 데 활용된다.
유전적 요인(예: 가족력)과 환경적 요인(예: 식생활 습관)에 따라 **사람들을 분류**해
각 집단의 **질병 발생 위험도를** 계산하고 비교하면 **고위험군을 식별**할 수 있다.
고위험군을 집중적으로 모니터링하고 **선제적으로 관리**하면
효율적이고 효과적인 질병 예방이 가능하다.
예를 들어, **대장암 가족력이 있는 집단**은 일반인보다 **대장암 위험도가 높은데**,
이 집단에 **정기적으로 대장내시경**을 시행해 전암성 병변인 **용종**을 조기에 제거하면
대장암 **발생 위험도를 효과적으로 낮출** 수 있다.

Risk calculation given loss to follow-up

With loss to follow-up

? ? ?? ? ? ? ? ??
at start   D D DDD D D D DD   at end
(n=100)   (n=90)

- Initial at-risk population = 100
- **Loss to follow-up = 10**
- New cases = 10

- **Observed** risk = $\frac{10}{90}$ = **0.11**

위험도는 질병의 원인 규명과 맞춤형 예방 전략 수립에 유용하지만 두 가지 주요 한계가 있다.

첫째, **위험도 계산**은 모든 대상자가 **추적 기간 끝까지 관찰**된다는 것을 **전제**한다. 따라서 연구 중도 이탈(loss to follow-up)자가 많이 발생하는 추적 기간이 긴 연구에서는 위험도를 정확히 계산하기가 어렵다.

예를 들어, 학기 초 **우울증이 없는 대학생 100명**을 모집해 학기 말까지 추적하며 우울증 발생 여부를 조사했는데, 추적 기간 중 **10명**의 학생이 **우울증 진단**을 받았고 또 다른 10명의 학생은 자퇴하여 연구에서 중도 이탈했다고 가정해 보자.

이 상황에서 **우울증 발생 위험도**를 계산하면 연구에서 중도 이탈한 자퇴생 10명을 제외하고 **추적을 완료한 90명**의 학생만 연구에 **포함**해 $\frac{10}{90}$ 이 된다.

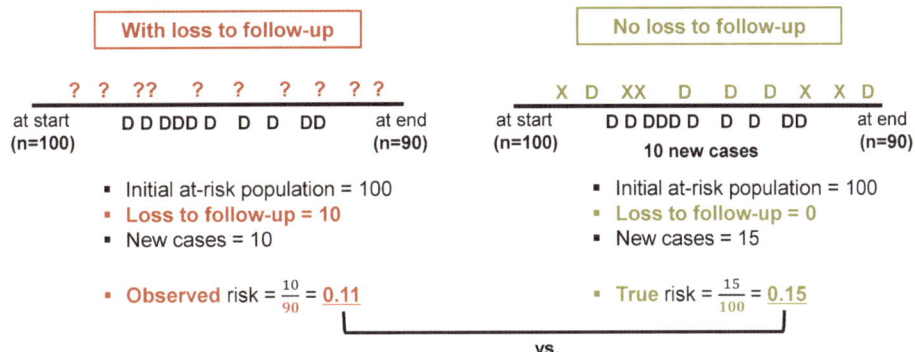

하지만 우울증 발생 위험도를 **정확히** 계산하려면,
추적 기간이 끝나는 **학기 말**에
자퇴생들에게 연락해 우울증 진단 여부를 확인하고,
이들을 **연구에 포함**시켜야 한다.

만약, 자퇴생 10명 중 **5명이 우울증 진단**을 받았다면
실제 위험도는 $\frac{15}{100}$ 로,
이는 앞서 계산한 위험도인 $\frac{10}{90}$ 과 일치하지 않는다.

이처럼 연구 중도 이탈자가 발생할 경우,
이들을 제외하고 계산된 위험도는
중도 이탈자가 없는 상태에서 계산된 **실제 위험도**를
과소 또는 과대추정할 수 있기에 부정확하다.

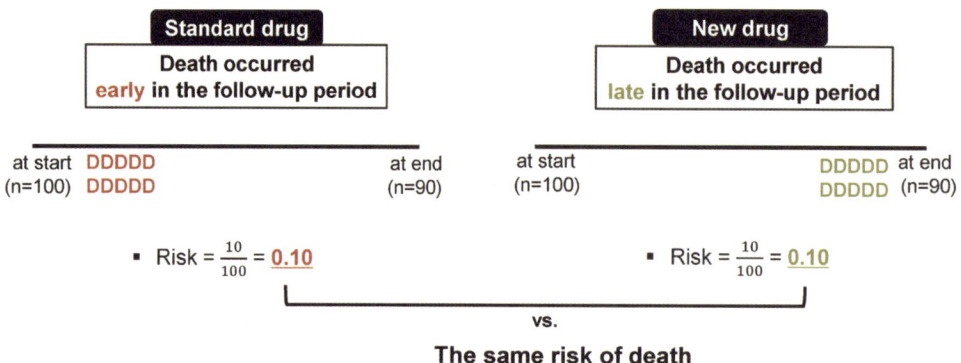

둘째, **위험도**는 질병의 **발생 정도**는 알려주지만
질병이 언제 발생했는지는 반영하지 못해 불완전한 정보를 제공한다.

예를 들어, 새롭게 개발된 유방암 치료제의 효과를 테스트하기 위해
기존 치료제를 받은 환자 100명과 **신규 치료제**를 받은 환자 100명을
5년 동안 추적하며 사망 여부를 관찰했다고 가정해 보자.
만약, 각 그룹에서 각각 10명씩 사망했다면,
사망 위험도는 $\frac{10}{100}$ = 10%로 동일하므로
두 치료제 간에 효과 차이가 없다고 결론짓게 된다.

하지만 **동일한 비율**의 환자가 사망했더라도,
기존 치료제를 받은 그룹의 사망자는 초반에 집중된 반면
신규 치료제를 받은 그룹의 사망자는 후반에 발생했다.
만약 여러분이 유방암 환자라면, 당연히 신규 치료제를 선택할 것이다.
즉, **동일한 위험도**라도 질병 발생 시점에 따라 임상적 가치가 다를 수 있기에
질병 발생 시점을 반영하지 못하는 위험도는 중요한 정보를 놓칠 수 있다.

Incidence rate of disease

- Incidence rate = $\dfrac{\text{No. of people developing a disease}}{\text{No. of person-time at risk in the population}}$ **over** a period

  - **person-time at risk** → **disease-free time** contributed by **susceptible participants**
  - **developing** the disease → captures the **transition** from **non-diseased** to **diseased** state (i.e., **new cases**)
  - **unit**: **cases per 10^n person-time** → reflects **the speed** at which the disease develops in the population

이러한 위험도의 한계를 보완하기 위해 **발생률**이란 개념이 도입되었다.
발생률은 연구 참여자들이 **중도 이탈하더라도 정확한 계산**이 가능하고
질병이 **빨리 발생**하는지 **늦게 발생**하는지 **발병 시점도 반영**할 수 있다.

발생률과 위험도의 유일한 차이는 분모의 정의다.

※ 발생률 = $\dfrac{\textbf{추적 기간 동안 새롭게 }\text{해당 질병에 }\textbf{걸린}\text{ 사람 수}}{\textbf{추적 기간 동안 }\text{인구 집단 내 해당 질병에 }\textbf{걸릴 가능성이 있는 총 사람-시간}}$

발생률은
해당 질병 **이력이 없는** 사람들을 일정 기간 동안 **관찰**하면서
해당 질병이 **얼마나 새롭게 발생**하는지 추적하지만
관찰 대상은
'해당 질병에 **걸릴 가능성이 있는** 사람(population at risk)'이 아니라
'해당 질병에 **걸릴 가능성이 있는** 사람-시간(person-time at risk)'이다.
즉, 분모에 '**사람**' 외에도 '**시간**'이라는 변수를 추가해
각 연구 참여자가 해당 질병 없이 관찰된 기간을 계산에 **반영**한다.

e.g., person-time at risk for depression

	1	2	3	4	5	6	7	8	9	10	11	12	person-month at risk
Person A	---												1 person x 12 m = **12**
Person B	---Loss to follow-up												1 person x 7 m = **7**
Person C	------Depression												
Person D	-----------------------------------Depression												
Person E	--Obesity-------------------												
Total													

For **person-time at risk** calculation,
each participant, **free of the disease at baseline**, contributes **time** until:
- Diagnosis of the disease
- Loss to follow-up
- Study end

예시를 통해 '**사람-시간**' 개념을 살펴보자.

우울증 발생률을 계산하기 위해
우울증 이력이 없는 사람들을 모집해
12개월 동안 관찰하며 **우울증 신규 발생을 추적**했다고 가정해 보자.

A라는 사람은
우울증 없이 12개월을 보냈으니
1사람×12개월 = 12 **사람-개월**(person-month)을 분모에 기여한다.

B라는 사람은
우울증 없이 7개월을 보냈으나 이후 연구에서 중도 이탈했으므로,
1사람×7개월 = 7 **사람-개월**만 분모에 기여한다.

e.g., person-time at risk for depression

	1	2	3	4	5	6	7	8	9	10	11	12	person-month at risk
Person A	---												1 person × 12 m = **12**
Person B	--Loss to follow-up												1 person × 7 m = **7**
Person C	------Depression												1 person × 1 m = **1**
Person D	--Depression												1 person × 6 m = **6**
Person E	---Obesity--------------												
Total													

For **person-time at risk** calculation,
each participant, **free of the disease at baseline**, contributes **time** until:
- **Diagnosis of the disease**
- **Loss to follow-up**
- **Study end**

C라는 사람은

1개월 후 우울증에 걸렸으니

1사람×1개월 = **1 사람-개월**만 분모에 기여하고,

D라는 사람은

6개월 후 우울증에 걸렸으니

1사람×6개월 = 6 사람-개월만 분모에 기여한다.

즉, 우울증 발병 시점이 늦은 사람에 비해

우울증 **발병 시점이 빠른** 사람은

우울증 없이 관찰된 시간이 더 짧아

분모에 기여하는 '**사람-개월**'이 더 적으므로,

발생률 상승에 미치는 영향이 **상대적으로 크다.**

E라는 사람은

7개월 후 비만에 진단되었는데,

얼마만큼의 '사람-개월'을 기여할까?

1사람×7개월 = 7 사람-개월만 분모에 기여할까?

e.g., person-time at risk for depression

	1	2	3	4	5	6	7	8	9	10	11	12	person-month at risk
Person A	--												1 person x 12 m = **12**
Person B	-----------------------------------Loss to follow-up												1 person x 7 m = **7**
Person C	------Depression												1 person x 1 m = **1**
Person D	-----------------------------Depression												1 person x 6 m = **6**
Person E	----------------------------------Obesity-----------------												1 person x 12 m = **12**
Total													**38 person-months**

For **person-time at risk** calculation,
each participant, **free of the disease at baseline**, contributes **time** until:
- **Diagnosis of the disease**
- **Loss to follow-up**
- **Study end**

아니다!
비만은 이 연구에서 추적하는 **해당 질병이 아니고**
비만 진단 **이후에도 여전히** 우울증에 걸릴 가능성이 있으므로,
비만 진단 **이후에도 여전히** 사람-개월을 기여할 수 있다.
결국, 이 사람은 **연구가 끝날 때까지 우울증에 걸리지 않았으므로**
1사람×12개월 = **12 사람-개월**을 분모에 기여하게 된다.

이렇듯 **발생률**은
각 연구 **참여자가 해당 질병 없이** 연구에 **기여한 기간만** 계산에 반영하므로,
연구에 **끝까지 참여하지 못하더라도** 여전히 계산에 **기여할 수 있고**
발병이 **빠른지 늦은지**에 따라서도 **다르게** 계산에 **기여**한다.
따라서 위험도와 달리 **발생률**은
중도 이탈자와 발병 시점을 고려해 질병 발생 정도를 **더 정확히** 측정할 수 있다.

Incidence rate of disease

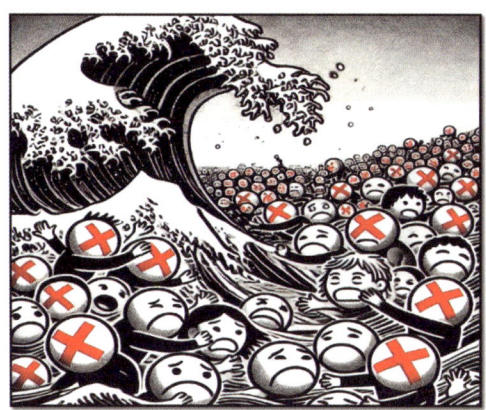

시간이란 **개념이 분모**에 포함되면서
발생률은 **두 가지** 주요 특징을 갖게 된다.

첫째, **발생률**은 질병이 발생하는 **속력**의 개념을 내포하게 된다.

$$* \ 속력 = \frac{이동한\ 거리}{소요된\ 시간}$$

분모에 **시간**을 포함하는 **속력**이
단위 시간당 이동 거리를 나타내듯이,
분모에 **시간**을 포함하는 **발생률**도
단위 사람-시간당 질병 발생 정도를 나타낸다.

자동차의 속력이 크면 **빨리** 움직이고(즉, **시간당** 이동 거리가 **많음**)
속력이 작으면 **천천히** 움직이듯(즉, **시간당** 이동 거리가 **적음**),
발생률이 크면 질병이 **빨리** 발생하고(즉, **사람-시간당** 질병 발생이 **많음**)
발생률이 작으면 질병이 **천천히** 발생한다(즉, **사람-시간당** 질병 발생이 **적음**).

Relationship between prevalence and incidence rate

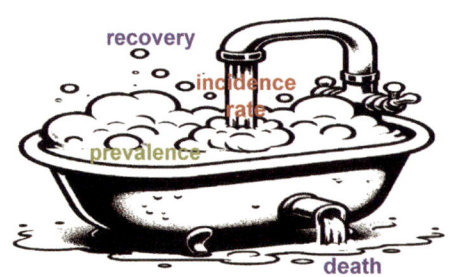

- Δdistance ≈ average speed x Δtime
- prevalence ≈ incidence rate x disease duration

참고로, **발생률**이 속력의 개념이므로,
'**이동한 거리** ≈ **평균 속력** × **소요된 시간**'인 것처럼
'**유병률** ≈ **발생률** × 질병 지속 기간'이란 관계가 성립한다.

따라서 **현존하는** 질병 **건수가 많아**지려면(즉, **유병률이 커지려면**)
- 질병이 **빨리** 발생하거나(즉, **발생률이 높거나**)
- 질병에서 회복되거나 질병으로 사망하는 대신,
  질병을 가진 채 오래 살아야(즉, 질병 지속 기간이 길어야) 한다.

질병을 물에 비유하여 설명하면,
욕조에 담긴 물의 **양이 늘어**나기 위해서는
- 수도꼭지를 세게 틀어 물이 빨리 공급되거나
- 물이 증발하거나 마개 틈새로 새는 대신
  물이 욕조 안에서 그대로 유지되어야 하는 것과 같다.

Equivalent expressions of incidence rate

0.017 new cases per 1 person-year
= 0.17 new cases per 10 person-years
= 1.7 new cases per 100 person-years
= 17 new cases per 1000 person-years
= 170 new cases per 10,000 person-years
= 1,700 new cases per 100,000 person-years

둘째, **시간**이 **분모**에 포함되면서 **발생률**은 **단위**를 가지게 된다.
유병률이나 위험도는 '사람수'를 '사람수'로 나누므로 단위가 없지만,
발생률은 '사람수'를 '사람-시간'으로 나누므로 **단위가 존재**한다.
따라서 발생률 보고 시 '**사람(또는, 건)/사람-시간**'이란 **단위 표기가 필수적**이다.

이때 '사람-시간'의 기본 단위로는 보통 **10만**이 많이 사용되지만,
질병 발생 건수를 정수로 표현할 수 있는 어떤 수치도 사용 가능하다.
예를 들어, 한 질병의 **발생률**이 '0.017건/사람-년(person-year)'이라면,
다음과 같이 **다양하게 표현**할 수 있다.
- 예: 1000 사람-년당 해당 질병 17건 발생
- 예: 10,000 사람-년당 해당 질병 170건 발생
- 예: 100,000 사람-년당 해당 질병 1700건 발생

반면, '1 사람-년당 해당 질병 0.017건 발생'이란 표현은 선호되지 않는다.
질병 발생 건수는 '한 건, 두 건, 세 건'과 같이 **정수 단위로 표현**되므로
'0.017건'은 수학적으로는 정확하지만 의미적으로는 적절하지 않기 때문이다.

Incidence rate of disease

- Incidence rate = $\dfrac{\text{No. of people } developing \text{ a disease}}{\text{No. of } person-time\ at\ risk \text{ in the population}}$ **over** a period

    - **person-time at risk** → disease-free time contributed by susceptible participants
    - **developing** the disease → captures the **transition** from **non-diseased** to **diseased** state (i.e., **new cases**)
    - **unit: cases per 10^n person-time** → reflects the speed at which the disease develops in the population

- Range: NOT proportion → **0 to ∞**

- Interpretation:
  "In the population, X **cases** of the disease **developed per 10^n person-time over** the specified follow-up period."

이렇듯 **발생률**은 **단위**를 가지는 측정치로
비율과 달리 값의 범위가 **0부터 무한대(∞)까지**이다.

해석 또한 **단위**에 유의해서 다음과 같이 작성해야 한다.
추적 기간 동안 **해당 집단**에서는

- "10^n 사람-시간당 X명이 새롭게 해당 질병에 **걸렸다**."
- 또는 더 흔히 사용되는 표현으로,
  "10^n 사람-시간당 X건의 해당 질병이 **새롭게 발생했다**."

하버드 보건대학원 역학 과목 시험에서는 **발생률 해석** 문제가 반드시 출제된다.
이는 발생률을 **정확히 해석**하는 것이 그만큼 **중요**하기 때문이다.
이 문제에서 만점을 받기 위해서는 **반드시 다음 세 가지를 모두 기술**해야 한다.

- 관찰 기간
- 관찰 대상
- 단위: 10^n 사람-시간당 X건

이 세 가지 중 **하나라도 빠지면 무조건 감점**된다.

Specify the observation period for incidence rate!

Incidence rate of colorectal cancer in Korea

in 2008, vs. **in 2018,**
47.1 **cases per** 100,000 **person-years**   55.2 **cases per** 100,000 **person-years**

아마도 누군가는 다음과 같은 의문을 가질 수도 있다.
"**발생률**은 분모에 이미 시간이 포함되어 있는데,
왜 굳이 관찰 기간을 또 명시해야 하는가?"

예시를 통해 이 질문에 답해 보자.
한국인의 **대장암 발생률**은
- 2008년 **10만 사람-년당** 47.1건이었고
- 2018년 **10만 사람-년당** 55.2건이었다.

이처럼 **아무리 '사람-년'이라는 단위가** 있더라도
질병 발생률은 시간이 지나면서 변동할 수 있기 때문에
관찰 기간을 **명시**하는 것이 필수적이다.

그래서 하버드 대학교 조교들은 항상 학생들에게 이렇게 강조한다.
"유병률, 위험도, 발생률 그 어떤 지표든
결과를 해석할 때는 무조건 관찰 기간을 **명시하라!**
그래야 **시험에서 감점을 피할 수 있다!**"

Annual incidence rates of colorectal cancer in Korea

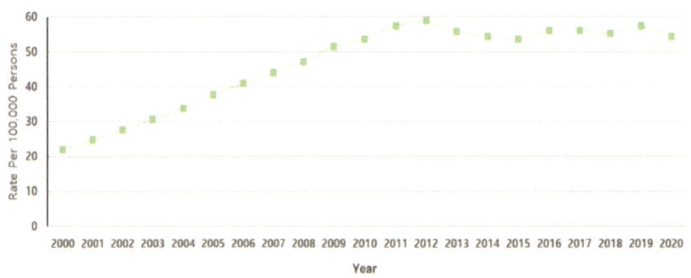

- In 2018 in Korea, 55.2 **cases** of colorectal cancer **developed per 100,000** person-years
- In 2018 in Korea, 55.2 **cases** of colorectal cancer **developed per 100,000** persons per year

발생률을 처음 접하면 '10만 사람–시간'이란 개념이 매우 낯설게 느껴질 것이다.
하지만 '사람 × 시간 = 10만'이 성립하는 **어떤 조합의 해석도 가능**하다.
- 예: **10만 명**을 1년 동안 추적했을 때 (10만 × 1 = 10만)
- 예: **1만 명**을 10년 동안 추적했을 때 (1만 × 10 = 10만)
- 예: **1천 명**을 100년 동안 추적했을 때 (1천 × 100 = 10만)

이처럼 **구체적으로 풀어서 해석**하면 이해하기가 더 쉬워진다.

특히, 연간 **발생률** 보고 시 '10만 사람–년'이 사용될 경우,
연간 보고라는 것을 감안해 1년을 추적 기간으로 잡아
'10만 명을 1년 동안 추적했을 때'라고 해석하는 것이 **가장 직관적**이다.

물론 **전문가**가 읽는 역학 **논문**에서는 보통 다음과 같이 표현되지만,
- '2018년 한국인의 연간 대장암 발생률은 **10만 사람–년당** 55.2건이다.'

대중이 읽는 **신문 기사**에서는 이해하기 쉽게 다음과 같이 표현된다.
- '2018년 1년 동안 한국에서는 **10만 명당** 55.2건의 대장암이 발생했다.'

이처럼 **대상에 따라 표현 방식을 조정**하면 개념 전달이 훨씬 쉬워진다.

Practice question

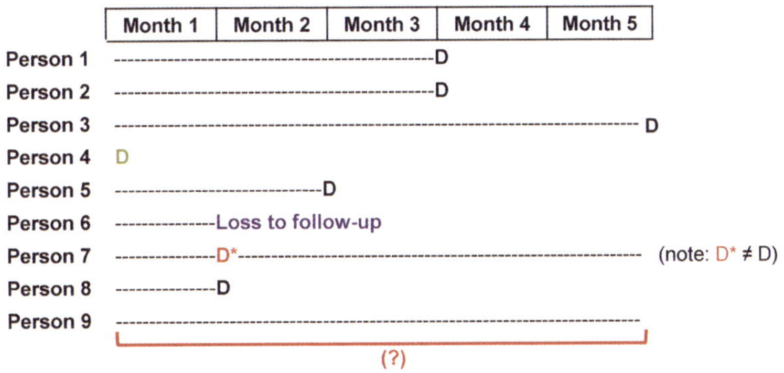

```
              Month 1  Month 2  Month 3  Month 4  Month 5
Person 1    ----------------------------------------D
Person 2    ----------------------------------------D
Person 3    -------------------------------------------------D
Person 4    D
Person 5    ------------------------------D
Person 6    ---------------Loss to follow-up
Person 7    ---------------D*-------------------------------------  (note: D* ≠ D)
Person 8    ---------------D
Person 9    -------------------------------------------------
                                 (?)
```

- **Incidence rate of D** over 5 months = $\frac{5}{3+3+5+2+1+5+1+5}$ = **0.2 cases/person-months**, excluding person 4
- In the population, **20 cases** of D **developed per 100 person-months** over 5 months

그림과 같은 예제 상황에서
5개월간의 추적 기간 동안 질병 D의 발생률을 계산해 보자.

먼저, **연구 시작 시점에서 질병 D에 걸릴 가능성이 있는 총 사람 수**는
이미 질병 D에 걸린 '사람 4'를 제외한 **8명**이다.
이 각각의 연구 참여자가 **질병 D 없이 관찰된 기간**을 모두 더하면
총 사람-개월은 3+3+5+2+1+5+1+5 = 25가 된다.
참고로, '사람 7'은 중간에 질병 D*에 걸리기는 했지만,
질병 D*는 질병 D가 아니고, 질병 D에 걸릴 가능성을 배제하지 않는다.
따라서 연구에 기여하는 기간은 1달이 아닌 5달이다.

이들을 추적하는 5개월 동안
질병 D가 총 5건(사람 1, 2, 3, 5, 8) 발생했으므로

발생률은 $\frac{5}{3+3+5+2+1+5+1+5}$ = 0.2 **건/사람-개월**이다.

즉, 5개월 동안 **이 집단**에서는 **100사람-개월당 20건의 질병 D가 발생**했다.

Incidence rate vs. hazard rate

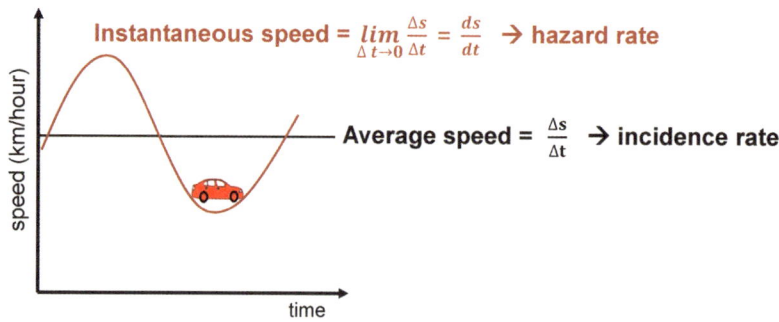

발생률과 비교할 개념으로 **위험률**(hazard rate)이 있다.

자동차 속력에 비유해 두 개념의 차이를 이해해 보자.
자동차를 타고 1시간 동안 60km를 이동했다면,
평균 속력은 60km/시간이지만
한 시간 내내 일정한 속력으로 이동하는 것은 아니다.
어떤 순간은 더 빠르게, 어떤 순간은 더 느리게 달리는 등
매 순간 자동차 속력은 **일정하지 않다**.

질병 발생도 마찬가지다.
일정 기간 동안 질병이 발생하는 평균 속력은 존재하지만
어떤 날은 더 빠르게, 어떤 날은 더 느리게 발생하는 등
날마다 질병 발생 속력은 **일정하지 않다**.

위 상황에서 평균 속력에 해당하는 것이 발생률,
순간 속력에 해당하는 것이 **위험률**이다.

속력을 구할 때
일정 기간 동안 총 이동한 거리를 뜻하는 **평균 속력**은
'총 이동 거리'를 '총 소요 시간'으로 나누어 쉽게 계산할 수 있다.
반면, **특정 순간**의 이동 거리를 뜻하는 **순간 속력**은
시간 간격(Δt)이 0으로 수렴하는 찰나의 이동 거리를 나타내므로
위치를 시간의 함수로 표현해 **미분**을 하여 계산해야 하므로 **복잡**하다.

$$* \text{평균 속력} = \frac{\text{총 이동 거리}}{\text{총 소요 시간}} \quad \text{vs.} \quad * \text{순간 속력} = \lim_{\Delta t \to 0} \frac{\Delta \text{위치}}{\Delta t} = \frac{d\text{위치}}{dt}$$

위치-시간 그래프에서 두 개념을 표현하자면,
평균 속력은 두 시점을 연결한 <u>직선의 기울기</u>이고
순간 속력은 특정 시점에서 **접선의 기울기**에 해당한다.

질병 발생률에서도 마찬가지이다.
일정 기간 동안의 평균 질병 발생 속력에 해당하는 **발생률**은
'총 질병 발생 수'를 '총 사람-시간'으로 나누어 쉽게 계산할 수 있다.
반면, **특정 시점**의 순간 질병 발생 속력에 해당하는 **위험률**은
특정 시점 t까지 생존했다는 전제하에
t와 t+Δt의 **시간 간격(Δt)이 0으로 수렴하는 찰나**에
질병이 발생할 **조건부 확률**이므로 계산이 **복잡**하다.

$$* \text{발생률} = \frac{\text{총 질병 발생 수}}{\text{총 사람-시간}} \quad \text{vs.} \quad * \text{위험률} = \lim_{\Delta t \to 0} \frac{P([t, t+\Delta t] \text{동안 질병 발생} \mid t \text{까지 생존})}{\Delta t}$$

사실, **위험률**은 심화된 개념으로,
생존 분석(survival analysis)에서 본격적으로 다루게 된다.
하지만 발생률과 **위험률** 모두 **속력**이라는 개념을 내포하므로
이 둘을 비교해서 이해해 두면 개념을 잡는 데 도움이 된다.
지금 단계에서는 다음만 기억해 두자!
- **발생률** = 일정 기간 동안 질병이 발생하는 <u>평균 속력</u>
- **위험률** = 특정 순간 질병이 발생하는 <u>순간 속력</u>

Incidence rate of disease

- Incidence rate = $\dfrac{\text{No. of people developing a disease}}{\text{No. of person-time at risk in the population}}$ over a period

  - **person-time at risk** → disease-free time contributed by susceptible participants
  - **developing** the disease → captures the **transition** from **non-diseased to diseased** state (i.e., new cases)
  - **unit: cases per 10^n person-time** → reflects the **speed** at which the disease develops in the population

- Range: NOT proportion → **0 to** ∞

- Interpretation:
  "In the population, X **cases** of the disease **developed per 10^n person-time over** the specified follow-up period."

- Applications
  - To account for **loss to follow-up** and **timing** of disease occurrence in a **long-term** epidemiologic study
  - To calculate **national health statistics,** such as **annual incidence rates of disease**

발생률은 두 가지 주요한 용도가 있다.

첫째, **장기 추적** 역학 연구에서 많이 활용된다.
발생률은 연구 중도 이탈자와 발병 시점을 모두 고려하므로
질병 발생 정도를 보다 **정확히 측정**하는 데 기여한다.

둘째, **국가 보건 통계** 산출에 널리 활용된다.
대표적인 예로, **연간 암 발생률** 통계가 있다.

Odds of survival

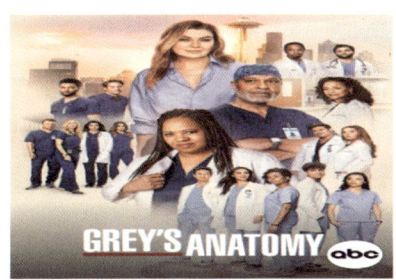

Cristina: What? the… **the surgery**?
Martha: Well, it's risky, isn't it? I mean, it's **a 5% chance of mortality**?
Cristina: Yes, but… that's **a 95% chance of success**.
Those are good **odds**.

Source: https://abc.com/browse

인구 집단 내 **질병이 발생하는 정도를 측정**하는 지표 중
마지막으로 살펴볼 것은 **오즈**다!

미국 의학 드라마 〈Grey's Anatomy〉에서는
다음과 같은 장면이 등장한다.
수술 여부를 결정하며,
사망 확률이 5%라 망설이는 환자에게
생존 확률은 95%여서 **오즈**가 좋다고
의사가 설명하는 장면이다.

오즈의 정의를 모르는 사람일지라도
수술 후 '**생존할 확률**' 과 '**사망할 확률**'의 **비**가 19:1이라는 사실을 통해
두 가능성의 크기를 상대적으로 비교함으로써
생존 가능성이 압도적으로 높다는 것을 쉽게 유추할 수 있다.

Odds of winning

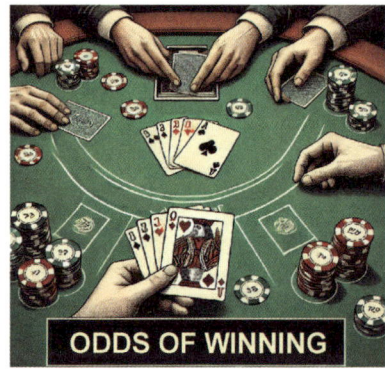
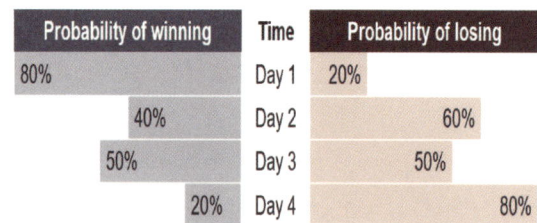

특히, 오즈는 **도박에서 승산**을 표현할 때 자주 사용된다.
예를 들어, 베팅에서 '**이길 확률**'과 '**질 확률**'의 **비**가 **3:1**이라면,
이길 확률이 질 확률의 **3배**라는 것을 의미한다.
즉, 한 번 질 때마다 **세 번 이긴다**는 뜻이다.

이처럼 '**이기거나**' '**지거나**' 두 가지 결과만 가능한 베팅에서
이길 확률이 $\frac{3}{4}$ = 75%라고 말하는 것보다
이길 확률 대 질 확률의 **비**가 **3:1**이라고 표현하는 것이
승산을 더 직관적으로 파악할 수 있도록 해준다.

Odds of developing disease

- Odds $= \dfrac{P(\text{disease occurrence})}{P(\text{NO disease occurrence})}$ **over** a period

  $= \dfrac{\text{risk of disease}}{\text{risk of NO disease}} = \dfrac{\text{risk of disease}}{1 - \text{risk of disease}} = \dfrac{\text{No. of people developing the disease}}{\text{No. of people NOT developing the disease}}$ **over** a period

예시를 통해 익힌 **오즈**를 **질병 상황**에서 정의해 보자.

질병 **발생 오즈**는
일정 추적 기간 동안 **인구 집단** 내에서
질병이 '발생할 확률'과 '발생하지 않을 확률' 간의 <u>상대적인 비</u>를 나타낸다.
즉, 질병이 **발생할 확률**이 발생하지 않을 확률의 **몇 배**인지를 알려준다.

※ 질병 **발생 오즈** $= \dfrac{P(\text{질병이 발생함})}{P(\text{질병이 발생하지 않음})} = \dfrac{P(\text{질병이 발생함})}{1 - P(\text{질병이 발생함})} = \dfrac{\text{위험도}}{1 - \text{위험도}}$

종종 연구에서는 위험도 대신 **유병률**을 사용해 질병 <u>존재</u> 오즈를 정의하는데,
특정 시점에서 인구 집단 내
질병이 '**있는 사람의 비율**'과 '없는 사람의 비율' 간의 <u>상대적인 비</u>를 나타낸다.
즉, 질병이 **있는 사람들의 비율**이 없는 사람들의 비율의 **몇 배**인지를 알려준다.

※ 질병 **존재 오즈** $= \dfrac{P(\text{질병이 있음})}{P(\text{질병이 없음})} = \dfrac{P(\text{질병이 있음})}{1 - P(\text{질병이 있음})} = \dfrac{\text{유병률}}{1 - \text{유병률}}$

Odds of developing disease

- Odds = $\dfrac{P(\text{disease occurrence})}{P(\text{NO disease occurrence})}$ over a period

  $= \dfrac{\text{risk of disease}}{\text{risk of NO disease}} = \dfrac{\text{risk of disease}}{1 - \text{risk of disease}} = \dfrac{\text{No. of people developing the disease}}{\text{No. of people NOT developing the disease}}$ over a period

- Range: ratio (NOT proportion) → **0 to ∞**

- Interpretation
  "In the population, the **probability** of disease **occurrence** was X **times** the **probability** of **NO** disease **occurrence over** the specified follow-up period."
  - **Odds > 1**: The disease is **more likely to occur** than not **(risk > 50%)**
  - **Odds = 1**: **Equal** likelihood **(risk = 50%)**
  - **Odds < 1**: The disease is **less likely to occur** than not **(risk < 50%)**

오즈는 비율이 아니라 **비(ratio)**이므로,
백분율(%)이 아닌 **숫자 그대로** 표현해야 하며
값의 범위도 **0부터 무한대(∞)까지**이다.
또한, 분모와 분자 모두 확률이기 때문에 **단위도 없다**.

해석 방식은 다음과 같다.
"추적 기간 동안 **해당 집단**에서
해당 질병이 **발생할 확률**은 발생하지 않을 확률의 **x배**였다."
오즈를 세부적으로 해석하면 다음과 같다.
- 오즈 > 1: 질병 **발생 확률**이 미발생 확률보다 **높음**
- 오즈 = 1: 질병 **발생 확률**과 미발생 확률이 50%:50%로 **동일**
- 오즈 < 1: 질병 **발생 확률**이 미발생 확률보다 **낮음**

Practice question

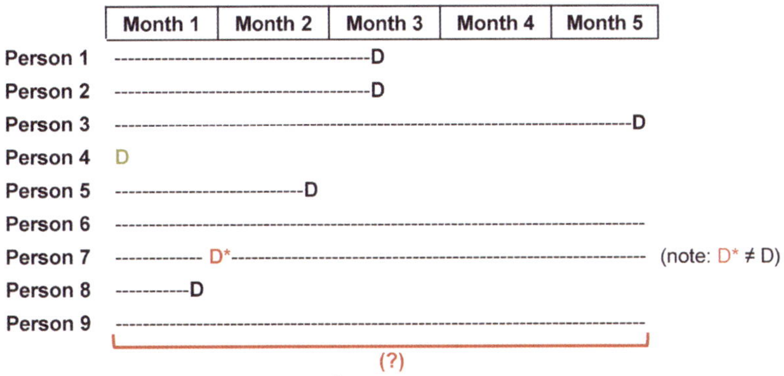

```
                Month 1   Month 2   Month 3   Month 4   Month 5
    Person 1   ----------------------------------D
    Person 2   ----------------------------------D
    Person 3   ------------------------------------------------------D
    Person 4   D
    Person 5   ------------------------D
    Person 6   ------------------------------------------------------
    Person 7   ----------D*------------------------------------------   (note: D* ≠ D)
    Person 8   ------D
    Person 9   ------------------------------------------------------
                                     (?)
```

- **Odds of developing D** over 5 months = $\frac{5}{3}$ = **1.67**, excluding person 4
- In the population, the probability of D occurrence was 1.67 times the probability of no D occurrence over 5 months

그림과 같은 예제 상황에서

5개월간의 추적 기간 동안 질병 D가 발생할 오즈를 계산해 보자.

먼저, **연구 시작 시점에서 질병 D에 걸릴 가능성이 있는 총 사람 수**는
이미 질병 D에 걸린 '사람 4'를 제외한 **8명**이다.
이들을 5개월 동안 추적한 결과:
- 질병 D **발생**: 총 **5건**(사람 1, 2, 3, 5, 8)
- 질병 D **미발생**: 총 **3건**(사람 6, 7, 9)

따라서 질병 D의 **발생 오즈**는 $\frac{5}{3}$ = 1.67이다.

또 다른 계산법으로,
같은 상황에서 계산한 질병 D의 **발생 위험도** $\frac{5}{8}$ 를 이용하면,
질병 D의 **발생 오즈**는 $\frac{\frac{5}{8}}{1-\frac{5}{8}}$ = 1.67이다.

즉, 5개월 동안 **이 집단**에서 질병 D의 **발생 확률**은 미발생 확률의 **1.67배**였다.
오즈>1 이므로, 질병 D의 **발생 확률**이 미발생 확률보다 **크다**는 것을 알 수 있다.

For rare disease, odds approximates risk

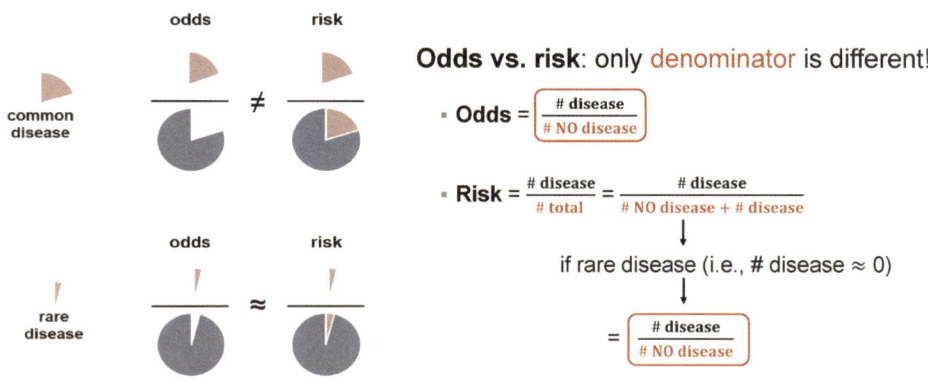

참고로, 발생 빈도가 매우 적은 희귀병(rare disease)의 경우,
'질병 **미발생자 수**'와 '**전체** 사람 수'가 거의 동일하므로
각각을 분모로 하는 질병 **발생 오즈**와 질병 <u>발생 위험도</u>가 **거의 같아진다**.

이를 수식으로 증명하면 다음과 같다.

※ <u>질병 발생 위험도</u>

$$= \frac{질병\ \mathbf{발생자}\ 수}{질병\ \mathbf{발생자}\ 수 + 질병\ \mathbf{미발생자}\ 수}$$

$$≒ \frac{질병\ \mathbf{발생자}\ 수}{질병\ \mathbf{미발생자}\ 수}$$

= 질병 발생 오즈

따라서 **질병 발생 빈도가 매우 낮을 때**에는
<u>오즈</u>를 <u>위험도</u>처럼 해석해도 된다.

Odds of developing disease

- Odds = $\dfrac{P(\text{disease occurrence})}{P(\text{NO disease occurrence})}$ over a period

  = $\dfrac{\text{risk of disease}}{\text{risk of NO disease}}$ = $\dfrac{\text{risk of disease}}{1-\text{risk of disease}}$ = $\dfrac{\text{No. of people developing the disease}}{\text{No. of people NOT developing the disease}}$ over a period

- Range: ratio (NOT proportion) → 0 to ∞

- Interpretation
  "In the population, the **probability** of disease **occurrence** was X **times** the probability of **NO** disease **occurrence over** the specified follow-up period."
  - **Odds > 1**: The disease is **more likely to occur** than not **(risk > 50%)**
  - **Odds = 1**: Equal likelihood **(risk = 50%)**
  - **Odds < 1**: The disease is **less likely to occur** than not **(risk < 50%)**

- Applications
  - Used in **case-control study**

오즈는

수술 성공 가능성이나 베팅의 승산을 나타내는 데 자주 사용되지만,

역학 연구에서는 **제한적으로 활용**된다.

이는 유병률, 위험도, 발생률 등의 지표들이

보다 직관적으로 해석될 수 있기 때문이다.

단, 환자-대조군 연구(case-control study)에서는

유일하게 오즈만 정확하게 계산될 수 있기 때문에

오직 오즈만 사용 가능하다.

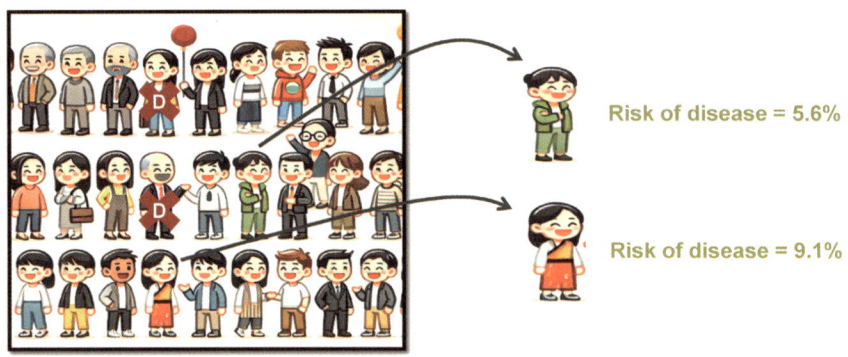

유병률, 위험도, 발생률, 오즈와 관련하여 **명심**해야 할 점은,
이들은 개인 수준(individual-level)이 아닌 **집단 수준(group-level)**에서
질병이 발생하는 정도를 측정하는 지표라는 점이다.

예를 들어, **생애 동안 한국인의 대장암 발생 위험도**가 7.3%라는 것은,
평균적으로 한국인 100명 중 7.3명이 생애 중 대장암에 걸린다는 뜻이지
특정 한국인이 생애 중 대장암에 걸릴 확률이 7.3%라는 뜻은 아니다.
대장암 가족력, 식생활 습관 등 개별적인 요인에 따라
특정 한국인이 대장암에 걸릴 확률은 7.3%보다 높거나 낮을 수 있다.
이는 마치 한국인 성인 남성의 **평균 키**가 172cm라고 해서
모든 한국인 남성의 키가 172cm인 것은 아니라는 것과 같다.
개개인의 키는 평균을 중심으로 다양하게 분포한다.

다만, 개인의 질병 발생 위험도는 직접적으로 측정할 수 없기 때문에
집단 수준에서 구한 질병 발생 **위험도를 개인에게 적용**하여 **추정**할 뿐이다.
따라서 **집단 지표**로 개인의 질병 발생 위험도를 예측할 때는 그 **한계**를 인식해야 한다.

Summary I

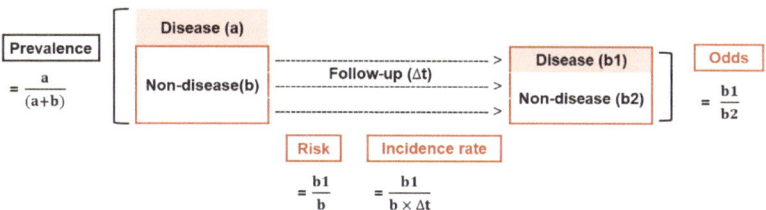

- **Prevalence**: How **widespread** a disease is in a population at a point in time
- **Risk**: The **probability** of a disease developing in a population over a period
- **Incidence rate**: How **quickly** a disease develops in a population over a period
- **Odds**: **Relative ratio** of disease **occurrence to non-occurrence** in a population over a period

지금까지 배운 **인구 집단 내 질병 발생 정도를 측정**하는 네 가지 지표는 다음과 같이 요약된다.

- **유병률**: 질병이 **확산된 정도**
- **위험도**: 질병이 **발생할 확률**
- **발생률**: 질병이 **발생하는 속력**
- **오즈**: 질병 **발생과 미발생 간의 상대적인 비**

이 지표들은 **각기 다른 관점**에서 질병 발생을 측정하므로, 각각의 **특성과 적절한 사용법**을 이해하는 것이 중요하다.

Summary II

	Prevalent disease	**Incident disease**
Measures of disease occurrence	• Prevalence • Odds	• Risk • Incidence rate • Odds
Applications	• Useful for public health policy and planning	• Optimal for etiologic research
	Provide **complementary** information	

마지막으로,
인구 집단 내 질병이 발생하는 정도를 측정할 때
'현존하는 질병'과 '새롭게 발생하는 질병'을 구분하는 것이 중요하다.

'현존하는 질병'을 측정하는
유병률 또는 유병률을 바탕으로 한 질병 존재 오즈는
공중보건 행정 및 정책 수립에 많이 활용된다.

반면 '**새롭게 발생**하는 질병'을 측정하는
위험도, 발생률, 위험도를 바탕으로 한 **질병 발생 오즈**는
질병을 원인을 규명하고자 하는 역학 연구에서 많이 활용된다.

결론적으로,
'**식품 섭취**' 분석과 '**영양소 섭취**' 분석이 서로 **상호 보완적**인 것처럼
'현존하는 질병' 측정 지표와 '새롭게 발생하는 질병' 측정 지표도 **상호 보완적**이다.

chapter

4

Association

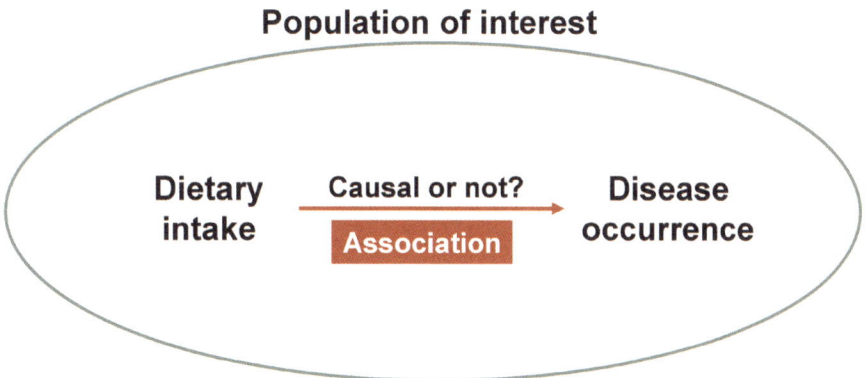

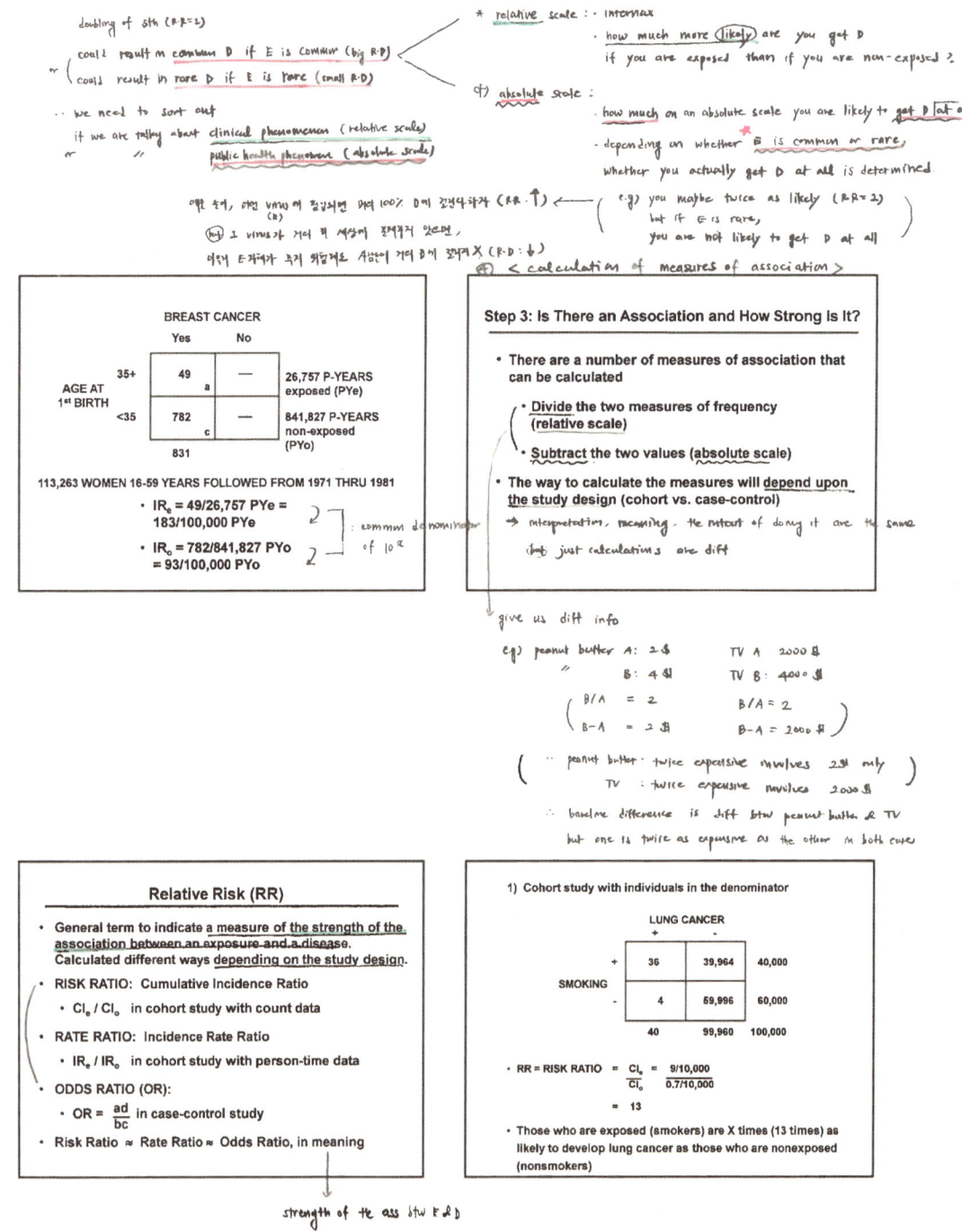

같은 역학 개념도 교수님마다 전하는 방식은 달랐다.
그래서 나는 여러 강의를 청강하며 같은 개념을 다른 시선으로 마주해 보려 했었다.
그중에서도 Julie Buring 교수님의 "왜, 연관성을 '비'와 '차이'라는 두 언어로 표현해야 하는가"에 대한 설명은
마치 퍼즐 한 조각이 제자리를 찾듯 내 안에 자리 잡았다.

4. MEASURES OF ASSOCIATION

Nutritional epidemiology

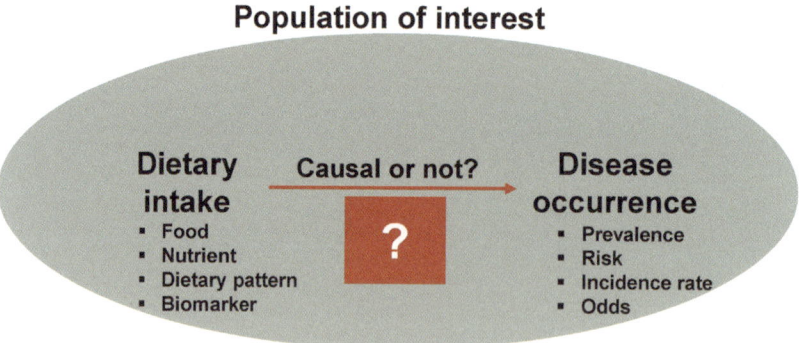

지금까지 우리는
식품 섭취, 영양소 섭취, 식사 패턴, 영양 바이오마커를 통해
연구 참여자들의 **식이 섭취를 표현**하는 방법을 이해했고,
유병률, 위험도, 발생률, 오즈를 활용하여
연구 **집단** 내 **질병 발생 정도를 기술**하는 방법을 익혔다.

이제부터는 본격적으로 **영양 역학 연구를 수행**할 차례이다!
과연 식이 섭취가 질병 발생에 영향을 미치는지 아닌지
두 변수 간의 연관성(association) 여부를 분석해 보자.

Definition of epidemiology

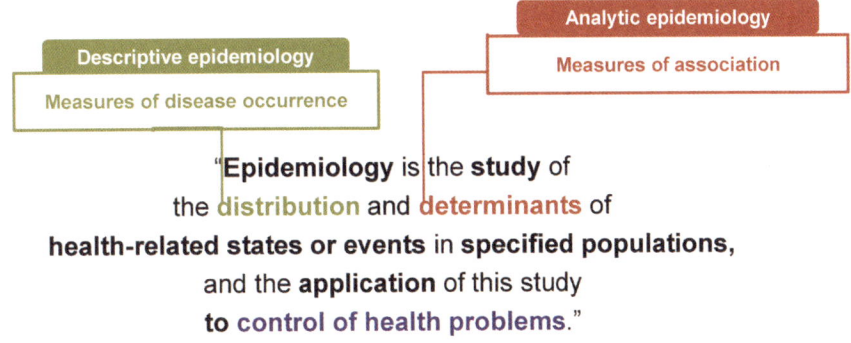

역학이란 학문의 정의를 다시 한번 상기해 보자!

"역학은 **인구 집단**에서 발생하는 **질병**을 연구하는 학문으로,
1) 질병의 **분포 양상**을 **기술**하고(descriptive epidemiology-**기술** 역학)
2) 질병 발생에 영향을 미치는 **요인**들을 **분석**하여(analytic epidemiology-**분석** 역학)
3) 질병의 **예방 및 관리** 방안을 제시하여 인류의 **건강증진**을 도모한다."

이전 챕터에서 배운
유병률, 위험도, 발생률, 오즈는
인구 집단 내 질병 발생 정도를 기술하는 '**기술 역학**'에 해당하고,

앞으로 배우게 될
두 변수 간의 연관성을 나타내는 지표(measures of association)는
식이 섭취가 질병 발생에 미치는 영향을 분석하는 '**분석 역학**'에 속한다.

What does the statement "exposure is associated with outcome" mean?

그렇다면,
노출변수와 **결과변수**라는 **두 변수** 사이에
연관성이 있다는 것은
정확히 무엇을 의미할까?

Associated or not?

	Supplement intake		No supplement intake
% cancer patients	a	vs.	b
Mean blood pressure	c	vs.	d

Is supplement intake associated with cancer development?
- a=b → NOT associated
- a≠b → associated

Is supplement intake associated with blood pressure?
- c=d → NOT associated
- c≠d → associated

예를 들어, '보충제 섭취(예/아니요)'와 '암 발생(예/아니요)'에 대하여
'보충제 섭취는 **암 발생**과 **연관성이 있다**'는 말은
보충제 섭취자와 비섭취자 간에 **암 발생률**이 서로 달라
보충제 섭취가 암 발생에 **영향을 미친다**는 뜻이다.
반면, '보충제 섭취는 **암 발생**과 **연관성이 없다**'는 말은
보충제 섭취자와 비섭취자 간에 **암 발생률**이 서로 같아
보충제 섭취가 암 발생에 **아무런 영향을 미치지 않는다**는 뜻이다.

또 다른 예로, '보충제 섭취(예/아니요)'와 '고혈압(mmHg)'에 대하여
'보충제 섭취는 **혈압**과 **연관성이 있다**'는 말은
보충제 섭취자와 비섭취자 간에 **평균 혈압**이 서로 달라
보충제 섭취가 혈압에 **영향을 미친다**는 뜻이다.
반면, '보충제 섭취는 **혈압**과 **연관성이 없다**'는 말은
보충제 섭취자와 비섭취자 간에 **평균 혈압**이 서로 같아
보충제 섭취가 혈압에 **아무런 영향을 미치지 않는다**는 뜻이다.

Measures of association

- Compare **measures of disease occurrence** between **exposed** and **unexposed** group

	Ratio (relative measures)	Difference (absolute measures)
Prevalence	$PR = \dfrac{Prevalence_{exposed}}{Prevalence_{unexposed}}$	$PD = Prevalence_{exposed} - Prevalence_{unexposed}$
Risk	$RR = \dfrac{Risk_{exposed}}{Risk_{unexposed}}$	$RD = Risk_{exposed} - Risk_{unexposed}$
Incidence rate	$IRR = \dfrac{Incidence\ rate_{exposed}}{Incidence\ rate_{unexposed}}$	$IRD = Incidence\ rate_{exposed} - Incidence\ rate_{unexposed}$
Odds	$OR = \dfrac{Odds_{exposed}}{Odds_{unexposed}}$	$OD = Odds_{exposed} - Odds_{unexposed}$

역학 연구에서는

노출변수와 **결과변수** 간의 **연관성** 여부를 평가하기 위해

노출 그룹(exposed group)과 비노출 그룹(unexposed group) 사이

유병률, 위험도, 발생률, 오즈와 같은 **질병 발생 지표를 비교**한다.

이때 두 그룹 간

지표들의 **비(ratio)** 또는 **차이(difference)**를 계산하며,

이를 노출변수와 **결과변수** 간의 **연관성 지표**라고 총칭한다.

2×2 table in epidemiology

Are exposure and disease associated or not?

	Exposed	Unexposed
Disease	A	B
No disease	C	D

vs.

Is the prevalence/risk/rate/odds of disease
different
between <u>exposed</u> and <u>unexposed</u> group?

(i.e., Does <u>exposed group</u> develop more/less disease
compared to <u>unexposed group</u>?)

역학 연구에서 노출변수와 **결과변수** 간의 **연관성**을 평가할 때
가장 흔히 사용되는 도구는 '2×2 테이블'로,
- 노출변수: 두 가지 경우(노출 vs. 비노출)
- **결과변수**: 두 가지 경우(유병 vs. 무병)

간의 **모든 가능한 조합** 2×2 = 4가지를 보여준다.

2×2 테이블은 다양한 방식으로 작성할 수 있지만,
연관성을 분석할 때는
노출 그룹과 비노출 그룹 간의 **질병 발생 정도**를 비교하므로,
이를 **가장 직관적으로 나타내는 구조**는 다음과 같다.

	노출 그룹	비노출 그룹
유병		
무병		

Practice question: complete the 2×2 table!

At the start of the spring semester in 2022, there were a total of 400 students in the department of epidemiology at the Harvard School of Public Health. Among them, 200 students were regularly taking vitamin supplements, and **10 of these students were already experiencing depression at baseline.** After 6 months of follow-up, 10 students taking vitamin supplements developed depression, while 20 students not taking vitamin supplements also developed depression. To determine whether vitamin supplement intake is associated with the **development** of depression, complete the 2×2 table.

	Vitamin supplement	No vitamin supplement
Depression		
No depression		

예제를 통해 **데이터를 2×2 테이블로 정리**하는 **연습**을 해보자.

2022년 봄학기 초, 하버드 보건대학원 역학과에는 총 400명의 학생이 있었다.
이 중 200명은 비타민 보충제를 꾸준히 섭취하고 있었으며
이 200명 중 10명은 **이미 우울증**을 앓고 있었다.

학생들을 6개월 동안 추적한 결과,
비타민 보충제를 섭취한 학생들 중 10명,
비타민 보충제를 섭취하지 않는 학생들 중 20명이
새롭게 우울증에 걸렸다.

비타민 보충제 섭취와 우울증 **발생** 간의 연관성 여부를 조사하기 위한
2×2 테이블을 작성해 보자.

Practice question: complete the 2×2 table!

At the start of the spring semester in 2022, there were a total of 400 students in the department of epidemiology at the Harvard School of Public Health. Among them, 200 students were regularly taking vitamin supplements, and **10 of these students were already experiencing depression at baseline.** After 6 months of follow-up, 10 students taking vitamin supplements developed depression, while 20 students not taking vitamin supplements also developed depression. To determine whether vitamin supplement intake is associated with the **development** of depression, complete the 2×2 table.

	Vitamin supplement	No vitamin supplement	
Depression	④ 20	⑥ 20	
No depression	⑤ 180	⑦ 180	
	② 200	③ 200	① **400**

혹시, <u>400명을 총 인원</u>으로 하여 2×2 테이블을 작성했는가?

이 문제에서 핵심 단어는 '**발생**'이다.

Development of disease → incident cases!

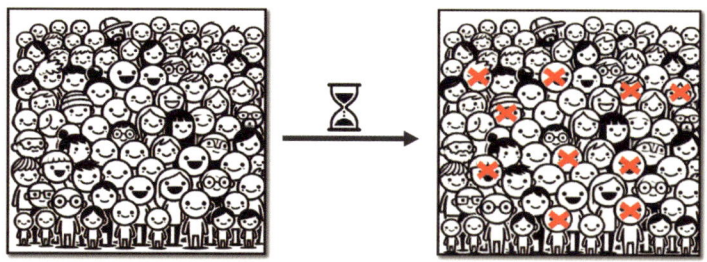

즉, 연구 목적은

추적 기간 **동안 새롭게 발생한 우울증**과의 연관성을 분석하는 것이지

추적이 끝난 시점에 존재하는 우울증과의 연관성을 조사하는 것이 아니다.

Practice question: complete the 2×2 table!

At the start of the spring semester in 2022, there were a total of 400 students in the department of epidemiology at the Harvard School of Public Health. Among them, 200 students were regularly taking vitamin supplements, and **10 of these students were already experiencing depression at baseline.** After 6 months of follow-up, 10 students taking vitamin supplements developed depression, while 20 students not taking vitamin supplements also developed depression. To determine whether vitamin supplement intake is associated with the **development** of depression, complete the 2×2 table.

	Vitamin supplement	No vitamin supplement	
Depression	④ 10	⑥ 20	
No depression	⑤ 180	⑦ 180	
	② 190	③ 200	① 390

따라서 **연구 시작 시점에 이미 우울증을 앓고 있던 10명은 제외**하고 나머지 390명을 대상으로 2×2 테이블을 작성해야 한다.

Measures of association

- Compare **measures of disease occurrence** between **exposed** and **unexposed** group

	Ratio (relative measures)	Difference (absolute measures)
Prevalence	$PR = \dfrac{Prevalence_{exposed}}{Prevalence_{unexposed}}$	$PD = Prevalence_{exposed} - Prevalence_{unexposed}$
Risk	$RR = \dfrac{Risk_{exposed}}{Risk_{unexposed}}$	$RD = Risk_{exposed} - Risk_{unexposed}$
Incidence rate	$IRR = \dfrac{Incidence\ rate_{exposed}}{Incidence\ rate_{unexposed}}$	$IRD = Incidence\ rate_{exposed} - Incidence\ rate_{unexposed}$
Odds	$OR = \dfrac{Odds_{exposed}}{Odds_{unexposed}}$	$OD = Odds_{exposed} - Odds_{unexposed}$

지금부터는 앞서 제시된 **비타민 보충제 섭취와 우울증 발생 사례**를 통해 **연관성 지표들의 계산법**과 **해석 방법**에 대해 알아보자.

먼저, **상대적인 비로 표현된 연관성 지표**들부터 살펴보자.

Prevalence ratio

	Exposed (E+)	Unexposed (E-)
Disease (D+)	A	B
No disease (D-)	C	D

Prevalence in each group	A/(A+C)	B/(B+D)
Prevalence ratio	[A/(A+C)] / [B/(B+D)]	
Range	0 to ∞	

첫째, **유병률비**(prevalence ratio)이다.

노출 그룹과 <u>비노출 그룹</u> 각각에서 **유병률**을 **계산**한 후,

관심 집단인 **노출 그룹의 유병률**은 분자로

<u>기준 집단(reference group)</u>인 <u>비노출 그룹의 유병률</u>은 <u>분모</u>로 하여 계산한다.

$$\text{유병률비} = \frac{\text{노출 그룹의 유병률}}{\text{비노출 그룹의 유병률}}$$

즉, **유병률비**는

노출 그룹의 유병률이 비노출 그룹의 유병률의 **몇 배**인지를 나타내는 지표이다.

유병률 값의 범위가 0 ≤ **유병률** ≤ 1 이므로,

유병률비 값의 범위는 0 ≤ **유병률비** ≤ **무한대**(∞)가 된다.

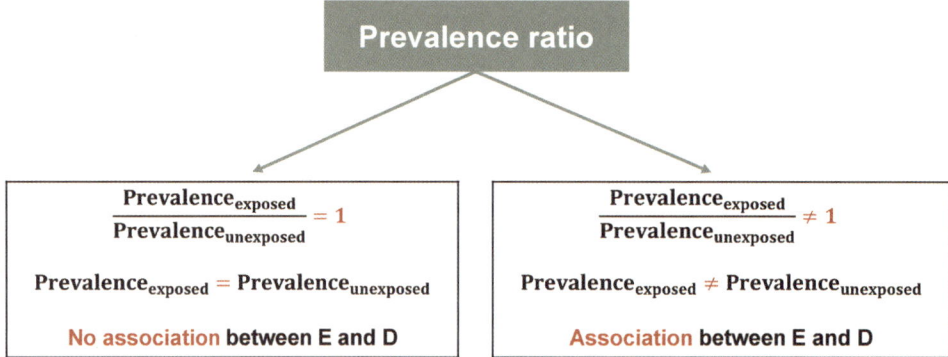

유병률비를 바탕으로 **연관성 여부**를 평가하려면
그 **값**이 1인지 아닌지를 확인하면 된다.

만약 **유병률비=1**이면,
노출 그룹과 비노출 그룹의 **유병률**이 서로 **같다**는 말로
노출 여부가 유병률에 **영향을 미치지 않는다**는 뜻이다.
즉, 노출변수와 질병 보유 사이에 **연관성이 없음**을 의미한다.

반면 **유병률비 ≠ 1**이면,
노출 그룹과 비노출 그룹의 **유병률**이 서로 **다르다**는 말로,
노출 여부가 유병률에 **영향을 미친다**는 뜻이다.
즉, 노출변수와 질병 보유 사이에 **연관성이 있음**을 의미한다.

Prevalence ratio

	Exposed (E+)	Unexposed (E-)
Disease (D+)	A	B
No disease (D-)	C	D

Prevalence in each group	A/(A+C) B/(B+D)
Prevalence ratio	[A/(A+C)] / [B/(B+D)]
Range	0 to ∞
Meaning	• > 1: E is positively associated with D • = 1: E is NOT associated with D • < 1: E is inversely associated with D

유병률비 ≠ 1를 좀 더 세분화해 보자.

유병률비 > 1이면,
노출 그룹의 유병률이 비노출 그룹의 유병률보다 **높다**는 말로,
노출 시 **유병률이 증가**하므로
이를 **양의 연관성**(positive association)이라 한다.

유병률비 < 1이면,
노출 그룹의 유병률이 비노출 그룹의 유병률보다 **낮다**는 말로,
노출 시 **유병률이 감소**하므로
이를 **음의 연관성**(inverse association)이라 한다.

노출 요인이 유병률을 **높이는지 낮추는지**는 매우 중요한 정보이다.
따라서 노출변수와 질병 보유 간 **연관성이 존재**할 경우,
단순히 **연관성이 있다**는 것만 언급할 것이 아니라
그 **방향성**(direction of association)까지도 반드시 명시해야 한다.

Prevalence ratio

	Exposed (E+)	Unexposed (E-)
Disease (D+)	A	B
No disease (D-)	C	D

Prevalence in each group	A/(A+C)	B/(B+D)
Prevalence ratio	[A/(A+C)] / [B/(B+D)]	
Range	0 to ∞	
Meaning	• > 1: E is positively associated with D • = 1: E is NOT associated with D • < 1: E is inversely associated with D	
Interpretation	In the population, people who were **exposed** had # times the **prevalence** of **D** compared to those who were unexposed at the given point in time.	

질병 발생 지표를 정확히 해석하는 것이 중요했던 것처럼
연관성 지표 또한 **정확한 해석**이 중요하다.

해석 방식은 다음과 같다.
"특정 시점 해당 집단에서
노출 그룹의 해당 질병 유병률은 비노출 그룹의 유병률의 x배였다."

하버드 보건대학원 역학 과목 시험에서는 **연관성 지표** 해석 문제가 꼭 출제된다.
이 문제에서 **만점**을 받기 위해서는 반드시 다음 다섯 가지를 모두 기술해야 한다.

- 관찰 기간
- 관찰 대상
- 비교 그룹: 노출 그룹 vs. 비노출 그룹
- 질병 발생 지표 및 해당 질병명
- 비: 몇 배

위 다섯 가지 중 **하나라도 빠지면 무조건 감점**된다.

Practice question: prevalence ratio

	Vitamin supplement	No vitamin supplement
Depression	20	20
No depression	180	180
		400
Prevalence in each group	$\frac{20}{200} = 0.1$ =	$\frac{20}{200} = 0.1$
Prevalence ratio	\multicolumn{2}{c}{$\frac{0.1}{0.1} = 1$}
Meaning	\multicolumn{2}{c}{Since prevalence ratio = 1, vitamin supplement intake was NOT associated with the prevalence of depression.}
Interpretation	\multicolumn{2}{c}{In this population, students **taking** vitamin supplements had the same prevalence of depression as students not taking vitamin supplements at the end of the follow-up.}

앞서 제시된 예시 상황에서 **유병률비**를 계산해 보자.

6개월 추적이 **끝난 시점**에 **존재하는** 우울증의 **유병률**을 비교해야 하므로, **400명 전체를 대상**으로 만든 2×2 테이블을 사용해야 한다.

비타민 보충제를 **섭취한** 학생들의 **우울증 유병률**은 0.1이고
섭취하지 않은 학생들의 유병률도 0.1이니,
두 그룹의 **유병률비**는 1이 된다.
즉, 비타민 보충제 섭취는 우울증 유병률에 **영향을 미치지 않는다**.

정식 **해석**은 다음과 같다.
"2022년 봄학기가 끝난 후 하버드 보건대학원에서는
비타민 보충제를 **섭취한** 학생들의 **우울증 유병률**이
섭취하지 않은 학생들의 유병률과 **같았다**."

Risk ratio

	Exposed (E+)	Unexposed (E−)
Disease (D+)	A	B
No disease (D−)	C	D
Risk in each group	A/(A+C)	B/(B+D)
Risk ratio	[A/(A+C)] / [B/(B+D)]	
Range	0 to ∞	
Meaning	• > 1: E is positively associated with D (i.e., *if causal, E increases D*) • = 1: E is NOT associated with D (i.e., *E does not influence D*) • < 1: E is inversely associated with D (i.e., *if causal, E decreases D*)	
Interpretation	In the population, people who were **exposed** had # times the risk of D compared to those who were unexposed over the specified follow-up period.	

상대적인 비로 표현된 **연관성 지표** 중 두 번째는
위험도비(risk ratio)이다.

계산 및 해석의 **기본 원리는** 유병률비에서 설명한 것과 **동일**하다.
다만, 다음 **세 가지 부분만 교체**하면 된다.
- 계산 시: 노출 그룹과 비노출 그룹에서 유병률 대신 **위험도** 계산
- 해석 시: 유병률 대신 **위험도**라는 용어 사용
- 해석 시: 특정 시점 대신 **특정 기간** 명시

추가적으로, **위험도**는 '현존하는 질병'이 아닌 '**새롭게 발생**하는 질병'을 반영하므로
노출변수와 질병 발생 간의 **인과관계**를 분석하는 데 용이하다.
만약 **위험도비 >1인 양의 연관성**이 있다면,
노출변수는 질병을 유발하는 **위험인자**(risk factor)일 가능성이 크다.
만약 **위험도비 <1인 음의 연관성**이 있다면,
노출변수는 질병을 예방하는 **보호인자**(protective factor)일 가능성이 크다.

Practice question: risk ratio

	Vitamin supplement	No vitamin supplement
Depression	10	20
No depression	180	180

390

Risk in each group	$\frac{10}{190} = 0.053$ <	$\frac{20}{200} = 0.1$
Risk ratio	\multicolumn{2}{c}{$\frac{0.053}{0.1} = 0.53$}	
Meaning	\multicolumn{2}{c}{Since risk ratio < 1, vitamin supplement intake was **inversely associated** with the risk of depression.}	
Interpretation	\multicolumn{2}{c}{In this population, students taking vitamin supplement had 0.53 times the risk of depression compared to students not taking vitamin supplement over the 6 months of follow-up.}	

앞서 제시된 예시 상황에서 **위험도비**를 계산해 보자.

6개월 동안 새롭게 발생한 우울증의 **위험도**를 비교해야 하므로,
연구 시작 시점에서 이미 우울증을 앓고 있던 **10명을 제외**한
390명을 대상으로 만든 2×2 테이블을 사용해야 한다.

비타민 보충제를 **섭취한** 학생들의 **우울증 발생 위험도**는 0.053이고
섭취하지 않은 학생들의 위험도는 0.1이다.
비타민 보충제를 **섭취한 그룹의 위험도**가 더 낮으므로
두 그룹의 **위험도비**는 1보다 작은 0.53이 된다.
즉, 비타민 보충제 섭취는 우울증 발생 위험도와 **음의 연관성**을 가진다.

정식 **해석**은 다음과 같다.
"2022년 봄학기 6개월 동안 하버드 보건대학원에서는
비타민 보충제를 **섭취한** 학생들의 우울증 발생 위험도가
섭취하지 않은 학생들의 위험도의 **0.53배**였다."

Incidence rate ratio

	Exposed (E+)	Unexposed (E−)
Disease (D+)	A	B
No disease (D−)	C	D
Total person-month	E	F
Incidence rate in each group	A/E cases/person-time	B/F cases/person-time
Incidence rate ratio	(A/E) / (B/F)	
Range	0 to ∞	
Meaning	• > 1: E is positively associated with D (i.e., if causal, E increases D) • = 1: E is NOT associated with D (i.e., E does not influence D) • < 1: E is inversely associated with D (i.e., if causal, E decreases D)	
Interpretation	In the population, people who were **exposed** had # times the incidence rate of D compared to those who were unexposed over the specified follow-up period.	

상대적인 비로 표현된 **연관성 지표** 중 세 번째는
발생률비(incidence rate ratio)이다.

계산 및 해석의 **기본 원리는** 위험도비에서 설명한 것과 **동일**하지만
계산 시 **발생률**을 활용하고
해석 시 **발생률**이란 용어를 사용해야 한다.

참고로, 발생률 자체에는 '건/사람−시간'이란 단위가 있지만,
발생률을 발생률로 나누면 단위가 상쇄되므로
발생률비에는 **단위가 없다.**

Practice question: incidence rate ratio

	Vitamin supplement	No vitamin supplement	
Depression	10	20	
No depression	180	180	
Total person-month	1110	1115	390
Incidence rate in each group	$\frac{10}{1110}$ = 0.009 cases/person-month <	$\frac{20}{1115}$ = 0.018 cases/person-month	
Incidence rate ratio	\multicolumn{2}{c}{$\frac{0.009}{0.018}$ = 0.50}	
Meaning	\multicolumn{2}{c}{Since incidence rate ratio < 1, vitamin supplement intake was inversely associated with the incidence rate of depression.}	
Interpretation	\multicolumn{2}{c}{In this population, students taking vitamin supplement had 0.50 times the incidence rate of depression compared to students not taking vitamin supplement over the 6 months of follow-up.}	

앞서 제시된 예시 상황에서 **발생률비**를 계산해 보자.

6개월 동안 새롭게 발생한 우울증의 **발생률**을 비교해야 하므로,
위험도비처럼 **390명을 대상**으로 만든 2×2 테이블을 사용해야 한다.
또한, 학생들이 우울증 없이 있었던 **총 사람-시간 정보**가 필요하다.

비타민 보충제를 **섭취**한 학생들의 **우울증 발생률**은 0.009 **건/사람-달**이고
섭취하지 않은 학생들의 발생률은 0.018 **건/사람-달**이다.
비타민 보충제를 **섭취한 그룹의 발생률**이 더 **낮으므로**
두 그룹의 **발생률비는 1보다 작은 0.50**이 된다.
즉, 비타민 보충제 섭취는 우울증 발생률과 **음의 연관성**을 가진다.

정식 **해석**은 다음과 같다.
"2022년 봄학기 6개월 동안 하버드 보건대학원에서는
비타민 보충제를 <u>섭취한</u> 학생들의 <u>우울증 발생률</u>이
<u>섭취하지 않은</u> 학생들의 <u>발생률</u>의 0.50배였다."

Incidence rate ratio vs. hazard ratio

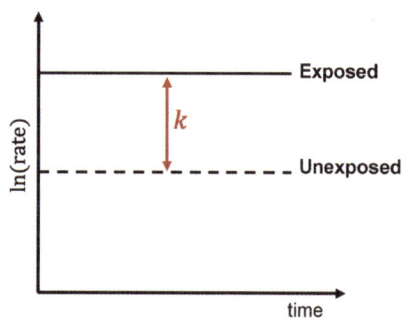
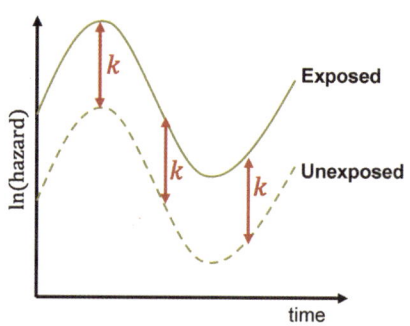

- **constant** rate
- **constant** rate ratio: $\frac{\text{Rate}_{\text{exposed}}}{\text{Rate}_{\text{unexposed}}} = e^k$

- **time-varying** hazard
- **constant** hazard ratio: $\frac{\text{Hazard}_{\text{exposed}}}{\text{Hazard}_{\text{unexposed}}} = e^k$

참고로, **위험률**이 존재하므로 **위험률비**(hazard ratio)도 정의된다.
사실, **위험률비**는 역학 논문에서 **가장 많이 사용되는 연관성 지표**이다.
비록 위험률비의 **계산은 복잡**하지만, **해석 원리**는 발생률비와 **동일**하다.
단, **위험률비**와 발생률비 사이에는 중요한 개념적 차이가 있다.

발생률은 특정 기간 동안 질병이 발생하는 평균 속력으로,
노출 그룹과 비노출 그룹 각각에서
해당 기간 내내 그 값이 일정(constant)하다고 가정된다.
따라서 두 그룹 간 발생률의 비인 발생률비 역시
해당 기간 내내 그 값이 일정하게 된다.

반면, **위험률**은 특정 **순간** 질병이 발생하는 **순간 속력**으로,
노출 그룹과 비노출 그룹 각각에서
매 순간 그 값이 **달라질 수 있다**.
하지만 두 그룹 간 위험률의 비인 **위험률비**는
해당 기간 내내 그 값이 **일정하다고 가정**된다.

Odds ratio

	Exposed (E+)	Unexposed (E-)
Disease (D+)	A	B
No disease (D-)	C	D

Odds in each group	A/C	B/D
Odds ratio	(A/C) / (B/D) = **(A×D) / (B×C)**	
Range	0 to ∞	
Meaning	• > 1: E is positively associated with D (i.e., *if causal, E increases D*) • = 1: E is NOT associated with D (i.e., *E does not influence D*) • < 1: E is inversely associated with D (i.e., *if causal, E decreases D*)	
Interpretation	In the population, people who were **exposed** had # times the odds of D compared to those who are unexposed over the specified follow-up period.	

상대적인 비로 표현된 **연관성 지표** 중 네 번째는
오즈비(odds ratio)이다.

계산 및 해석의 **기본 원리는** 위험도비에서 설명한 것과 **동일하지만**
계산 시 **오즈**를 활용하고
해석 시 **오즈**란 용어를 사용해야 한다.

Practice question: odds ratio

	Vitamin supplement	No vitamin supplement
Depression	10	20
No depression	180	180

390

Odds in each group	$\frac{10}{180} = 0.056$	<	$\frac{20}{180} = 0.11$
Odds ratio	$\frac{0.056}{0.11} = 0.51$		
Meaning	Since odds ratio < 1, vitamin supplement intake was inversely associated with the odds of depression.		
Interpretation	In this population, students taking vitamin supplement had 0.51 times the odds of depression compared to students not taking vitamin supplement over the 6 months of follow-up.		

앞서 제시된 예시 상황에서 **오즈비**를 계산해 보자.

6개월 동안 새롭게 발생한 우울증의 **오즈**를 비교해야 하므로,
위험도비처럼 **390명을 대상**으로 만든 2×2 테이블을 사용해야 한다.

비타민 보충제를 **섭취한** 학생들의 **우울증 발생 오즈**는 0.056이고
섭취하지 않는 학생들의 오즈는 0.11이다.
비타민 보충제를 **섭취한 그룹의 오즈**가 더 **낮으므로**
두 그룹의 **오즈비는 1보다 작은 0.51**이 된다.
즉, 비타민 보충제 섭취는 우울증 발생 오즈와 **음의 연관성**을 가진다.

정식 **해석**은 다음과 같다.
"2022년 봄학기 6개월 동안 하버드 보건대학원에서는
비타민 보충제를 **섭취한** 학생들의 **우울증 발생 오즈**가
섭취하지 않은 학생들의 오즈의 **0.51배**였다."

Measures of association: relative measures

	Measures of association	Value	Conclusion
Prevalent cases	Prevalence ratio	1	No association
Incident cases	Risk ratio	0.53	Inverse association
	Incidence rate ratio (cf. hazard ratio: most widely used in epidemiology)	0.50	Inverse association
	Odds ratio (used in case-control study)	0.51	Inverse association

Consistent

지금까지 우리는 **하나의 예시 상황**을 바탕으로,
상대적인 비로 연관성을 나타내는 **지표 네 가지**를 계산해 보았다.

현존하는 질병과 연관성을 살펴보는 유병률비는
비타민 보충제 섭취와 우울증 보유 간 연관성이 없다고 제시했지만,
새롭게 발생하는 질병과 연관성을 살펴보는 **위험도비, 발생률비, 오즈비**는
비타민 보충제 섭취와 우울증 **발생** 간 **음의 연관성**을 가진다고 제시했다.

현존하는 질병은 질병이 많이 발생하거나 오래 지속될 때 증가하므로
유병률비는
노출변수가 질병의 발생과 생존에 미치는 복합적인 영향을 반영한다.

반면, **새롭게 발생하는 질병**은 질병이 **많이** 발생할 때 증가하므로
위험도비, 발생률비, 오즈비는
노출변수가 질병 **발생**에 미치는 영향만 **순수하게** 나타내고,
질병 발생의 위험인자 또는 보호인자를 규명하는데 유용하다.

위험도비, 발생률비, 오즈비는
모두 **새롭게 발생하는 질병**과의 연관성을 평가하기 때문에
각각의 값은 다르더라도
연관성 여부 및 방향성에 대해서는 **일관된 결론**을 제시했다.
반면, 이들 지표는 현존하는 질병과의 연관성을 살펴본 유병률비와는
연관성 여부 및 방향성에 대해 결론이 달랐다.
질병의 서로 다른 측면(현존 vs. 새로운 발생)을 살펴보는 지표 간에
결론이 다를 수 있다는 점은 당연한 이치이다.

역학 연구에서는
질병 **발생**을 **증가**시키거나 **감소**시키는 **요인**을 찾는 것이 주된 목적이므로,
연구 진행 시 **새롭게 발생하는 질병**과의 **연관성**을 분석하는
위험도비, 발생률비, 위험률비, 오즈비가 선호되며,
이 중에서도 **위험률비가 가장 많이 사용**된다.

위험률비는
중도 이탈자를 고려하고 **발병 시점**도 반영할 수 있으며,
매 순간 질병 발생률이 **일정하다**는 비현실적인 가정을 하지 **않는다**는 장점이 있다.

다만, **환자-대조군 연구**에서는
연구 설계상 **오직 오즈비**만 정확한 연관성 계산이 가능하므로
위험률비 대신 오즈비를 사용한다.

Measures of association

- Compare **measures of disease occurrence** between **exposed** and **unexposed** group

	Ratio (relative measures)	Difference (absolute measures)
Prevalence	$PR = \dfrac{Prevalence_{exposed}}{Prevalence_{unexposed}}$	$PD = Prevalence_{exposed} - Prevalence_{unexposed}$
Risk	$RR = \dfrac{Risk_{exposed}}{Risk_{unexposed}}$	$RD = Risk_{exposed} - Risk_{unexposed}$
Incidence rate	$IRR = \dfrac{Incidence\ rate_{exposed}}{Incidence\ rate_{unexposed}}$	$IRD = Incidence\ rate_{exposed} - Incidence\ rate_{unexposed}$
Odds	$OR = \dfrac{Odds_{exposed}}{Odds_{unexposed}}$	$OD = Odds_{exposed} - Odds_{unexposed}$

두 변수 간의 **연관성**은

노출 그룹과 비노출 그룹 간

질병 발생 지표들의 **상대적인 비**뿐만 아니라 **절대적인 차이**로도 나타낼 수 있다.

지금부터는 같은 예시 상황을 바탕으로

절대적인 차이로 표현된 **연관성 지표**들을 살펴보자.

Prevalence difference

	Exposed (E+)	Unexposed (E-)
Disease (D+)	A	B
No disease (D-)	C	D

Prevalence in each group	A/(A+C)	B/(B+D)
Prevalence difference	[A/(A+C)] − [B/(B+D)]	
Range	−1 to 1	

첫째, **유병률 차이**(prevalence difference)이다.
노출 그룹과 비노출 그룹 각각에서 **유병률을 계산**한 후,
관심 집단인 노출 그룹의 유병률에서
기준 집단인 비노출 그룹의 유병률을 빼면 된다.

※ **유병률 차이** = **노출 그룹**의 유병률 − 비노출 그룹의 유병률

즉, **유병률 차이**는
비노출 그룹의 유병률을 기준으로
노출 그룹의 유병률이 얼마나 더 높은지 또는 낮은지를 나타내는 지표이다.

유병률 값의 범위가 0 ≤ **유병률** ≤ 1이므로,
유병률 차이 값의 범위는 −1 ≤ **유병률 차이** ≤ 1이 된다.

```
                    ┌─────────────────────────┐
                    │  Prevalence difference  │
                    └─────────────────────────┘
                       ↙                ↘
```

Prevalence$_{exposed}$ − Prevalence$_{unexposed}$ = 0	Prevalence$_{exposed}$ − Prevalence$_{unexposed}$ ≠ 0
Prevalence$_{exposed}$ = Prevalence$_{unexposed}$	Prevalence$_{exposed}$ ≠ Prevalence$_{unexposed}$
No association between E and D	**Association** between E and D

연관성 여부를 판단하기 위한 **기준값**은
유병률비의 경우 1이지만
유병률 차이의 경우 0이다.

만약 **유병률 차이**=0이면,
노출 그룹과 비노출 그룹의 유병률이 서로 같다는 말로
노출 여부가 유병률에 **영향을 미치지 않는다**는 뜻이다.
즉, 노출변수와 질병 보유 사이에 **연관성이 없음**을 의미한다.

반면, **유병률 차이** ≠ 0이면,
노출 그룹과 비노출 그룹의 유병률이 서로 다르다는 말로
노출 여부가 유병률에 **영향을 미친다**는 뜻이다.
즉, 노출변수와 질병 보유 사이에 **연관성이 있음**을 의미한다.

Prevalence difference

	Exposed (E+)	Unexposed (E-)
Disease (D+)	A	B
No disease (D-)	C	D

Prevalence in each group	A/(A+C)	B/(B+D)
Prevalence difference	[A/(A+C)] − [B/(B+D)]	
Range	−1 to 1	
Meaning	<ul><li>> 0: E is **positively associated** with D</li><li>= 0: E is **NOT associated** with D</li><li>< 0: E is **inversely associated** with D</li></ul>	

유병률 차이 ≠ 0이어서 **연관성**이 존재할 때는
그 **방향성**에 대해 명시하는 것도 중요하다.

유병률비 > 1이면 **양의 연관성**이 존재하는 것처럼,
유병률 차이 > 0이면 **양의 연관성**이 있다.
즉, **노출 그룹의 유병률**이 비노출 그룹의 유병률보다 **높다**는 말로
노출 시 **유병률이 증가**한다.

유병률비 < 1이면 **음의 연관성**이 존재하는 것처럼,
유병률 차이 < 0이면 **음의 연관성**이 있다.
즉, **노출 그룹의 유병률**이 비노출 그룹의 유병률보다 **낮다**는 말로
노출 시 **유병률이 감소**한다.

Prevalence difference

	Exposed (E+)	Unexposed (E-)
Disease (D+)	A	B
No disease (D-)	C	D

Prevalence in each group	A/(A+C)	B/(B+D)
Prevalence difference	[A/(A+C)] − [B/(B+D)]	
Range	−1 to 1	
Meaning	• > 0: E is positively associated with D • = 0: E is NOT associated with D • < 0: E is inversely associated with D	
Interpretation	In the population, people who were **exposed** had # **excess/fewer cases** of **D** per 10^n people compared to those who were unexposed at the given point in time.	

유병률 차이도
유병률비와 마찬가지로 **정확한 해석**이 중요하다.

유병률 차이는 상대적인 비가 아닌 **절대적인 차이**를 나타내므로,
두 그룹의 유병률 비교 시 'x배'가 아닌 'x만큼'으로 표현해야 한다.
최종 해석은 다음과 같다.
"특정 시점 해당 집단에서
노출 그룹은 비노출 그룹에 비해
10^n명당 x명 더 많은/적은 사람들이 해당 질병을 가지고 있었다."

Practice question: prevalence difference

	Vitamin supplement	No vitamin supplement
Depression	20	20
No depression	180	180

400

Prevalence in each group	$\frac{20}{200} = 0.1$	=	$\frac{20}{200} = 0.1$
Prevalence difference		0.1 − 0.1 = 0	
Meaning		Since prevalence difference = 0, vitamin supplement intake was NOT associated with the prevalence of depression.	
Interpretation		In this population, students taking vitamin supplement had the same prevalence of depression as students not taking vitamin supplement at the end of the follow-up.	

앞서 제시된 예시 상황에서 **유병률 차이**를 계산해 보자.

6개월 추적이 끝난 시점에서
비타민 보충제를 **섭취한** 학생들의 **우울증 유병률**은 0.1이고,
섭취하지 않은 학생들의 유병률도 0.1이니
두 그룹의 **유병률 차이**는 0이 된다.
즉, 비타민 보충제 섭취는 우울증 유병률에 **영향을 미치지 않는다**.

정식 **해석**은 다음과 같다.
"2022년 봄학기가 끝난 후 하버드 보건대학원에서는
비타민 보충제를 **섭취한** 학생들의 **우울증 유병률**이
섭취하지 않은 학생들의 유병률과 **같았다**."

Risk difference

	Exposed (E+)	Unexposed (E-)
Disease (D+)	A	B
No disease (D-)	C	D

Risk in each group	A/(A+C)	B/(B+D)
Risk difference	A/(A+C) − B/(B+D)	
Range	−1 to 1	
Meaning	<ul><li>> 0: E is positively associated with D (i.e., *if causal, E increases D*)</li><li>= 0: E is NOT associated with D (i.e., *E does not influence D*)</li><li>< 0: E is inversely associated with D (i.e., *if causal, E decreases D*)</li></ul>	
Interpretation	In the population, people who were **exposed** developed # excess/fewer cases of D per 10^n people compared to those who were unexposed over the specified follow-up period.	

절대적인 차이로 표현된 **연관성 지표** 중 두 번째는
위험도 차이(risk difference)이다.

계산 및 해석의 **기본 원리는** 유병률 차이에서 설명한 것과 **동일하지만**
계산 시 **위험도**를 활용하고
해석 시 **위험도** 정의에 맞게 **질병 발생**과 **추적 기간**을 명확히 기술해야 한다.

Practice question: risk difference

	Vitamin supplement	No vitamin supplement
Depression	10	20
No depression	180	180
Risk in each group	$\frac{10}{190} = 0.053$ <	$\frac{20}{200} = 0.1$
Risk difference	\multicolumn{2}{c}{$0.053 - 0.1 = -0.047$}
Meaning	\multicolumn{2}{c}{Since risk difference < 0, vitamin supplement intake was **inversely associated** with the risk of depression.}
Interpretation	\multicolumn{2}{c}{In this population, students **taking** vitamin supplement developed **47 fewer cases** of depression per 1000 people compared to students not taking vitamin supplement over the 6 months of follow-up.}

앞서 제시된 예시 상황에서 **위험도 차이**를 계산해 보자.

6개월이란 추적 기간 동안
비타민 보충제를 **섭취한** 학생들의 **우울증 발생 위험도**는 0.053이고
섭취하지 않은 학생들의 위험도는 0.1이다.
비타민 보충제를 **섭취한 그룹의 위험도**가 더 **낮으므로**
두 그룹의 위험도 차이는 **0보다 작은** −0.047이 된다.
즉, 비타민 보충제 섭취는 우울증 발생 위험도와 **음의 연관성**을 가진다.

정식 **해석**은 다음과 같다.
"2022년 봄학기 6개월 동안 하버드 보건대학원에서는
비타민 보충제를 **섭취한** 학생들이 섭취하지 않은 학생들에 비해
우울증 발생이 1000명당 47명 더 적었다."

Incidence rate difference

	Exposed (E+)	Unexposed (E-)
Disease (D+)	A	B
No disease (D-)	C	D
Total person-month	E	F
Incidence rate in each group	A/E cases/person-time	B/F cases/person-time
Incidence rate difference	(A/E) − (B/F) cases/person-time	
Range	−∞ to ∞	
Meaning	<ul><li>> 0: E is positively associated with D (i.e., *if causal, E increases D*)</li><li>= 0: E is NOT associated with D (i.e., *E does not influence D*)</li><li>< 0: E is inversely associated with D (i.e., *if causal, E decreases D*)</li></ul>	
Interpretation	In the population, people who were **exposed** developed # excess/fewer cases **of D per 10^n person-time** compared to those who were unexposed over the specified follow-up period.	

절대적인 차이로 표현된 **연관성 지표** 중 세 번째는
발생률 차이(incidence rate difference)이다.

계산 및 해석의 **기본 원리는** 위험도 차이에서 설명한 것과 **동일하지만**
계산 시 **발생률**을 활용하고,
해석 시 **발생률** 정의에 맞게 기술해야 한다.

특히, **발생률 차이**는 빼기 연산이므로
발생률의 단위인 '건/사람−시간'이 그대로 남아 있다.
따라서 **발생률 차이**를 해석할 때는 반드시 **단위를 명시**해야 한다.

Practice question: incidence rate difference

	Vitamin supplement	No vitamin supplement
Depression	10	20
No depression	180	180
Total person-months	1110	1115
Incidence rate in each group	$\frac{10}{1110}$ = 0.009 cases/person-month <	$\frac{20}{1115}$ = 0.018 cases/person-month
Incidence rate difference	0.009 − 0.018 = −0.009 cases/person-month	
Meaning	Since incidence rate difference < 0, vitamin supplement intake was inversely associated with the incidence rate of depression.	
Interpretation	In this population, students taking vitamin supplement developed 9 fewer cases of depression per 1000 person-month compared to students not taking vitamin supplement over the 6 months of follow-up.	

앞서 제시된 예시 상황에서 **발생률 차이**를 계산해 보자.

6개월이란 추적 기간 동안
비타민 보충제를 **섭취한** 학생들의 **우울증 발생률**은 0.009 건/사람-달이고
섭취하지 않은 학생들의 발생률은 0.018 건/사람-달이다.
비타민 보충제를 **섭취한 그룹의 발생률**이 더 **낮으므로**
두 그룹의 **발생률 차이**는 **0보다 작은** −0.009 건/사람-달이 된다.
즉, 비타민 보충제 섭취는 우울증 발생률과 **음의 연관성**을 가진다.

정식 **해석**은 다음과 같다.
"2022년 봄학기 6개월 동안 하버드 보건대학원에서는
비타민 보충제를 **섭취한** 학생들이 섭취하지 않은 학생들에 비해
우울증 발생이 1000 사람-달당 9건 더 적었다"

**Odds difference
is mathematically defined,
but is rarely, if ever, used in epidemiology!**

절대적인 차이로 표현된 **연관성 지표** 중 네 번째는
오즈 차이(odds difference)이다.

계산 및 해석의 **기본 원리는** 위험도 차이에서 설명한 것과 **동일하지만**
계산 시 **오즈**를 활용하고
해석 시 **오즈** 정의에 맞게 기술해야 한다.

단, 오즈 자체가 다른 지표들에 비해 많이 **사용되지 않기 때문에**
오즈 차이도 실제 연구에서는 **거의 활용되지 않는다.**

자세한 해석은 생략하겠지만,
앞서 제시된 예시 상황에서 **오즈 차이**를 계산하면 -0.054이다.

Measures of association: absolute measures

	Measures of association	Value	Conclusion
Prevalent cases	Prevalence difference	1	No association
Incident cases	Risk difference	−0.047	Inverse association
	Incidence rate difference	−0.009	Inverse association
	Odds difference (**rarely used** in epidemiologic studies)	−0.054	Inverse association
			Consistent

지금까지 우리는 **하나의 예시 상황**을 바탕으로
절대적인 차이로 **연관성**을 나타내는 **지표 네 가지**를 계산해 보았다.

현존하는 질병과 연관성을 살펴보는 유병률 차이는
비타민 보충제 섭취와 우울증 보유 간 연관성이 없다고 제시했지만,
새롭게 발생하는 질병과 연관성을 살펴보는 **위험도 차이, 발생률 차이, 오즈 차이**는
비타민 보충제 섭취와 우울증 발생 간 **음의 연관성**을 가진다고 제시했다.

즉, 현존하는 질병과 **새롭게 발생하는 질병**을 분석할 때
서로 **다른 측면**을 측정하면, 연관성 지표 간 결과가 **다를 수** 있지만,
서로 **같은 측면**을 측정하면, 연관성 지표 간 결과는 **일관**되게 나타난다.

Measures of association

	Measures of association		Conclusion
	Ratio	Difference	
Prevalent cases	Prevalence ratio = 1	Prevalence difference = 0	No association
Incident cases	Risk ratio = 0.53	Risk difference = −0.047	Inverse association
	Incidence rate ratio = 0.50	Incidence rate difference = −0.009 cases/person-months	Inverse association
	Odds ratio = 0.51	Odds difference = −0.054	Inverse association
			Consistent

동일한 상황에서 계산된 **모든 연관성 지표**들을 종합해 보자.

현존하는 질병과 연관성을 조사할 때는
유병률비와 유병률 차이가
서로 일관된 결론을 도출했고,
새롭게 발생하는 질병과 연관성을 조사할 때는
위험도비, 발생률비, 오즈비, 위험도 차이, 발생률 차이, 오즈 차이가
모두 **일관된 결론**을 도출한다.

즉, **동일한 상황**에서
현존하는 질병과 **새롭게 발생하는 질병**을 분석할 때,
같은 측면을 측정한 지표는
노출 그룹과 비노출 그룹 간 **비**를 계산하든 **차이**를 계산하든
노출변수와 질병 간의 **연관성 여부 및 방향성**에 대해
지표의 종류와 관계없이 일관된 결론을 도출한다.

Absolute vs. relative measures!

그렇다면 노출변수와 질병 간의 **연관성**을 조사할 때
왜
상대적인 비와 절대적인 차이라는
두 가지 관점에서 지표를 사용하는 것일까?

예시를 통해 각 지표의 필요성에 대해 알아보자.

Same risk ratio

In a population of 200 **healthy** adults,
100 people were **drinkers** and 100 people were **non-drinkers**.
At baseline, all were **free of D1 and D2**.

After 12 months of follow-up,
- **Risk ratio of D1** comparing drinkers vs. non-drinkers: $\frac{0.2}{0.1}$ = **2**
- **Risk ratio of D2** comparing drinkers vs. non-drinkers: $\frac{0.02}{0.01}$ = **2**

Assuming the association is **causal**,
which disease (D1 or D2) would be more preventable by abstaining from drinking?

1) **D1**
2) **D2**
3) **Both are equally preventable**

건강한 성인 **200명**(음주자 100명, 비음주자 100명)으로 구성된 집단을
1년 동안 **추적**한 결과, 다음과 같이 질병이 발생했다.
- 음주군: 질병 D1 (20명) + 질병 D2 (2명)
- 비음주군: 질병 D1 (10명) + 질병 D2 (1명)

이를 바탕으로 **음주**와 각 질병 발생 간의 위험도비를 계산하면,
- 질병 D1: **위험도비**= $\frac{0.2}{0.1}$ = 2
- 질병 D2: **위험도비**= $\frac{0.02}{0.01}$ = 2

즉, **음주군**은 비음주군에 비해
두 질병 모두에 대하여 발생 위험도가 2배이다.

이 **양의 연관성**을 바탕으로, **음주**가 두 질병의 **위험인자**라고 가정하자.
만약 이 집단의 **모든 음주자**들이 술을 끊는다면,
D1과 D2 중 어느 질병을 더 많이 예방할 수 있을까?

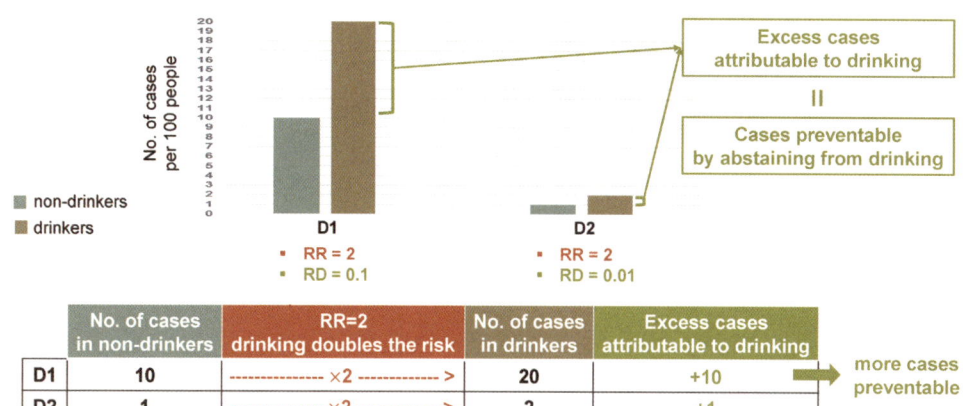

위험도비가 같다고 해서, 위험도 차이까지 동일한 것은 아니다.
- 질병 D1: 위험도 차이= 0.2 − 0.1 = 0.1
- 질병 D2: 위험도 차이= 0.02 − 0.01 = 0.01

즉, 비음주군에 비해 음주군에서
- 질병 D1: 100명 당 10건이 더 많이 발생
- 질병 D2: 100명 당 1건이 더 많이 발생

이 문제에서 음주가 두 질병의 위험인자라고 가정했으므로,
음주군에서 추가적으로 발생한 질병 건수(excess cases)는
곧 음주로 인해 발생한 질병 건수로,
다르게 말해 금주를 통해 예방 가능한 질병 건수이다.
따라서 모든 음주자들이 금주를 할 경우
- 질병 D1: 100명 당 10건 예방 가능
- 질병 D2: 100명 당 1건 예방 가능

이므로 문제의 정답은 1번(질병 D1)이다.
이처럼 위험도 차이는 예방 가능한 질병 건수를 보여주므로,
기여 위험도(attributable risk)라고도 한다.

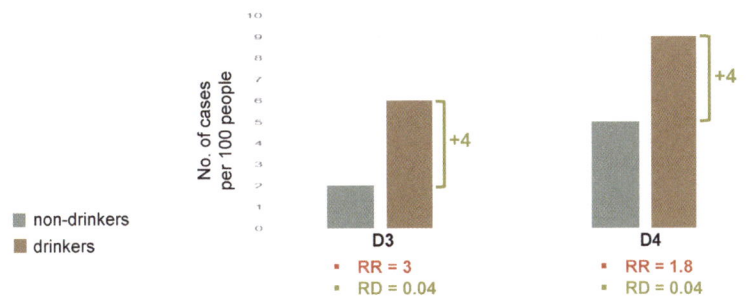

반대로, 위험도 차이는 같지만 **위험도비**가 다른 상황을 살펴보자.

앞선 예제에서 다음과 같이 질병이 발생했다고 하자.
- 음주군: 질병 D3 (6명) + 질병 D4 (9명)
- 비음주군: 질병 D3 (2명) + 질병 D4 (5명)

이를 바탕으로 **음주**와 각 질병 발생 간의 연관성 지표들을 계산하면,
- 질병 D3: 위험도 차이=0.04, **위험도비=3**
- 질병 D4: 위험도 차이=0.04, **위험도비=1.8**

우선, 두 질병에 대해 위험도 차이가 0.04로 동일하다는 것은
음주군이 비음주군에 비해
질병 D3와 D4의 발생이 각각 100명 당 4건이 더 많다는 뜻이다.

이 **양의 연관성**을 바탕으로, **음주**가 두 질병의 **위험인자**라고 가정한다면,
모든 음주자들이 금주를 함으로써 예방할 수 있는 질병 건수는
질병 D3와 D4 모두 100명 당 4건으로 동일하다.

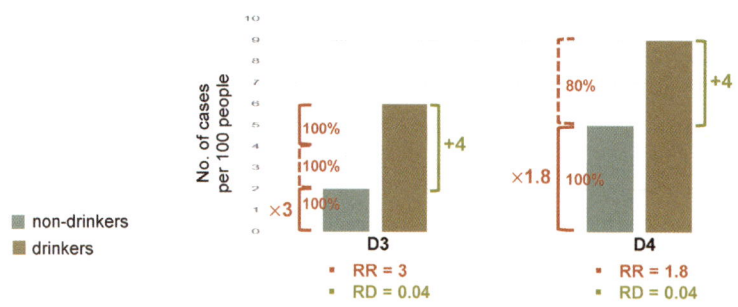

하지만 **위험도비**를 보면 다른 양상이 나타난다.

비음주군에 비해 **음주군**에서

- 질병 D3 발생 위험도: **3배로 증가**
- 질병 D4 발생 위험도: **1.8배로 증가**

즉, 비음주군에서 기본적으로 발생하는 질병 수준(baseline risk)이 음주로 인해 **부풀려지는 정도가 다르다.**

위험도비가 높은 질병 D3의 경우
음주가 **질병 발생**에 **강력하게 작용**해 기본 위험도를 **많이** 부풀리는 반면,
위험도비가 낮은 질병 D4의 경우
음주가 **질병 발생**에 상대적으로 **약하게 작용**해 기본 위험도를 **적게** 부풀린다.

Risk ratio vs. risk difference

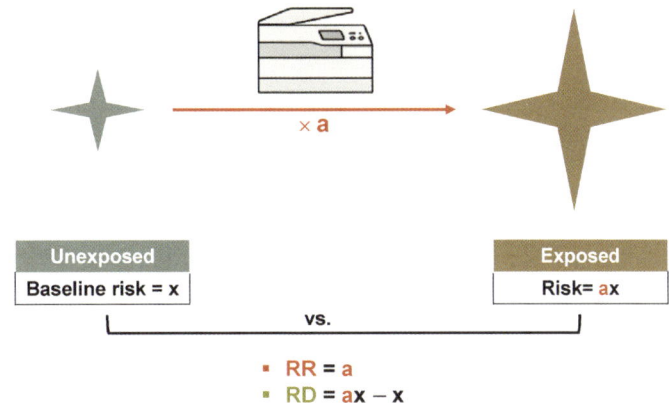

- RR = a
- RD = ax − x

위험도비와 위험도 차이를 확대/축소 복사에 비유해 이해해 보자.
비노출 그룹의 위험도를 원본이라고 하면,
- 위험도비: 노출변수에 의해 원본이 확대/축소되는 비율
- 위험도 차이: 원본과 확대/축소된 복사본의 크기 차이

예를 들어, 질병 D3의 경우,
- 원본을 3배로 확대 복사했더니(즉, 위험도비=3)
- 복사본이 원본보다 0.04만큼 더 커졌다(즉, 위험도 차이=0.04).

질병 D4의 경우,
- 원본을 1.8배로 확대 복사했더니(즉, 위험도비=1.8)
- 복사본이 원본보다 0.04만큼 더 커졌다(즉, 위험도 차이=0.04).

확대 비율이 달라도 복사본과 원본 간의 크기 차이가 같을 수 있는 이유는
질병 D3와 D4의 원본 크기가 다르기 때문이다.
즉, 비음주군에서 질병 D3와 D4의 기본 위험도가 다르면,
음주로 인한 위험도 증폭 비율(=위험도비)은 다르더라도
음주군에서의 위험도 증가량(=위험도 차이)은 같을 수 있다.

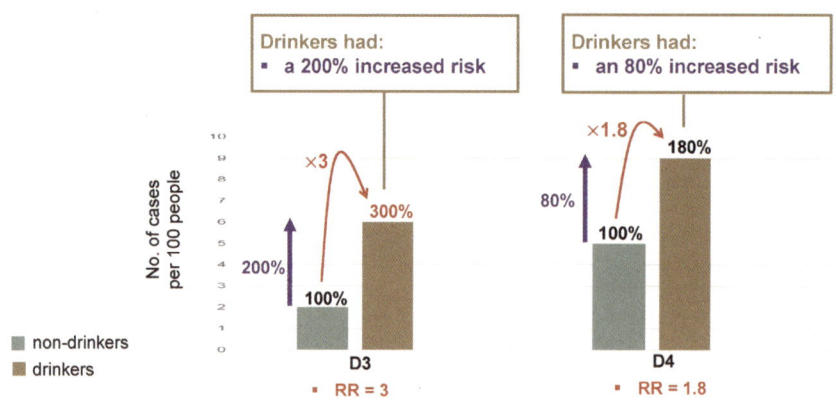

참고로, **위험도비**를 % 변화로 해석하는 방법을 익혀보자.

위 예시 상황에서,
질병의 **기본 위험도**에 해당하는 **비음주군의 위험도**를 100%라 하자.

질병 D3의 경우,
위험도비=3이므로
음주로 인해 기본 위험도가 **3배 증가**하여
음주군의 위험도는 300%가 된다.
즉, 비음주군의 기본 위험도 100%보다 200%만큼 증가한 것이다.

질병 D4의 경우,
위험도비=1.8이므로
음주로 인해 기본 위험도가 **1.8배 증가**하여
음주군의 위험도는 180%가 된다.
즉, 비음주군의 기본 위험도 100%보다 80%만큼 증가한 것이다.

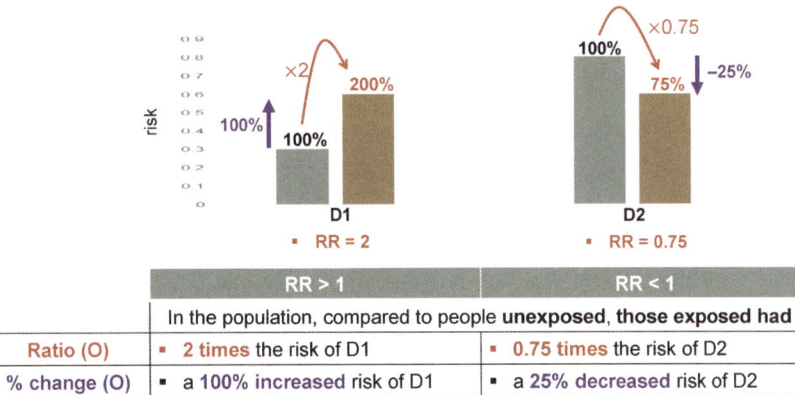

결론적으로, **위험도비=X의 올바른 해석법**은 크게 **두 가지**가 있다.

첫째, '**상대적인 비**'라는 정의에 충실한 해석이다.
"**노출 그룹의 위험도**는 비노출 그룹의 위험도의 **X배**였다."

둘째, 1을 기준으로 증가/감소한 비율을 '**% 변화**'로 나타낸 해석이다.
"**노출 그룹**은 비노출 그룹보다 위험도가 (X−1)×100%만큼 높다/낮다."

단, 다음과 같이 **두 해석 방식을 혼용**하면 **잘못된 해석**이 된다.
"**노출 그룹**은 비노출 그룹보다 위험도가 X배 더 높다/낮다."

예를 들어, '**위험도비=2**'를
"**노출 그룹**은 비노출 그룹보다 위험도가 **2배** 더 높다."라고 해석하면,
비노출 그룹의 위험도를 100%라고 했을 때
노출 그룹의 위험도가 100% + (100%×2) = 300%라는 뜻이 되어
실제로는 '**위험도비=2**'가 아닌 '**위험도비=3**'을 의미하게 된다.

Measures of association: different perspectives

Measures of association	Relative measures	Absolute measures
	Prevalence/risk/rate/odds ratio	Prevalence/risk/rate/odds difference
Inform	■ The **strength** of the association between exposure and disease ■ The role of **exposure** in the **disease development**	■ The number of **excess cases attributable to exposure** ■ The **public health impact** of modifying **exposure** status in **preventing** disease (assuming a causal relationship)
	Provide complementary information	

종합하자면,
위험도비와 위험도 차이는
공통적으로 연관성 여부 및 방향성에 대해 알려주지만,
추가적으로 **각각 고유한 정보**도 제공한다.

위험도비는 노출 요인이 **질병 발생**에 미치는 **영향력의 강도**를 나타내므로,
질병 발생 기전을 이해하는 데 유용하다.

반면, 위험도 차이는
위험요인으로 작용하는 노출에 인한 질병 발생 건수를 알려주기 때문에
노출을 제거함으로써 예방할 수 있는 질병 건수를 추정할 수 있게 해주며,
이는 질병이 인구 집단에 미치는 공중보건학적 영향을 평가하는 데 유용하다.

이처럼 **상대적인 비** 또는 **절대적인 차이**로 나타내는 **연관성 지표**는
서로 **상호 보완적**으로 작용하여
노출변수가 질병 발생에 미치는 영향을 **다양한 관점에서 조명**한다.

Summary

	Descriptive epidemiology	Analytic epidemiology		Measures of public health impact
	Measures of disease occurrence	Measures of disease association		
		Relative ratio	Absolute difference	
Prevalent cases	Prevalence	Prevalence ratio	Prevalence difference	–
Incident cases	Risk	Risk ratio	Risk difference	Risk difference (=Attributable risk)
	Rate	Rate ratio	Rate difference	Rate difference (=Attributable rate)
	Odds	Odds ratio	Odds difference (rarely used)	–

질병과 관련된 지표들을 최종적으로 정리해 보자.

첫째, 인간 집단 내 질병의 발생 정도를 나타내는 지표에는
유병률, 위험도, 발생률, 오즈가 있다.

둘째, 노출변수와 질병 간의 연관성을 나타내는 지표에는
상대적인 비로 나타내는 유병률비, 위험도비, 발생률비, 오즈비
절대적인 차이로 나타내는 유병률 차이, 위험도 차이, 발생률 차이, 오즈 차이가 있다.

셋째, 특히 위험도 차이와 발생률 차이는
노출변수가 질병 발생에 미치는 공중보건학적 영향도 측정할 수 있다.

chapter

5

Causal inference

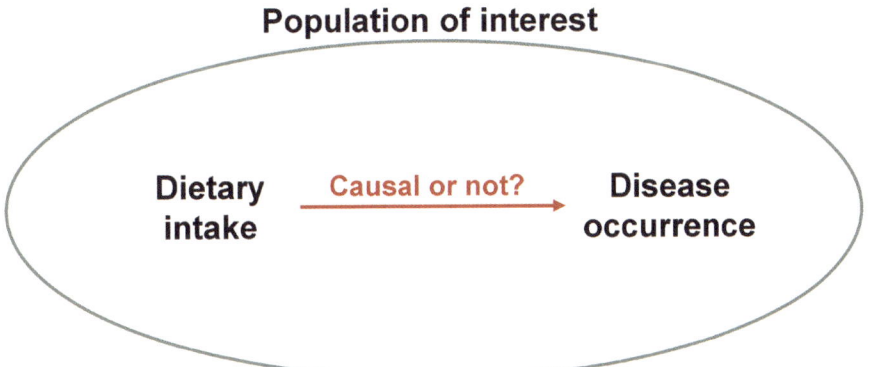

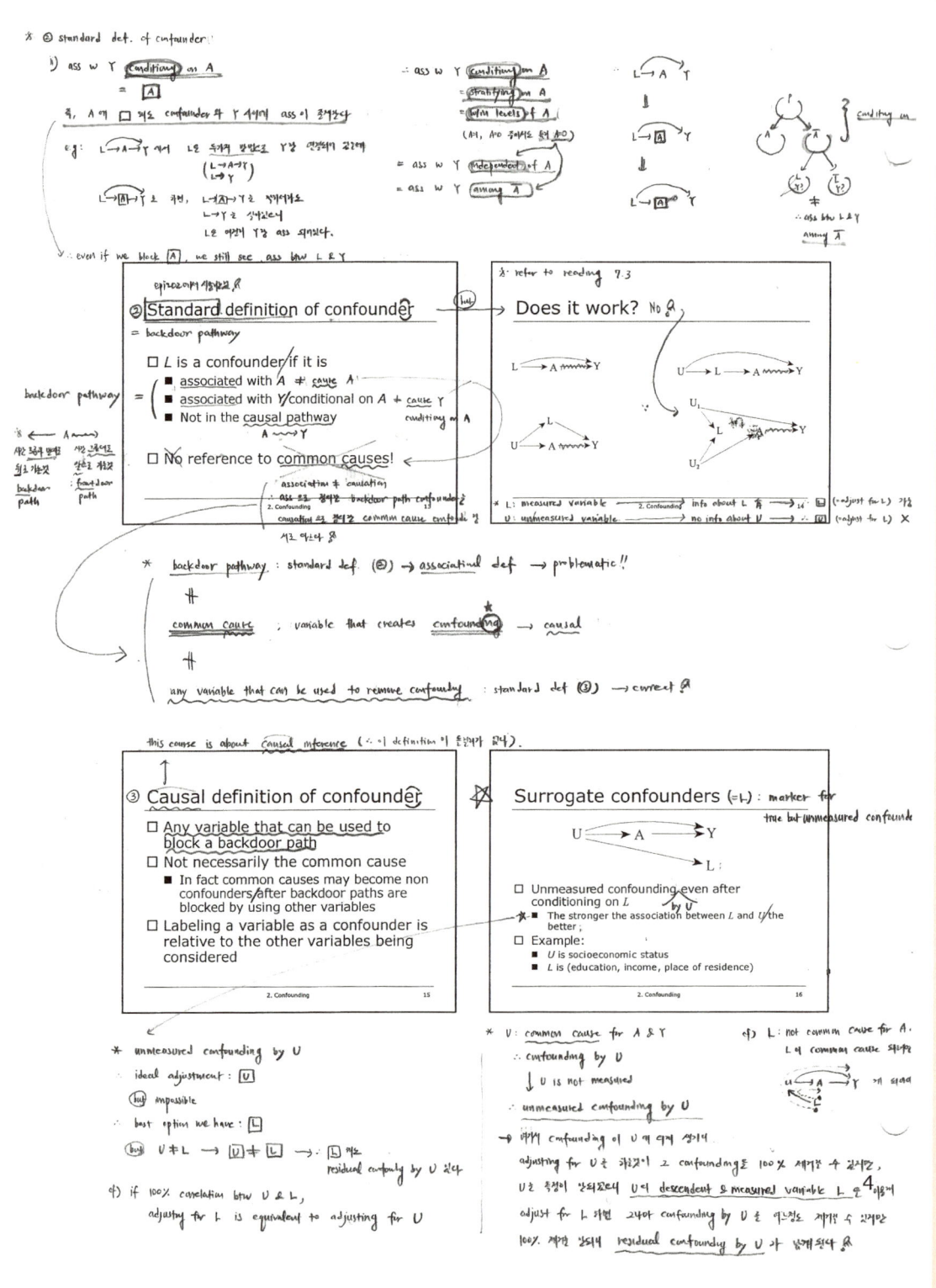

인과 추론 역학 강의 노트 한 장. 그 시절, 나에게 가장 아름다운 언어는 기호였고 가장 마음을 움직인 그림은 도식화였다.
글로는 복잡하게만 느껴지던 개념들도 DAG 하나로 구조가 또렷하게 보이던 순간들이 있었다.
마치 우리 몸속의 뼈처럼, 보이지 않지만 모든 걸 지탱해주는 것. 나는 그런 인과 추론 역학이 참 좋았다.

5. TOTALITY OF EVIDENCE

Caution in causal inference

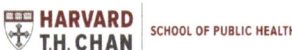

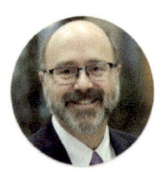

Murray A. Mittleman
Professor of Epidemiology
Epidemiology

> "Do NOT use causal language in epidemiologic writing!
> The verb 'cause' is a very strong word in epidemiologic research!
> In science, you can NEVER prove causality. You can only hope for it."

하버드 보건대학원의 Murray Mittleman 교수님은
역학 방법론에 대한 **명강의**와 학생 지도에 대한 열정으로 유명하시다.
수업 중 교수님께서 강조하셨던 내용 중 하나는
원인과 결과의 관계, 즉 **인과관계**에 대한 신중한 접근이었다.

과학에서는 **인과관계**를 **직접적으로 증명할 수 없기** 때문에
교수님께서는 역학 연구 결과 기술 시
"A **causes** B"와 같은 **인과적 표현은 사용하지 말라**고 **거듭 강조**하셨다.
사실상 '**cause**'라는 단어는 역학에서 **금기어**나 다름없었다.

예를 들어, 노출변수와 질병 발생 간의 **양의 연관성**을 기술할 때도
"Exposure **increased** the risk of D."는
인과성을 암시한다고 간주되었고,
"Exposure **was associated with** an **increased** risk of D."
"Exposure **was positively associated with** the risk of D."
와 같은 표현들이 **권장**되었다.

Interpretation of epidemiologic findings

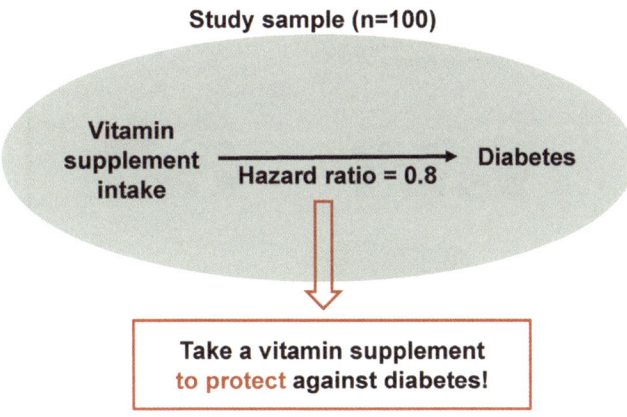

여러분이 **100명의 연구 참여자**를 모집해
각 참여자로부터
비타민 보충제 섭취 여부와 **당뇨병 진단 여부**에 대한 정보를 수집한 뒤
위험률비를 계산했더니 **0.8**이 나왔다고 가정해 보자.
즉, 비타민 보충제 섭취는 당뇨병 발생 위험률과 **음의 연관성**을 가지니
비타민 보충제 섭취군은 비섭취군보다 **당뇨병 발생 위험률이 낮았다.**

그렇다면 이 연구 결과에 근거하여
"당뇨병 **예방을 위해** 비타민 보충제를 섭취하자!"
라는 주장을 할 수 있을까?

정답은 '**아니요**'이다.
이는 **관찰된 연관성**을 **인과관계**로 해석하는 오류를 범했기 때문이다.

Association ≠ Causation

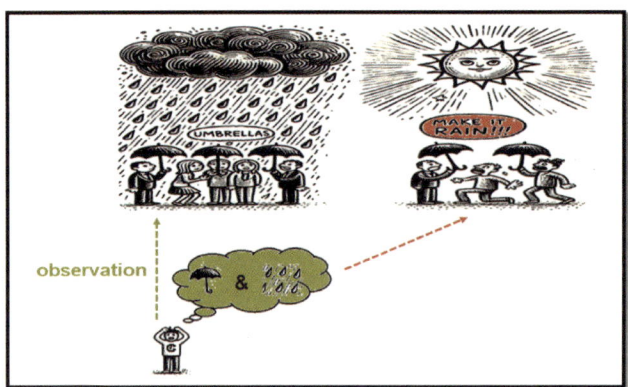

"**연관성**이 곧 **인과관계**를 의미하는 것은 **아니다**!"를 인지하는 것은 역학 연구 결과 해석 시 매우 중요하다.

Epidemiologic studies → measures of association

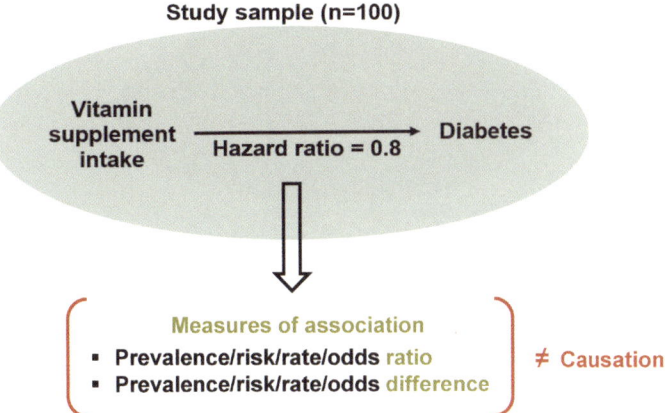

역학 연구의 궁극적인 목표는
노출변수와 결과변수 간의 인과관계 여부를 규명하는 것이다.

하지만 역학 연구에서 계산된
유병률/위험도/발생률/위험률/오즈 등의 비나 차이는,
'연관성 지표'라는 명칭이 시사하듯
단지 두 변수 간의 연관성 여부 및 방향성만을 나타낼 뿐,
인과관계를 의미하지는 않는다.

Association does NOT imply causation

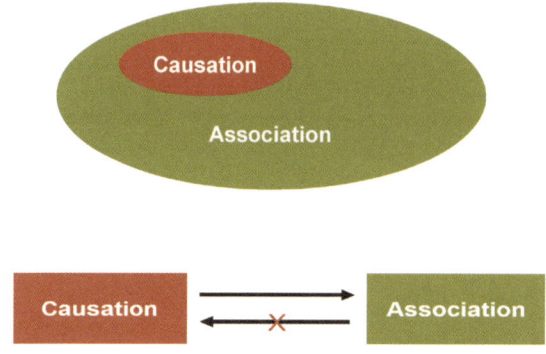

두 변수 사이에 **인과관계가 존재**하면
당연히 **연관성도 존재**한다.
그러나 두 변수 사이에 **연관성이 있다**고 해서
반드시 **인과관계**가 성립하는 것은 **아니다**.
비유하자면,
두 사람이 **연인**(=**인과관계**)이면
당연히 **친하게 지낼**(=**연관성**) 것이지만,
두 사람이 **친하게 지낸다**고 해서
반드시 **연인**인 것은 **아닌** 것과 같은 논리이다.

식품 섭취와 질병 발생 간에 **연관성**이 있다는 것은
식품 섭취량이 **많은 사람들**과 **적은 사람들** 간에
질병 발생률 **차이가 관찰되는 통계적 현상**을 의미한다.
반면, 식품 섭취와 질병 발생 간에 **인과관계**가 있다는 것은
식품 섭취가 **인체의 생리학적 기전**을 통해
질병을 **유발하거나 예방**한다는 의미이다.

Association vs. Causation

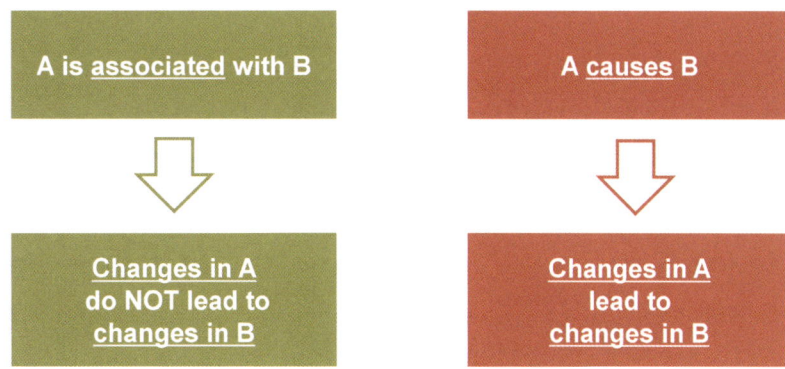

연관성과 **인과관계**를 구별할 수 있는 한 가지 방법은
노출변수 변화에 따른 **결과변수 변화 여부**를 확인하는 것이다.

노출변수의 값을 **변화**시켰을 때
결과변수의 상태도 **함께 변화**하면 **인과관계**이다.

반면, **노출변수**의 값을 **변화**시켜도
결과변수의 상태가 **변화하지 않으면** 단순한 **연관성**에 불과하다.

Association vs. Causation

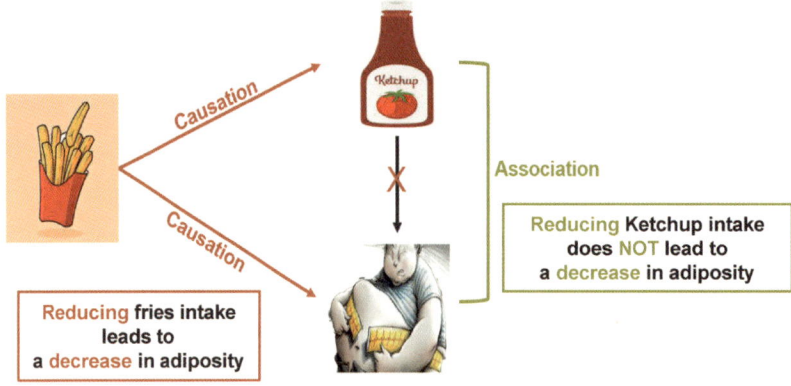

예시를 통해 **연관성**과 **인과관계**의 차이를 살펴보자.

"**감자튀김 섭취는 비만도를 높인다.**"라는 **인과관계**가 성립할 때
원인에 해당하는 감자튀김 섭취량을 **늘리면**
결과에 해당하는 비만도도 **증가한다**.

이제, **감자튀김**을 섭취할 때 항상 **케첩**을 곁들여 먹는다고 가정해 보자.
케첩 섭취량이 **많다는** 것은
감자튀김 섭취량도 **많다는** 것을 의미하고,
그 결과 **비만도**도 높을 것이다.
즉, "**케첩 섭취량이 많을수록 비만도가 높다.**"라는 **양의 연관성**이 발생한다.
그러나 이는 '**감자튀김 섭취**'라는 매개체를 통해 형성된 **연관성에 불과**하므로,
아무리 케첩 섭취량을 **줄이더라도**
감자튀김 섭취량이 그대로라면
비만도에는 **변화가 없을 것이다**.

Three possible explanations for an observed association

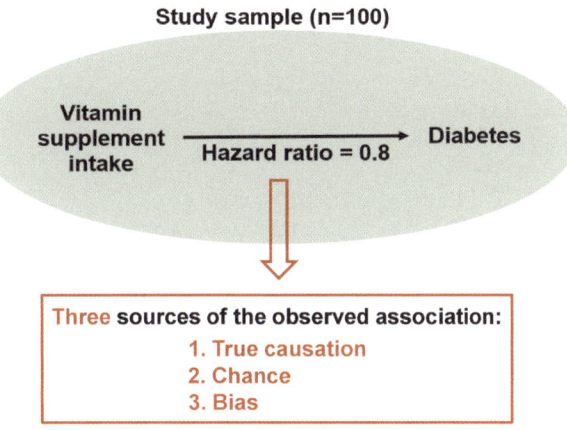

우리가 역학 연구를 수행해
노출변수와 결과변수 간의 **연관성**을 관찰했을 때
이 연관성은 **세 가지 요인**에 의해 발생할 수 있다.

첫째, 두 변수 간에 **실제로 인과관계가 존재**(true causation)해,
이 **인과관계**가 연구에서 연관성으로 관찰된 경우이다.
둘째, 두 변수 간에 **실제로는 인과관계가 없지만**,
연구 과정에서 **우연**(chance)에 의해 연관성이 관찰된 경우이다.
셋째, 두 변수 간에 **실제로는 인과관계가 없지만**,
연구 과정에서 **체계적 오차**(bias)로 인해 연관성이 관찰된 경우이다.

이 개념은 매우 중요하기 때문에
나는 강의할 때마다 학생들에게 다음과 같이 공지한다.
"'역학 연구에서 두 변수 간에 **연관성이 관찰될 수 있는 이유 세 가지를 적으시오**'
라는 문제는 중간고사에 반드시 출제될 것이니,
실제 인과관계! 우연! 바이어스! 이 세 가지를 필히 외우세요!"

Causation cannot be directly proven!

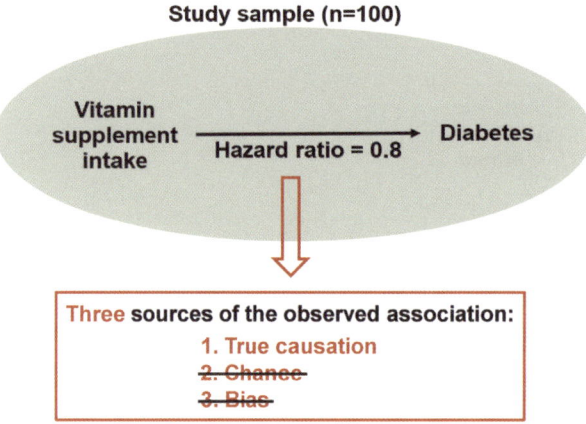

두 변수 간에 **연관성이 발생할 수 있는 이유 세 가지**를 아는 것이 왜 중요할까?

역학 연구에서 노출변수와 결과변수 간 **연관성이 관찰되었을 때**,
"이러이러하기 때문에 이 **연관성**은 **인과관계**다!"와 같이
직접적으로 인과관계를 증명하는 것은 불가능하다.
"You can NEVER prove causality!"라는
Murray Mittleman 교수님의 말씀이 바로 여기에 해당한다.

대신, 우리는 **간접적으로 인과관계를 추론**해야 한다.
"두 변수 간에 **연관성이 관찰될 수 있는 이유 세 가지** 중에서
이러한 근거로 **우연**에 의한 연관성은 **배제할 수 있고**,
저러한 근거로 **바이어스에 의한 연관성일 가능성도 낮으니**,
결국, 남아 있는 이유인 실제 인과관계에 의한 연관성일 것이다!"
즉, 실제 인과관계를 제외한 **다른 이유들을 하나씩 배제**하면서
간접적으로 인과관계를 입증하는 방법밖에 없다.

Causation cannot be directly proven!

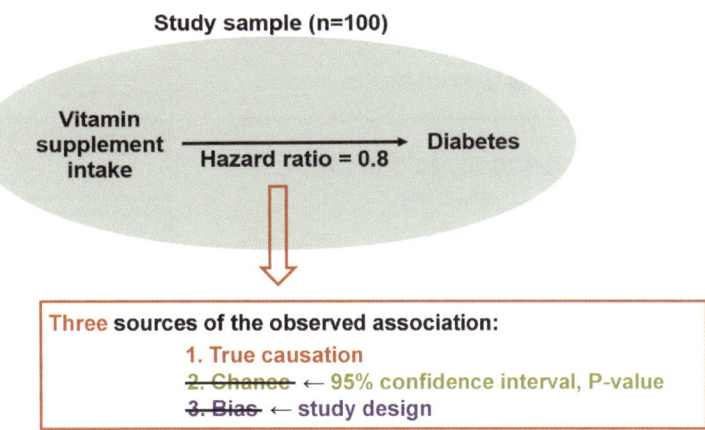

다음 챕터에서 자세히 배우겠지만,
미리 요약하자면 다음과 같다.

우연에 의한 연관성을 **배제**하려면,
95% 신뢰구간(95% confidence interval)과 **P값**(P-value)을 참조해야 한다.

바이어스에 의한 연관성을 **배제**하려면,
역학 연구 설계(study design)를 검토해야 한다.

Bradford Hill (1897-1991)

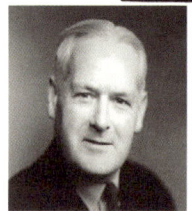

역학 연구에서 **관찰된 두 변수 간의 연관성**을 설명할 수 있는 요인 중
우연과 **바이어스**의 가능성을 배제하고
실제 인과관계만 남았다 하더라도,
그 판단 과정에서 오류가 있었을 수도 있으니
인과관계 가능성을 더욱 **신중히 검토**할 필요가 있다.

흡연이 폐암 발생 위험을 높인다는 사실을 처음으로 발견한
영국의 역학자 Bradford Hill(1897-1991)은
역학 연구에서 **관찰된 연관성**이 **인과관계인지를 판단**하기 위해서는
9가지 기준을 검토해야 한다고 제안했으며,
이는 '**힐의 인과관계 기준**(Hill's criteria for causation)'이라 불린다.

지금부터는 질병을 결과변수로 설정하여
힐의 인과관계 기준 9가지를 하나씩 살펴보자.

Hill's criteria for causation (1965)

Hill proposed that **an association between exposure and outcome** is more likely to suggest **causation** when the following **nine criteria are met**:

Criterion	Description
1. Strength	The association is strong
2. Consistency	The association is replicated in different populations
3. Specificity	The exposure is associated with the disease only (i.e. one-to-one association, one cause for one disease)
4. Temporality	The exposure precedes the onset of the disease in time, establishing a time sequence
5. Biological gradient	A dose-response relationship is observed, where an increasing level of exposure is associated with either an increasing or a decreasing disease risk
6. Plausibility	A plausible biological mechanism exists to explain the association
7. Coherence	The association is compatible with established scientific evidence and natural history of disease
8. Experiment	Experimental evidence from intervention studies exists, demonstrating that modifying exposure levels is associated with an altered disease risk
9. Analogy	A comparable association is observed between an analogous exposure and an analogous disease

첫째, **연관성 강도(strength)**이다.

노출 요인과 질병 발생 간의 **연관성이 강할수록**,

이 연관성은 **인과관계**일 가능성이 높아진다.

Strength of an association

- The **farther** a value is **from the null value**, the **stronger** the association
- The **closer** a value is **to the null value**, the **weaker** the association

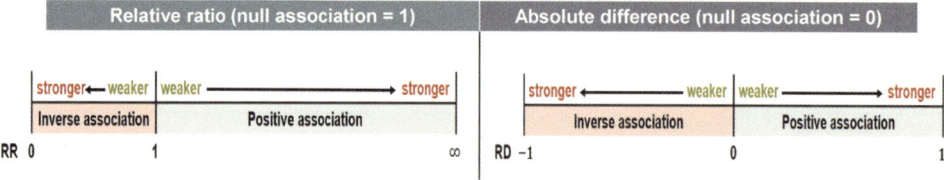

연관성 강도는

양의 연관성이든 음의 연관성이든 **상관없이**

'**연관성 없음**(no association, null association)'을 나타내는 **기준값**으로부터

연관성 지표가 얼마나 멀리 **떨어져** 있는지에 따라 결정된다.

위험도비의 경우

- 1에서 **멀어질수록** 연관성이 **강해짐**
- 1과 가까워질수록 연관성이 약해짐

위험도 차이의 경우

- 0에서 **멀어질수록** 연관성이 **강해짐**
- 0과 가까워질수록 연관성이 약해짐

따라서 위험도비가 1에서 멀어질수록

위험도 차이가 0에서 멀어질수록

연관성은 더 강해지며,

힐의 인과관계 기준에 따라 **인과관계**일 가능성도 높아진다.

Strength of an association

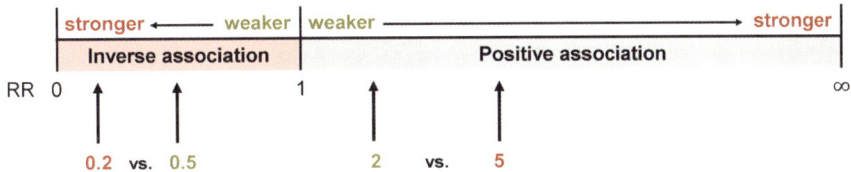

연관성 강도와 관련하여 주의해야 할 점은
음의 연관성에서 값과 강도를 혼동하지 않는 것이다.

양의 연관성의 경우,
연관성 지표의 값이 **커질수록** 연관성도 **강해진다**
(예: 위험도비 5가 2보다 값도 더 크고, 연관성도 더 강하다).

반면, 음의 연관성의 경우,
연관성 지표의 값이 **작아질수록** 연관성이 **강해진다**
(예: 위험도비 0.2가 0.5보다 값은 더 작지만, 연관성은 더 강하다).

위험도비가 0.2라는 것은
노출 그룹이 비노출 그룹에 비해 위험도가 **80%만큼 낮다는 것**이고,
위험도비가 0.5라는 것은
노출 그룹이 비노출 그룹에 비해 위험도가 **50%만큼 낮다는 것**이다.
당연히 50%보다는 80%가 더 큰 폭의 감소를 나타내므로,
음의 연관성은 0.2가 0.5보다 더 강하다.

Reciprocal relationships: equivalent strength of associations

	Supplement intake (E+)	No supplement intake (E-)
Deficiency	5	10
No deficiency	95	90
RR of E+ vs. E-	0.5	

	No supplement intake (E+)	Supplement intake (E-)
Deficiency	10	5
No deficiency	100	95
RR of E+ vs. E-	2	

$$\frac{1}{0.5} = 2$$

- RR = 0.5: Supplement intake has an *inverse* association with **nutrient deficiency risk**
- RR = 2 : NO supplement intake has a *positive* association with **nutrient deficiency risk**

Equivalent associations but in opposite directions

음의 연관성 강도를 다른 방식으로 설명하기 위해
노출변수는 보충제 섭취 여부,
결과변수는 영양실조라고 가정해 보자.

'**노출** 그룹=보충제 **섭취자**, 비노출 그룹=보충제 비섭취자'라고 정의하면
두 그룹 간 영양실조 발생 위험도비는 0.5가 된다.

노출 그룹과 비노출 그룹의 **정의를 서로 바꾸어**
'**노출** 그룹=보충제 **비섭취자**, 비노출 그룹=보충제 섭취자'라고 정의하면,
두 그룹 간 영양실조 발생 위험도비는 0.5의 **역수**인 2가 된다.

위험도비=0.5 → 보충제 **섭취**는 **낮은** 영양실조 **위험도와 연관되어** 있다.
위험도비=2 → 보충제 **비섭취**는 **높은** 영양실조 **위험도와 연관되어** 있다.
위 두 문장은 결국 **동일한 결론**이다.
즉, **위험도비 0.5와 2**는 단지 방향성만 다를 뿐 **연관성 강도**는 동일하다.

노출변수가 **보충제 섭취 여부**일 때
노출 그룹의 정의를
보충제 **섭취자**로 할지, 보충제 비섭취자로 할지는 <u>연구자의 선택</u>이지만,
노출 그룹의 정의와 관계없이 결론은 동일하다.

따라서 **결론의 일관성** 관점에서 보면,
위험도비 5는 2보다 **더 강한 연관성**을 나타내므로,
그 역수인 0.2도 0.5보다 **더 강한 연관성**을 나타내야 한다.
즉, 음의 연관성 지표인 0.2는 0.5보다 값은 **더 작지만** 연관성은 **더 강하다.**

연관성 지표와 그 역수가 동일한 강도의 연관성을 나타낸다는 개념은
많은 학생들이 혼동하는 부분이다.
나 역시 역학을 처음 배울 때 이 부분에서 혼란을 겪었지만,
이 개념을 명확히 이해한 후에는
역학 연구 결과를 **정확히 해석하는**데 큰 **도움**이 되었다.
여러분도 이 개념을 확실히 습득하여
연구 결과 해석 시 유용하게 활용하기를 권장한다.

Hill's criteria for causation (1965)

Hill proposed that **an association between exposure and outcome** is more likely to suggest **causation** when the following **nine criteria are met**:

Criterion	Description
1. Strength	The association is strong
2. Consistency	The association is replicated in different populations
3. Specificity	The exposure is associated with the disease only (i.e., one-to-one association, one cause for one disease)
4. Temporality	The exposure precedes the onset of the disease in time, establishing a time sequence
5. Biological gradient	A dose-response relationship is observed, where an increasing level of exposure is associated with either an increasing or a decreasing disease risk
6. Plausibility	A plausible biological mechanism exists to explain the association
7. Coherence	The association is compatible with established scientific evidence and natural history of disease
8. Experiment	Experimental evidence from intervention studies exists, demonstrating that modifying exposure levels is associated with an altered disease risk
9. Analogy	A comparable association is observed between an analogous exposure and an analogous disease

연관성 강도에 이어, 나머지 **힐의 인과관계 기준**도 살펴보자.

둘째, **일관성**(consistency)이다.
동일한 노출 요인과 질병 간의 연관성이
다양한 인구 집단에서 반복적으로 일관되게 관찰되면,
그 연관성은 **인과관계**일 가능성이 높아진다.

셋째, **특이성**(specificity)이다.
하나의 노출 요인이 여러 질병과 연관되기보다는
마치 **특정** 바이러스가 **특정** 질병을 유발하는 것처럼
하나의 노출 요인이 **하나의** 특정 질병과만 **연관**되면,
그 연관성은 **인과관계**일 가능성이 높아진다.

넷째, **시간적 순서**(temporality)이다.
특정 요인에 **노출된 이후에 발생된** 질병과 연관성이 관찰되면,
그 연관성은 **인과관계**일 가능성이 높아진다.

다섯째, **생물학적 기울기**(biological gradient)이다.
노출 요인의 양이 **증가함**에 따라 질병 위험도도 **함께 증가하거나**
반대로 노출 요인의 양이 **증가함**에 따라 질병 위험도가 **함께 감소하는**
용량-반응 관계가 존재하면,
그 연관성은 인과관계일 가능성이 높아진다.

여섯째, **생물학적 타당성**(plausibility)이다.
관찰된 연관성을 설명할 수 있는 **생리학적 기전**이 존재하면,
그 연관성은 인과관계일 가능성이 높아진다.

일곱째, 기존 지식과의 **일치성**(coherence)이다.
관찰된 연관성이 **기존에 정립된** 과학적 지식과 **부합**하면,
그 연관성은 인과관계일 가능성이 높아진다.

여덟째, **실험적**(experiment) **증거**이다.
연구 참여자들을 모집하여
노출 요인의 양을 변화시키는 중재를 수행했을 때
그에 따른 **질병 위험 변화**를 관찰한 **임상시험 결과**가 있다면,
그 연관성은 인과관계일 가능성이 높아진다.

아홉째, **유사성**(analogy)이다.
노출 요인과 질병 간의 연관성이 **새롭게 관찰**되었을 때
비슷한 노출 요인과 **유사한** 질병 간의 **연관성이 이미 존재**하면,
새롭게 관찰된 연관성은 인과관계일 가능성이 높아진다.
예를 들어, **B형/C형 간염 바이러스**와 간암 간의 **연관성이 이미 밝혀진** 상황에서
새로운 바이러스와 다른 유형의 암 간의 연관성이 **새롭게 관찰**되었다면,
바이러스가 암을 유발할 수 있다는 **유사한 선례**를 근거로
새롭게 관찰된 연관성은 인과관계일 가능성이 높아진다.

Hill's criteria for causation

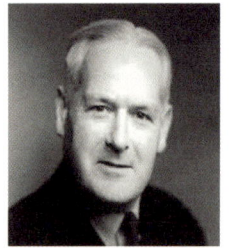

"**None** of my nine viewpoints can bring **indisputable evidence for or against** the cause-and effect hypothesis and none can be required as a *sine qua non*"

Hill. Proc R Soc Med. 1965

Bradford Hill은 그의 논문에서
9가지 인과관계 기준에 대한 **오해를 방지**하고자
다음과 같이 강조했다.

"역학 연구에서 관찰된 **연관성**이
이 9가지 기준을 **모두 충족**시킨다고 해서
인과관계로 확정되는 것도 **아니고**,
이 9가지 기준 중 **어느 하나를 충족시키지 못한다**고 해서
인과관계가 배제되는 것도 **아니다**."

즉, 힐의 9가지 기준은 인과관계를 평가하는 데 있어
유용한 참고사항이 될 수 있지만
절대적인 판단 기준은 아니다!

Necessary condition for establishing causality

Criterion	Description
1. Strength	The association is strong
2. Consistency	The association is replicated in different populations
3. Specificity	The exposure is associated with the disease only (i.e., one-to-one association, one cause for one disease)
4. Temporality	The exposure precedes the onset of the disease in time, establishing a time sequence
5. Biological gradient	A dose-response relationship is observed, where an increasing level of exposure is associated with either an increasing or a decreasing disease risk
6. Plausibility	A plausible biological mechanism exists to explain the association
7. Coherence	The association is compatible with established scientific evidence and natural history of disease
8. Experiment	Experimental evidence from intervention studies exists, demonstrating that modifying exposure levels is associated with an altered disease risk
9. Analogy	A comparable association is observed between an analogous exposure and an analogous disease

단, 힐의 9가지 기준 중
한 가지 기준만큼은 **반드시 충족**되어야 **인과관계가 성립**할 수 있다.
만약, **이 기준이 충족되지 못하면**, 연관성은 **절대로 인과관계가 될 수 없다**.
이 한 가지 기준은 무엇일까?
바로, 네 번째 기준인 **시간적 순서**이다.

이는 **인과관계의 기본 정의**에서 비롯된다.
원인으로 **인해 발생**하는 결과와의 관계가 인과관계이므로,
원인에 해당하는 **노출 요인**이 시간상 **먼저 발생**하고
결과에 해당하는 **질병 발생**이 시간상 **후에 나타나야** 한다.
이는 마치 바이러스 감염이 먼저 일어난 후 질병이 발생하는 것과 같은 원리이다.

따라서 힐의 **다른 8가지 기준**은 **참고사항**일 뿐이지만,
시간적 순서는 **인과관계 성립**을 위한 **절대적 전제조건**이다.

Final thoughts on Hill's criteria for causation

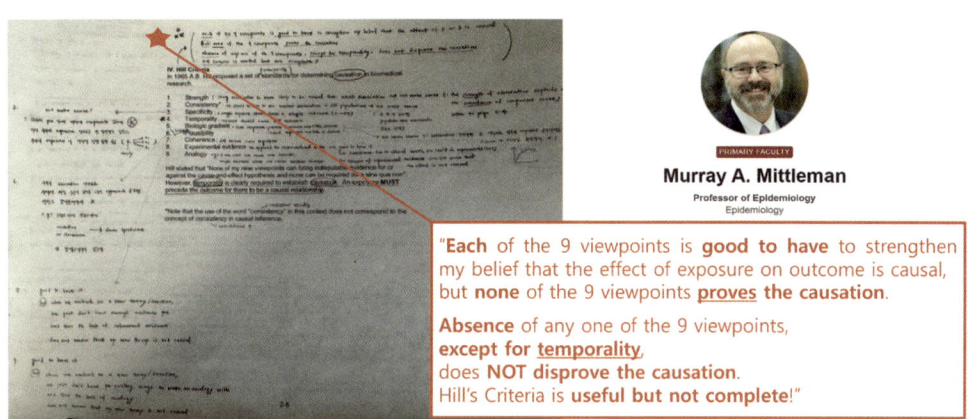

"**Each** of the 9 viewpoints is **good to have** to strengthen my belief that the effect of exposure on outcome is causal, but **none** of the 9 viewpoints **proves** the causation.

Absence of any one of the 9 viewpoints, **except for** temporality, does **NOT disprove the causation**. Hill's Criteria is **useful but not complete!**"

나는 Murray Mittleman 교수님의 수업을 들을 때
강의실에서는 내용 이해에 집중하며 키워드 위주로 메모했지만,
집에서는 녹화된 강의를 반복 청취하며 거의 한 단어도 놓치지 않고 기록했다.

Murray Mittleman 교수님께서는
힐의 인과관계 기준에 대해 **인상적인 마무리**를 해주셨는데,
그 내용을 기록한 **나의 강의 노트 사진을 공유**하며 이 챕터를 마치겠다.

"**Each** of the 9 viewpoints is **good to have** to strengthen my belief that

the effect of exposure on outcome is causal,

but **none** of the 9 viewpoints **proves the causation**.

Absence of any one of the 9 viewpoints,

except for temporality,

does **NOT disprove the causation**.

Hill's Criteria is useful but not complete!"

chapter

6

Chance

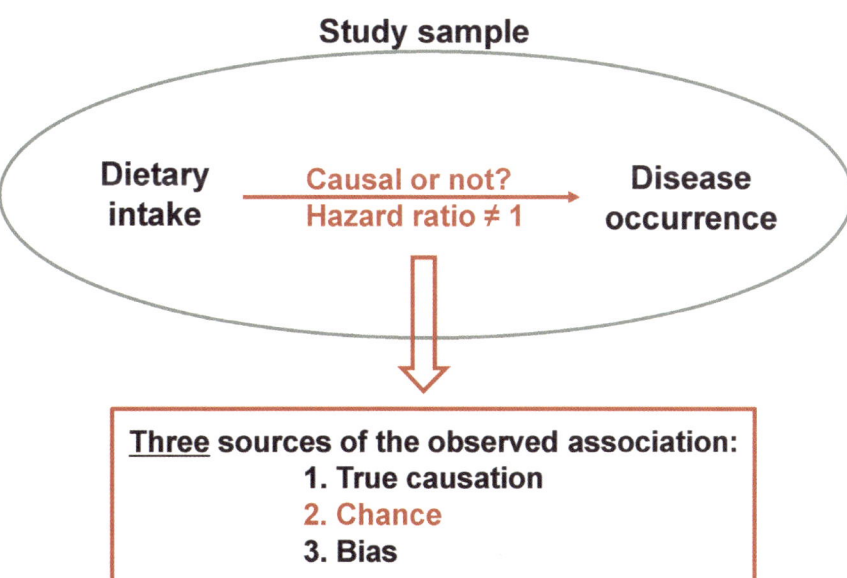

Name: NaNa Keum

Mail Box Number: 647

BIOSTATISTICS 201
Third Examination

Tuesday, December 14, 2010

You have 80 minutes to complete five problems.

You may use a calculator and your textbook, and one additional page of notes.

When appropriate, please show your work so that you can receive partial credit. Use the back sides of the pages if you need extra space.

100 — You are the only person who has ever scored 100% on all 3 exams! Great work.

박사과정 1학년 때 들었던 통계학 수업에서
세 번의 시험 모두 만점을 받은 학생은 내가 처음이었다며
교수님께서 따뜻하게 칭찬하셨던 기억이 아직도 생생하다.
그 작은 격려가 내게 큰 자신감이 되었다.

6.1 CHANCE ASSOCIATION

Causal inference in epidemiologic research

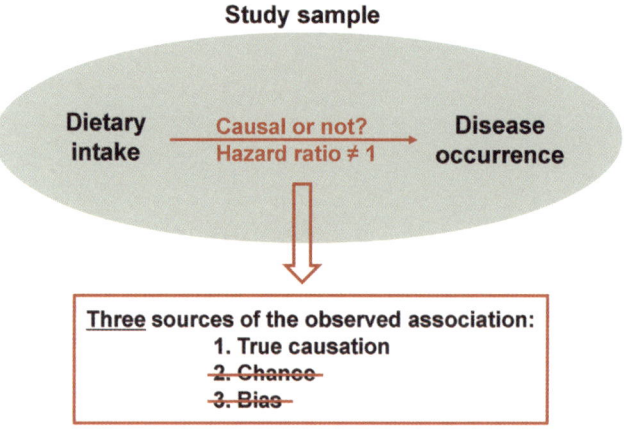

역학 연구에서
노출변수와 결과변수 간에 **연관성이 관찰**될 수 있는 **이유는** 세 가지이다.
- 실제 인과관계!
- 우연!
- 바이어스!

역학 연구자의 **궁극적인 목표**는
관찰된 **연관성**이 <u>실제 인과관계</u>에 의한 것임을 **입증**하는 것이다.
이를 위해서는
관찰된 **연관성**이
우연에 의해 발생한 것도 **아니고**
바이어스에 의해 발생한 것도 **아니라고**
설명할 수 있어야 한다.

이번 장에서는 '**우연**'이란 요인이 **역학 연구**에 미치는 영향에 대해 알아보자!

Epidemiology vs. Statistics?

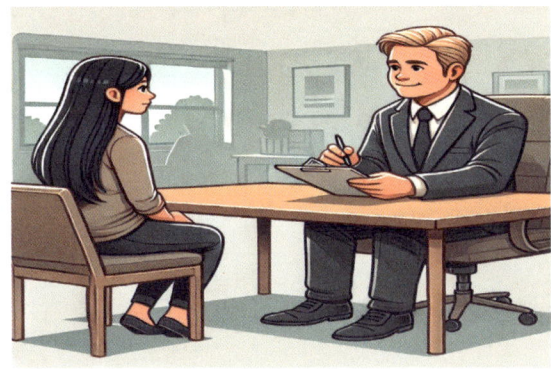

미국 존스 홉킨스 보건대학원 역학과 박사 과정에 지원했을 때의 일이다.
면접시험 중 교수님께서 나에게
"통계학과 역학의 차이는 무엇이라 생각하나요?"라는 질문을 하셨다.
나는 잠시 생각한 후
"통계학은 역학 연구를 수행하기 위한 하나의 수단입니다."라고 답했다.

지금 돌이켜보면 이 답변은 두 학문의 관계를 정확히 표현한 것이었다.
역학은 인구 집단에서 발생하는 질병의 분포와 원인을 연구하고
그 해결책을 모색하는 학문이며,
통계학은 그 연구를 뒷받침하는 핵심적인 분석 도구이기 때문이다.

특히, 역학 연구에서 관찰된 노출변수와 결과변수 간의 연관성이
단순한 우연인지 아닌지를 평가하는 것이 바로 통계학이다.

제6장에서는 잠시 통계학의 세계로 깊이 들어가
역학자의 시각에서 필요한 통계학적 개념과 적용법을 알아보자.

Question:
How can an association arise due to chance?

우선, 두 변수 간의 **연관성**이
어떻게 **우연**에 의해 발생할 수 있는지 살펴보자.

Population vs. sample

Population of interest

Exposure —*Hazard ratio (?)*→ Outcome

Sampling

Sample

Exposure —Hazard ratio→ Outcome

우연에 의해 발생하는 **연관성**을 이해하기 위해서는
먼저 모집단(population)과 **표본(sample)**이라는 통계학적 개념을 익혀야 한다.

예를 들어,
'한국 대학생들의 비타민 보충제 섭취가 우울증 발생에 미치는 영향'
이라는 주제로 역학 연구를 진행한다고 가정해 보자.
정확한 결과 도출을 위한 가장 이상적인 방법은
한국의 모든 대학생을 대상으로
비타민 보충제 섭취 여부와 우울증 진단 여부를 조사하여 분석하는 것이다.
하지만 이는 막대한 비용과 시간이 소요되므로,
현실에서 연구자는 한국 대학생 중 **일부를 모집**하여 연구를 수행하게 된다.

이때, 한국 대학생 전체를 모집단이라 하고,
실제로 연구에 참여한 **일부 대학생**을 **표본**이라 한다.
참고로, 모집단 전원을 대상으로 진행하는 연구를 전수조사,
표본을 대상으로 진행하는 연구를 **표본조사**라고 한다.

Statistical inference

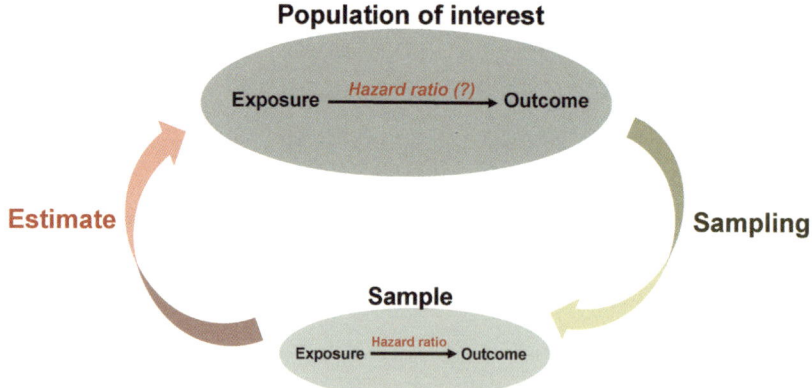

모집단 전체를 대상으로 한 연구에서 구한 연관성 지표의 값은
우리가 역학 연구를 통해 궁극적으로 알고자 하는 참값이다.
그러나 역학 연구 시 전수조사를 수행하는 경우는 거의 없기 때문에
이 참값은 알 수 없는 미지의 상수이다.

따라서 연구자는 **표본**을 대상으로 연구를 수행해 **계산한 값**으로
모집단의 참값을 **추정**할 수밖에 없다.
이처럼 **표본 연구**를 바탕으로 모집단의 특성을 추정하는 과정을
통계학적 추론(statistical inference)이라고 한다.

명심하라!
여러분이 **실험이나 연구를 통해 얻은 결과값**은
통계학적 추론을 위한 **최선의 추정치**일 뿐,
궁극적으로 알고 싶어하는 모집단의 참값은 아니다.
즉, 여러분의 **추정치**와 모집단의 참값 사이에는 **오차**가 있기 마련이다!

Representative sample

Population of interest
- Average age = 22 years
- Men: Women = 1:1
- Etc.

Sample
- Average age = 22 years
- Men: Women = 1:1
- Etc.

정확한 **통계학적 추론**을 위한 첫 시작은
모집단을 **대표(representative)**할 수 있는 **표본을 선정**하는 것이다.

모집단을 대표하는 표본은
마치 모집단을 **축소 복사**해 놓은 것과 같다.
즉, 모집단의 **본질적인 특성은 그대로 유지**하면서 **구성원 수만 줄인 것**이다.
예를 들어,
모집단의 평균 연령이 22세면 **표본**의 평균 연령도 22세,
모집단의 남녀 비가 1:1이면 **표본**의 남녀 비도 1:1이어야 한다.

이처럼 모집단의 주요 인구학적 특성이 **표본에 그대로 반영**되어야,
표본에서 구한 노출변수와 결과변수 간의 **연관성 지표 값**이
모집단의 연관성 지표 참값을 **정확하게 추정**할 수 있다.

Types of sampling methods: probability vs. non-probability

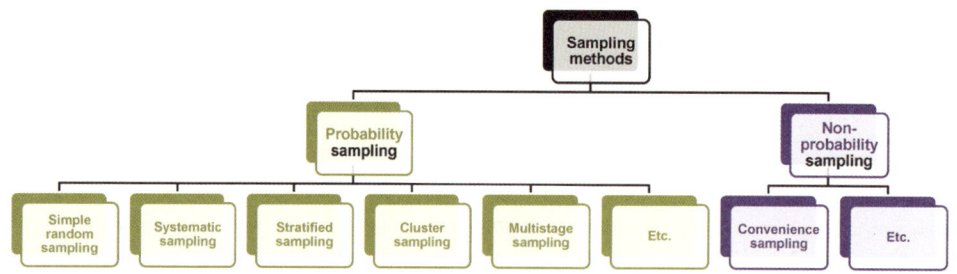

모집단에서 **표본**을 추출하는 방법은
확률추출법(**probability** sampling)과 **비확률**추출법(**non-probability** sampling)
크게 **두 가지**로 구분된다.

확률추출법은
무작위(random) 추출을 기반으로 표본을 선정하고,
모집단의 각 구성원이 **표본으로 선택될 확률을 계산**할 수 있는 방법이다.
추출 과정이 **복잡**하고 **많은 시간과 비용**이 소요되지만,
선정된 **표본**이 모집단을 **대표할 가능성이 크다**.

반면, **비확률**추출법은
무작위 추출이 아닌
연구자가 쉽게 접근할 수 있는 대상자를 중심으로 표본을 선정하며,
모집단의 각 구성원이 **표본으로 선택될 확률을 계산할 수 없는** 방법이다.
추출 과정이 **간단**하고 **빠르며 비용도 저렴**하지만
선정된 **표본**이 모집단을 **대표할 가능성이 적다**.

Simple random sampling

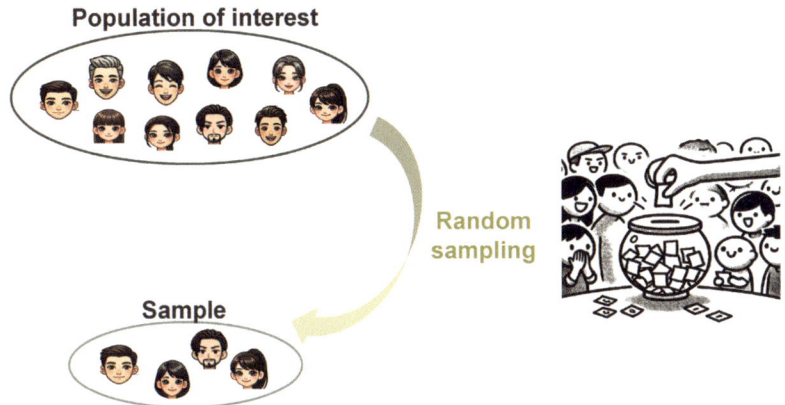

모집단에 해당하는 한국 대학생 전체가 250만 명이라 가정할 때
이 중 **1만 명**의 **표본**을 추출해야 하는 상황 속에서
확률추출법의 대표적인 **방법 5가지**와 그 **적용 사례**를 살펴보자.

첫째, **단순무작위추출법**(simple random sampling)으로,
마치 **명함**이 들어 있는 추첨 상자에서 **무작위로 당첨자를 뽑는** 것처럼
모집단 전체에서 **무작위로 표본을 추출**하는 방법이다.

예시 상황에 이 추출법을 적용하자면,
교육부로부터 전체 대학생 250만 명의 학적 데이터를 확보한 후,
통계 프로그램을 사용하여 1만 명의 학생을 **무작위로 선정**하면 된다.

단순무작위추출법을 통해 형성된 표본은
모집단을 **대표**할 가능성이 크지만,
모집단 규모가 클 경우 **전체 구성원의 정보를 확보하기 어려워 활용이 제한적이다.**
즉, 이론적으로 **가장 이상적이지만**, 실제 적용이 **가장 어려운** 표본추출법이다.

Systematic sampling

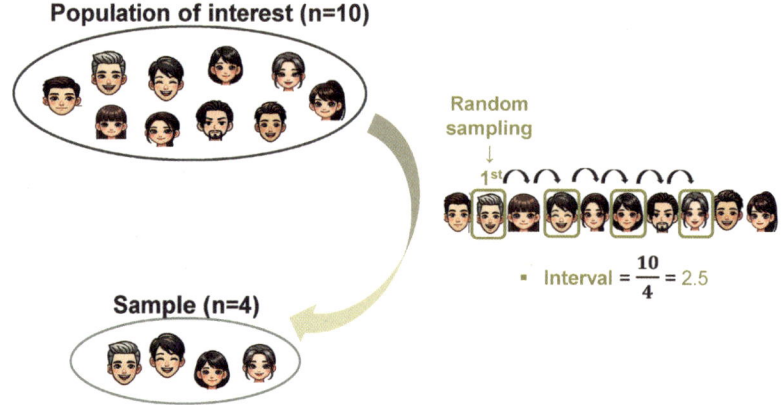

둘째, **계통추출법**(systematic sampling)으로,
모집단의 구성원에 무작위로 순번을 부여한 뒤,
첫 표본을 무작위로 선택하고,
이후 **일정한 간격**(= $\frac{\text{모집단 크기}}{\text{표본 크기}}$)으로 계속 표본을 **추출**하는 방법이다.

예시 상황에 이 추출법을 적용해 보자.
교육부로부터 전체 대학생 250만 명의 학적 데이터를 확보한 후,
학생들에게 무작위로 순번을 부여하여 추출 순서를 결정한다.
이때, 모집단에서 **무작위로 선정**된 첫 학생의 순번이 **10번**이라면,
총 1만 명의 표본을 추출해야 하므로
$\frac{250만 명}{1만 명}$ = 250명의 간격을 두고 260번, 510번, 760번, 1010번…과 같은 방식으로
총 1만 명이 될 때까지 **표본을 계속 추출**하면 된다.

계통추출법은 **첫 번째 표본만 무작위로 선정**되고
나머지 표본은 첫 번째 표본에 **종속되어 자동 결정**되므로,
역학 연구보다는 **생산품 품질검사** 등에 주로 **활용**된다.

Stratified sampling

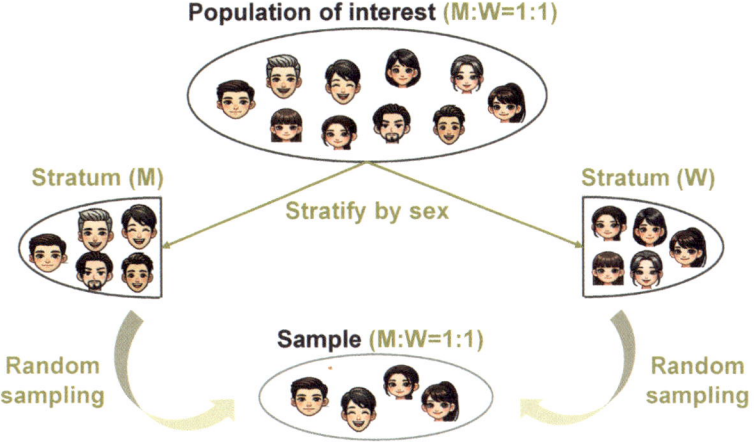

셋째, **층화추출법**(stratified sampling)으로,
층화 변수에 따라 모집단을 여러 **하위 집단**(=층, stratum)으로 나눈 뒤,
모집단 내 각 층의 분포 비율을 반영하여
각 층에서 무작위로 표본을 추출하고,
이를 **통합하여 표본을 완성**하는 방법이다.
이러한 방식은 모집단 내 층화 변수의 분포가
표본에서도 동일하게 유지되도록 보장한다.

예시 상황에 이 추출법을 적용해 보자.
성별을 **층화 변수**로 사용할 경우,
모집단인 한국 대학생 전체를 성별에 따라 층화한 뒤,
모집단의 성비가 남학생:여학생=1:1이라는 것을 반영해
남학생 그룹에서 5,000명, 여학생 그룹에서 5,000명을 **무작위로 추출**하고,
이들을 **통합하여 총 1만 명의 표본을 완성**하면 된다.
이렇게 하면 **표본**의 성비도 **남학생:여학생=1:1**로 유지되어
모집단의 성비를 **그대로 반영**할 수 있다.

층화추출법을 통해 형성된 **표본은**
층화 변수에 의해 정의된 **각 하위 집단의 구성원을 포함**하므로,
하위 집단 간 비교 분석에 특히 유용하다.

예를 들어, 대학생들의 비타민 보충제 섭취와 우울증 발생 간의 **연관성을**
남성, 여성, 성소수자 그룹 간에 **비교**하고 싶다고 가정해 보자.

만약, **단순무작위추출법**을 사용한다면,
모집단인 한국 대학생 전체에서도 비율이 낮은 성소수자 학생이
표본에서 제외될 가능성이 높다.

반면, **성별(남성, 여성, 성소수자)**에 따른 **층화추출법**을 활용하면,
각 성별 그룹에서 일정 수의 표본을 무작위로 추출하게 되므로
표본에는 **남성, 여성, 성소수자가 반드시 존재해**
세 그룹 간 연관성을 비교할 수 있게 된다.

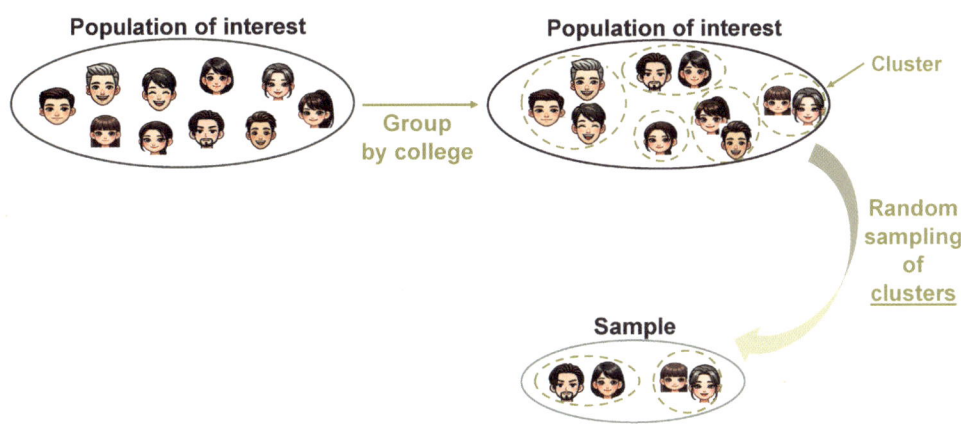

넷째, **군집추출법**(cluster sampling)으로,
모집단을 여러 개의 **그룹**(=군집, cluster)으로 나눈 뒤,
개인이 아닌 **군집을 무작위로 추출**하고,
선정된 **군집 내 모든 구성원들을 통합하여 표본을 완성**하는 방법이다.

예시 상황에 이 추출법을 적용해 보자.
모집단인 한국 대학생 전체를 대학교별로 군집화한 뒤,
전국의 대학교 중 몇 개 **대학교를 무작위로 추출**하고
선정된 **대학교의 모든 학생들을 통합하여 표본을 완성**하면 된다.

특히, **지리적 기준에 의한 군집을 추출해** 형성된 **표본**에서는
구성원들이 지리적으로 흩어진 것이 아니라 **집중**되어 있기 때문에
이 표본을 바탕으로 **역학 연구를 수행**하면
특정 지역 몇 곳만 방문해도 **구성원 전원을 조사**할 수 있어 **효율적**이다.
단, **군집 내 구성원 간 동질성이 높을 경우**,
제한된 수의 군집으로 구성된 **표본**은 모집단의 다양성을 **대표할 수 없다**.

Multistage sampling

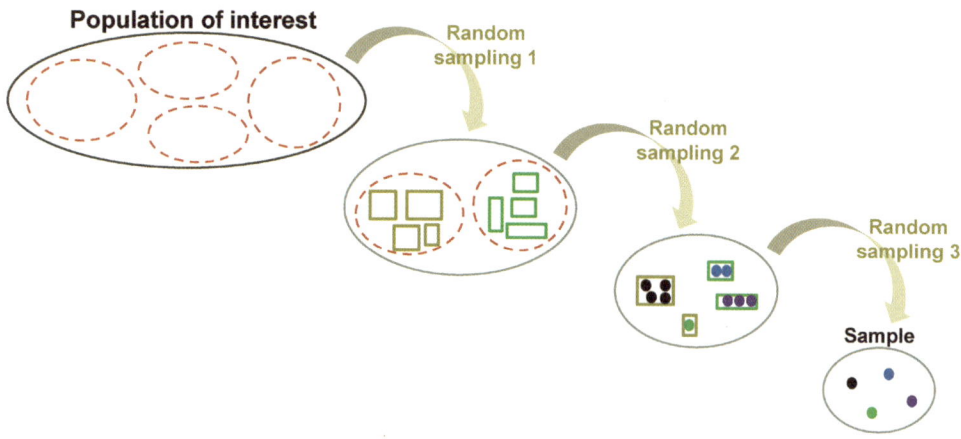

다섯째, **다단계추출법**(multistage sampling)으로,
무작위 추출을 **한 번만** 시행하는 것이 **아니라**
여러 단계에 걸쳐 **표본 추출 단위**를 점진적으로 **좁혀가며**
여러 번의 무작위 추출을 시행해 **표본을 완성**하는 방법이다.
이 과정에서 각 단계마다 **다양한 확률추출법**을 활용할 수 있다.

예시 상황에 이 추출법을 적용해 보자.
1단계로, 모집단인 한국 대학생 전체를 **대학교별로 군집화**한 뒤,
전국의 대학교 중 10개 **대학교를 무작위로 추출**한다.
2단계로, 선정된 **각 대학교 내**에서 학생들을 **학과별로 군집화**한 뒤,
각 학교에서 5개 **학과를 무작위로 추출**한다.
3단계로, 선정된 **각 학과 내**에서 **학생들을 무작위로 추출**하고
이들을 **통합**하여 총 **1만 명의 표본을 완성**하면 된다.
즉, '**학교 → 학과 → 학생**'으로 추출 단위를 점차 좁혀가며
여러 번의 무작위 추출을 거쳐 **최종 표본을 구성**한 것이다.

Multistage sampling in the U.S. NHANES

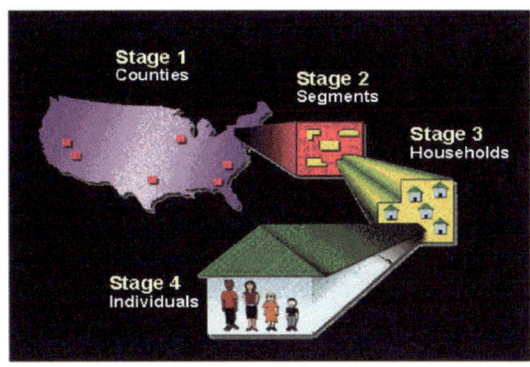

Source: https://wwwn.cdc.gov/nchs/nhanes/tutorials/sampledesign.aspx

다단계추출법은
각 단계마다 상황에 맞는 **효율적인 확률추출법**을 적용하여
비용과 시간을 절약할 수 있으므로,
국가 단위의 대규모 조사연구에서 널리 활용된다.

예를 들어, **미국**에서 시행된 **국민건강영양조사(NHANES)**에서는
미국 전체를 대표할 수 있는 **표본**을 선정하기 위해
'지역(counties) → 구역(segments) → 가구(households) → 개인(individuals)'과 같이
추출 단위를 점진적으로 좁혀가며,
총 4단계에 거쳐 무작위 추출을 수행했다.

하지만 다단계추출법을 통해 형성된 표본은
복잡한 표본설계로 인해
표본 분석 시 **가중치 조정**과 같은 **전문적인 통계처리**가 요구된다.
만약, 이러한 과정이 **적절히** 수행되지 **않으면**,
표본에서 구한 **통계치**가 모집단의 참값을 정확히 **추정할 수 없다**.

Convenience sampling

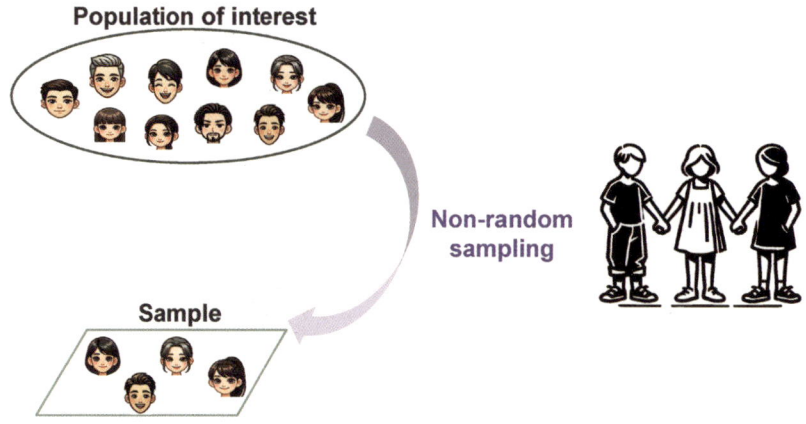

비확률추출법의 대표적의 예로는
편의추출법(convenience sampling)이 있다.
이는 연구자가 쉽게 접근할 수 있는 대상(예: 지인)을 중심으로
편의에 따라 표본을 구성하는 방법이다.

이 추출법을 활용해 **한국 대학생 표본**을 형성하려면,
연구자는 **자신의 소속 대학**에서
본인이 담당하는 강의를 수강하는 **학생들** 중
자발적으로 참여하겠다고 응답한 학생들을 모집하면 된다.

편의추출법은 **표본을 쉽게 구성**할 수 있다는 **장점**이 있지만,
표본이 모집단을 **대표하지 못한다**는 **치명적인 단점**이 있다.
이로 인해, 표본에서 구한 **통계치**가
모집단의 참값을 정확히 **추정할 수 없으므로**
통계학적 추론에 한계가 따른다.
따라서 편의추출법은 본 연구 전 **예비 조사 단계**에서 주로 활용된다.

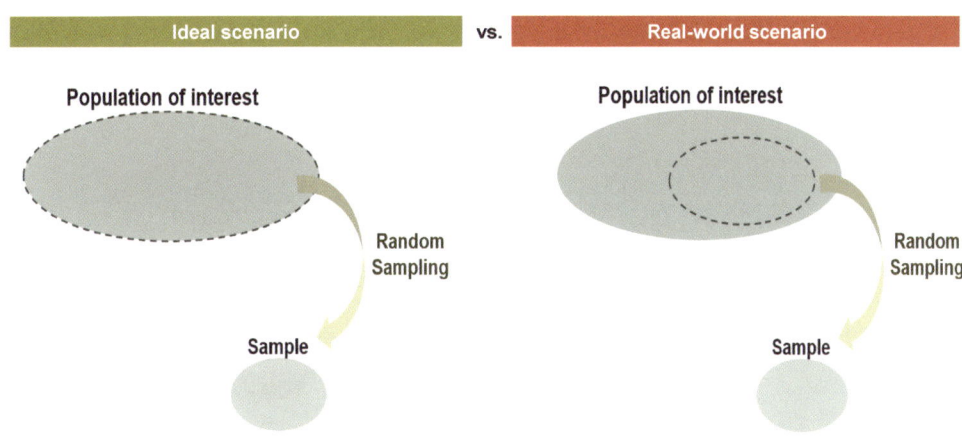

참고로, **확률추출법**을 사용한 **표본** 설계 시
이상적으로는
연구자가 모집단 전체의 정보를 확보해 표본 추출을 하는 것이다.
하지만 **현실적 제약**으로 인해
보통은 **접근 가능한 일부 모집단의 정보**만 확보해 표본 추출을 하게 된다.

예를 들어,
한국 대학생의 보충제 섭취와 우울증 발생 간의 **연관성**을 조사하기 위해
서울 동국대학교에 재직 중인 한 연구자가
단순무작위추출법을 사용해 **한국 대학생 표본**을 형성한다고 가정해 보자.

이상적으로는, 한국 대학생 전체의 학적 데이터를 확보해
무작위로 표본을 추출하는 것이지만,
현실적으로 전국 대학생 데이터에 접근하기는 어려우므로
서울 소재 대학생들의 학적 데이터만 확보해
무작위로 표본을 추출하게 될 가능성이 크다.

Statistical inference vs. generalization

| Ideal scenario | vs. | Real-world scenario |

이 경우, **표본**에서 계산된 **연관성 지표 값**은
통계학적 추론을 통해
서울 소재 대학생들의 연관성 지표 **참값을 추정**할 수 있으나,
전국 대학생들의 연관성 지표 참값을 직접적으로 추정할 수는 없다.

다만, **서울 소재 대학생들**이 전국 대학생들을 **잘 대표**한다는 **전제하**에
표본에서 계산된 **연관성 지표 값**이
전국 대학생들의 연관성 지표 참값을 추정할 수 있다고
일반화(generalization)할 뿐이다.

Target population vs. source population

Ideal scenario	vs.	Real-world scenario
		Target population ≠ Source population

Target population
Source population
Random Sampling
Generalization
Statistical inference
Sample

이리하여 역학 연구에서는 모집단의 개념을 두 가지로 세분화한다.

첫째, **목표**모집단(**target** population)은
위 예시에서 **전국** 대학생에 해당하는 것으로,
연구를 통해 **궁극적으로** 알고자 하는 대상이다.

둘째, **근원**모집단(**source** population)은
위 예시에서 **서울 소재** 대학생에 해당하는 것으로,
연구자가 실제로 표본을 추출할 수 있는 **접근 가능한** 대상이다.

이처럼 모집단이 세분화된 상황에서, 정확한 용어 정의는 다음과 같다.
- **통계학적 추론**: 표본 → 근원모집단
- **일반화**: 표본 → 목표모집단

근원모집단과 목표모집단의 **차이가 클수록**
표본에서의 얻은 연구 결과를 **일반화하는 데 한계**가 있다.

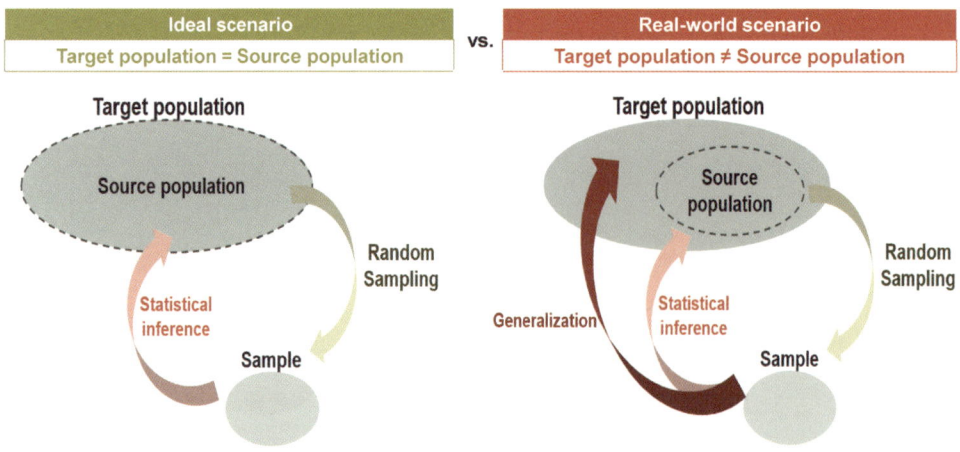

따라서 **가장 이상적인 표본 설계 상황**은
목표모집단과 근원모집단이 **일치**할 때이다.
이 경우, **통계학적 추론**과 **일반화** 과정이 동일해지므로,
통계학적 추론을 통해
표본에서 얻은 결과로 목표모집단의 참값을 **직접 추정**할 수 있다.

지금부터는 설명의 단순화를 위해
목표모집단과 근원모집단이 **동일하다고 가정**하고,
이를 모집단으로 통일하여 일컫겠다.

Q: How can an association arise due to chance?

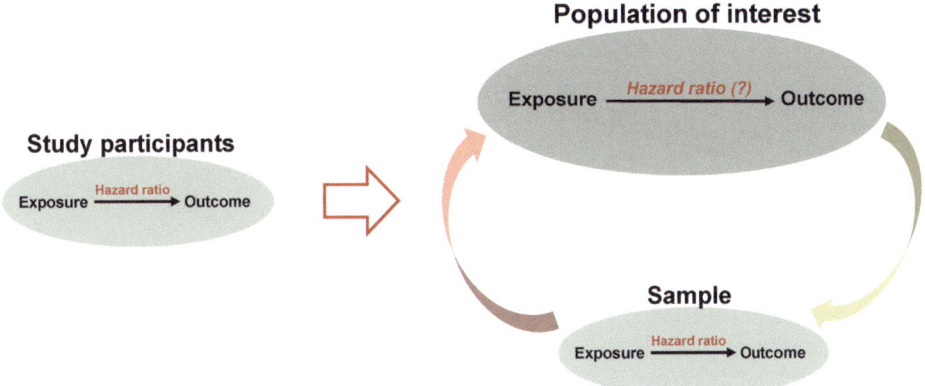

이제 다시 이 장의 **첫 질문**으로 돌아가 보자!
"두 변수 간의 **연관성**이 **어떻게 우연에 의해 발생**할 수 있을까?"

혹시 이 **질문이 어딘가 불완전**하게 느껴지지 않는가?
사실, 이 질문은 모집단과 **표본**의 구분 없이 제시되어 있다.
하지만 우리는 이 두 개념을 이해했으니, 질문을 더 정확하게 수정해야 한다.
"모집단에서 두 변수 간의 **연관성 여부**를 추정하기 위해
표본을 추출해 **연구**를 수행할 때
어떻게 **우연**에 의해 **표본**에서 **연관성이 관찰**될 수 있을까?"

이는 매우 중요한 **관점의 전환**이다!
우리가 **역학 연구**를 통해 **얻는 결과**는 표본에서 나온 것이기에,
이는 궁극적으로 알고자 하는 모집단의 참값이 **아니라**, 그 **추정치**에 불과하다.
따라서 이제부터는 항상 표본과 모집단을 **함께** 염두에 두어야 한다.
즉, **표본**에서 관찰된 **연관성**을 바탕으로,
모집단에서 실제로 인과관계가 존재하는지를 **추론**하는 것이 **역학 연구**이다.

Sampling variability

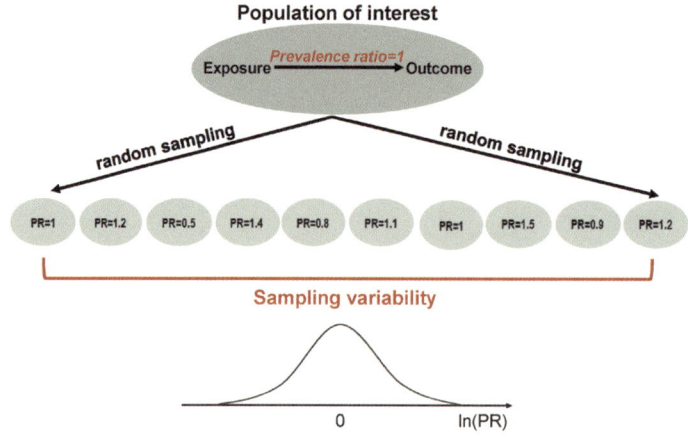

표본에서 수행된 역학 연구에서 **우연히 연관성이 관찰**될 수 있는 이유는
표본 변이성(sampling variability) 때문이다.

예를 들어, **10명의 연구자가 각각**
한국의 전체 대학생 250만 명의 학적 데이터에서
단순무작위추출법으로 **1,000명**씩 **표본**을 추출한 뒤
비타민 보충제 섭취와 우울증 보유 간의 **유병률비**를 계산했다고 가정해 보자.

이처럼 하나의 모집단에서 **동일한 방식**으로 추출한 10개의 **표본**일지라도
누가 **표본으로 선정**될지는 **전적으로 우연에 의해 결정**되므로
표본 간 **구성원이 100% 일치할 확률은 0**이다.
이러한 현상을 **표본 변이성**이라 한다.

표본 변이성으로 인해
각 **표본에서 계산된 유병률**은 **서로 다를 수 있으며**,
표본에서 구한 유병률과 모집단의 실제 유병률 간에도 **차이**가 날 수 있다.

Spurious association due to chance

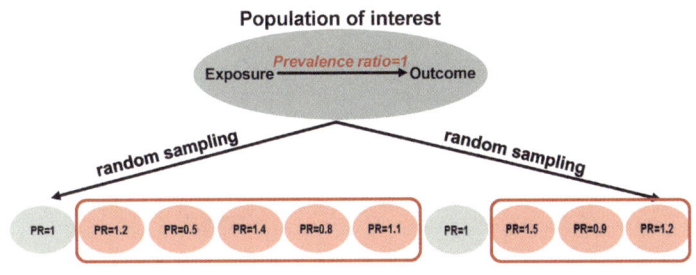

Spurious associations due to chance!

따라서 <u>모집단</u>의 실제 유병률비가 1이라 하더라도
표본 변이성으로 인해
표본에서 구한 유병률비는
1일 수도 있고, **1이 아닐** 수도 있다.

즉, 모집단에는 실제로 비타민 보충제 섭취와 우울증 보유 간에 <u>연관성이 없더라도</u>
표본에서는 **우연에 의한 거짓 연관성(spurious association)**이 발생할 수 있어
두 변수 간 연관성 여부에 대해 잘못된 결론을 내릴 수 있다.

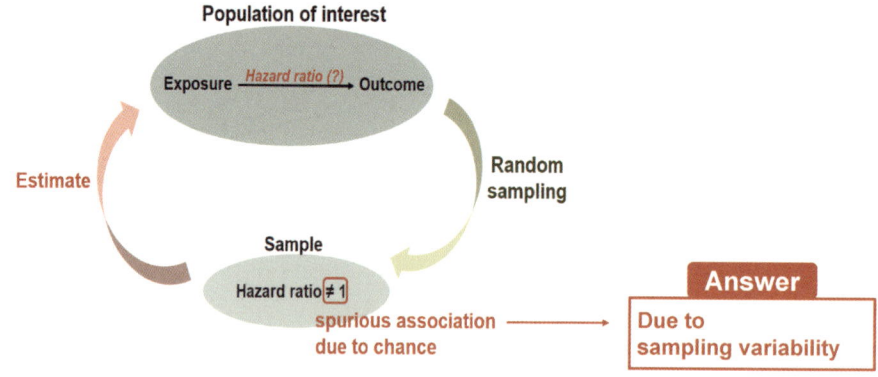

최종 정리를 해보자!
연구자는 모집단이 아닌 **표본 데이터만 분석**할 수 있으므로,
표본에서 구한 **결과**로 모집단의 진짜 값을 **추정**한다.

하지만 **표본**은 모집단의 **일부**에 불과하고,
모집단에서 **무작위로 표본을 추출**하는 과정 속에서
우연에 의한 표본 변이성이 발생한다.
따라서 **표본에서 구한 값**이 모집단의 참값을 100% 정확하게 추정하기는 어렵다.

즉, 모집단에서 실제로 노출변수와 결과변수 간에 연관성이 없더라도
표본에서는 **표본 변이성에 의한 우연**으로
두 변수 간에 **연관성이 있는 것처럼** 나타날 수 있다.

다음 장에서는, 표본에서 관찰된 연관성이
우연에 의한 거짓 연관성인지 여부를 **판단**하는 방법에 대해 알아보자.

6.2 95% CONFIDENCE INTERVAL

Question:
Is the observed association in the sample due to chance ?

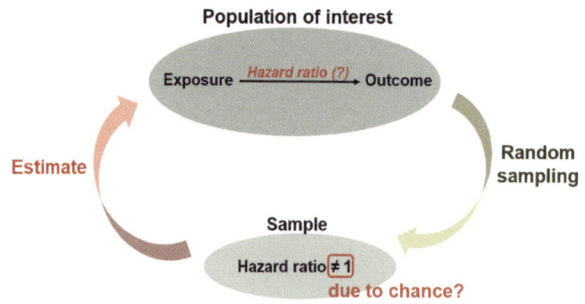

우리가 궁극적으로 알고자 하는 모집단에서
실제로 노출변수와 결과변수 간에 연관성이 없더라도
역학 연구가 진행되는 표본에서는
우연에 의한 표본 변이성으로 인해
두 변수 간에 연관성이 있는 것처럼 나타날 수 있다.

그렇다면 표본에서 관찰된 두 변수 간의 연관성이
우연에 의한 거짓 연관성인지 아닌지
어떻게 판단할 수 있을까?

How to rule out a chance association?

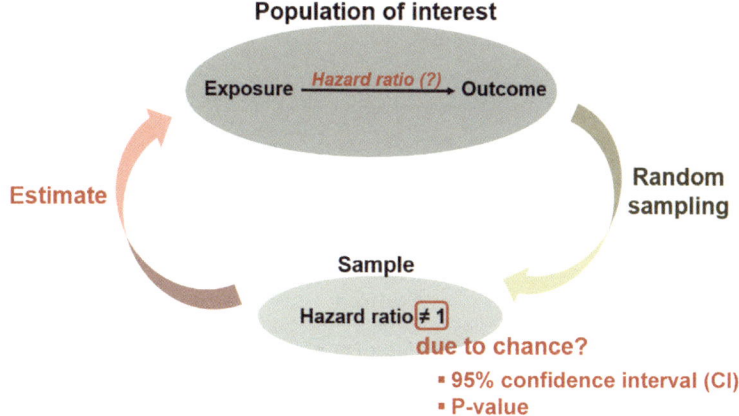

95% 신뢰구간(95% confidence interval) 또는 P값(P-value)
이 두 가지 통계학적 지표를 참조하면 된다.

이번 장에서는 95% 신뢰구간을 사용하여
표본에서 관찰된 연관성이
우연에 의해 발생한 거짓 연관성인지 여부를 판단해 보고,

다음 장에서는 P값을 활용하여
동일한 평가를 수행해 보자.

95% CI reflects uncertainty in the sample estimate

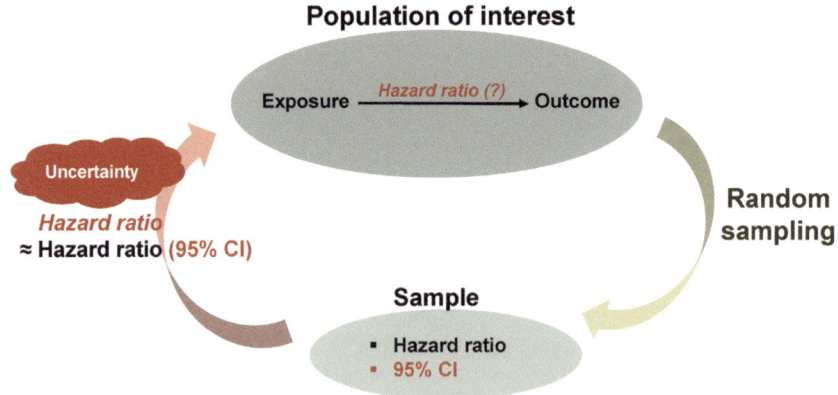

역학 연구, 동물 연구, 세포 실험 등 모든 종류의 **연구**에서
연구자는 모집단을 직접 관찰하는 것이 아니라 **표본**을 조사할 뿐이다.
즉, 전체가 아닌 **일부**를 분석해서 얻은 값으로
전체에 해당하는 모집단의 참값을 **추정**해야 하므로,
연구가 아무리 정확하게 수행되었더라도
표본에서 얻은 값은
참값이 아닌 **하나의 추정치**에 불과하다.
즉, **표본**을 기반으로 한 연구에는 필연적으로 **불확실성**(uncertainty)이 존재한다.

이러한 불확실성을 반영하기 위해
연구자는 **표본**에서 구한 **값**뿐만 아니라
그 값이 모집단의 참값을 **추정**할 때 **내재된 불확실성도 함께 제시**해야 한다.
이때 사용되는 지표가 바로 **95% 신뢰구간**이다.

95% CI for sample hazard ratio

- Defined for **sample** hazard ratio, which is used to estimate the **true population** hazard ratio
- Represents **uncertainty** due to **sampling variability** when a **sample** hazard ratio is used to estimate the **true population** hazard ratio
- Shows **a range of values** that likely contains the **true population** hazard ratio, with a **95% confidence** level

95% 신뢰구간은
표본에서 구한 **연관성 지표**에 대해 정의되는 개념이다.

무작위 표본 추출로 인한 **표본 변이성**으로 인해
표본에서 계산된 **연관성 지표 값**이
모집단의 연관성 지표 참값을 **추정**할 때는
불확실성(uncertainty)을 수반하게 된다.

이러한 **불확실성**을 **반영**하기 위해
95% 신뢰구간은
표본에서 계산된 **연관성 지표 값**을 중심으로
모집단의 참값을 포함할 가능성이 높은 값의 범위를
95% 신뢰수준(confidence level)에서 제시한다.

95% confidence level:
95 out of 100 95% CIs would include the true HR

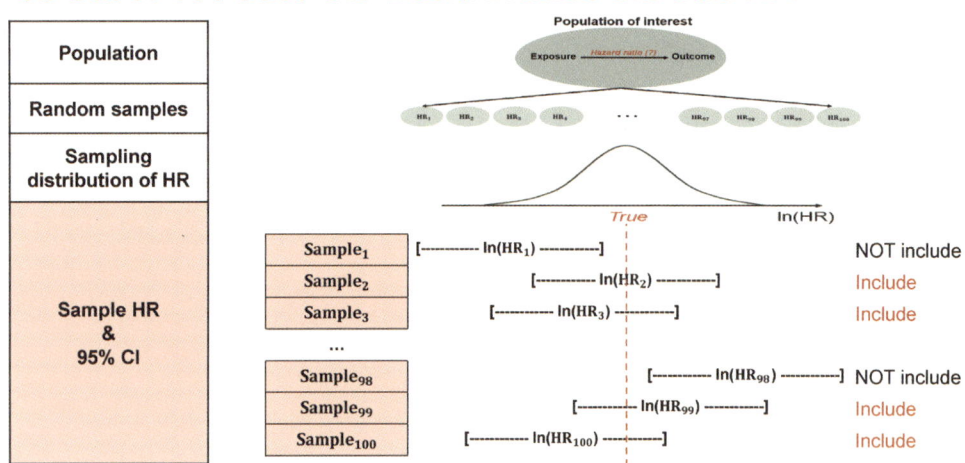

95% 신뢰구간을 정확히 이해하기 위해서는
95% 신뢰수준의 의미를 알아야 한다.

95% 신뢰수준이란,
하나의 모집단에서
동일한 크기의 표본 100개를 무작위로 추출한 후
각 표본에서 동일한 방식으로 **연관성 지표**와 **95% 신뢰구간**을 계산했을 때
이 **100개의 신뢰구간 중 약 95개**가 모집단의 참값을 포함할 것이라는 의미이다.
즉, 100개의 신뢰구간 중 약 5개는 모집단의 참값을 포함하지 **않을** 것이라는 뜻이다.

하지만 **현실**에서 연구자는
동일한 연구를 100번 반복하는 것이 **아니라**,
한 번의 표본추출과 **한 번의 분석**만 수행하여 하나의 **95% 신뢰구간**만 계산한다.
따라서 이 95% 신뢰구간이 모집단의 참값을 포함하는지 여부는 알 수 없다.
운이 좋으면 참값을 포함하는 95개의 신뢰구간 중 하나일 것이며,
운이 나쁘면 참값을 포함하지 않는 5개의 신뢰구간 중 하나일 것이다.

Practice question

**Given HR = 0.87 (95% CI: 0.78 to 0.96),
select all correct interpretations of the 95% CI.**

1) There is a 95% **probability** that **the true HR** falls between 0.78 and 0.96.
2) There is a 95% **probability** that **the 95% CI** contains the true HR.
3) We are 95% **confident** that the true HR lies between 0.78 and 0.96.
4) If we **repeatedly** draw random samples of the same size from the same population and compute 95% CI each time, **approximately 95 out of 100 intervals** will contain the true HR, assuming that the studies are well conducted (i.e., no biases).

95% 신뢰구간을 해석하는 문제는
하버드 보건대학원 역학 과목 시험에서 반드시 출제된다.
이는 95% 신뢰구간의 올바른 해석이 **중요하면서도 어렵기** 때문이다.

다음 문제는 95% 신뢰구간에 관한
정확한 해석과 흔한 오해가 섞여 있다.

정답을 확인하기에 앞서,
스스로 올바른 해석을 찾아보길 권한다.

Practice question

Given HR = 0.87 (95% CI: 0.78 to 0.96),
select all correct interpretations of the 95% CI.

1) There is a 95% **probability** that the true HR falls between 0.78 and 0.96.
2) There is a 95% **probability** that the 95% CI contains the true HR.
3) We are 95% **confident** that the true HR lies between 0.78 and 0.96.
4) If we **repeatedly** draw random samples of the same size from the same population and compute 95% CI each time, **approximately 95 out of 100 intervals** will contain the true HR, assuming that the studies are well conducted (i.e., no biases).

정답은 3번 4번이다!

학생들이 95% 신뢰구간 해석 시 **가장 많이 틀리는 이유**는
'**신뢰수준**'이 아닌 '**확률**'이라는 용어를 사용해 해석하기 때문이다.
대표적인 예가 바로 1번과 2번 선택지이다.

확률이란 개념은
특정 행위를 **반복**할 때
그 결과가 **무작위로 결정**되어 **변화할 수 있는**
확률변수(random variable)에 대해 정의된다.

예를 들어, '동전을 10번 던져 앞면이 나오는 횟수'를 생각해 보자.
동전을 던질 때 **앞면**이 나올지 **뒷면**이 나올지는 **무작위로 결정**되므로
'동전 던지기 10번'을 **반복**하면
앞면의 나오는 **횟수**는 **0부터 10까지 다양한 값**을 가질 수 있다.
따라서 이는 **확률변수**에 해당하고, **확률**을 **적용**할 수 있다.

Fixed constant vs. random variable

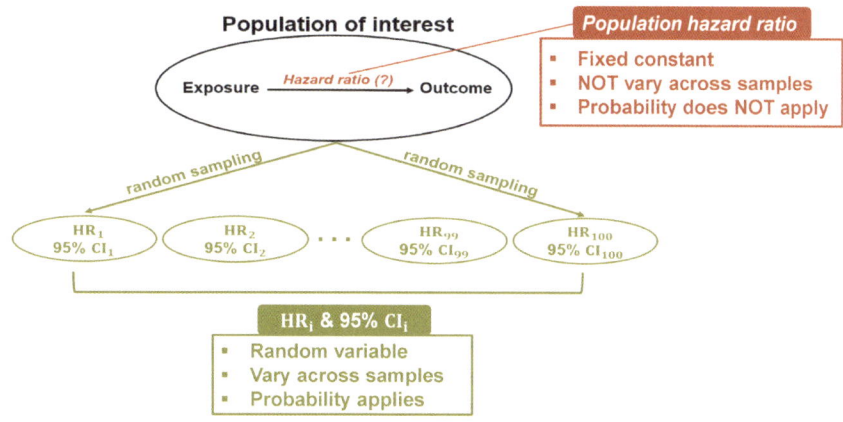

문제 상황에서

표본은 모집단에서 **무작위로 추출**되므로 표본 간에는 **다양성**이 존재한다.

연관성 지표나 **95% 신뢰구간**은 이러한 표본에서 계산되기 때문에

무작위성을 내포하게 되고, **표본마다 그 값이 다양**하게 나타난다.

따라서 이러한 지표들은 **확률변수**로 간주되며, **확률 개념**을 **적용**할 수 있다.

반면, 모집단의 참값은

단지 우리가 그 값을 알지 못할 뿐

이미 정해져 있는 고정된 값(fixed constant)이다.

따라서 **표본이 달라지더라도**

모집단의 참값 자체는 변하지 않는 고정상수이므로

확률 개념을 **적용할 수 없다**.

1번 선택지인

"모집단의 참값이 주어진 신뢰구간에 포함될 **확률은 95%**이다."라는 해석은
모집단의 참값이란 **고정상수**에
확률 개념을 **적용**했으므로 **잘못된 해석**이다.

2번 선택지인

"**특정 95% 신뢰구간**이 모집단의 참값을 포함할 **확률은 95%**이다."라는 해석은
확률변수의 성격을 가지는 **95% 신뢰구간**에
확률 개념을 결부시킨 측면은 옳다.

하지만 연구에서 **계산이 완료된** 특정 신뢰구간은
이미 그 **범위가 정해졌기** 때문에
이 신뢰구간이 모집단의 참값을 **포함하는지 여부**가 **이미 결정된** 상태이다.
다만, 연구자가 그 여부를 알지 못할 뿐
더 이상 **확률적인 상황**이 **아니다**.
이는 마치 **유효기간이 지난** 로또 복권과도 같다.
당첨번호가 이미 발표되었으므로,
해당 복권의 **당첨 여부**는 **이미 결정된** 사실이다.
다만, 복권 소지자가 당첨번호를 확인하지 않아 당첨 여부를 모를 뿐
더 이상 **확률적인 상황**이 **아니다**.

즉, 연구에서 95% 신뢰구간을 **계산하기 전**에는
신뢰구간이 모집단의 참값을 포함할 **확률**에 대해 논할 수 있지만,
일단 95% 신뢰구간을 계산한 **후**에는
신뢰구간이 모집단의 참값을 포함하는지 여부가 **이미 결정**되었으므로
그 신뢰구간이 모집단의 참값을 포함할 **확률**에 대해서는 논할 수 없다.
이러한 측면에서 **2번 선택지도 틀린 것**이다.

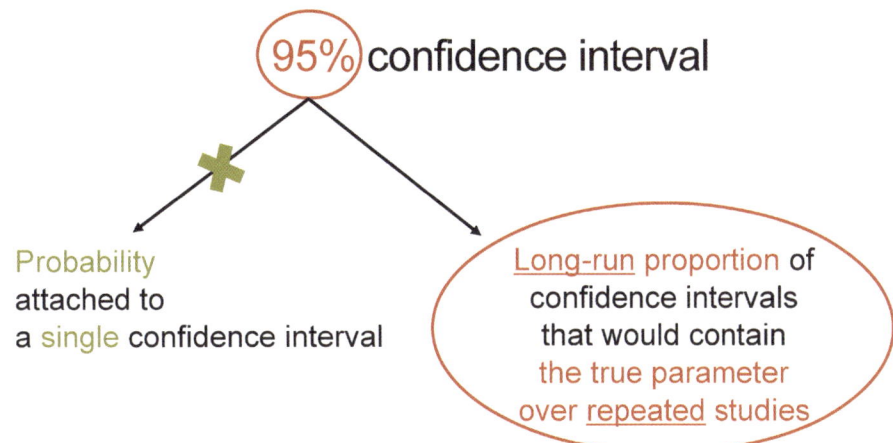

95% 신뢰구간은
95% **신뢰수준**에서 계산된 값의 **범위**이다!

여기서 95%는 앞서 **신뢰수준**에서 설명한 것처럼
같은 크기를 가진 **여러 개의 표본**에서
동일한 연구를 **수행**하여
여러 개의 95% 신뢰구간을 생성했을 때
약 95%의 신뢰구간이 모집단의 참값을 **포함하게 된다는 비율**의 개념이다.
즉, 이 95%는
반복 연구에서 **장기적인 포함 성공률**을 나타내는 것이지,
단일 연구의 해당 신뢰구간이 모집단의 참값을 포함할 **확률**을 뜻하지는 않는다.

이러한 **반복적 연구** 상황과 95% **신뢰수준**의 개념을 정확히 반영해
약식으로 해석한 것이 **선택지 3번**이고,
정식으로 해석한 것이 **선택지 4번**이다.

Interpretation of 95% CI

	HR = 0.87 (95% CI: 0.78 to 0.96)
Formal frequentist interpretation	If we **repeat** this study many times, approximately **95%** of the calculated 95% CIs would **contain the true population HR**, **assuming no biases in study conduct**.
My practical interpretation	Based on my study on this **sample**, **my best estimate** of the true population HR is 0.87. However, due to **sampling variability**, **my estimate** may **not exactly** match **the true HR**. Assuming that **this interval** is one of the 95% intervals **containing the true HR** in **repeated** studies, **the true HR** could be **any value from 0.78 to 0.96**.

95% 신뢰구간 해석 문제와 관련된 설명은
역학을 처음 접하는 입문자에게 다소 어려울 수 있다.
입문자라면 95% 신뢰구간의 정식 해석은 알아 두되,
보다 직관적으로 95% 신뢰구간을 이해하고 활용하기 위해
다음과 같이 해석해도 좋다.

모집단의 연관성 지표 참값을 추정하는 데 있어,
표본을 기반으로 한 역학 연구에서 **관찰된 0.87**은
연구자가 구할 수 있는 **최선의 추정치**이지만,
표본 변이성에 따른 오차로 인해 이 **추정치가 틀릴 수 있다**.
설령 최선의 추정치인 0.87이 틀리더라도,
표본에서 계산된 95% 신뢰구간이 모집단의 참값을 **포함**한다고 가정하면,
모집단의 참값은 **0.78부터 0.96까지 구간의 어느 한 값**일 것이다.

95% CI helps rule out a chance association

Measures of association	Null association	95% CI	Conclusion	Statistical significance of the observed association
Ratio (e.g., risk ratio)	1	Includes 1	Cannot rule out a chance association	Not a statistically significant association
		Excludes 1	Rule out a chance association	A statistically significant association

이제부터 역학 연구에서 **95% 신뢰구간**이 활용되는 **두 가지 측면**을 알아보자.

먼저, **95% 신뢰구간**은 **표본**에서 관찰된 노출변수와 결과변수 간의 **연관성**이 우연에 의해 발생한 **거짓 연관성인지 여부**를 판단할 수 있게 해준다.

표본에서 '비'로 표현된 **연관성 지표**와 **95% 신뢰구간**을 구했을 때
신뢰구간이 '연관성 없음'을 뜻하는 '1'을 포함하면
모집단의 연관성 지표 값이 1일 가능성도 존재한다.
따라서 모집단에 실제로 연관성이 없더라도
표본 변이성에 의한 **우연**으로
표본에서 **거짓 연관성**이 발생했을 가능성도 열어 두어야 한다.
즉, **역학 연구**에서 **연관성이 관찰될 수 있는**
세 가지 이유(**진짜 인과관계, 우연, 바이어스**) 중에서
'우연'을 배제할 수 없기에(cannot rule out chance),
표본에서 관찰된 **연관성**을
'**통계적으로 유의하지 않은**(NOT statistically significant) **연관성**'이라 기술한다.

95% CI helps rule out a chance association

Measures of association	Null association	95% CI	Conclusion	Statistical significance of the observed association
Ratio (e.g., risk ratio)	1	Includes 1	Cannot rule out a chance association	Not a statistically significant association
		Excludes 1	Rule out a chance association	A **statistically significant** association
Difference (e.g., risk difference)	0	Includes 0	Cannot rule out a chance association	Not a statistically significant association
		Excludes 0	Rule out a chance association	A **statistically significant** association

반대로, 신뢰구간이 '연관성 없음'을 뜻하는 '1'을 포함하지 않으면
모집단의 연관성 지표 값이 1일 가능성은 배제된다.
따라서 **표본**에서 관찰된 **연관성**은
단순히 **표본 변이성**에 의한 **우연**으로 발생한 것이 **아니라**
모집단에서 실제로 존재하는 연관성을 **반영**할 가능성이 높다.
즉, 역학 연구에서 **연관성이 관찰**될 수 있는
세 가지 이유(**진짜 인과관계, 우연, 바이어스**) 중에서
'**우연**'을 배제할 수 있고(can rule out chance),
표본에서 관찰된 **연관성**을
'**통계적으로 유의한**(statistically significant) **연관성**'이라 기술한다.

표본에서 '**차이**'로 표현된 **연관성 지표**와 95% **신뢰구간**을 구했다면,
'**연관성 없음**'을 나타내는 값은 '0'이므로
95% 신뢰구간이 '0'을 포함하는지 여부에 따라
표본에서 관찰된 **연관성**이
우연에 의해 발생한 **거짓 연관성인지 여부**를 판단할 수 있다.

Practice question

From the following epidemiologic study results, identify all statistically significant associations.

1) Risk ratio = **0.84** (95% CI: **0.76 to 0.94**)
2) Risk ratio = **1.12** (95% CI: **0.93 to 1.34**)
3) Risk difference = **0.06** (95% CI: **−0.04 to 0.17**)
4) Risk difference = **−0.55** (95% CI: **−0.85 to −0.26**)

예시 문제 하나를 풀어보자.

연관성 지표와 **95% 신뢰구간**이 주어진 역학 연구 결과 중에서
통계적으로 유의한 연관성(즉, 우연에 의한 **연관성이 아닌 것**)을 찾는 문제이다.

1번과 2번 선택지는 결과가 **위험도비**로 주어졌으므로,
양의 연관성이든 음의 연관성이든 방향성과 관계없이
95% 신뢰구간이 '1'을 **포함하는지 여부**만 확인하면 된다.
오직 **1번 선택지**만 '1'을 **포함하지 않으므로**,
1번만 **통계적으로 유의한 연관성**이다.

3번과 4번 선택지는 결과가 **위험도 차이**로 주어졌으므로,
역시나, 양의 연관성이든 음의 연관성이든 방향성과 관계없이
95% 신뢰구간이 '0'을 **포함하는지 여부**만 확인하면 된다.
오직 4번 선택지만 '0'을 포함하지 않으므로,
4번만 **통계적으로 유의한 연관성**이다.

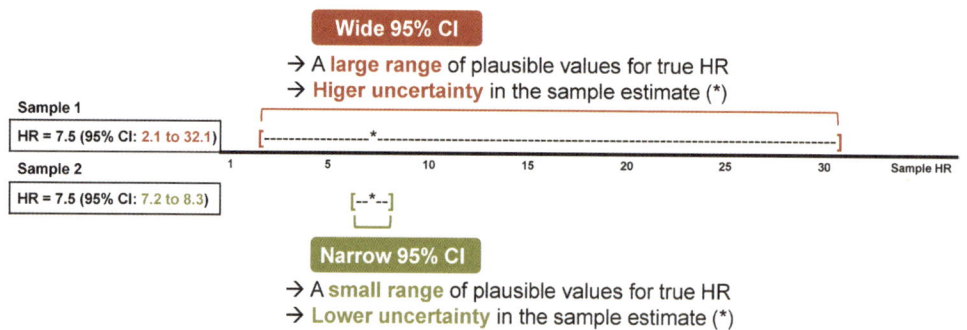

95% 신뢰구간의 또 다른 **활용**은
그 **폭**을 통해 **표본**에서 구한 **추정치의 불확실성 정도**를 가늠할 수 있게 해준다.

예를 들어, **서로 다른 표본**에서 수행된 역학 연구에서
위험률비는 같지만, 95% 신뢰구간은 서로 다르다고 가정해 보자.
- **표본 1**: HR=7.5 (95% CI: 2.1 to 32.1)
- **표본 2**: HR=7.5 (95% CI: 7.2 to 8.3)

이때 모집단의 위험률비 참값을 **추정**하는 데 있어
어느 표본에서 구한 위험률비를 더 **신뢰**할 수 있을까?

우선, 두 신뢰구간 모두 '1'을 포함하지 않으므로,
두 **표본에서 관찰된** 위험률비 7.5라는 **양의 연관성**은
우연에 의해 발생한 거짓 연관성이 **아니라**
모집단에서 실제로 존재하는 연관성을 **반영**할 가능성이 높다.
하지만 모집단에 실제로 연관성이 존재한다는 사실을 **아는 것**과
모집단의 참값을 **정확히 추정**하는 것은 **별개의 문제**이다.

표본 1의 경우,
연구자가 구할 수 있는 **최선의 추정치**는 7.5이지만,
표본 변이성에 따른 오차로 인해 **이 추정치가 틀릴 경우**
모집단의 위험률비 참값은 **2.1부터 32.1까지의 어느 한 값**일 것이다.
하지만 **가능한 값**들의 범위가 이처럼 **광범위**하면,
추정치 7.5가 틀릴 경우
참값과의 **오차가 매우 클 수 있다.**
극단적인 예로, 모집단의 참값이 32.1이라면,
이를 7.5로 추정하는 것은 큰 오차를 초래한다.
따라서 **95% 신뢰구간의 폭이 넓다**는 것은,
표본에서 얻은 **값**으로 모집단의 참값을 추정할 때
불확실성이 높다(=확실성이 낮다) 는 뜻이다.
즉, 연구자 역시 7.5란 추정치에 **확신을 갖기 어렵다.**

반면, **표본 2**의 경우,
설령 최선의 추정치인 7.5가 틀리더라도
모집단의 위험률비 참값은 **7.2부터 8.3까지의 좁은 범위 내**에 있으므로
추정치와 참값 간의 **오차가 작다.**
예를 들어, 모집단의 참값이 가장 극단적인 8.3이라 하더라도,
이를 7.5로 추정하는 것은 오차가 작은 편이다.
따라서 **95% 신뢰구간의 폭이 좁다**는 것은,
표본에서 얻은 **값**으로 모집단의 참값을 추정할 때
불확실성이 낮다(=확실성이 높다) 는 뜻이다.
즉, 연구자 역시 7.5란 추정치에 상당한 **확신을 가질 수 있다.**

95% 신뢰구간의 폭에 대해 **요약**하면 다음과 같다.
- **넓을수록** 표본에서 구한 추정치의 **불확실성이 높고 신뢰도는 낮음**
- **좁을수록** 표본에서 구한 추정치의 **불확실성이 낮고 신뢰도는 높음**

따라서 **95% 신뢰구간**의 폭이 **좁은 표본 2**에서 구한 위험률비가
더 신뢰할 만한 추정치이다.

Sample size → Width of 95% CI

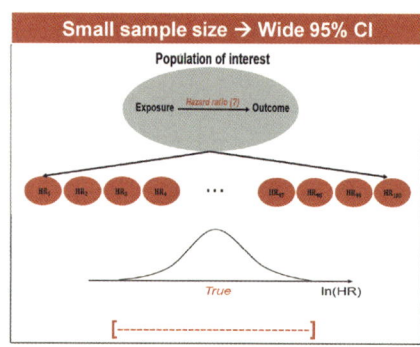
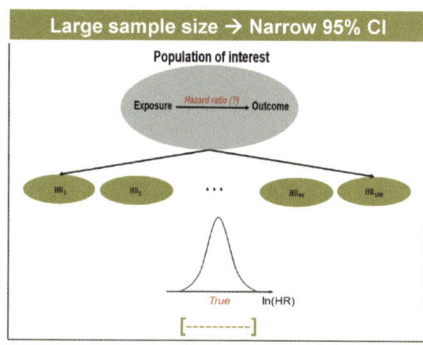

95% 신뢰구간의 폭은 **표본 크기**(sample size)에 의해 결정된다.

표본 크기가 작으면(small sample size)
연구 참여자가 적어 표본이 **모집단을 제대로 대표하기가 어렵고**,
표본에서 얻은 값은 모집단의 참값과 **차이가 클 가능성이 많다**.
따라서 표본 추정치에 대한 **불확실성이 높으므로**
95% 신뢰구간의 폭이 넓어진다.

반면, **표본 크기가 크면**(large sample size)
연구 참여자가 많아 표본이 **모집단을 잘 대표**하게 되고
표본에서 얻은 값은 모집단의 참값을 **근접하게 추정**할 수 있다.
따라서 표본 추정치에 대한 **불확실성이 낮으므로**
95% 신뢰구간의 폭이 좁아진다.

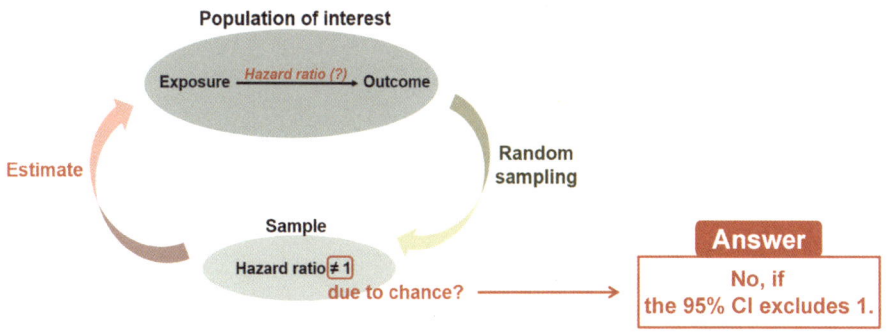

마지막으로, 이 장의 **첫 질문**으로 돌아가 **정답**을 정리해 보자!

표본에서 수행한 연구에서 **연관성이 관찰**되었을 때
이 연관성이 우연에 의해 발생한 **거짓 연관성인지 여부**는
95% 신뢰구간을 활용하여 판단할 수 있다.

표본에서 구한 **연관성 지표**가 '**비**'인지 '**차이**'인지에 따라
신뢰구간이 '1' 또는 '0'을 **포함하지 않으면**,
역학 연구에서 **연관성이 관찰**될 수 있는
세 가지 이유(**진짜 인과관계, 우연, 바이어스**) 중에서
'**우연**'을 배제할 수 있다.

추가로, 표본 **크기가 커서** 신뢰구간의 폭이 좁을수록,
표본에서 구한 **연관성 지표의 불확실성은 낮아지고 신뢰도는 높아진다**.

다음 장에서는 **P값**을 활용해 동일한 평가를 수행해 보자.

6.3 P-value

Question:
Is the observed association in the sample due to chance ?

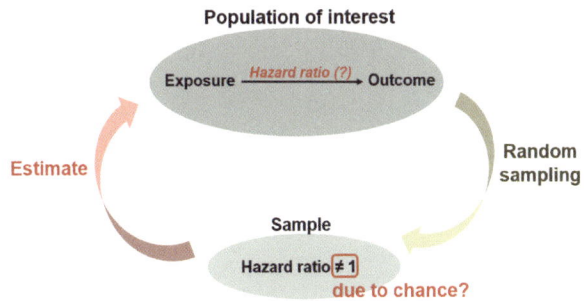

이전 장에서는 95% 신뢰구간을 활용하여
표본에서 관찰된 **노출변수**와 **결과변수** 간의 **연관성**이
우연에 의해 발생한 **거짓 연관성**인지 여부를 **판단**해 보았다.

이번 장에서는 **P값**을 활용해
동일한 평가를 수행해 보자.

Sampling distribution of HR

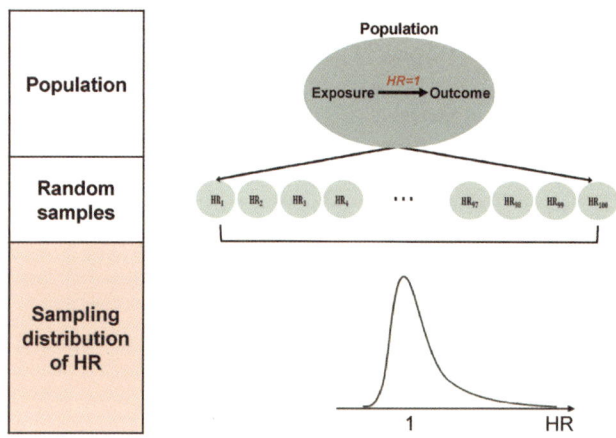

P값을 정의하기에 앞서, 다음 시나리오를 생각해 보자.

노출변수와 결과변수 간에 연관성이 없는(위험률비=1) 모집단에서
동일한 크기의 표본을 무작위로 추출해 연관성을 조사한다고 가정해 보자.
이 경우, 일부 표본에서는 모집단처럼 연관성이 없을 것이고
다른 일부 표본에서는 우연에 의한 거짓 연관성이 나타날 것이다.

이때 각 표본에서 구한 위험률비의 분포를 살펴보면,
대부분의 위험률비는 모집단의 참값인 1 주위에 집중될 것이며
소수 위험률비만 1에서 멀리 떨어져 있을 것이다.

이러한 위험률비의 분포를 그래프로 나타내면,
연관성 없음을 나타내는 값 1을 중심으로
음의 연관성을 나타내는 값의 범위인 [0, 1)과
양의 연관성을 나타내는 값의 범위인 (1, ∞] 사이에
비대칭 형태의 분포를 형성하게 된다.

Sampling distribution of HR vs. ln(HR)

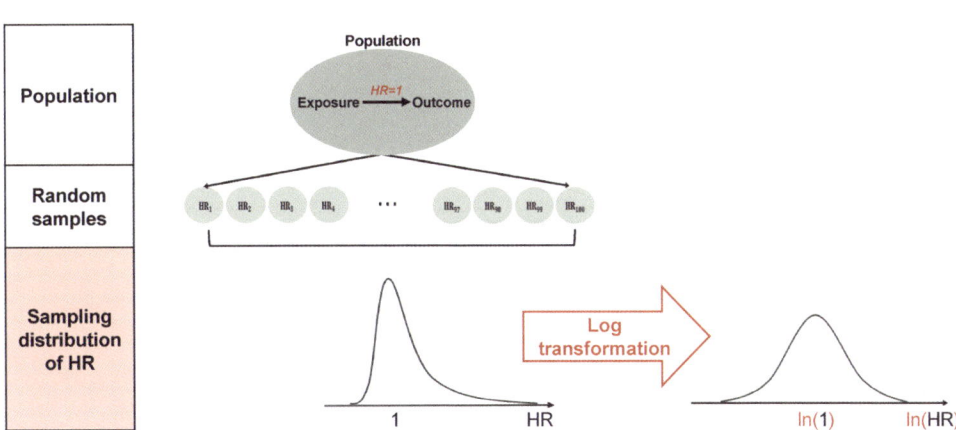

한편, 위험률비를 **자연로그 변환**해 보자.
- 연관성 없음을 나타내는 값: 1 → ln 1=0
- 음의 연관성을 나타내는 값의 범위: [0, 1) → [−∞, 0)
- 양의 연관성을 나타내는 값의 범위: (1, ∞] → (0, ∞]

이렇게 변환된 **ln(위험률비)**의 분포를 그리면,

0을 중심으로 좌우 대칭을 이루며

정규분포(normal distribution)의 형태에 근접하게 된다.

Sample distribution vs. sampling distribution

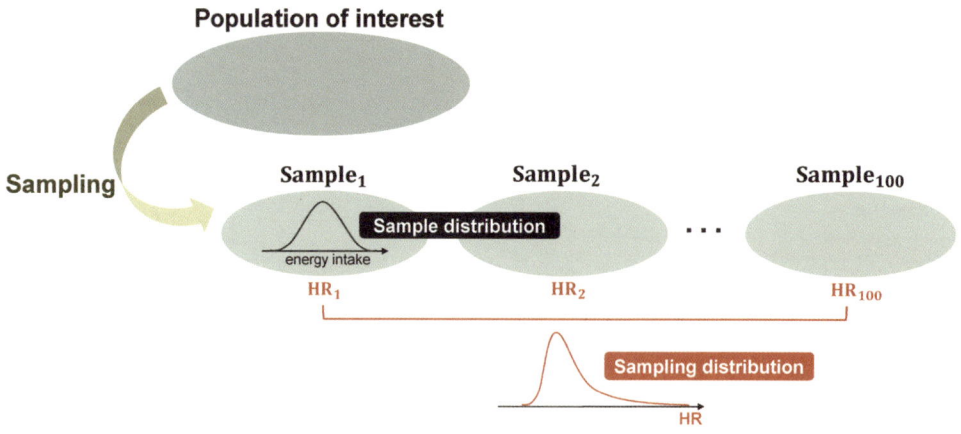

참고로, **여러 개의 표본**이 있을 때
각 표본에서 계산된 값(예: 위험률비)**의 분포**를
표본분포(sampling distribution)라 한다.

이는 단일 표본 내에서 연구 참여자 각각의 데이터 분포인
표본 내 분포(sample distribution)와는 구별되는 개념이다.

비록 현실에서 연구자는
동일한 연구를 여러 번 반복하지 **않고**
하나의 표본을 추출하여 한 번의 분석만 수행하지만,
95% 신뢰구간과 P값 모두 **표본분포를 기반**으로 한다.
따라서 실제로는 단일 표본에서 연구를 수행하더라도,
개념적으로는 여러 개의 표본을 상상해 **표본분포를 염두에 두어야** 한다.

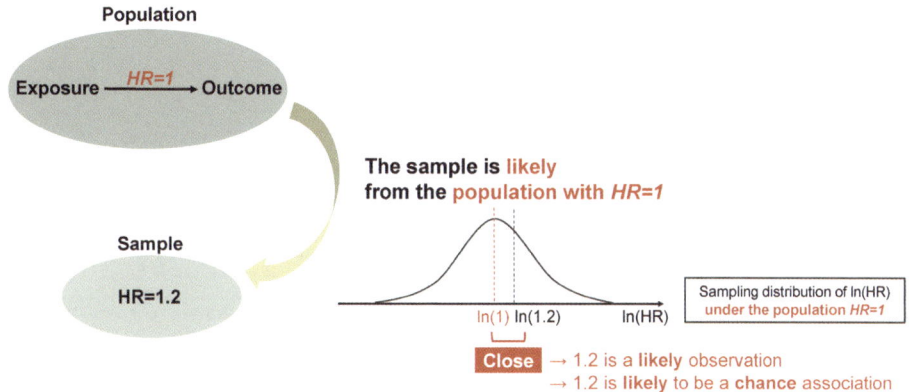

한 표본에서 수행된 역학 연구에서
위험률비가 1에 가까운 1.2가 관찰되었다 가정해 보자.

앞서 언급한
위험률비=1인 모집단에서 무작위로 추출된 표본들의
위험률비 표본분포를 고려하면,
위험률비=1.2처럼 약한 연관성을 보이는 표본은
흔히 추출될 수 있다.
따라서 이 표본에서 관찰된 연관성은
표본 변이성에 의한 우연으로 발생한 거짓 연관성일 가능성이 높다.

즉, 표본에서 관찰된 연관성이 약할 때는
역학 연구에서 연관성이 관찰될 수 있는
세 가지 이유(진짜 인과관계, 우연, 바이어스) 중에서
'우연'을 배제할 수 있는 근거가 약하다.

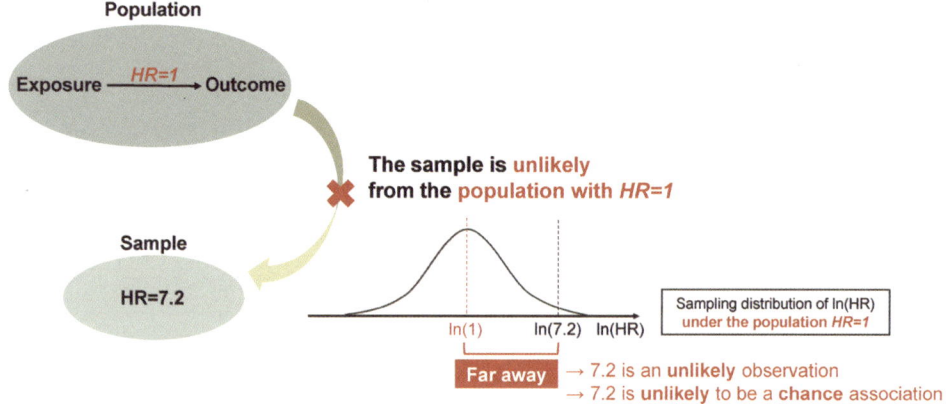

반면, 한 **표본**에서 수행된 **역학 연구**에서
위험률비가 1에서 멀리 떨어진 7.2가 관찰되었다 가정해 보자.

앞서 언급한
위험률비=1인 모집단에서 **무작위 추출된 표본**들의
위험률비 표본분포를 고려하면,
위험률비=7.2처럼 **강한 연관성**을 보이는 표본은
드물게 추출된다.
따라서 이 **표본**에서 관찰된 **연관성**은
표본 변이성에 의한 **우연**으로 발생했을 가능성이 **낮다**.

(Population *HR≠1*) → (sample HR=7.2) : likely or not?

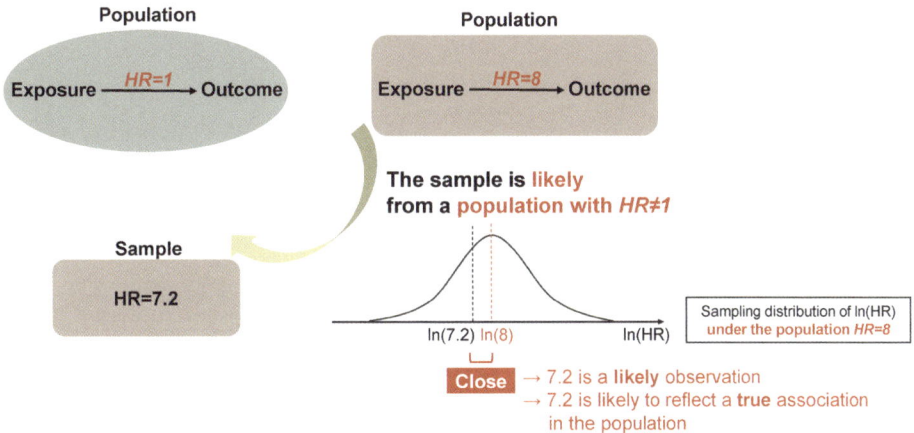

오히려 이 **표본**은
연관성이 있는(위험률비≠1) 모집단에서 추출되어
모집단의 실제 연관성을 반영하고 있을 가능성이 더 높다.

실제로 연관성이 있는(예: 위험률비=8) 모집단에서
무작위로 표본을 추출해 위험률비를 계산하면,
대부분의 위험률비는 모집단의 참값인 8 주위에 집중되므로
대부분의 표본에서는 **연관성이 관찰**될 것이기 때문이다.

따라서 **표본**에서 관찰된 **연관성이 강할 때**는
역학 연구에서 연관성이 관찰될 수 있는
세 가지 이유(**진짜 인과관계, 우연, 바이어스**) 중에서
'**우연**'을 배제할 수 있는 근거가 강하다.

Chance association or not?

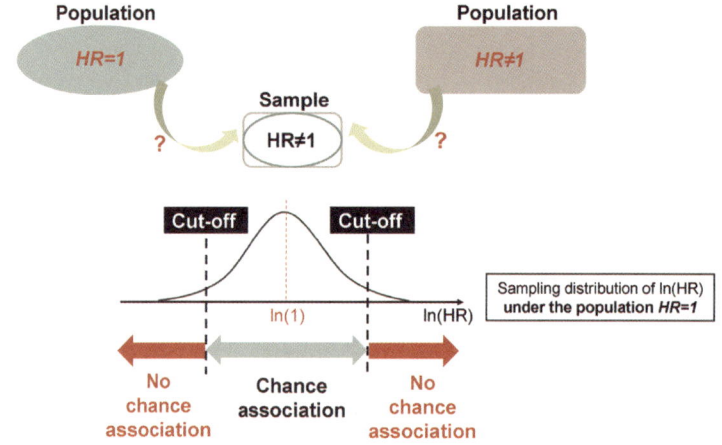

앞서 살펴본 방식처럼,
표본에서 관찰된 **연관성**이 우연에 의한 **거짓 연관성**인지 여부를 **판단**하고
이를 바탕으로 모집단의 연관성 여부를 **추론**하기 위해서는
연관성 강도의 **경계점(cut-off points)을 미리 설정**하는 것이 필요하다.

- **표본**에서 관찰된 **연관성 강도 ≤ 경계점**
    - → **표본의 연관성**은 우연에 의한 **거짓 연관성**이라 판단
    - → 모집단에는 실제로 연관성이 없을 것으로 추정
- **표본**에서 관찰된 **연관성 강도 > 경계점**
    - → **표본의 연관성**은 우연에 의한 **거짓 연관성이 아니라** 판단
    - → 모집단에는 실제로 연관성이 있을 것으로 추정

위의 추론 과정을 이해했다면,
아직 P값의 정의를 모르더라도 이미 P값을 활용해
표본에서 관찰된 연관성이 우연인지 아닌지 판단하는 원리를 파악한 셈이다.
지금부터는 **P값**을 **통계학적**으로 **정의**하고, 그 **활용법**에 대해 살펴보자.

Hypothesis testing and P-value

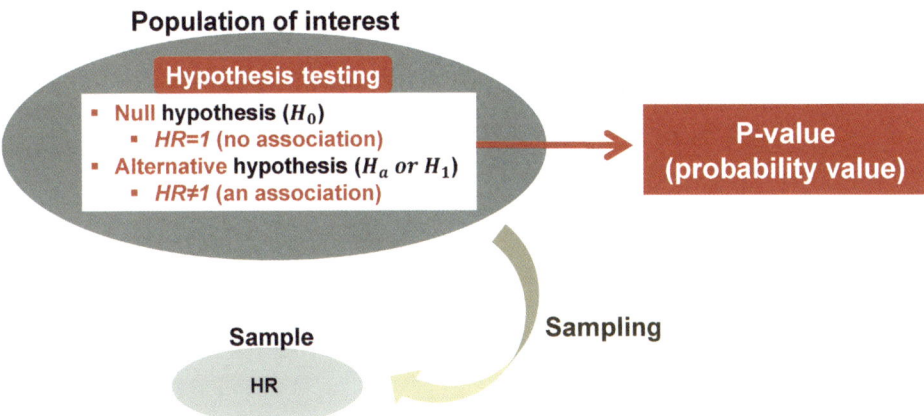

P값은
표본에서 관찰된 노출변수와 결과변수 간의 **연관성**이
표본 변이성에 의한 **우연으로 발생**한 것인지 여부를 **판단**하는
가설 검정(hypothesis testing)의 결과로 얻는 값이다.

가설 검정은 모집단에 대한 두 가지 가설을 세우는 것으로 시작된다.
참고로, **가설이란 알려지지 않은 것에 대한 주장**이므로
연구자가 관찰 가능한 표본이 아닌 관찰할 수 없는 모집단을 대상으로 수립된다.

첫째, **귀무가설**(null hypothesis, H_0)은,
'null(=없는)'이라는 의미처럼
모집단에서 두 변수 간에 연관성이 없음(=null association)을 주장한다.
둘째, **대립가설**(alternative hypothesis, H_a or H_1)은,
'alternative(=대안의)'라는 의미처럼
귀무가설이 거짓일 때 대안적으로 참이 될 수 있는 상황을 의미하므로
모집단에서 두 변수 간에 연관성이 있음을 주장한다.

Hypothesis testing and P-value

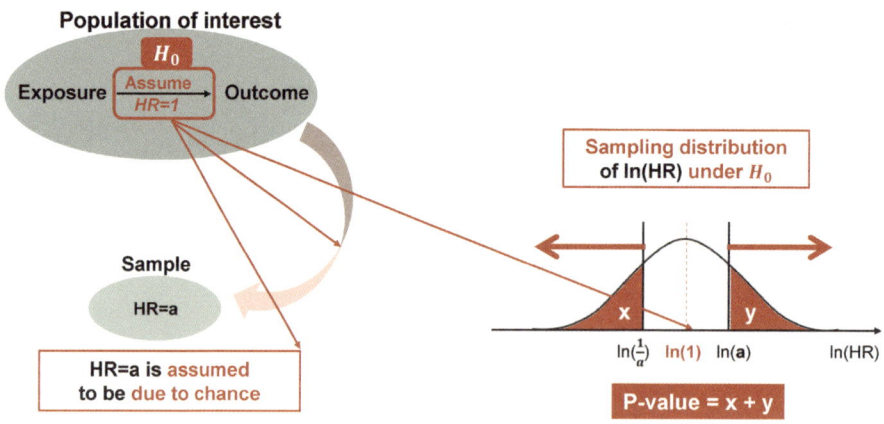

가설 검정에서는

두 가설 중 하나를 최종 선택하기 전까지

귀무가설(H_0: 모집단의 위험률비=1)이 참이라는 전제하에 진행된다.

즉, 연관성이 없는 모집단에서 무작위로 추출된 표본들의 위험률비 분포를 가정하고,

우리가 연구하는 표본도 그중 하나라고 간주해

표본에서 관찰된 연관성 역시 우연에 의해 발생한 것이라 가정하고 검정을 시작한다.

P값은

이렇게 가정된 표본분포상에서

연구 표본에서 관찰된 연관성의 강도와

같거나 더 강한 연관성이 차지하는 면적의 비율을 의미한다.

즉, 위험률비=1인 모집단으로부터 표본을 추출했을 때,

우리 표본에서 관찰된 위험률비와

같거나 더 극단적인 위험률비가 관찰될 확률을 나타낸다.

P값은 확률이므로, 값의 범위는 0부터 1까지이다.

P-value = conditional probability

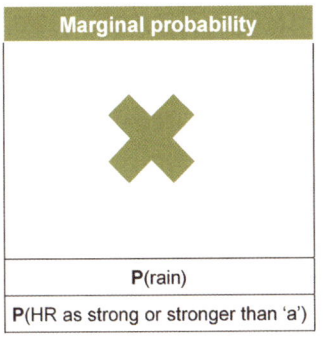
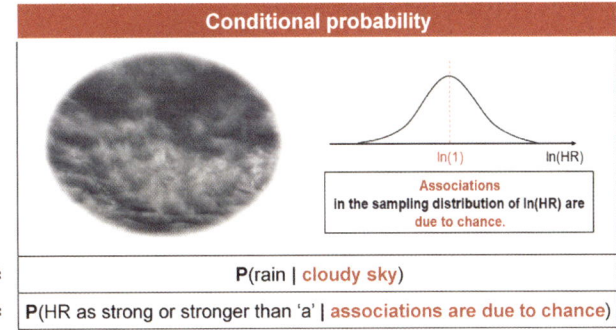

P값을 이해하는 데 있어 **가장 중요한 부분**은
바로 조건부 확률(conditional probability)이라는 점이다.
'비가 올 확률'과 '**구름이 꼈을 때** 비가 올 확률'이 **다른** 것처럼,
P값도 **조건부**에 해당하는
'**귀무가설이 참이라 가정할 때**'라는 부분을 **정확히 인지**해야 한다.

P값의 조건부 개념은 앞서 한 차례 설명했지만,
매우 중요하므로 다시 한번 짚고 넘어가자.
'모집단에서 노출변수와 결과변수 간에 **연관성이 없다고 가정할 때**'라는 말은
'모든 표본에서 관찰되는 연관성은 우연의 결과라고 전제'하는 것이므로
'우리 표본에서 관찰된 연관성 역시 우연의 결과라 전제'하는 것이다.

Interpretation of P-value

- e.g., HR=0.87, P-value=0.02

- **Incorrect** interpretation:
  - The **probability** that the observed association (i.e., 0.87) occurred **by chance alone** is 2%.

- **Correct** interpretation:
  - **Assuming that all associations in the samples are due to chance alone**, the **probability** of observing an association as strong or stronger than 0.87 is 2%.

P값을 해석할 때 가장 흔히 하는 **실수**는
바로 **조건부 부분**을 간과하는 것이다.

예를 들어, **표본**에서 진행된 역학 연구에서
HR=0.87, P값=0.02라는 결과가 나왔다고 가정해 보자.

가장 흔히 발견되는 **잘못된 해석**은 다음과 같다.
"0.87이라는 연관성이 **우연에 의해 발생할 확률**은 2%이다!"
P값을 정의 할 때 0.87이란 연관성이 **우연에 의해 발생했다고 이미 전제**했으므로,
그 **전제된 사실**을 다시 **발생할 확률**로 해석하는 것은 **논리적 모순**이다.
이는 '**구름이 꼈을 때** 비가 올 확률'을 '**구름이 낄** 확률'로 잘못 해석하는 것과 같다.

올바른 해석은 다음과 같다.
"**모든 표본에서 관찰되는 연관성은 우연에 의해 발생**한다고 가정할 때,
0.87과 **같거나 더 강한 연관성**을 가진 표본이 관찰될 **확률**은 2%이다."

Large P-value

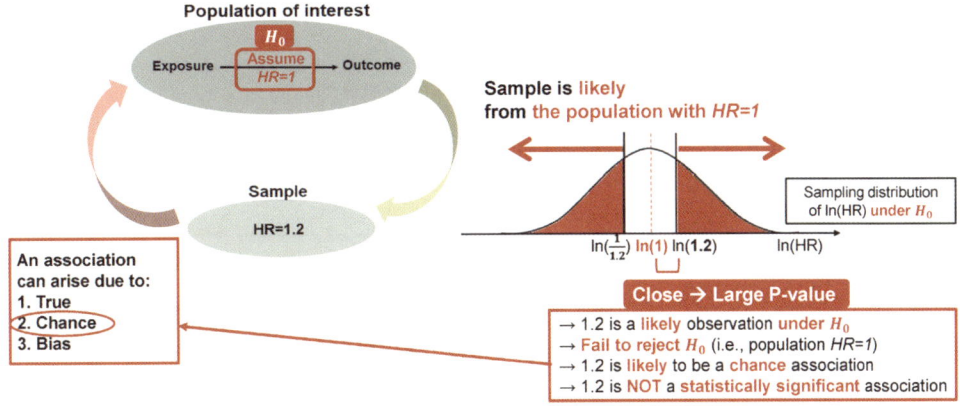

P값이 크다는 것은,
위험률비=1인 모집단에서 유래한 위험률비 표본분포상에서
현재 표본에서 관찰된 위험률비 강도와
같거나 더 큰 강도의 위험률비가 많다는 것을 의미한다.
이는 현재 표본의 위험률비가 1과 가깝다는 뜻이며,
위험률비=1인 모집단에서 흔히 추출될 수 있는 표본임을 나타낸다.

따라서 '모집단의 위험률비=1'이라는 귀무가설을 기각할 수 없고,
표본에서 관찰된 연관성은 우연에 의한 거짓 연관성이라 판단하여
'통계적으로 유의하지 않은 연관성'이라 기술한다.
즉, 표본에서 진행된 역학 연구에서 연관성이 관찰될 수 있는
세 가지 이유(진짜 인과관계, 우연, 바이어스) 중에서
'우연'을 배제할 수 없다.

결론적으로, P값이 크다는 것은
표본 데이터가 귀무가설과 일관성이 크다는 것을 의미한다.

Small P-value

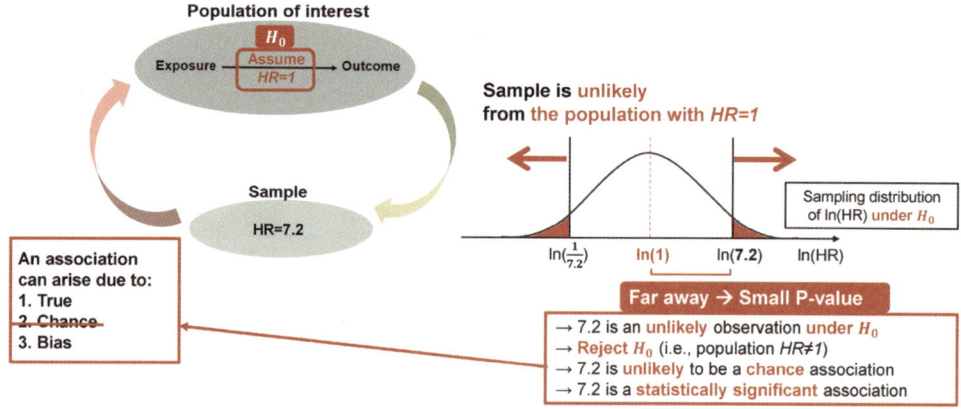

반대로, **P값이 작다**는 것은
위험률비=1인 모집단에서 유래한 **위험률비 표본분포**상에서
현재 **표본에서 관찰된 위험률비 강도**와
같거나 더 큰 강도의 위험률비가 **적다**는 것을 의미한다.
이는 **현재 표본의 위험률비**가 1에서 **멀리 떨어져** 있다는 뜻이며,
위험률비=1인 모집단에서 **드물게 추출**되는 표본임을 나타낸다.

따라서 '**모집단의 위험률비=1**'이라는 **귀무가설**을 **기각**할 수 있고,
표본에서 관찰된 **연관성**은 **우연**에 **의해 발생**한 것은 **아니라고** 판단하여
'**통계적으로 유의한 연관성**'이라 기술한다.
즉, **표본**에서 진행된 **역학 연구**에서 **연관성**이 **관찰**될 수 있는
세 가지 이유(**진짜 인과관계, 우연, 바이어스**) 중에서
'**우연**'을 **배제**할 수 있다.

결론적으로, **P값이 작다**는 것은
표본 데이터가 **귀무가설과 일관성이 작다**는 것을 의미한다.

Significance level (α) = 0.05

P-value	Conclusion	Statistical significance of the observed association
P-value ≥ 0.05	▪ Fail to reject H_0 ▪ Cannot rule out a chance association	NOT a statistically significant association
P-value < 0.05	▪ Reject H_0 ▪ Rule out a chance association	A statistically significant association

그렇다면 P값의 크고 작음을 구분하는 기준값은 얼마일까?
일반적으로 0.05가 사용되고, 이를 **유의수준**(significance level, α)이라고 한다.

P값 ≥ 0.05이면 **귀무가설**을 **기각하지 못하고**,
표본에서 관찰된 **연관성**은 우연에 의한 **거짓 연관성**이라 판단하여
모집단에는 실제로 연관성이 없을 것이라 추정한다.

P값 < 0.05이면 **귀무가설**을 **기각**하고,
표본에서 관찰된 **연관성**은 우연에 의해 발생한 것은 **아니라고** 판단하여
모집단에 실제로 연관성이 존재할 가능성이 높다고 추정한다.

이렇듯 가설 검정은 **모집단에 연관성이 없다는 귀무가설을 전제**로 시작하여
P값 < 0.05일 때 **귀무가설을 기각하고 대립가설을 지지**한다.
이는 형사 소송에서 **무죄추정의 원칙**에 따라 피고인 조사를 시작해
충분한 증거가 있을 때에만 **유죄 판결**을 내리는 것과 같은 원리이다.

P-value: interpret conservatively!

P-value	Conclusion	
	Do	Don't
P-value ≥ 0.05	• Fail to reject H_0 • Cannot rule out a chance association	• ~~Accept~~ H_0 • ~~Accept~~ a chance association
P-value < 0.05	• Reject H_0 • Rule out a chance association	• ~~Accept~~ H_a • ~~Accept~~ a true association

다만, 형사 소송은 '무죄' 또는 '유죄'로 명확히 판결하지만
가설 검정은 확정적인 결론 대신 여지를 남긴다.
- '귀무가설 채택(accept H_0)' 대신 '귀무가설 **기각 못함**(fail to reject H_0)'
- '대립가설 채택(accept H_a)' 대신 '귀무가설 **기각**(reject H_0)'

즉, 표본에서 관찰된 **연관성**에 대해 **보수적으로 해석**한다.
- '우연'이라 확정 짓는 대신 '우연일 가능성을 **배제 못함**'
- '실제'라고 확정 짓는 대신 '**우연은 아님**'

이처럼 **귀무가설에 기반해 간접적으로 결론**을 내리는 이유는 무엇일까?
바로 **현재** 연구 결과가 **후속** 연구에 의해 **반박될 가능성**을 고려해
'accept'와 같은 확정적인 표현을 사용하지 않는 것이다.

위 내용은 정확한 설명을 위해 참고로 제시한 것이며,
본 장에서는 개념을 보다 쉽게 전달하기 위해
95% 신뢰구간이나 **P값**을 바탕으로
표본에서 관찰된 **연관성**이 '**우연임**' 또는 '**우연이 아님**'으로 간단히 결론짓겠다.

95% CI and P-value

Measures of association	95% CI	P-value	Conclusion	Statistical significance of the observed association
Ratio (e.g., risk ratio)	Includes 1	≥ 0.05	Cannot rule out a chance association	Not a statistically significant association
	Excludes 1	< 0.05	Rule out a chance association	A statistically significant association
Difference (e.g., risk difference)	Includes 0	≥ 0.05	Cannot rule out a chance association	Not a statistically significant association
	Excludes 0	< 0.05	Rule out a chance association	A statistically significant association

Consistent

지금까지 95% 신뢰구간과 P값을 활용하여
표본에서 관찰된 노출변수와 결과변수 간의 **연관성**이
우연에 의해 발생한 **거짓 연관성**인지 여부를 **판단**해 보았다.

하나의 연구 상황에서
연관성 지표를 '비'로 계산하든 '차이'로 계산하든
연관성 유무와 **방향성**에 대해 **일관된 결론**을 얻었듯이,
하나의 연구 상황에서
95% 신뢰구간을 활용하든 P값을 활용하든
표본에서 관찰된 **연관성**이 우연인지 여부에 대해 **일관된 결론**을 제시한다.

예를 들어, 한 표본에서 **위험도비**를 계산해 **연관성이 관찰**된 경우,
95% 신뢰구간이 1을 포함하면, P값 ≥ 0.05로 나타나
우연에 의한 **연관성**을 배제할 수 없으며,
95% 신뢰구간이 1을 포함하지 않으면, P값 < 0.05로 나타나
우연에 의한 **연관성**을 배제할 수 있다.

Epidemiologic study results

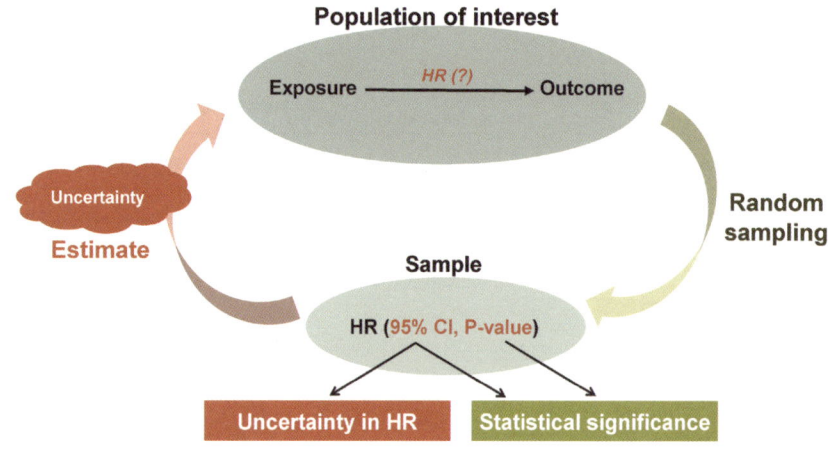

95% 신뢰구간은
표본에서 관찰된 **연관성**이 **우연**인지 아닌지를 **판단**하는 것뿐만 아니라,
표본에서 구한 값이 모집단의 연관성 지표 참값을 추정할 때
내재된 불확실성 정도 또한
신뢰구간의 폭을 통해 나타내므로
P값보다 더 선호된다.

단, 논문을 작성할 때는
연관성 지표에 대해 **95% 신뢰구간과 P값을 모두 제시**하는 것이 일반적이다.

Practice question

From the following epidemiologic study findings, identify all correct results regarding statistical significance.

1) Risk ratio = **0.84** (95% CI: **0.76 to 0.94**, P-value **< 0.05**)
2) Risk ratio = **1.12** (95% CI: **0.93 to 1.34**, P-value **< 0.05**)
3) Risk difference = **0.06** (95% CI: **−0.04 to 0.17**, P-value **≥ 0.05**)
4) Risk difference = **−0.55** (95% CI: **−0.85 to −0.26**, P-value **≥ 0.05**)

예시 문제 하나를 풀어보자.

연관성 지표, **95% 신뢰구간**, **P값**이 주어진 역학 연구 결과 중에서 **통계적 유의성**과 관련하여 **옳은 결과**를 찾는 문제이다.

1번과 2번 선택지는 결과가 **위험도비**로 주어졌는데,
- **통계적으로 유의하지 않음**: 95% 신뢰구간이 '1' 포함 & P값 ≥ 0.05
- **통계적으로 유의함**: 95% 신뢰구간이 '1' 불포함 & P값 < 0.05

위 두 가지 상황처럼 **95% 신뢰구간**과 **P값**이
서로 일관된 결론을 제시하는 것은 오직 **1번 선택지**이다.

3번과 4번 선택지는 결과가 **위험도 차이**로 주어졌는데,
- **통계적으로 유의하지 않음**: 95% 신뢰구간이 '0' 포함 & P값 ≥ 0.05
- **통계적으로 유의함**: 95% 신뢰구간이 '0' 불포함 & P값 < 0.05

위 두 가지 상황처럼 **95% 신뢰구간**과 **P값**이
서로 일관된 결론을 제시하는 것은 오직 **3번 선택지**이다.

Significance level: error we are willing to tolerate

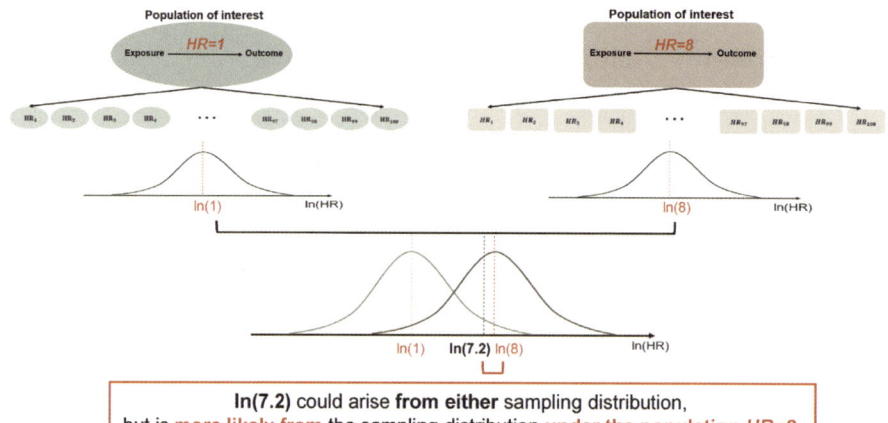

ln(7.2) could arise **from either** sampling distribution,
but is **more likely from** the sampling distribution **under the population HR=8**.

참고로, **유의수준**의 의미를 **자세히** 살펴보자.
유의수준=0.05이면,
표본에서 관찰된 **연관성의 P값<0.05**일 때
모집단에 연관성이 없다는 **귀무가설을 기각하고**
표본의 연관성은 **우연에 의해 발생**한 것은 **아니라고** 결론짓게 된다.

단, 표본에서 P값<0.05인 연관성이 관찰되었다는 말은,
표본분포상에서 '**위험률비=1**'로부터 멀리 떨어진 **강한 연관성**을 의미하므로
다음 **두 가지 가능성**이 존재한다.
첫째, 연관성이 없는 모집단에서 **5% 미만으로 드물게** 추출되는 표본
둘째, 연관성이 있는 모집단에서 **흔히** 추출될 수 있는 표본

여러분은 이 두 가지 가능성 중 **어느 쪽을 선택**하겠는가?
당연히 **발생 가능성이 높은 두 번째**를 선택할 것이다.

Significance level (α = 5%)

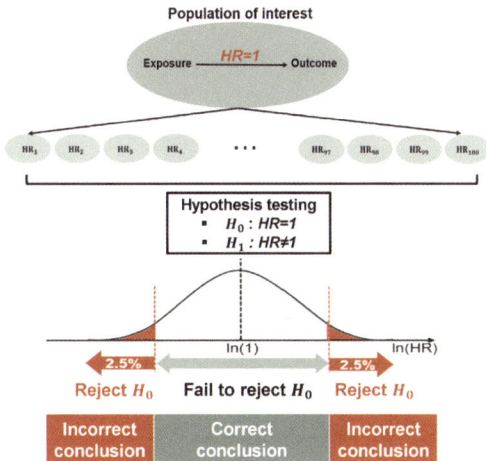

이처럼 두 번째를 선택하면,
첫 번째가 사실일 때 **잘못된 결론에 이를 가능성**은 약 5% 이다.
이러한 **오류 가능성**은 선택에 따른 **불가피한 대가**로
연구자가 **감수해야 하는 부분**이다.

즉, 유의수준=0.05란,
실제로 노출변수와 결과변수 간에 연관성이 없는 모집단에서
동일한 크기의 표본 100개를 무작위로 추출해 가설 검정을 수행할 경우,
100번의 검정 중 약 5번의 검정에서는
관찰된 연관성이 우연에 의한 것이 아니라고 잘못 결론 내릴 수 있음을 뜻한다.
즉, **가설 검정 자체에 약 5%의 오류 가능성이 내재**되어 있다.

따라서 유의수준=0.05으로 설정된 가설 검정에서는
귀무가설이 실제로 참일 경우
100번의 검정 중 **약 95번은 올바른 결론**에 도달하지만
나머지 **약 5번은 귀무가설을 잘못 기각**하는 오류를 범하게 된다.

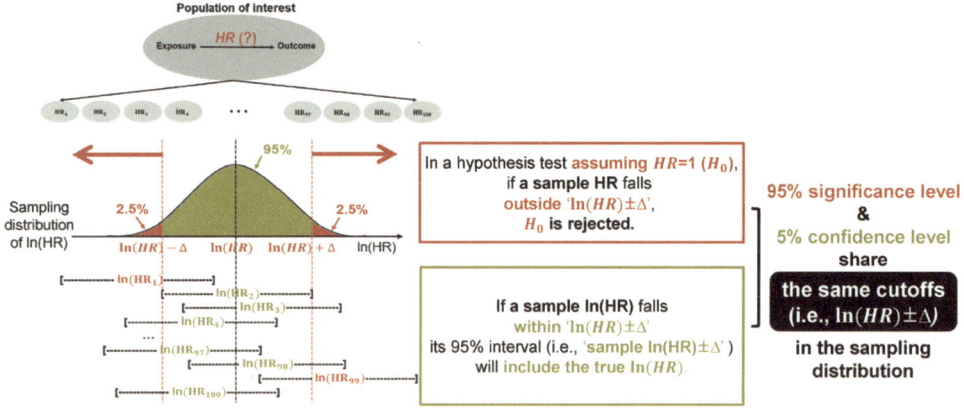

혹시 95% 신뢰구간의 **신뢰수준 95%**와
P값의 **유의수준 5%**를 보면서
95%+5%=100%가 성립된다는 점을 인지했는가?

95% 신뢰구간과 P값은 동일한 표본분포를 기반으로 한다.
모집단의 참값을 중심으로 하는 **표본분포**의 전체 면적을 100%라 할 때,
신뢰수준 95%는
표본 **신뢰구간 100개 중 95개**가 모집단의 참값을 **포함**하도록 설정된 구간으로,
표본의 연관성 지표가
표본분포의 중심을 기준으로 **95%의 면적**을 차지하는 범위 안에 있으면 성립된다.
유의수준 5%는
연관성이 없는 모집단에서 **드물게 관찰되는** 연관성 지표 값을 가진 **표본의 비율**로,
표본분포의 중심으로부터 **바깥쪽 5%의 면적**을 차지하는 구간으로 정의된다.

즉, 이 두 개념을 **정의**하는 **경계점**은 서로 **일치**하며,
경계점 **안쪽**은 신뢰수준 95%, 경계점 **바깥쪽**은 유의수준 5%에 해당한다.

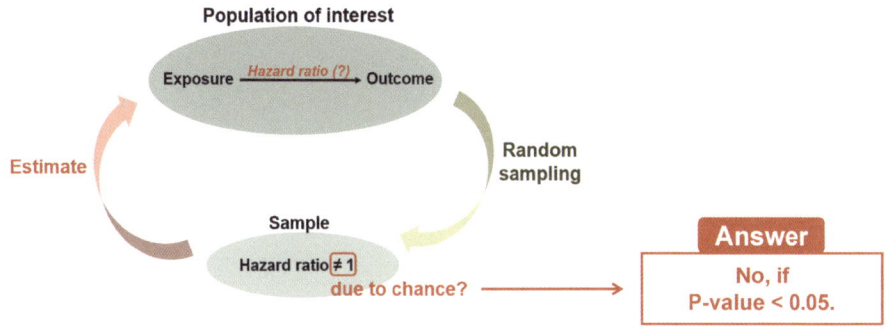

마지막으로, 이 장의 **첫 질문**으로 돌아가 **정답**을 정리해 보자!

표본에서 수행한 연구에서 **연관성이 관찰**되었을 때
이 연관성이 **우연**에 의해 발생한 **거짓 연관성인지** 여부는
P값을 활용하여 판단할 수 있다.

표본에서 구한 **연관성 지표**가 '비'이든 '차이'이든 **관계없이**
P값<0.05이면,
역학 연구에서 **연관성이 관찰**될 수 있는
세 가지 이유(**진짜 인과관계, 우연, 바이어스**) 중에서
'**우연**'을 배제할 수 있다.

다음 장에서는 'P값<0.05'에 대한 **맹신**이 **왜 위험**한지를 살펴보자.

6.4 ERROR AND POWER

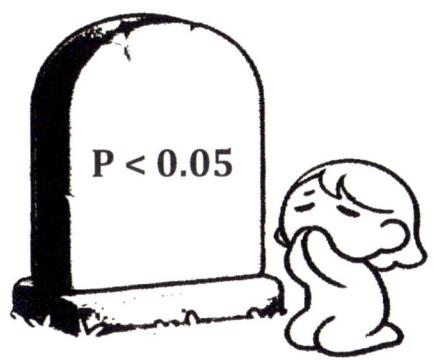

연구 지도 중 자주 발견되는 **학생들의 실수 중** 하나는
P값을 단순히 **이분법적으로 해석**하는 것이다.
- P값<0.05인 결과 → 가치 있는 연구
- P값≥0.05인 결과 → 의미 없는 연구

극단적인 예로,
P값=0.049와 P값=0.051는 **매우 근소한 차이**이지만,
유의수준=0.05를 기준으로 단순히 **이분법적으로 판단**하면
정반대의 결론에 도달하게 된다.

역학 연구자를 포함한 모든 연구자가 반드시 명심해야 할 점은
P값은 연구 결과를 해석하는 데 도움을 주는 **하나의 도구**일 뿐
연구의 **가치**를 평가하는 **절대적인 기준은 아니라**는 것이다.

Screening test ≈ hypothesis testing

		Diagnostic test	
		No disease	Disease
Screening test	No disease	Specificity	False negative rate
	Disease	False positive rate	Sensitivity

		In the population	
		H_0 is true	H_0 is false
Hypothesis testing	P ≥ 0.05 (Fail to reject H_0)	Correct conclusion	Type II error (β)
	P < 0.05 (Reject H_0)	Type I error (α)	Correct conclusion = Power (1−β)

P값을 해석할 때 **주의**해야 할 사항 **두 가지**가 있다.

먼저, **가설 검정의 결론이 틀릴 수도 있다는 점**을 명심해야 한다.
즉, **표본**에서 관찰된 **노출변수**와 **결과변수** 간의 **연관성**에 대해
- P값 ≥ 0.05 → 우연에 의해 발생한 것
- P값 < 0.05 → 우연에 의해 발생한 것이 **아닌 것**

이라는 **결론이 항상 정확한 것**은 아니다.

이는 마치 질병 진단을 위한 선별검사 상황과 비슷하다.
- **P값**에 따른 가설 검정 결론 = 선별검사 결과
- 모집단의 실제 사실 = 진단검사 결과

라고 비유했을 때,
선별검사 결과에 따른 질병 여부 **판단이 항상 정확하지는 않기** 때문에
특이도, 거짓 양성도, 민감도, 거짓 음성도 등의 개념이 존재하듯,
P값에 따른 귀무가설 기각 여부 **판단도 항상 정확하지는 않기** 때문에
그 판단의 맞고 틀림에 따라 **4가지 상황**이 발생한다.

Specificity

		In the population	
		H_0 is true	H_0 is false
Hypothesis testing	P ≥ 0.05 (Fail to reject H_0)	Correct conclusion	
	P < 0.05 (Reject H_0)		

첫째, **특이도**에 해당하는 개념으로,

귀무가설이 참일 때

귀무가설을 **기각하지 않을** 확률이다.

즉, 모집단에 실제로 연관성이 없을 때

표본에서 관찰된 **연관성**이 **우연**에 의한 것임을 **정확히 판단**할 확률이다.

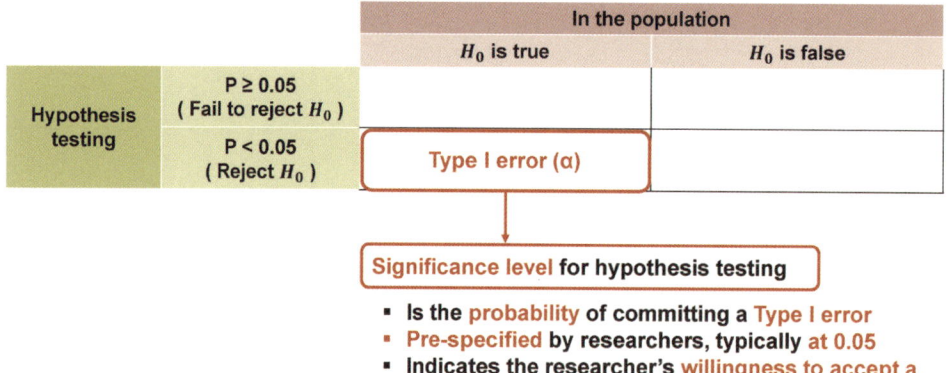

둘째, **거짓 양성도**에 해당하는 개념으로,
귀무가설이 **참**인데도
귀무가설을 **기각**할 확률이다.
즉, 모집단에 실제로 연관성이 없는데도
표본에서 관찰된 **연관성**이 우연에 의한 것이 **아니라고 잘못 판단**할 확률이다.
이를 1종 오류(type I error) 또는 알파 오류(α)라 하는데,
바로 **가설 검정**에서 귀무가설의 기각 여부를 결정하는 **유의수준**에 해당한다!
기억나는가? '**유의수준=가설 검정에 내재된 오류 확률**'이라 설명했던 것을?

가설 검정 시에는 유의수준을 0.05로 미리 설정하고 시작하는데,
이는 가설 검정 자체에 **1종 오류가 5% 내재**되어 있음을 뜻한다.
즉, 실제로 노출변수와 결과변수 간에 연관성이 없는 모집단에서
동일한 크기의 표본 100개를 무작위로 추출해 가설 검정을 수행하면,
100번의 검정 중 약 5번의 검정에서는
관찰된 연관성이 우연에 의한 것이 아니라고 잘못 판단하는 오류가 발생하는데,
이러한 5%의 오류 가능성을 연구자가 미리 인정하고 감수하겠다는 의미이다.

Sensitivity ≈ Power

		In the population	
		H_0 is true	H_0 is false
Hypothesis testing	P ≥ 0.05 (Fail to reject H_0)		
	P < 0.05 (Reject H_0)		Correct conclusion = Power

셋째, **민감도**에 해당하는 개념으로,
귀무가설이 거짓일 때
귀무가설을 **기각**할 확률이다.
즉, 모집단에 실제로 연관성이 있을 때
표본에서 관찰된 **연관성**이 **우연**에 의한 것이 **아님을 정확히 판단**할 확률이다.
이를 통계학적으로 **검정력(power)**이라고 한다.
검정력이 높을수록
모집단에 실제로 연관성이 있을 때
이를 놓치지 않고 감지할 가능성이 커진다.

참고로,
P값은 검정력에 대한 정보를 제공하지 않지만,
95% 신뢰구간은 그 폭이 좁을수록 검정력이 높음을 의미한다.

False negative rate ≈ Type II error (β)

		In the population	
		H_0 is true	H_0 is false
Hypothesis testing	P ≥ 0.05 (Fail to reject H_0)		Type II error (β)
	P < 0.05 (Reject H_0)		

넷째, **거짓 음성도**에 해당하는 개념으로,
귀무가설이 거짓인데도
귀무가설을 **기각하지 못할** 확률이다.
즉, 모집단에 연관성이 있는데도
표본에서 관찰된 **연관성**이 **우연**에 의한 것이라 **잘못 판단**할 확률이다.
이를 **2종 오류**(type II error) 또는 **베타 오류**(β)라고 한다.

Hypothesis testing

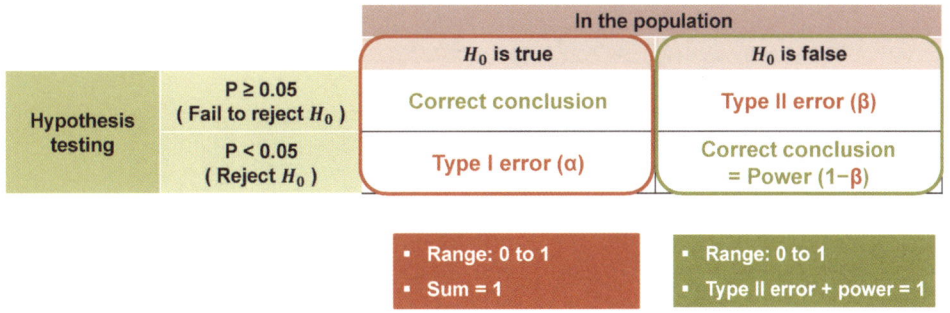

앞서 소개한 **네 가지 개념**은 모두 **확률**이므로,
각각 **0부터 1까지의 값**을 가진다.

또한,
민감도 + 거짓 음성도 = 1 (즉, **민감도 = 1 − 거짓 음성도**)인 것처럼
검정력 + 베타 오류 = 1 (즉, **검정력 = 1 − 베타 오류**)가 성립한다.

Relationship between errors

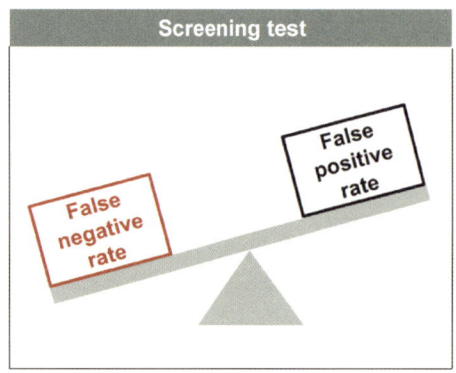 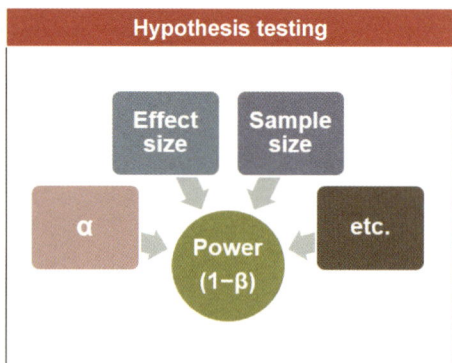

단, **선별검사**와 **가설 검정**은 오류들의 **상호관계**에서 **차이**가 있다.

선별검사의 경우,
연속형 검사 결과에 **특정 기준값을** 적용해 **양성/음성을** 판정하면
민감도와 특이도 사이에 상충관계가 존재한다.
따라서 **거짓 음성도**과 **거짓 양성도** 간에도 **상충관계**가 형성되어
하나를 **낮추면 필연적으로** 다른 하나는 **높아진다**.

반면, **가설 검정**의 경우,
알파 오류가 베타 오류에 영향을 미치지만
연관성 강도, 표본 크기와 같은 다른 요인들도 **베타 오류에 영향**을 미친다.
따라서 다른 요인들이 일정할 때는, 두 오류 간에 **상충관계**가 존재하지만
다른 요인들이 일정하지 않을 때는, 두 오류 간의 **상충관계**가 **완화될 수 있다**.
예를 들어, **알파 오류를 낮추더라도**,
표본 크기를 충분히 늘려 검정력을 높이면
베타 오류의 증가를 어느 정도 완화할 수 있다.

Hypothesis testing

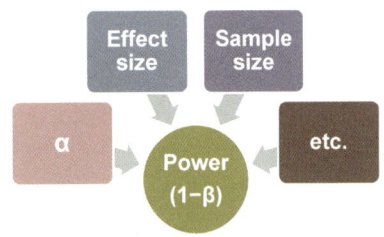

Hypothesis testing	How to achieve?
▪ **Significance level = α = 0.05**	▪ **Pre-specified** by a researcher
▪ **80% power** is recommended	▪ **Increase sample size** to increase power ▪ Many studies are underpowered

이에 따라,
선별검사에서 **정확도**를 설정할 때는,
민감도와 **특이도**를 동시에 극대화할 수 **없으므로**
다양한 기준값에서 **민감도**와 **거짓 양성도**의 변화 양상을 고려해
양성 반응이 나타나기 시작하는 최적의 경계점을 찾는다.

반면, **가설 검정**에서 **정확도**를 세팅할 때는,
우선 **알파 오류 허용치**를 5%로 설정하고(즉, P값<0.05일 때 귀무가설 기각)
이후 **표본 크기**를 증가시켜 **검정력이 80% 이상**이 되도록 노력한다.
하지만 **연구 참여자 수를 늘리는 데는 많은 비용과 노력**이 요구되므로
실제 연구에서는 **검정력이 80%에 미치지 못하는**(=underpowered) 경우가 많다.
이러한 **검정력 부족**으로 인해,
모집단에 실제로 연관성이 있는데도
이를 **감지하지 못하고**
표본에서 관찰된 **연관성**이 우연에 의한 것이라 **잘못 판단**하는 경우가 많다.

참고로, **가설 검정**에서는
거짓 양성도에 해당하는 **알파 오류**를 먼저 **통제**하고
거짓 음성도에 해당하는 **베타 오류**를 추후에 **통제**하는데
이는 일반적으로 **거짓 양성도**가 **더 치명적인 결과**를 초래하기 때문이다.

예를 들어,
새롭게 개발된 **영양제** 섭취가 **암 사망**에 미치는 영향을 연구한다고 가정해 보자.
- **알파 오류**: 영양제가 실제로는 효과가 없는데 **있다고** 잘못 판단함
- **베타 오류**: 영양제가 실제로 효과가 있는데 **없다고** 잘못 판단함

과연 **어떤** 오류가 **더 위험할까**?

정답은 **알파 오류**이다!
알파 오류로 인해 **암 환자**가 효과 없는 **영양제**를 복용하게 되면
다른 효과적인 영양제를 섭취할 **기회를 놓치는 피해**를 입게 된다.
반면, **베타 오류**는 발생한다 할지라도
암 환자는 **기존에 검증된** 영양제를 계속 복용할 것이므로 **큰 피해는 없다**.

이처럼, 역학 연구를 비롯한 모든 과학 연구에서는
실제로 있는 것을 없다고 놓치는 **베타 오류**보다
실제로 없는 것을 있다고 하는 **알파 오류**를 **더 엄격하게 통제**하는데,
이를 **과학적 보수주의**(scientific conservatism)라고 한다.
또한, **베타 오류**는
표본 크기 증가를 통해서도 **줄일 수** 있기 때문에
상대적으로 조절이 용이하다.

따라서 일반적으로 연구자는 가설 검정을 수행할 때
알파 오류를 5%로 제한한 상태에서
검정력이 80% 이상이 되도록 연구를 설계한다.

α = significance level: 1% vs. 5%

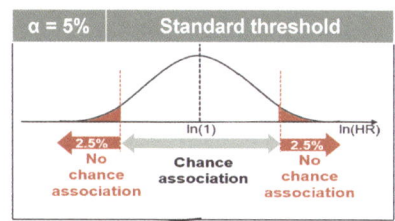

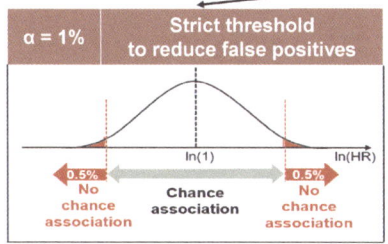

때로는 **연구의 특성** 및 오류의 상대적 중요성에 따라
알파 오류(즉, 가설 검정의 유의수준)를 1% 또는 10%로 조정하기도 한다

예를 들어, **신약 개발 임상시험**처럼
거짓 연관성 발견이 환자들에게 **심각한 위험**을 초래할 수 있는 경우,
거짓 양성을 줄이기 위해 가설 검정의 **알파 오류를 1%로** 설정하기도 한다.

이는 가설 검정의 유의수준을 1%로 설정한다는 의미로,
표본에서 관찰된 **연관성**이
표본분포의 **중심**으로부터 **매우 멀리 떨어져 있을 때에만**
우연이 아닌 '**통계적으로 유의한 연관성**'으로 판정된다.
즉, **엄격한 기준**을 적용하여 **양성 판정의 빈도를 낮추고**,
그에 따라 **거짓 양성** 발생 가능성도 **함께 줄이게 된다**.

α = significance level: 1% vs. 5% vs. 10%

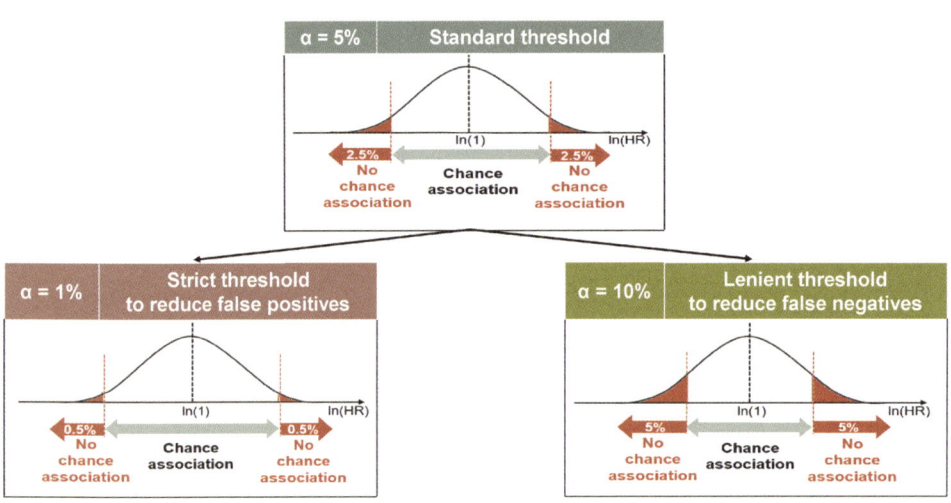

반면, 새로운 가설을 발굴하기 위한 **소규모 탐색 연구**(exploratory study)에서는
대규모 후속 연구에서 **검증 기회**가 있으므로,
거짓 연관성을 발견하는 것보다는
실제로 유망한 연관성을 놓치는 것이 더 우려된다.
따라서 **거짓 음성**을 줄이기 위해 가설 검정의 **알파 오류를 10%**로 설정하기도 한다.

이는 가설 검정의 **유의수준을 10%**로 설정한다는 의미로,
표본에서 관찰된 **연관성**이
표본분포의 중심에서 **어느 정도만 벗어나더라도**
우연이 아닌 '**통계적으로 유의한 연관성**'으로 판정된다.
즉, **완화된 기준**을 적용하여 **양성 판정의 빈도**를 높이고,
그에 따라 **거짓 음성** 발생 가능성도 **함께 줄이게 된다**.

Confidence level + Significance level = 100%

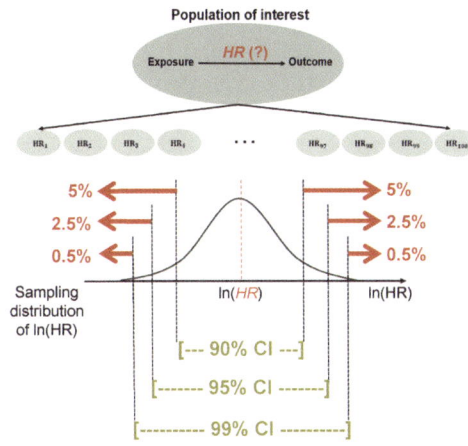

Confidence level	Significance level
90%	10%
95%	5%
99%	1%

참고로, 지난 장에서 가설 검정을 설명할 때
'신뢰수준 + 유의수준 = 100%' 관계가 성립한다고 했었다.
따라서 **알파 오류(즉, 유의수준)**가 5%에서 1% 또는 10%로 **변경되면**,
이에 따라 **신뢰수준도 함께 조정**된다.

가설 검정의 유의수준 설정과 관련해 **최종 요약**을 하면 다음과 같다.

일반적으로 가장 널리 사용되는 것은 '95% 신뢰구간 + 5% 유의수준'
거짓 연관성을 최대한 **줄이고** 싶을 때는 '99% 신뢰구간 + 1% 유의수준'
실제 연관성을 최대한 놓치지 않으려 할 때는 '90% 신뢰구간 + 10% 유의수준'

Key considerations for interpreting epidemiologic findings

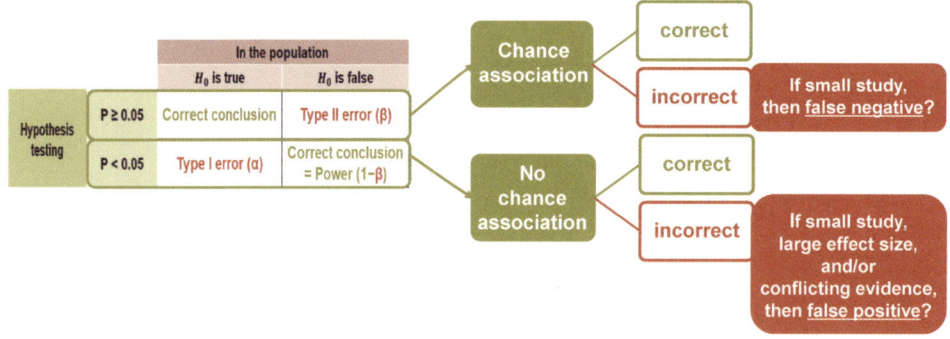

지금까지 배운 개념을 모두 이해했다면,
역학 연구 결과의 **P값**을 **해석**할 때 **주의**해야 할 점은 무엇일까?

우선, **P값≥0.05**인 통계적으로 **유의하지 않은** 결과라고 해서
표본에서 관찰된 **연관성**이 **우연**에 의한 것이라고 **성급하게 단정해서는 안 된다**.
만약, 연구 참여자 수가 적어 **표본 크기가 작다면**,
모집단에 실제로 연관성이 있음에도 불구하고
검정력이 낮아 이를 감지하지 못한 **거짓 음성**일 가능성이 있기 때문이다.

마찬가지로, **P값<0.05**인 통계적으로 **유의한** 결과라고 해서
표본에서 관찰된 **연관성**이 우연에 의한 것이 **아니라고 단정해서도 안 된다**.
만약, **표본 크기가 작고, 연관성이 매우 강하며, 기존 연구 결과들과 상충**되면,
모집단에 실제로 연관성이 없음에도 불구하고
가설 검정에 **내재된 5% 알파 오류**로 인한 **거짓 양성**일 가능성이 있기 때문이다.

즉, **P값**과 함께 **표본 크기, 연관성 강도, 연구 맥락** 등을 **종합적으로 고려**해야 한다.

Statistical significance ≠ clinical significance

- **Statistical significance**:
  - The observed **association** in the sample is unlikely due to chance (P-value < 0.05)
- **Clinical significance**:
  - The observed **association** in the sample has practical implications in medicine or healthcare
  - Considers potential harms & benefits, costs, and side effects of the exposure variable

		Statistical significance	
		Yes (P-value < 0.05)	No (P-value ≥ 0.05)
Clinical significance	Yes (e.g., large effect size)	😄	🤔 (Under powered?)
	No (e.g., small effect size)	😂	😣

P값을 해석할 때 **주의**해야 할 또 다른 사항은
통계적 유의성(statistical significance)과 임상적 가치(clinical significance)가
서로 별개의 개념임을 이해하는 것이다.

통계적 유의성은
표본에서 관찰된 **연관성이 우연에 의해 발생한 것이 아님**을 의미하고,
임상적 가치는
연구 결과가 질병의 예방, 진단, 치료에 중요한 영향을 미침을 의미한다.

P값<0.05인 통계적으로 유의한 결과라도 임상적 가치는 낮을 수 있고,
P값≥0.05인 통계적으로 유의하지 않은 결과라도 임상적으로 중요할 수 있다.

예를 들어, 한 **대규모 연구**에서
새로운 영양제와 **기존 영양제**가 **암 사망**에 미치는 영향을 조사한 결과,
새로운 영양제 섭취군에서 암 사망률이 **약간 더 낮았고**(=**약한 음의 연관성**)
이 연관성이 **통계적으로 유의**했다고 가정해 보자.
하지만 **새로운 영양제**가 기존 영양제보다 **실제로 효과가 뛰어나더라도**
그 효과가 미미하고, 가격이 매우 비싸다면
이 연구 결과의 임상적 가치는 낮다.

반면, 또 다른 **대규모 연구**에서
새로운 영양제와 **기존 영양제**가 **암 사망**에 미치는 영향을 조사한 결과,
새로운 영양제 섭취군에서 암 사망률이 **약간 더 낮았지만**(=**약한 음의 연관성**)
이 연관성이 **통계적으로 유의하지는 않았다**고 가정해 보자.
비록 **새로운 영양제**가 기존 영양제보다 **실제로 효과가 뛰어나지는 않지만**,
그 효과가 뒤떨어지지도 않고, 가격이 매우 저렴하다면
이 연구 결과의 임상적 가치는 높다.

따라서 역학 연구 결과를 해석할 때는
통계적 유의성과 임상적 유의성을 **각각 독립적**으로 평가해야 한다.

Valid statistical inference requires unbiased association estimate

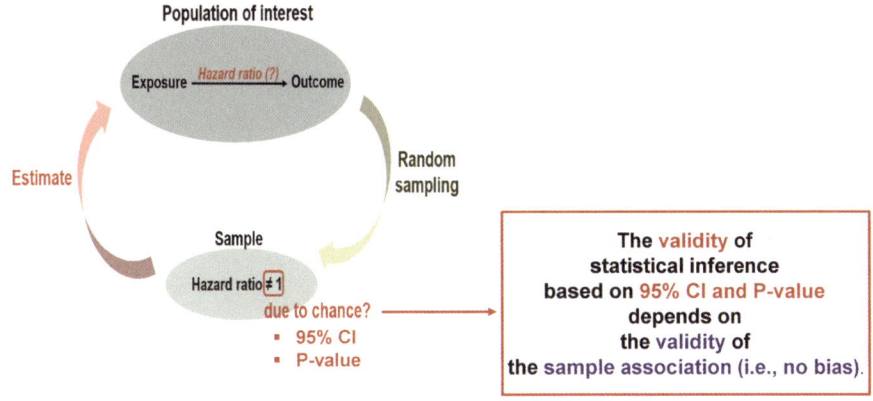

통계학적 추론에서 반드시 명심해야 할 점은,
95% 신뢰구간이나 P값을 이용해
표본에서 관찰된 노출변수와 결과변수 간의 연관성이
우연에 의한 거짓 연관성인지 여부를 판단하고
이를 바탕으로 모집단의 연관성 여부를 추론하는 과정은
표본의 연관성 지표에 바이어스가 없다는 전제하에 성립한다는 것이다.

만약, 표본에서 관찰된 연관성이 바이어스에 의해 발생한 것이라면,
이 잘못된 연관성 지표에 기반한 95% 신뢰구간과 P값 역시 왜곡되고
이들을 활용한 우연성 판단 및 모집단 추론도 잘못된 결론을 도출하게 된다.

상식적으로 생각해 보아도
연관성 지표 자체가 부정확하다면
그 잘못된 값이 우연에 의해 발생했는지를 판단하는 것 자체가 무의미하다.

How to rule out a chance association?

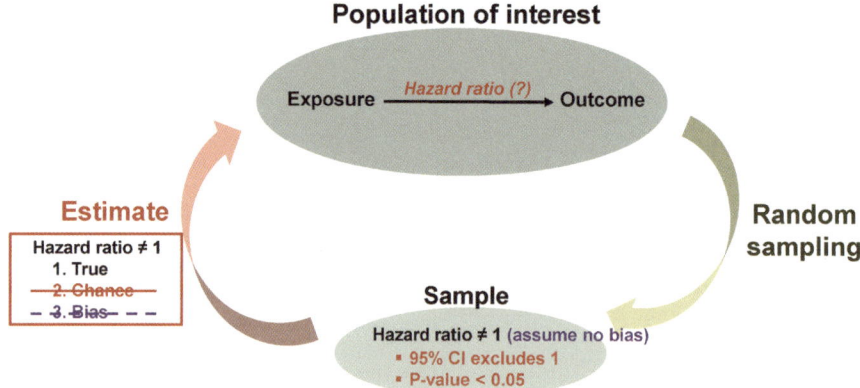

이제, 통계학의 세계를 살펴보았던 **6장을 마무리**할 시간이다.

우리가 역학 연구를 수행할 때 **관찰하는 데이터**는
궁극적으로 알고자 하는 모집단의 **일부인 표본 데이터**일 뿐이고,
표본을 바탕으로 모집단에 대해 **간접적으로 추정**하게 된다.

만약, **표본**에서 노출변수와 결과변수 간에 **연관성이 관찰**되고
이 연관성이 **바이어스에 의한 것이 아니라고**(no bias) 전제할 때,
이 연관성은 모집단에 실제로 존재하는 연관성을 **반영**할 수도 있다.

하지만 **표본**은 모집단의 **일부**에 불과하므로,
모집단에 실제로 연관성이 없더라도
표본 변이성에 의한 우연으로 연관성이 발생했을 가능성도 **배제할 수는 없다**.
따라서 **95% 신뢰구간**이나 **P값**을 활용해
관찰된 연관성이 **통계적으로 유의**한지를 **판단**해야 한다.

표본에서 '비'로 표현된 **연관성 지표**의 값이 1이 아니고
이 연관성이 **바이어스에 의한 것이 아니라고 가정**할 때

- 95% 신뢰구간이 '1'을 포함하지 않거나
- P값<0.05이면

이는 '**통계적으로 유의한 연관성**'을 의미한다.
즉, 표본에서 관찰된 연관성은
단순한 우연에 의해 발생한 것이 **아니라**,
모집단에 실제로 연관성이 존재함을 **뒷받침하는 통계적 근거**로 해석된다.

하지만 95% 신뢰구간이나 P값을 이용한 **통계학적 추론도 오류**를 범할 수 있다!
따라서 **통계적 유의성**만 맹신하지 말고
임상적 가치도 함께 고려하여
종합적인 관점에서 연구 결과를 **해석**할 수 있어야 한다.

지금까지 우리는 **역학 연구**에서 **연관성이 관찰될** 수 있는
세 가지 이유(**진짜 인과관계, 우연, 바이어스**) 중에서
'**우연**'을 배제하는 방법을 살펴보았다.
그러나 이 과정은 앞서 **강조**했듯이
표본에서 관찰된 **연관성이 바이어스에 의한 것이 아니라는 전제하에 이루어진다**.
즉, 위 세 가지 이유 중 '**바이어스**'를 이미 **배제한 상태에서 진행**되는 것이다.

How to rule out a spurious association due to bias?

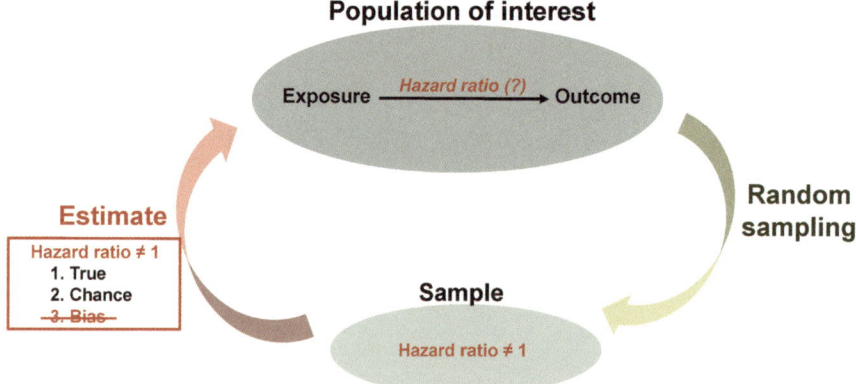

다음 장에서는 **역학 연구**에서 **연관성이 관찰**될 수 있는 세 가지 이유(**진짜 인과관계, 우연, 바이어스**) 중에서 '바이어스'를 배제하는 방법에 대해 살펴보자.

chapter

7

Study design & bias

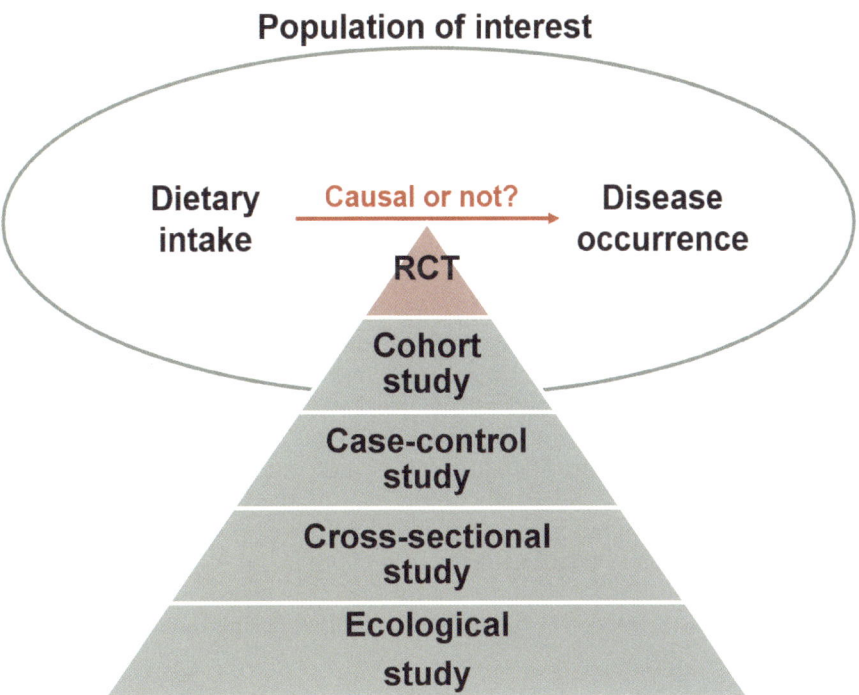

CRITIQUE OF THE LITERATURE

Below is a general list of questions to keep in mind when reading journal articles. The answers to such questions will provide you with information necessary to understand the framework of the study and to evaluate the merit of the research.

I. **INTRODUCTION: WHY DID THEY DO THE STUDY?**
   - What are the research aims?
   - Are the research questions clear?
   - Is there sufficient scientific background information?
   - Is there sufficient scientific uncertainty to merit the study? *gap in knowledge*

II. **METHODS: HOW DID THEY DO THE STUDY?**
   - What type of study is it (e.g., case-control, cohort)?
   - Is the study design appropriate given the research aims?
   - Who are the study subjects?
   - What are the inclusion and exclusion criteria?
   - Is the study population appropriate?
   - What is the timeframe of the study?
   - What is the location of the study?

   - How is the exposure defined?
   - How is the exposure measured?
   - Is the measurement of exposure validated?

   - How is the outcome defined?
   - How is the outcome measured?
   - Is the measurement of the outcome validated?

   - How is the study analyzed?
   - Does the analysis plan seem appropriate to address the research questions?
   - How are chance, bias, and confounding incorporated in the analysis?

III. **RESULTS: WHAT DID THEY FIND?**
   - What are the main results of the study?
   - Are there any results missing (that you would have liked to have seen)?

IV. **DISCUSSION: HOW SHOULD THE RESULTS BE INTERPRETED?**
   - What are the main conclusions of the authors?
   - How do the findings compare with previous research?
   - What contribution does the current study make to the totality of evidence?
   - Is there a discussion of potential biological mechanisms?
   - What are the strengths and limitations of the study?
   - Do the authors consider how chance, bias, and confounding may have influenced their findings?
   - Do you agree with the conclusions of the authors?
   - What would your conclusions be?

V. **WHAT NEXT?**
   What next steps are needed to further evaluate this exposure-outcome association?

역학의 기본 개념이 손에 익기 시작하면, 그 다음은 논문 속으로 한 걸음 더 들어가는 일이다.
처음 접하는 논문은 낯설고 막막하지만, 내게 이 가이드라인은 어둠 속 작은 등불 같았다.
어디를 바라보고, 무엇을 읽어내야 할지 알려주며 복잡한 연구의 숲 속에서 길을 잃지 않도록 도와주었다.

7.1 ECOLOGICAL STUDY

How to rule out a spurious association due to bias?

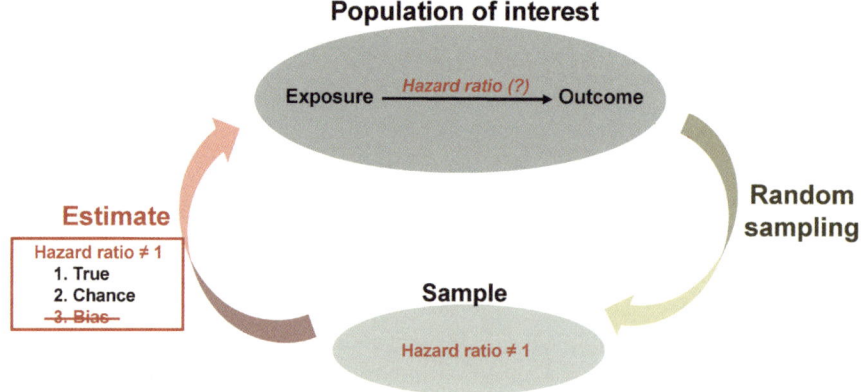

표본에서 진행된 역학 연구에서
노출변수와 결과변수 간에 연관성이 관찰될 수 있는 세 가지 이유는
진짜 인과관계, 우연, 바이어스였다.

관찰된 연관성이
우연에 의해 발생한 것도 아니고
바이어스에 의해 발생한 것도 아니라는 것을 입증할 수 있어야만
그 연관성이 진짜 인과관계에 기인한 것이라 주장할 수 있다.

지난 장에서는
95% 신뢰구간과 P값을 통해 우연에 의한 연관성을 배제하는 법을 배웠으니,
이번 장에서는
바이어스에 의한 연관성을 식별하고 배제하는 논리에 대해 알아보자.

Association due to causation vs. bias

Association due to causation i.e., causal association	Association due to bias i.e., spurious (=non-causal) association

Exposure ⟶ Outcome	Exposure ⟵ Outcome Exposure Outcome
	                                      ↖ ↗
	                                    Confounder

우선, **바이어스에 의해 연관성이 발생**한다는 것은 무엇을 의미할까?

길에 비유해 설명하자면,
노출변수와 결과변수 사이에 **연결된 길**이 존재한다면
두 변수 간에 **연관성**이 있는 것이다.

만약, 노출변수에서 시작해 결과변수로 향하는 직통 도로가 있다면
이 길은 인과관계에 의한 연관성(causal association)을 나타낸다.

반면, 직통 도로가 **아닌 다른 경로**를 통해 두 변수가 연결된다면
이 길은 **바이어스에 의한 연관성**을 나타낸다.
이는 우리가 관심 있는 인과관계에 의한 연관성이 **아니므로**
거짓 연관성(spurious association)이라 칭한다.
예를 들어, 노출변수를 '서울', 결과변수를 '부산'이라 가정해 보자.
서울에서 부산까지 가는 길이 다양한 것처럼
다양한 종류의 바이어스에 의해 두 변수 간에 **연관성**이 발생할 수 있다.

DAG(Directed Acyclic Graph)

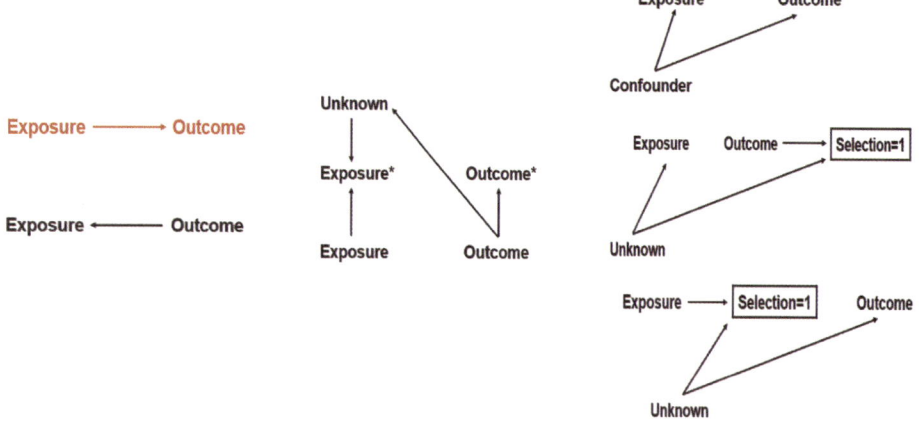

비록 길에 비유하여 간단히 설명했지만,
변수 간에 **인과관계**나 **바이어스**로 인한 **연관성**을
시각적으로 표현하는 그래프를 DAG(Directed Acyclic Graph)이라 한다.

이 책에서는 **DAG을 그리는 규칙**에 대한 **설명은 생략**하지만
각 유형의 바이어스를 소개할 때 참조용으로 해당 DAG를 함께 제시할 것이다.
노출변수와 결과변수가 **다양한 우회도로를 통해 연결되는 과정만 보아도
여러 유형의 바이어스를 이해**하는 데 큰 도움이 될 것이다.

The two schools of epidemiology

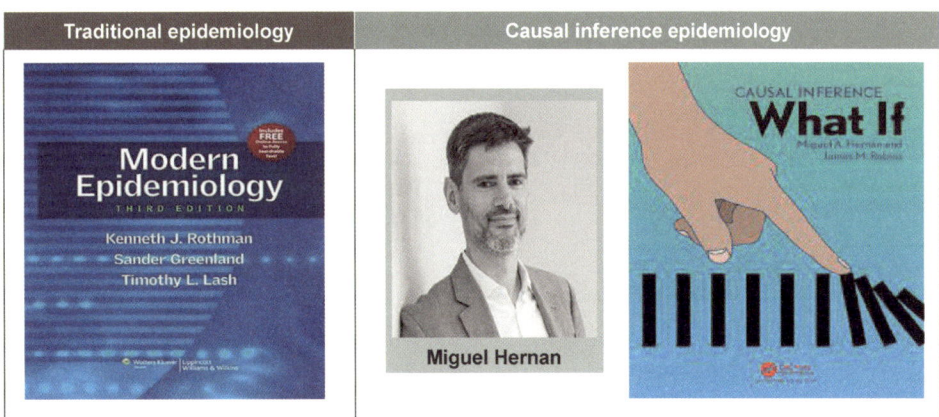

나는 박사 과정 1년 차 때 **두 부류의 역학**을 동시에 수강했었다.
⟨Modern Epidemiology⟩라는 책에 근거한 '전통 역학'과
지금의 ⟨Causal Inference: What If⟩라는 책에 근거한 '**인과 추론 역학**'이었다.
전통 역학이 개념을 서술적 방식으로 설명한다면,
인과 추론 역학은 개념을 **수식화하고 도식화**하여 설명하므로 **상호 보완적**이다.
특히, 인과 추론 역학은 **바이어스 개념을 정립**하는 데 큰 **도움**이 되었다.

여담으로, 인과 추론 역학 강의는
⟨Causal Inference: What If⟩의 저자인 Miguel Hernan 교수님이 직접 하셨는데,
학생들 사이에서 '**논리의 끝판왕**'이라는 찬사를 받을 정도였다.
나는 위 책을 읽으면서
어쩜 이렇게 군더더기 없이 이해하기 쉽게 논리를 전달할 수 있을까 감탄하곤 했다.
이 책은 아래 사이트에서 무료로 다운로드 받을 수 있다.
(https://miguelhernan.org/whatifbook)
역학 연구를 위한 **논리적 사고의 틀을 확립**하고 싶다면
꼭 한 번 정독해 보길 추천한다.

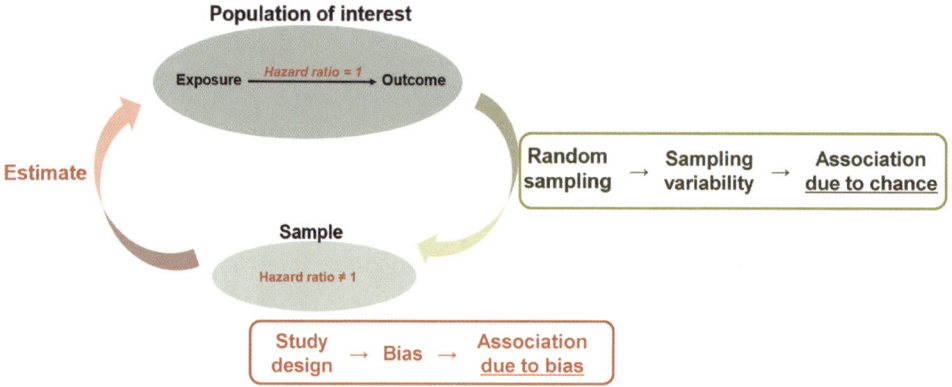

우연에 의한 연관성이 표본 변동성에 의해 발생했다면,
바이어스에 의한 연관성은 주로 **역학 연구 설계**와 관련이 깊다.

Epidemiologic study designs

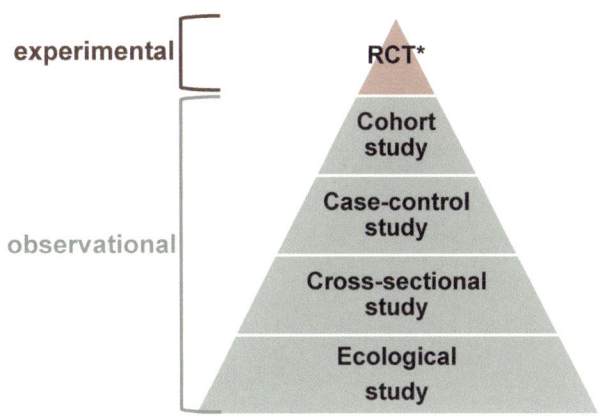

* RCT=randomized controlled trial

바이어스 발생과 밀접한 관련이 있는 **역학 연구 설계**에 대해 살펴보자.
동일한 사람들을 대상으로
동일한 노출변수와 결과변수를 가진 특정 주제에 대해 연구할 때
다양한 연구 설계를 활용할 수 있다.
역학 연구 설계는 **크게 두 가지**로 분류된다.

첫째, **관찰 연구**(observational study)로,
연구자는 연구 참여자의 **노출 여부 결정**에 아무런 개입도 하지 않고
단순히 **추적 관찰만** 하면서 결과변수 정보를 수집해 연구를 수행하는 것이다.
이에는 **생태학적 연구**(ecological study), **단면 연구**(cross-sectional study),
환자-대조군 연구(case-control study), **코호트 연구**(cohort study)가 있다.

둘째, **실험 연구**(experimental study)로,
연구자가 연구 참여자의 **노출 여부를 직접 배정**한 후
그에 따른 결과변수 발생 상황을 추적하여 연구를 수행하는 것이다.
이에는 **무작위 배정 임상시험**(randomized controlled trial, RCT)이 있다.

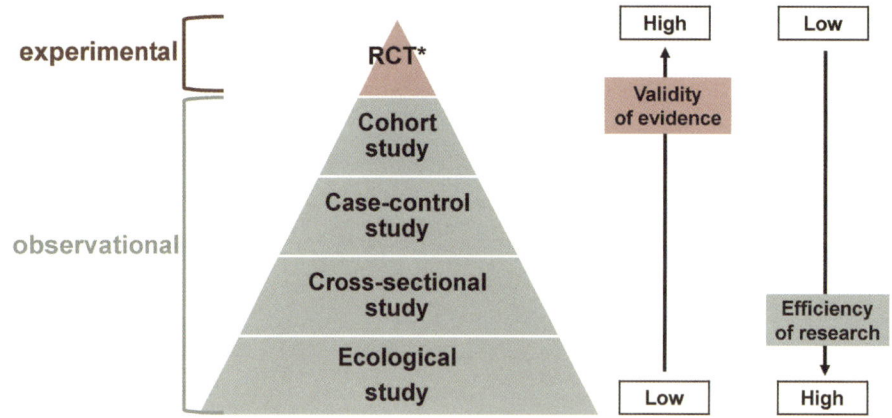

역학 연구 설계에 따라
발생하는 **바이어스의 종류 및 정도**가 달라지므로,
연구 결과의 **타당성** 또한 달라진다.

역학 연구 설계에 따른 **연구 결과의 과학적 근거 수준**(hierarchy of scientific evidence)을
효과적으로 나타내기 위해 **피라미드**를 활용한다.
피라미드의 아래에서 **위로 올라갈수록**
역학 연구 결과의 **타당성은 높아지지만**,
정확한 연구 수행을 위해 더 많은 시간과 노력, 자원이 필요하므로
연구 수행의 효율성은 떨어진다.
즉, 연구 결과의 **타당성**과 연구 수행의 **효율성** 사이에는 **상충관계**가 존재한다.

이는 마치 시험 준비 방식과 비슷하다.
모든 개념을 꼼꼼히 공부하면, **정확히** 공부할 수는 있으나 시간 효율성은 떨어지고
핵심 개념 위주로 공부하면, **내용은 놓치더라도** 시간을 효율적으로 활용할 수 있다.

Ecological study

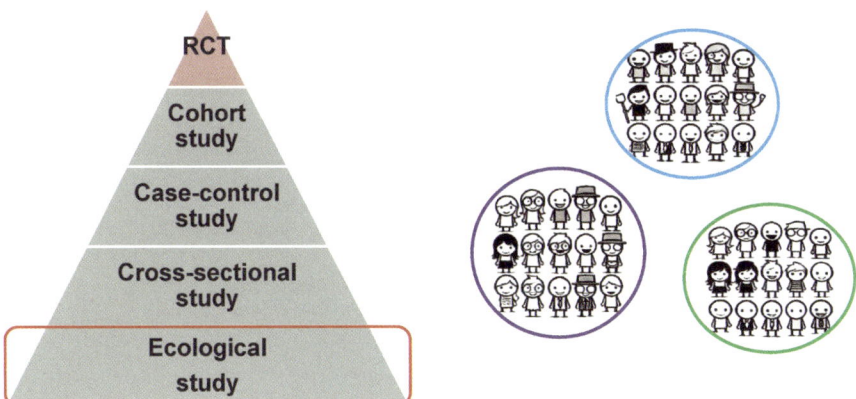

이제부터 **역학 연구 설계**를 **바이어스와 연관**지어 하나씩 살펴보자.

피라미드의 최하단에 위치한 것은 **생태학적 연구**로,
분석 단위가
개인이 아니라 집단이라는 점이 가장 큰 특징이다.

Ecological study: group-level analysis

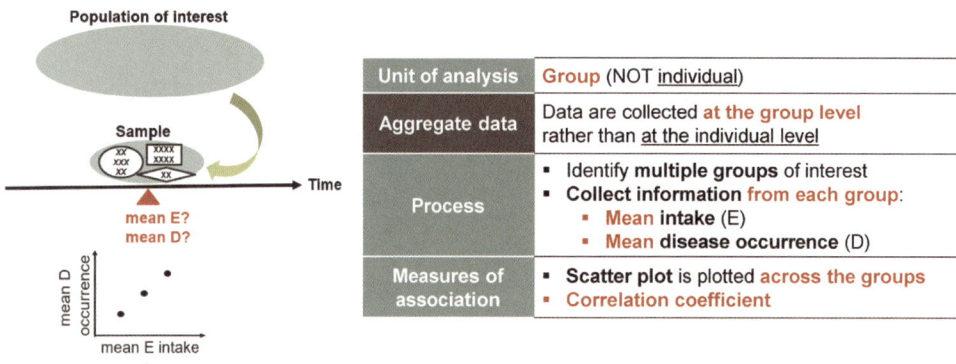

생태학적 연구에서는 노출변수와 결과변수에 대한 정보를 수집할 때
개인을 대상으로 하는 것이 아니라, 집단을 대상으로 한다.
예를 들어, 개개인에게 다음과 같이 묻는 것이 아니라,
- 해당 식품의 일일 섭취량을 얼마입니까?
- 해당 질병에 걸린 이력이 있습니까?

국가와 같은 집단을 설정해 다음과 같은 집단 통계치를 구한다.
- 국가별 해당 식품의 평균 섭취량
- 국가별 해당 질병의 평균 발생률

두 변수 간의 연관성을 분석할 때는
개인별로 정보를 수집하지 않았기 때문에
2×2 테이블을 만들어 연관성 지표를 계산할 수는 없다.
대신, 각 집단 데이터를 점으로 시각화하는 산점도(scatter plot)를 활용해
- X축: 노출변수의 평균 섭취량
- Y축: 결과변수의 평균 발생률

로 설정해 두 변수 간의 연관성을 살펴보고 상관계수를 계산한다.

Ecological study

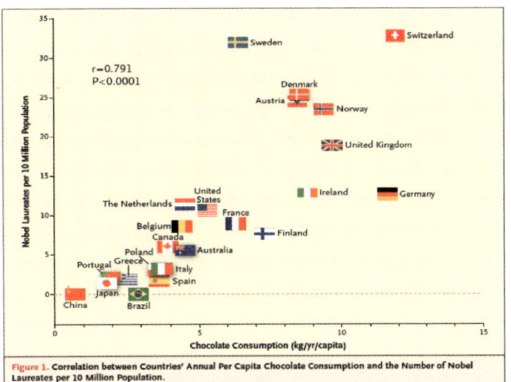

Chocolate Consumption, Cognitive Function, and Nobel Laureates
Franz H. Messerli, M.D.

Messerli. N Engl J Med. 2012

세계 최고의 권위를 자랑하는 의학 학술지 〈New England Journal of Medicine〉에 2012년 흥미로운 논문 하나가 발표되었다.

인지 기능 향상에 도움을 준다고 알려진 **초콜릿 섭취가**
노벨상 수상에 미치는 영향을 조사하기 위해
생태학적 연구를 진행한 이 논문은
- **국가별** 1인당 연평균 초콜릿 소비량을 X축
- **국가별** 인구 1000만 명당 노벨상 수상자 수를 Y축으로 해서

산점도를 그렸고,
국가별 초콜릿 소비량이 증가할수록 국가별 노벨상 수상자 수도 증가한다는
양의 연관성(상관계수=0.791)을 관찰했다.

Ecological study

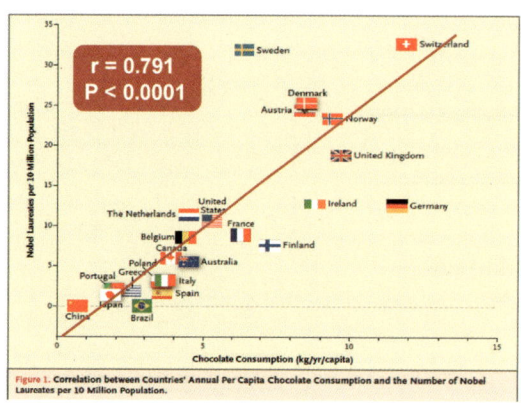

Messerli. N Engl J Med. 2012

이 연구에서 **관찰된 양의 연관성**은
여느 역학 연구들과 마찬가지로
세 가지 요인(**진짜 인과관계, 우연, 바이어스**)에 의해 발생할 수 있다.

이 논문의 저자는
상관계수의 'P값<0.0001'임을 근거로
우연에 의한 연관성은 아니라고 제시했다.

그렇다면 **바이어스에 의한 연관성**을 **배제**하기 위해서는
생태학적 연구에서는 **어떤 종류의 바이어스를 주로 고려**해야 할까?

Ecological fallacy

- An observed association between exposure and outcome **at the group level** may **NOT be true at the individual level**
- **Ecological fallacy** refers to **a logical error of inferring** individual-level associations from group-level associations

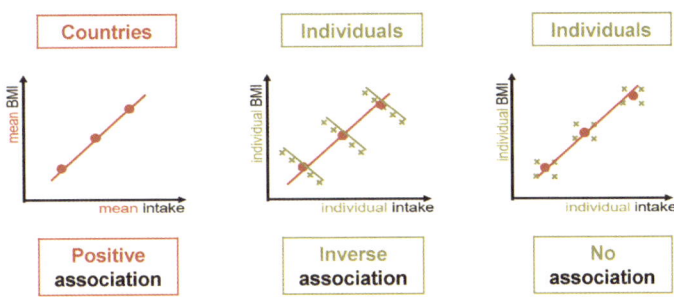

첫째, 생태학적 오류(ecological fallacy)로,
집단 단위 분석을 통해 관찰된 **집단 수준의 연관성**이
개인 단위 분석을 통해 관찰될 개인 수준의 연관성과 **동일**할 것이라 가정하고
이를 **개인 수준으로 일반화**할 때 발생할 수 있는 **바이어스**이다.

이 논문의 경우,
국가 수준에서 초콜릿 소비량과 노벨상 수상 간에 **양의 연관성이 관찰**되었더라도
개인 수준에서는 양의 연관성이 성립하지 않을 수도 있다.
이는 노출변수와 결과변수를 **집단의 평균값**으로 분석할 경우,
- 실제로 누가 초콜릿을 많이 섭취했는지
- 실제로 누가 노벨상을 수상했는지
- 초콜릿을 많이 섭취한 사람이 실제로 노벨상 수상자인지

와 같은 개인 수준의 정보를 파악할 수 없기 때문이다.

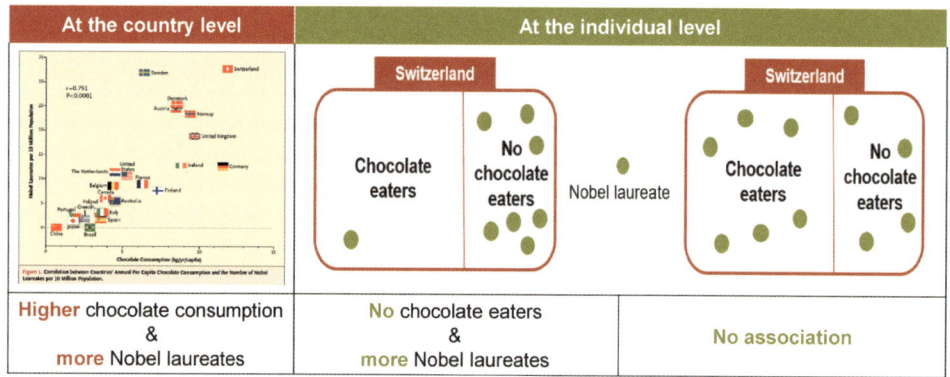

극단적인 예로,

집단 단위에서는 초콜릿 소비량이 **많은 국가**에서 총 노벨상 **수상자 수가 많더라도**
개인 단위에서는 초콜릿을 적게 섭취한 사람이 실제 노벨상 수상자일 수도 있다.
이 경우, **각 국가를 한 점**으로 표시한 **산점도**를 그리면 **양의 연관성**이 나오더라도
국가 내 각 개인을 한 점으로 표시한 **산점도**를 그리면 음의 연관성이 나온다.

심지어 **국가 수준**에서는 두 변수의 평균 값 사이 **양의 연관성**이 관찰되더라도
개인 단위에서는 두 변수 간에 연관성이 전혀 없을 수도 있다.

즉, **집단 단위**에서 양의 연관성이 **관찰**되었다고 해서
반드시 개인 단위에서도 양의 연관성이 존재하는 것은 아니다.

Ecological fallacy

Does Chocolate Consumption Really Boost Nobel Award Chances? The Peril of Over-Interpreting Correlations in Health Studies[1,2]

Pierre Maurage,[3,4] Alexandre Heeren,[3] and Mauro Pesenti[3,4,*]

[3]Psychological Science Research Institute, and [4]Institute of Neuroscience, Catholic University of Louvain, Belgium

Abstract

A correlation observed between chocolate consumption and the number of Nobel laureates has recently led to the suggestion that consuming more chocolate would increase the number of laureates due to the beneficial effects of cocoa-flavanols on cognitive functioning. We demonstrate that this interpretation is disproved when other flavanol-rich nutriment consumption is considered. We also show the peril of over-interpreting correlations in nutrition and health research by reporting high correlations between the number of Nobel laureates and various other measures, whether cogently related or not. We end by discussing statistical alternatives that may overcome correlation shortcomings. J. Nutr. 143: 931–933, 2013.

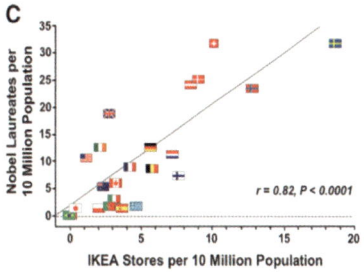

Maurage et al. J Nutr. 2013

초콜릿 섭취와 노벨상 수상 간의 **생태학적 연구**가 발표된 이후,
생태학적 오류에 대한 경각심을 일깨우는 흥미로운 반론이 제기되었다.

이 후속 논문에서는,
산점도의 X축을
노벨상 수상과 전혀 무관한
'**국가별** 인구 1000만 명당 **IKEA 가구점 수**'로 설정하더라도,
'**국가별** 인구 1000만 명당 **노벨상 수상자 수**'인 Y축과
양의 연관성(상관계수=0.82)이 나타난다는 것을 제시했다.

저자들은 이러한 **집단 수준의 연관성**을 개인 수준의 연관성으로 **일반화**하여
"IKEA 가구점이 많은 곳에 거주할수록 노벨상 수상 가능성이 높아진다!"
라고 결론짓는 것이 **명백한 오류**인 것처럼,
국가 수준에서 관찰된 초콜릿 소비량과 노벨상 수상 간 **양의 연관성**을
"초콜릿 섭취를 많이 할수록 노벨상 수상 가능성이 높아진다!"
는 개인 수준의 연관성으로 **일반화할 수 없다**고 주장했다.

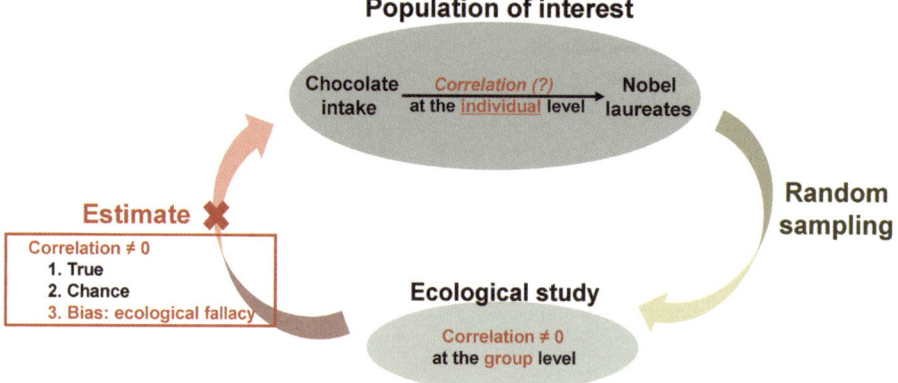

두 변수 간에 실제로 인과관계가 없더라도
집단을 단위로 분석할 때는 **연관성이 쉽게 관찰**될 수 있다.
따라서 **집단 수준에서 관찰된 연관성**을
개인 수준의 연관성으로 **일반화하는 오류를 금해야** 한다.

즉, **생태학적 연구**를 통해 관찰된
노출변수와 결과변수 간의 **집단 수준 연관성**은
단순한 **가설** 정도로만 간주하고,
후속 연구를 통해
각 개인으로부터 노출변수와 결과변수에 관한 정보를 수집하고 분석해
개인 수준에서도 동일한 연관성이 성립되는지 검증해야 한다.

Unit of analysis (group vs. individual) & ecological fallacy

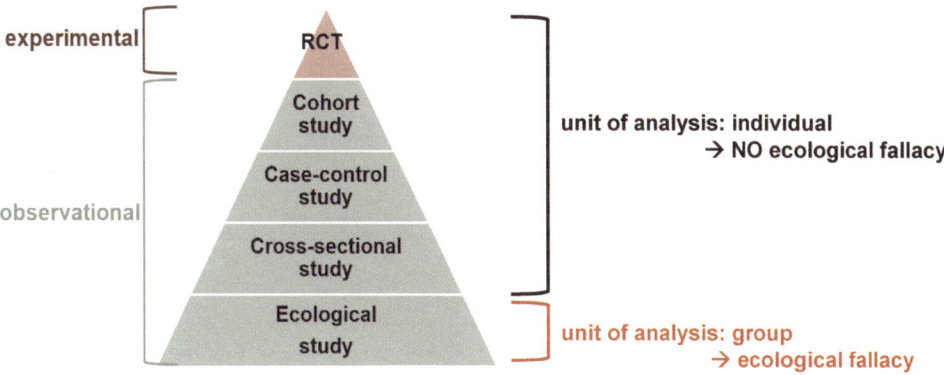

참고로, 피라미드에 있는 다양한 역학 연구 설계 중에서,
생태학적 연구만 유일하게 분석 단위가 **집단**이고
그 외 모든 연구는 분석 단위가 개인이다.

생태학적 오류는
집단 단위 분석에서만 발생하므로,
오직 생태학적 연구에서만 발생하며
그 외 다른 역학 연구 설계에서는 발생하지 않는다.

Reverse causation

- **Reverse causation** creates **a spurious association** between exposure and outcome, with **the outcome causing the exposure** instead of the exposure causing the outcome

Causal association	Spurious association
Exposure —causation→ Outcome	Exposure ←reverse causation— Outcome

생태학적 연구에서 중요하게 고려해야 할 두 번째 바이어스는
역인과관계(reverse causation)로,
노출변수가 결과변수를 유발하는 것이 아니라
원인과 결과가 뒤바뀌어
오히려 결과변수가 노출변수를 유발하면서
두 변수가 연결되어 연관성이 발생하는 바이어스이다.

힐의 인과관계 기준 9가지 중에서,
인과관계 성립을 위해 반드시 충족되어야 하는 한 가지 기준은
원인이 먼저 발생하고, 그 후에 결과가 나타나야 한다는 '시간적 순서'이다.
이 필수 요건이 위배된 경우가 바로 역인과관계이다.

Reverse causation: a classic example

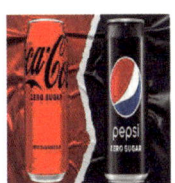 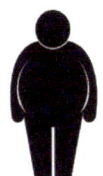

Truth
Drinking artificially-sweetened beverages does not cause obesity

Reverse causation
Obesity cause people to drink artificially-sweetened beverages for weight management

영양 역학 연구에서 **역인과관계**로 인해 연관성이 발생하는 **대표적인 예**는 **제로칼로리 음료 섭취와 비만도** 간에 관찰되는 **양의 연관성**이다.

"제로칼로리 음료를 많이 마시면
그 속의 인공 감미료 때문에
비만도가 높아진다!"
와 같이 실제 인과관계에 인한 연관성을 완전히 배제할 수는 없지만,

"비만인 사람들이
체중 관리를 위해
제로칼로리 음료를 많이 마신다!"
와 같이 **역인과관계**에 인한 **연관성**이 더 그럴듯하다.

Reverse causation: unlikely explanation for the observed association

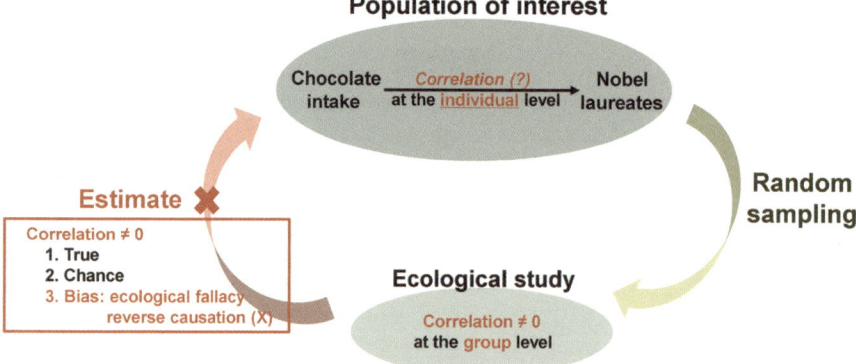

앞서 **국가 수준에서 관찰된** 초콜릿 소비량과 노벨상 수상 간의 **양의 연관성**도

"초콜릿을 많이 섭취하면
그 속의 플라보놀(flavonol) 성분이 인지 기능을 향상시켜
노벨상 수상 가능성을 높인다!"
와 같이 실제 인과관계에 의한 연관성일 수도 있지만,

"국가에서 노벨상 수상자가 배출되면
국민 전반적으로 **인지 기능 향상에 대한 관심이 증가해**
초콜릿 섭취가 증가한다!"
와 같이 **역인과관계**에 의한 **연관성**일 수도 있다.

논문의 저자는
노벨상 수상자가 배출된다고 전국민적으로 초콜릿 소비가 증가하기는 **불가능**하고,
설령 노벨상 수상 축하 행사로 초콜릿 소비가 증가하더라도 이는 **일시적**이므로,
역인과관계로 인해 양의 연관성이 발생했을 가능성은 낮다고 판단했다.

Confounding

- **Confounding** creates **a spurious association** between exposure and outcome through **a 3rd variable(i.e., confounder), which is associated with both the exposure and the outcome**

Causal association	Spurious association
Exposure →(causation) Outcome	Exposure ← confounding ← Confounder → Outcome

생태학적 연구에서 중요하게 고려해야 할 세 번째 바이어스는
교란(confounding)으로,
노출변수나 결과변수가 아닌 **제3의 변수에 의해**
노출변수와 결과변수가 연결되어 **연관성이 발생**하는 바이어스이다.

제3의 변수는 노출변수와 결과변수 모두와 연결된 공통 분모 같은 존재로,
인간관계에 비유하자면 **소개팅 주선자**와 유사하다.
- A와 B는 서로 모르지만
- C라는 제3자가 A와 B를 모두 알고 있어
- C의 소개를 통해 A와 B가 만나게 되는 상황에서,

제3자인 C가 교란변수(confounder, extraneous variable)에 해당하며
C에 의해 연결되는 A와 B 간의 연관성이 교란이라는 바이어스이다.

이때 A와 B를 모두 알고 있는 사람이 C 외에도 **여러 명**이 있을 수 있는 것처럼,
동일한 노출변수와 결과변수에 대해서도 **여러 개의 교란변수가 존재할 수 있으므로**
교란이란 바이어스는 다양한 변수에 의해 발생할 수 있다.

Confounding: a classic example

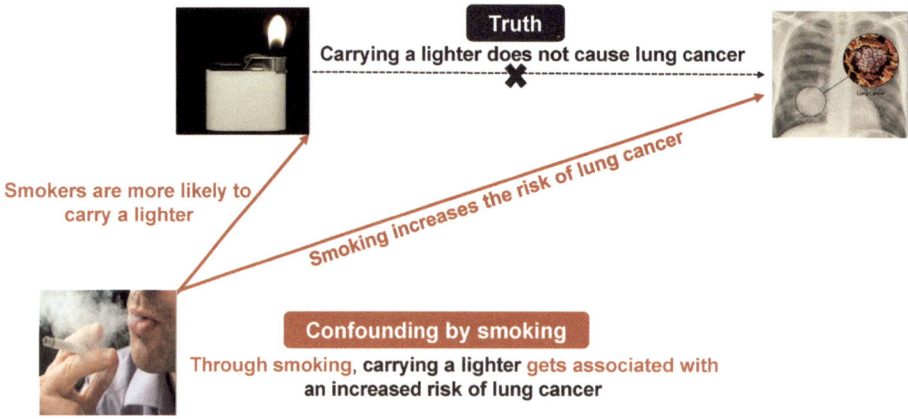

교란이란 바이어스를 가장 직관적으로 보여줄 수 있는 **예**는
라이터 소지와 **폐암 발생** 간에 관찰되는 **양의 연관성**이다.

라이터를 소지하는 행위 자체는
인체에 어떠한 생리학적 영향도 미치지 않으므로
폐암 발생 위험을 높일 수 없다는 것은 명백한 사실이다.
즉, 라이터 소지와 폐암 발생 간에는 실제로 인과관계가 없다.

그럼에도 불구하고, **표면적으로 두 변수 간에 양의 연관성이 관찰**되는 이유는
흡연이라는 **제3의 변수** 때문이다.
- 흡연은 폐암 발생 위험을 높이는데
- 흡연자들은 비흡연자들에 비해 **라이터를 소지하는 경우가 많은 편**이므로
- 흡연을 통해 라이터 소지와 폐암 발생이 **연결되어**

마치 라이터 소지가 폐암 발생 위험을 높이는 것처럼 보이는 **양의 연관성이 발생한다**.
이때 **흡연**이 **교란변수**이고,
흡연에 의해 발생하는 연관성이 교란이란 바이어스이다.

Three properties of confounder

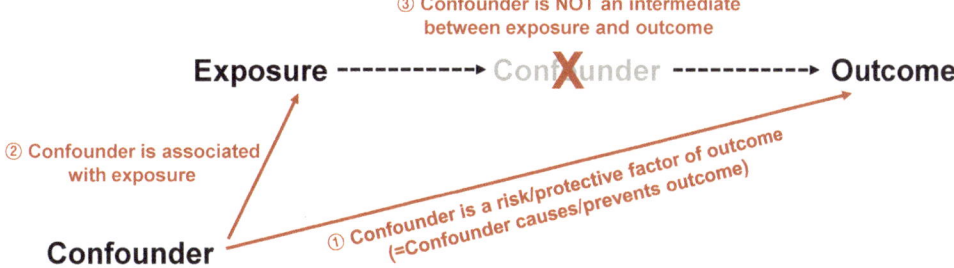

교란변수를 정의하는 문제는
하버드 보건대학원 역학 과목 시험에서 반드시 출제된다.
교란변수가 되기 위해서는 다음 세 가지 조건을 모두 충족해야 한다.

첫째, 교란변수는 결과변수의 원인이어야 한다.
즉, 교란변수는 결과변수의 위험인자 또는 보호인자로 작용해야 한다.

둘째, 교란변수는 **노출변수와 연관성**이 있어야 한다.
참고로, 인과 추론 역학에서는 두 변수 간 연관성만으로는 부족하며,
교란변수가 노출변수의 원인이어야 한다고 정의한다.
이는 교란 제거를 위해 보정해야 할 변수를 선정하는 관점에서 접근하기 때문이다.
단, 역학 입문 단계에서는 이와 같은 수준의 이해까지는 불필요하다.

셋째, 교란변수는 노출변수와 결과변수 사이
인과관계 경로상에 위치한 **중간변수가 아니어야**(not an intermediate) 한다.
다시 말해, 교란변수는 노출변수의 결과가 **되어서는 안 된다.**

Potential confounders for fat intake and heart disease

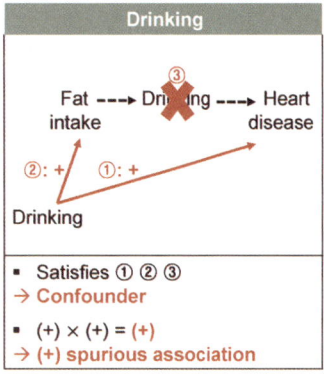

지방 섭취와 심장병 발생 간에 양의 연관성이 관찰되었다고 가정해 보자.
이 연관성이 교란에 의한 것인지 **검증하기 위해서는**
두 변수를 연결할 수 있는 **잠재적 교란변수들을 찾아야** 한다.
이를 위해서는 **교란변수의 세 가지 조건을 순차적으로** 검토해 보면 된다.
우선, 심장병의 위험인자나 보호인자부터 떠올려 보자.

과도한 음주는 심장병 발생 위험을 높인다고 알려져 있는데,
음주가 **교란변수**로 작용할 수 있는지 **검토**해 보자.

첫째, 과도한 음주는 심장병 위험인자이다. → '결과변수의 원인' 충족
둘째, 음주량이 많은 사람들은 적은 사람들에 비해
기름진 안주 섭취 기회가 많아 **지방 섭취량이 많은 편**이므로,
음주는 지방 섭취와 양의 연관성이 있다. → '노출변수와 연관성' 충족
셋째, 지방 섭취 자체가 음주를 유발하는 것은 아니니
음주는 지방 섭취의 결과는 아니다. → '중간변수 아님' 충족
따라서 **음주**는 노출변수와 결과변수 간의 관계를 **왜곡**하는 **교란변수**가 될 수 있다.

즉, 지방 섭취와 심장병 발생 간에 실제로 인과관계가 없더라도,
음주에 의한 교란으로 인해
고지방식을 하는 사람들은 **과음하는 경향 때문에** 심장병 발생 위험이 높아지니,
마치 고지방식 자체가 심장병 발생 위험을 높이는 것처럼 보이는
왜곡된 양의 연관성이 형성된다.

이때 **교란**으로 인한 노출변수와 결과변수 간의 **연관성 방향을 예측**하려면,
- 교란의 첫 번째 조건: **교란변수와 결과변수** 간의 **연관성 방향**
- 교란의 두 번째 조건: **교란변수와 노출변수** 간의 **연관성 방향**

이 **두 방향을 곱하면** 된다.
위 예시에 적용해 보자.
- 음주와 심장병 발생 사이: **(+)연관성** 성립
- 음주와 지방 섭취 사이: **(+)연관성** 성립

따라서 음주를 통한 지방 섭취와 심장병 발생 간의 연관성은
'(+)연관성×(+)연관성 = **(+)연관성**'에 의해 **양의 연관성**이 된다.

만약, 지방 섭취와 심장병 발생 간에 실제로 인과관계가 없다면,
음주에 의한 교란은
고지방식이 심장병 발생 위험도를 높인다는 **거짓된 양의 연관성**을 형성하게 된다.
즉, '실제 연관성 없음 + **교란 (+)연관성** = **(+)연관성**'이 된다.
만약, 고지방식이 실제로 심장병 발생 위험을 높인다면,
음주에 의한 교란은
고지방식이 심장병 발생 위험을 높이는 정도를 **과대평가(overestimation)**하여
실제보다 **더 강한 양의 연관성**을 형성하게 된다.
즉, '실제 (+)연관성 + **교란 (+)연관성** = **(++)연관성**'이 된다.
만약, 고지방식이 실제로 심장병 발생 위험을 낮춘다면,
음주에 의한 교란은
고지방식이 심장병 발생 위험을 낮추는 정도를 **과소평가(underestimation)**하여
실제보다 **더 약한 음의 연관성**을 형성하게 된다.
예를 들면, '실제 (− −)연관성 + **교란 (+)연관성** = **(−)연관성**'이 된다.

Potential confounders for fat intake and heart disease

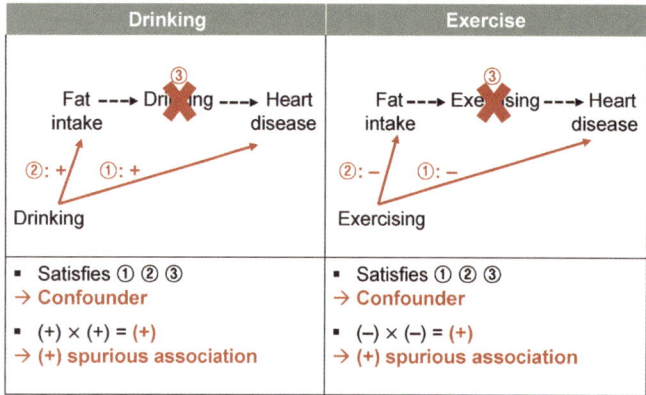

또 다른 예로, 운동은 심장병 발생 위험을 낮춘다고 알려져 있는데,
운동이 교란변수로 작용할 수 있는지 검토해 보자.

첫째, 운동은 심장병 보호인자이다. → '결과변수의 원인' 충족
둘째, 운동량이 많은 사람들은 적은 사람들에 비해
건강 관리에 철저한 경향이 있어 지방 섭취량이 적은 편이므로,
운동은 지방 섭취와 음의 연관성이 있다. → '노출변수와 연관성' 충족
셋째, 지방 섭취 자체가 운동을 유발하는 것은 아니니
운동은 지방 섭취의 결과는 아니다. → '중간변수 아님' 충족
따라서 운동은 노출변수와 결과변수 간의 관계를 왜곡하는 교란변수가 될 수 있다.

즉, 지방 섭취와 심장병 발생 간에 실제로 인과관계가 없더라도,
운동에 의한 교란으로 인해
고지방식을 하는 사람들은 운동량이 적은 경향 때문에 심장병 발생 위험이 높아지니
마치 고지방식 자체가 심장병 발생 위험을 높이는 것처럼 보이는
왜곡된 양의 연관성이 형성된다.

Potential confounders for fat intake and heart disease

Drinking	Exercise	Hyperlipidemia
Fat intake ---> Dri③king ---> Heart disease ②: +　①: + Drinking	Fat intake ---> Exe③ising ---> Heart disease ②: −　①: − Exercising	Fat intake ---> Hyperlipidemia ③(X) ---> Heart disease ②: −　①: + Hyperlipidemia
• Satisfies ① ② ③ → Confounder • (+) × (+) = (+) → (+) spurious association	• Satisfies ① ② ③ → Confounder • (−) × (−) = (+) → (+) spurious association	• NOT satisfy ③ → **NOT confounder**

마지막 예로, **고지혈증**은 **심장병** 발생 위험을 높인다고 알려져 있는데,
고지혈증이 **교란변수**로 작용할 수 있는지 **검토**해 보자.

첫째, 고지혈증은 심장병 위험인자이다. → '결과변수의 원인' 충족
둘째, 고지혈증이 있는 사람들은 없는 사람들에 비해
식이 조절을 하는 경향이 있어 **지방 섭취량이 적은 편이므로**,
고지혈증은 지방 섭취와 음의 연관성이 있다. → '노출변수와 연관성' 충족
셋째, 과도한 지방 섭취는 고지혈증 발생 위험을 높이기 때문에
"고지방식은 **고지혈증을 유발하여** 심장병 발생 위험을 높인다!"와 같이
고지방식이 심장병 발생 위험을 높이는 생물학적 메커니즘의 인과 경로에서
고지혈증은 중간변수 역할을 한다. → '중간변수 아님' 불충족
따라서 **고지혈증은 교란변수가 될 수 없다**.

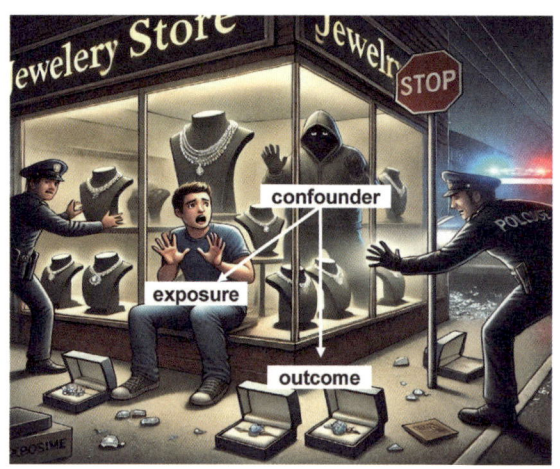

예시를 통해 살펴본 바와 같이
교란이란 바이어스는
결과변수에 실제로 영향을 미치는 진정한 원인(=교란변수)이 따로 존재하지만,
노출변수가 이 진정한 원인과 **연관성을 가지면서**
마치 노출변수가 결과변수에 영향을 미치는 것처럼 보이게 한다.

비유적으로 설명하자면,
사건의 진짜 범인(=교란변수)은 따로 있지만,
그 범인의 **친구(=노출변수)**가 범인과 자주 어울리며 함께 있다 보니
친구가 범인으로 몰리는 것과 같은 상황이다.

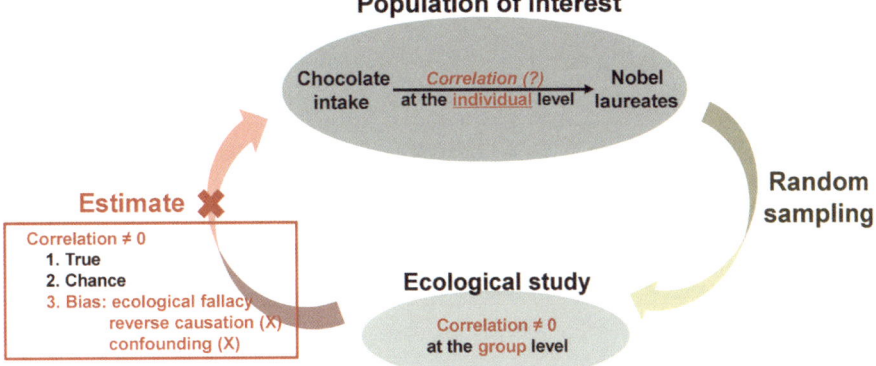

앞서 **국가 수준에서 관찰된** 초콜릿 소비량과 노벨상 수상 간의 **양의 연관성**도
실제 인과관계로 인한 연관성일 수도 있지만,
교란에 인한 **연관성**일 수도 있다.

논문의 저자는
초콜릿 섭취와 노벨상 수상 모두와 연관된 제3의 공통 분모,
즉, 노벨상 수상 가능성을 높이면서
동시에 초콜릿 섭취와 양의 연관성을 가지는 **제3의 변수를 찾을 수 없으므로**,
교란으로 인해 양의 연관성이 발생했을 가능성은 낮다고 주장했다.

Confounding creates either (+) or (−) spurious association

Three properties of a confounder	Case 1	Case 2	Case 3	Case 4
① Causes/prevents outcome	(+) association	(−) association	(+) association	(−) association
② Associated with exposure	(+) association	(−) association	(−) association	(+) association
③ Not an intermediate				
Net effect	(+) × (+) = (+)	(−) × (−) = (+)	(+) × (−) = (−)	(−) × (+) = (−)
If true relationship is (+)	Overestimate true	Overestimate true	Underestimate true	Underestimate true
If true relationship is (−)	Underestimate true	Underestimate true	Overestimate true	Overestimate true

앞서 간단히 설명했지만,
교란이란 바이어스로 인해 형성되는
노출변수와 결과변수 간의 **연관성**은
양의 연관성으로 나타날 수도 있고
음의 연관성으로 나타날 수도 있다.

노출변수와 결과변수 간의 실제 연관성 강도는
교란에 의한 거짓 연관성으로 왜곡되어
과대평가되거나 **과소평가**된다.

또한, 동일한 노출변수와 결과변수에 대해
여러 교란변수가 존재할 수 있으므로,
각 교란의 방향성과 강도에 따라
실제 연관성도 **다양한 방식으로 왜곡**될 수 있다.

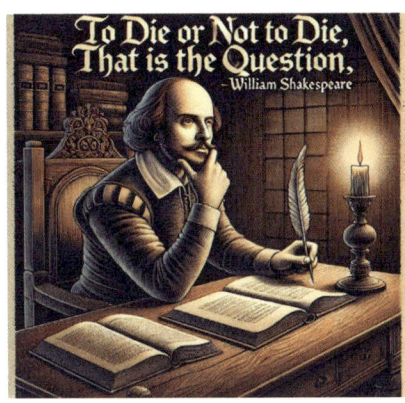

**To be a confounder
or not to be a confounder,
that is the question!**

교란변수와 관련해 반드시 **명심해야 할 점**은

동일한 노출변수와 결과변수에 대해 연구를 수행할 지라도

연구 대상 집단에 따라

특정 변수가 **교란변수로 작용할 수도, 작용하지 않을 수도 있다**는 것이다.

Confounder is specific to the study population

In the U.S.	In Africa
Fat intake — Soft drink intake ③ — Heart disease ②: + ①: + Soft drink intake	Fat intake — Soft drink intake ③ — Heart disease ②: ✗ ①: + Soft drink intake
• Satisfies ① ② ③ • Soft drink intake → confounder among Americans	• Not satisfy ② • Soft drink intake → NOT confounder among Africans

예를 들어, **지방 섭취가 심장병 발생**에 미치는 영향을 연구할 때,
미국인을 대상으로 한 연구에서는
심장병 위험인자로 알려진 **탄산음료 섭취가 교란변수로 작용**해
바이어스에 의한 연관성을 형성한다.
즉, 고지방식을 하는 미국인들은
탄산음료를 많이 마시는 경향 때문에 심장병 발생 위험이 높아지는데,
마치 **고지방식 자체가 심장병 발생 위험을 높이는 것처럼** 보이는
왜곡된 양의 연관성이 형성된다.

반면, 동일한 연구를 **아프리카 오지 부족민**을 대상으로 수행하면
탄산음료 섭취는 교란변수로 작용할 수 없다.
이 지역에서는 탄산음료 자체가 판매되지 않으므로
고지방식을 하든 저지방식을 하든 **탄산음료 섭취량이 모두 0으로 동일**하다.
즉, **탄산음료 섭취는 지방 섭취와 연관성이 없기 때문에**
교란변수가 되기 위한 **두 번째 요건(=노출변수와 연관성)을 충족하지 못한다.**

Ecological study

Pros	Cons
▪ **Easy, quick, inexpensive** to conduct a study ▪ Useful for hypothesis **generation** (as opposed to hypothesis <u>test</u>)	▪ **Low validity** of evidence ▪ Susceptible to **diverse biases** 　▪ Ecological fallacy 　▪ Reverse causation 　▪ Confounding

생태학적 연구의 장단점을 정리해 보자.

피라미드 최하단에 위치한 **생태학적 연구**는,
집단 단위로 노출변수와 결과변수의 **정보를 수집**하므로
손쉽고, 빠르게, 큰 비용 없이 효율적으로 연구를 수행할 수 있어
새로운 가설을 생성하는 데 유리하다.

하지만 결과의 **타당성은 낮다**.
생태학적 연구에서 관찰된 연관성은
생태학적 오류, 역인과관계, 교란 등
다양한 바이어스에 의해 **왜곡**되었을 가능성이 크기 때문이다.
따라서 생태학적 연구를 통해 얻은 결과는
피라미드 상단의 연구 설계를 활용한 후속 연구로 검증되어야 한다.

7.2 CROSS-SECTIONAL STUDY

Cross-sectional study

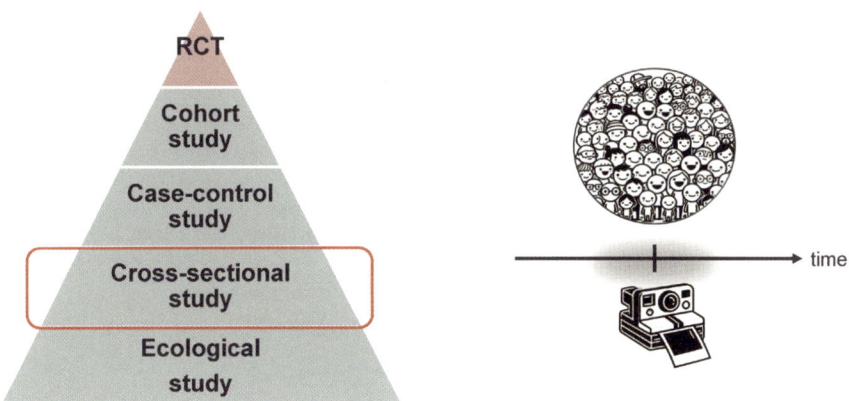

피라미드의 두 번째 하단에 위치한 **역학 연구 설계**는
단면 연구(cross-sectional study)로,
마치 스냅사진을 찍는 것처럼 연구 참여자들의 **한 순간**을 포착해 연구를 수행한다.

Cross-sectional study

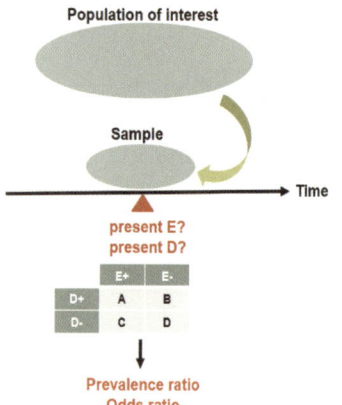

Unit of analysis	Individual
Snapshot of individuals	Investigate individuals **at a single point in time without a follow-up**

Process	• Enroll study participants
	• Collect information from all participants on:
	  • **Current** exposure status (E+, E-)
	  • **Current** disease status (D+, D-)

Measures of association	• Prevalence ratio • Odds ratio

단면 연구는

연구 참여자들을 모집한 뒤

개개인에게 다음과 같은 질문을 통해

- **현재** 해당 식품의 일일 섭취량을 얼마입니까?
- **현재** 해당 질병이 있습니까?

현 시점에서 노출변수와 결과변수에 관한 **정보를 동시에 수집**한다.

이처럼 **각 개인**으로부터 **노출변수**와 **결과변수**에 대한 정보를 **모두 수집**하므로, **2×2 테이블**을 만들어 두 변수 간의 **연관성 지표**를 계산할 수 있다.

단면 연구는 **현 시점에서의 질병 여부**를 조사하므로

유병률비($= \dfrac{\text{노출 그룹의 유병률}}{\text{미노출 그룹의 유병률}}$)와 **오즈비**($= \dfrac{\frac{\text{노출 그룹의 유병률}}{1-\text{노출 그룹의 유병률}}}{\frac{\text{미노출 그룹의 유병률}}{1-\text{미노출 그룹의 유병률}}}$)를 사용할 수 있지만,

새롭게 발생하는 질병을 추적하지는 않으므로

위험도비와 발생률비는 계산할 수 없다.

How to rule out a spurious association due to bias?

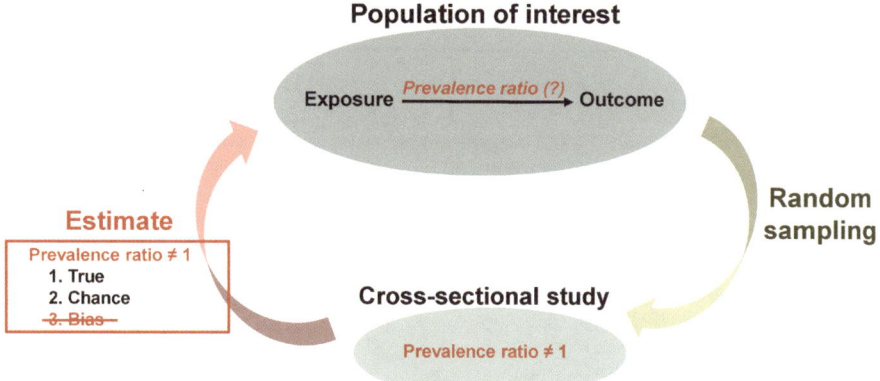

단면 연구에서 노출변수와 결과변수 간의 **연관성을 관찰했을 때**
바이어스에 의한 연관성을 배제하려면
어떤 종류의 바이어스를 우선적으로 고려해야 할까?

Reverse causation

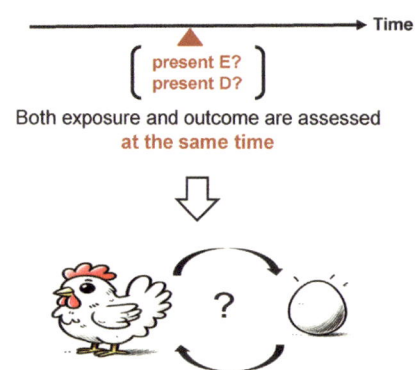

가장 우선적으로 검토해야 할 바이어스는 **역인과관계**이다.

스냅사진처럼
동일 시점에서 **노출변수**와 **결과변수**를 측정한 단면 연구에서는
두 변수 중 어느 것이 시간적으로 선행하는지 알 수 없다.

따라서 단면 연구에서 **관찰되는 연관성**은

노출변수가 선행하여 결과변수를 야기하는
실제 인과관계에 의한 연관성을 반영할 수도 있지만,

결과변수가 먼저 발생하여 **노출변수에 영향**을 미치는
역인과관계에 의한 **연관성**일 가능성도 배제할 수는 없다.

Confounding

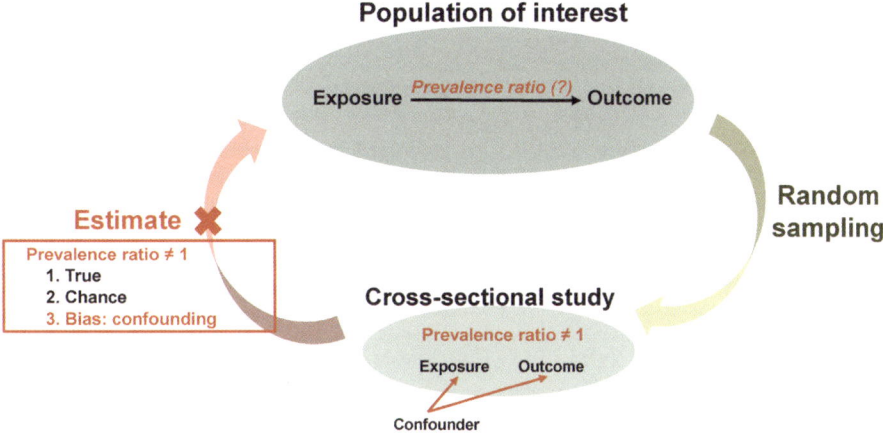

제3의 변수를 통해
노출변수와 결과변수 간의 **연관성을 왜곡시키는 교란** 또한,
단면 연구에서 인과관계를 추론할 때 고려해야 할 중요한 바이어스이다.

Cross-sectional study

Pros	Cons

- **Efficient** in terms of **time and cost** compared to higher-level study designs
- Useful for hypothesis **generation** (as opposed to hypothesis test)
	- **Lower validity** of evidence compared to higher-level study designs
	- Susceptible to **diverse biases**
	  - **Reverse causation**
	  - **Confounding**
	- Use of **prevalent** cases
	  → the effects of exposure on disease **development** vs. disease duration can NOT be distinguished

단면 연구의 장단점을 정리해 보자.

집단이 아닌 **개인을 단위로 분석**하는 역학 연구 설계 중
피라미드 **최하단**에 위치한 단면 연구는,
연구 참여자를 추적 관찰하지 않기 때문에
피라미드 상단의 연구 설계보다
단기간에 적은 예산으로 **효율적**인 연구 수행이 가능하다.

반면, **역인과관계, 교란** 등 다양한 바이어스에 취약하므로
관찰된 연관성의 **타당성은 낮다**.
따라서 단면 연구에서 나온 결과는
새로운 가설 생성을 위한 기초 자료로만 활용하고,
피라미드 상단의 연구 설계를 통한 후속 연구로 검증되어야 한다.

Use of prevalent disease and limitation

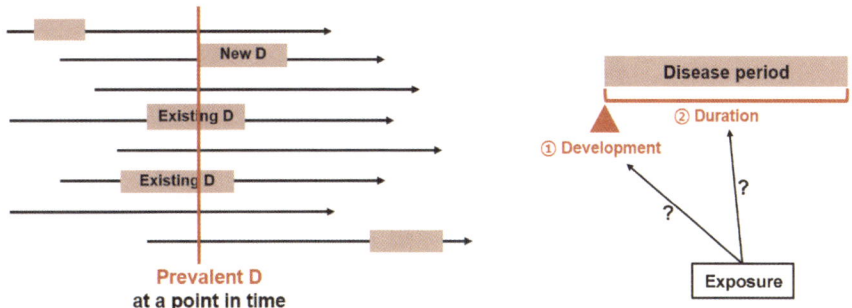

Prevalent D = Newly diagnosed D + Previously existing D

특히, 단면 연구에서는
설문 조사 시점에 해당 질병이 있는 참여자는 모두 질병 사례로 분류되므로,

그 사람이 **새롭게 질병에 걸린 것**인지
아니면 장기간 해당 질병을 앓아온 것인지
구분할 수 없다.

따라서 단면 연구에서 관찰된 연관성만으로는
노출변수가
질병의 **발생**(development of disease)에 **영향**을 미치는지
아니면 질병의 지속 기간(duration of disease)에 **영향**을 미치는지
식별할 수 없다.

Landmark cross-sectional studies

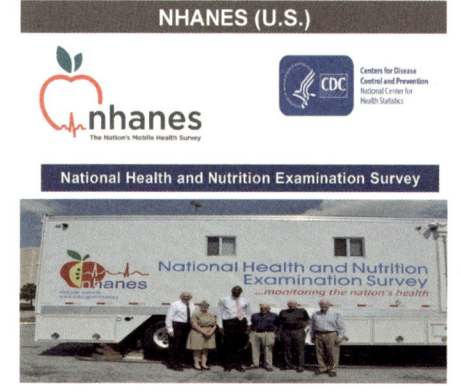

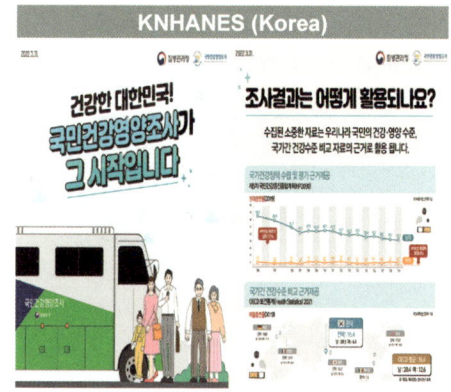

Source: https://www.cdc.gov/nchs/nhanes/index.html   Source: https://knhanes.kdca.go.kr/knhanes/main.do

따라서 **단면 연구**는
노출변수와 결과변수 간의 인과관계를 추론하기보다는
다음과 같이 **모집단의 통계치를 추정**하는 데 주로 활용된다.
- **노출변수의 분포** (예: 한국인의 연령별 평균 탄수화물 섭취량)
- **결과변수의 유병률** (예: 한국인의 암 종류별 유병률)

대표적인 **단면 연구**로는
미국의 **NHANES**(National Health and Nutrition Examination Survey)와
한국의 **국민건강영양조사**(Korea National Health and Nutrition Examination Survey)가 있다.
이러한 단면 연구는 일회성에 그치지 않고 **주기적으로 반복 수행**되어 왔기에
연도별 국가 통계치 변화 추적이 가능하다.
- 예: 한국인의 **연도별** 평균 탄수화물 섭취량 **변화**
- 예: 한국인의 **연도별** 암 유병률 **변화**

7.3 COHORT STUDY

Cohort study

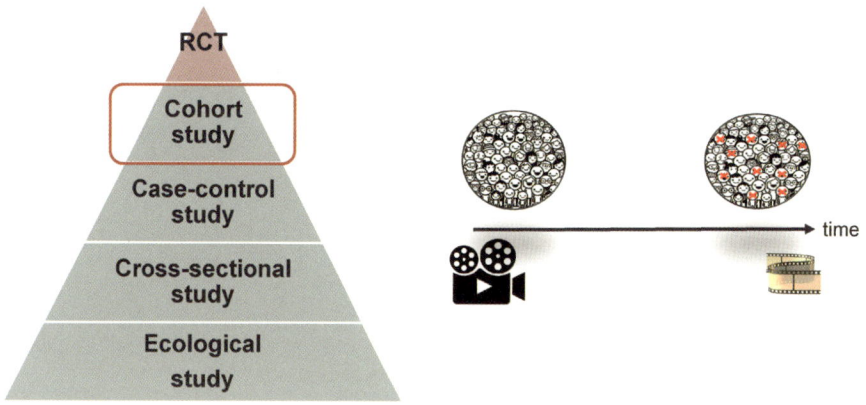

관찰 연구 중 피라미드 **최상단**에 위치한 **역학 연구 설계**는
코호트 연구(cohort study)로,
마치 **동영상을 촬영하듯** 연구 참여자들을 **추적 관찰**하며 연구가 진행된다.

Cohort study

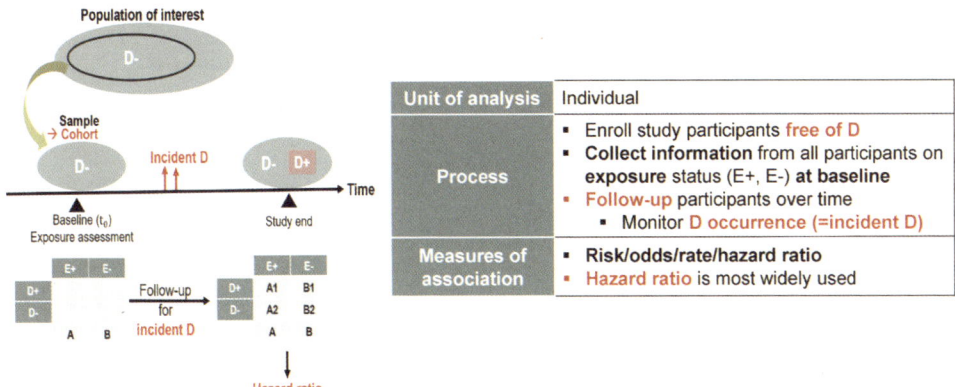

결과변수에 해당하는 질병 이력이 없는 사람들 중에서
무작위로 연구 참여자들을 모집한 뒤,
추적을 시작하기 전(baseline, t_0, 기초선) 설문조사를 실시해
각 참여자로부터 '최근(예: 지난 1년) 해당 식품의 일일 섭취량'과 같은
노출변수에 대한 정보를 수집한다.
이후 일정 기간 동안 연구 참여자를 추적 관찰(follow-up)하면서
해당 질병 발생 여부를 조사해
2×2 테이블을 완성한다.
이때, 연구 참여자 집단을 통칭하여 '코호트(cohort)'라고 하며,
용어가 다소 생소할 수는 있지만 일종의 '동기'로 생각하면 된다.

코호트 연구는 '현존하는 질병'이 아닌 '새롭게 발생하는 질병'을 추적하므로,
노출변수와 결과변수 간의 연관성 여부를 평가하기 위해
위험도비(연구 참여자 전원이 끝까지 추적되었을 때) 및 이를 바탕으로 한 오즈비,
발생률비, 위험률비 등을 모두 사용할 수 있다.
이 중 가장 널리 사용되는 지표는 위험률비이다.

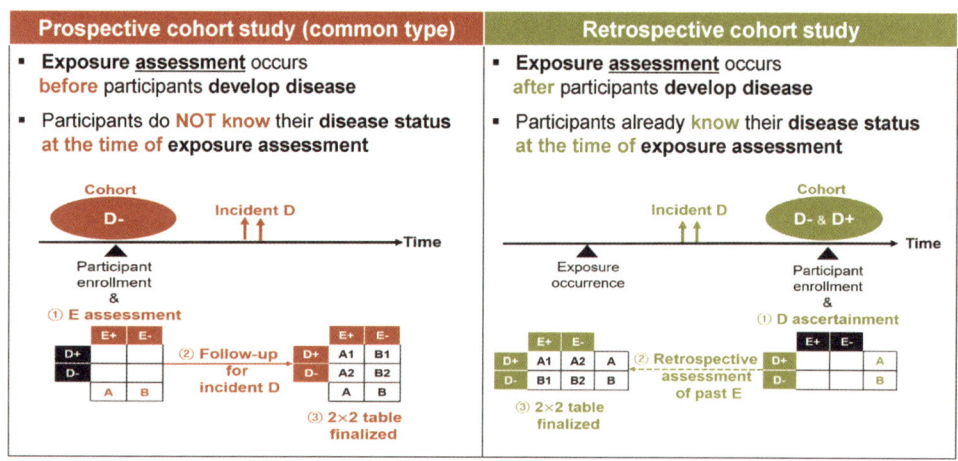

참고로, 코호트 연구는
'**노출변수 측정**(≠발생)'과 '**결과변수인 질병 발생**'의
시간적 선후 관계에 따라 **두 가지**로 분류된다.

첫째, **전향적 코호트 연구**(**prospective** cohort study)에서는
앞서 설명한 바와 같이, **노출변수의 측정**이 해당 질병 발생 **이전**에 이루어진다.
즉, **노출변수 측정 당시 참여자들은** 자신의 미래 질병 발생 여부를 모르는 상태이다.

둘째, **후향적 코호트 연구**(**retrospective** cohort study)에서는
노출변수의 측정이 해당 질병 발생 **이후**에 이루어진다.
즉, 해당 질병 발생 여부가 이미 결정된 상태에서
질병 유무와 무관하게 무작위로 연구 참여자를 **모집해 코호트를 형성**한 후
시간을 거슬러 올라가(retrospectively) 과거의 노출 여부를 조사한다.
따라서 **노출변수 측정 당시 참여자들은** 이미 자신의 질병 여부를 인지하고 있다.

일반적으로 '코호트 연구'라는 용어는 **전향적 코호트 연구**를 지칭한다.

How to rule out a spurious association due to bias?

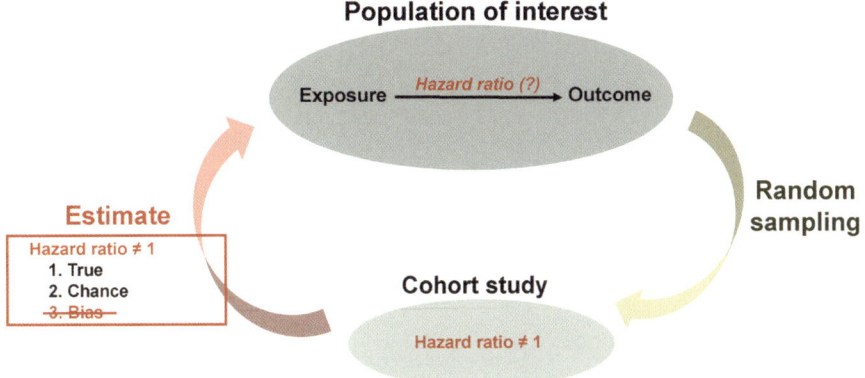

코호트 연구에서 노출변수와 결과변수 간의 **연관성을 관찰했을 때**
바이어스에 의한 연관성을 배제하려면
어떤 종류의 바이어스를 우선적으로 **고려**해야 할까?

Confounding

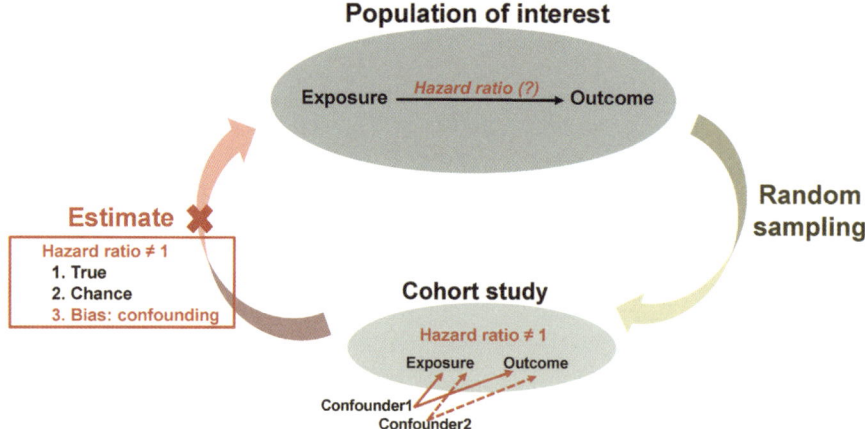

가장 우선적으로 검토해야 할 바이어스는 **교란**이다.

노출변수와 결과변수를 **연결**할 수 있는
다양한 제3의 변수들을 철저히 **찾아내고**,
이러한 **잠재적 교란변수**들을 분석 과정에서 적절히 **통제**해야 한다.

Information bias (=measurement bias)

- **Information bias**, introduced due to **errors in measuring** exposure or outcome, **distorts the true relationship** between exposure and outcome

Study design	Description	Information bias
Cohort study	Non-differential misclassification of E with respect to D	Bias toward the null
Case-control study	Differential misclassification of E with respect to D	Recall bias
RCT	Non-differential misclassification of E (e.g., non-compliance) with respect to D	Bias toward the null
	Differential misclassification of D with respect to E	Detection bias

코호트 연구에서 신중히 검토해야 할 두 번째 바이어스는
정보 바이어스(information bias)이다.

노출변수와 결과변수 측정 시 발생하는 **오차의 패턴**에 따라
노출변수와 결과변수의 관계가 **다양한 방식으로 왜곡**될 수 있는데
이 모든 것을 총칭해 정보 바이어스라 하며,
측정 바이어스(measurement bias)라고도 한다.

정보 바이어스는 **연구 설계에 따라 다양한 방식**으로 발생하며,
크게 두 가지 유형으로 분류된다.
첫째, 무작위로 발생하는 **비차별적(non-differential) 오차/오분류**로 인해
노출변수와 결과변수 간의 **연관성이 희석되어 실제보다 약해지는 경우**와
둘째, **차별적(differential) 오차/오분류**로 인해
오차 발생 메커니즘이 노출변수와 결과변수 모두와 연결되어
두 변수의 **관계가 왜곡되는 경우**이다.
각 유형에 대한 자세한 설명은 관련 주제를 다룰 때 순차적으로 제시하겠다.

Misclassification of exposure and outcome

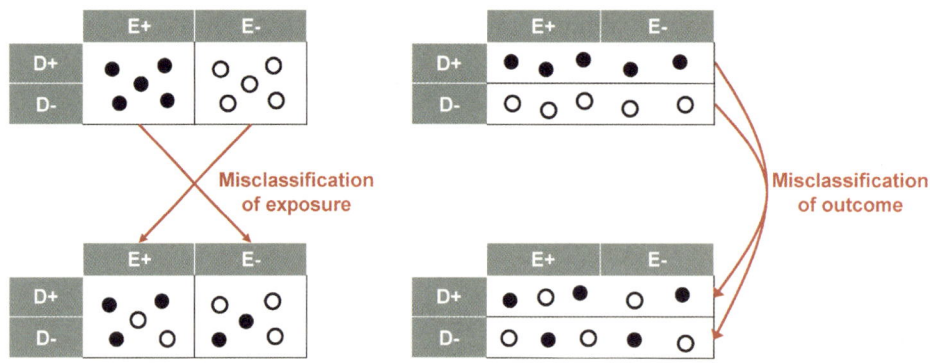

식이 섭취와 질병 발생 간의 연관성을 조사하는 **영양 역학 연구**에서는
식이 섭취 정보의 정확한 측정이 특히나 어렵기 때문에
노출변수의 측정 오차가 연관성 분석에 미치는 영향을 심도 있게 고려한다.

측정된 **식이 섭취 정보에 오차**가 있을 경우,
실제 노출군인 연구 참여자가 비노출군으로 **오분류**(misclassification)되거나
실제 비노출군인 연구 참여자가 노출군으로 **오분류**될 수 있다.

물론, **결과변수 측정 과정에서도 오차가 발생**할 수 있다.
그러나 병원에서 **객관적인 검사**를 통해 **의사로부터 질병 진단**을 받은 경우,
사회적 낙인이 없는 질병이라면
연구 참여자들은 **자신의 질병 여부에 대해 정확하게 응답**하는 편이다.
또한, **양질의 코호트 연구**에서는
연구 참여자들의 **동의**를 받아
의료 기록을 직접 조회해 질병 여부를 확인하므로,
환자가 비환자로 또는 비환자가 환자로 **오분류될 가능성은 낮다.**

Differential vs. non-differential misclassification of E

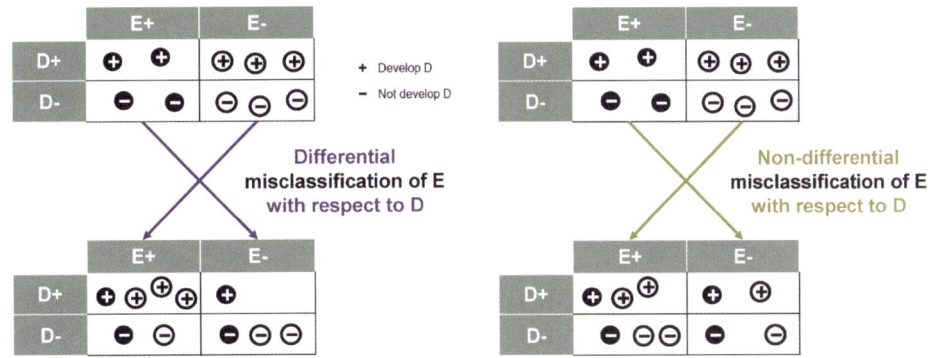

그렇다면 영양 역학 연구에서 **노출변수의 오분류**를 논할 때
차별적 오분류와 비차별적 오분류는 정확히 무엇을 의미하는 것일까?

우선, **노출**변수의 **오분류**를 정의할 때
차별적 또는 비차별적이란 용어는 질병 여부와 관련하여 정의된다.

즉, 차별적 **오분류**(differential misclassification of E with respect to D)란,
노출변수의 오분류가 질병 여부에 따라 차등적으로 발생한다는 뜻으로
질병군과 비질병군 간에 노출 여부 오분류의 **발생 정도 또는 방향이** 다르다.

반면, 비차별적 **오분류**(non-differential misclassification of E with respect to D)는
노출변수의 오분류가 질병 여부와 무관하게 균등하게 발생한다는 뜻으로
질병군과 비질병군 각각에서 노출 여부 오분류의 **발생 정도와 방향이** 동일하다.
이처럼 질병 유무에 영향을 받지 않고 무작위로 오분류가 발생하기 때문에
비차별적 오분류는
무작위 오분류(random misclassification of E with respect to D)라고도 불린다.

Practice question

Identify all cases of non-differential misclassification of the exposure variable.

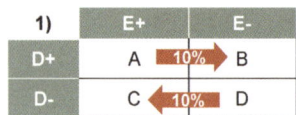
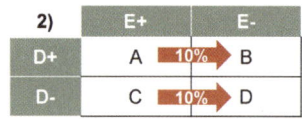
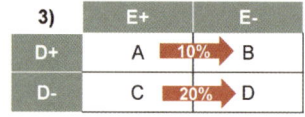

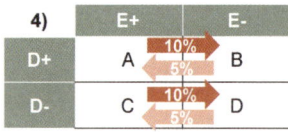
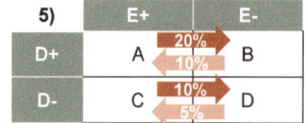

예시 문제 하나를 풀어보자.

주어진 2×2 테이블에서 **노출변수의** 비차별적 **오분류**를 모두 찾는 문제이다.

선택지별로, 노출 여부 오분류의 **발생 정도 및 방향**을 살펴보자.

1번 선택지의 경우,
질병군과 비질병군 간에
오분류 발생 **정도**는 10%로 동일하지만
오분류 발생 **방향**이 서로 다르므로,
노출변수의 차별적 오분류에 해당한다.

2번 선택지의 경우,
질병군과 비질병군 각각에서
오분류 발생 **정도**도 10%로 동일하고
오분류 발생 **방향**도 서로 동일하므로,
노출변수의 비차별적 오분류에 해당한다.

3번 선택지의 경우,
질병군과 비질병군 간에
오분류 발생 **정도**가 서로 다르므로,
오분류 발생 **방향**이 동일하더라도
노출변수의 차별적 오분류에 해당한다.

4번 선택지의 경우,
질병군과 비질병군 각각에서
오분류가 **양방향**으로 동일하게 일어났고,
각 방향에 대해 오분류 발생 **정도**도 서로 동일하므로,
노출변수의 비차별적 오분류에 해당한다.

5번 선택지의 경우,
질병군과 비질병군 각각에서
오분류가 **양방향**으로 동일하게 일어났지만,
각 방향에 대해 오분류 발생 **정도**가 서로 다르므로,
노출변수의 차별적 오분류에 해당한다.

따라서 **최종 정답은 2번과 4번**이다!

Non-differential misclassification of E with respect to D status

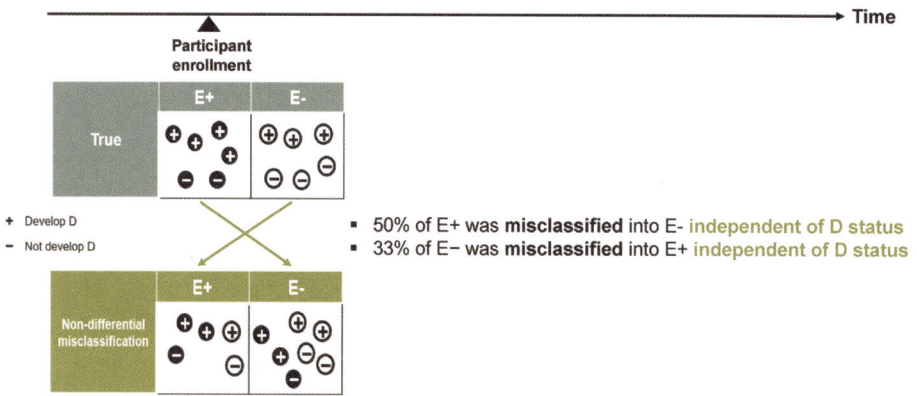

그렇다면 **코호트 연구**에서는 **어떤 유형의 노출변수 오분류**가 주로 발생할까?
정답은 비차별적 오분류이다!

코호트 연구에서는
추적 시작 전 연구 참여자들로부터 **식이 섭취 정보를 수집**하는데,
이때 **모든 참여자들**은 결과변수에 해당하는 질병이 없는 상태이다.
따라서 일부 참여자들이 **노출군과 비노출군 사이에서 오분류** 되더라도
이는 추후 질병 발병 여부와 무관하게 무작위로 발생할 가능성이 높다.

즉, 추적 관찰이 끝난 후 해당 질병 발생 유무가 결정되었을 때
질병군과 비질병군 각각에서
노출 여부 오분류의 **발생 정도와 방향이** 동일한 편이다.

Non-differential misclassification of E → bias toward the null

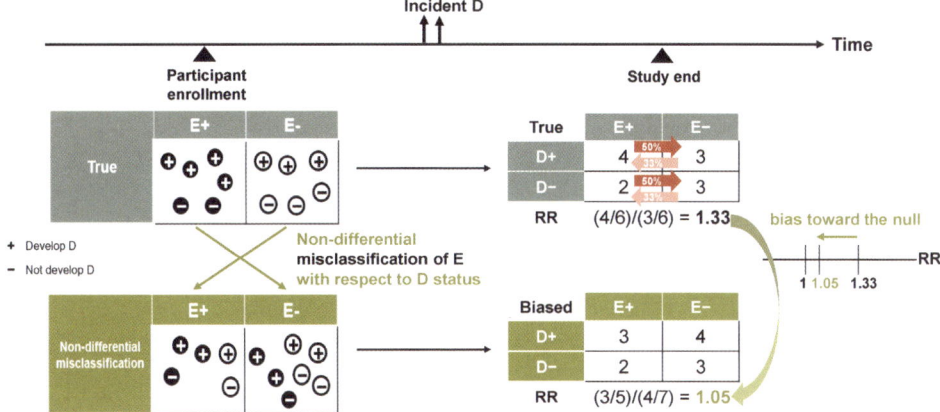

측정된 **노출변수**에 비차별적 **오분류**가 발생하면,
노출군과 비노출군 간의 **차이가 감소하기** 때문에
노출변수과 결과변수 간에 **실제로 인과관계가 존재**하더라도
관찰된 연관성의 강도는 실제보다 약하게 나타난다.

예를 들어,

음주가 **알코올성 간경화 발생**에 미치는 **영향**을 조사하기 위한 코호트 연구에서

노출군은 음주자, **비노출군**은 비음주자로 정의했다고 가정해 보자.

만약, **노출변수가 100% 정확하게 측정**되었다면,

'술을 <u>마시는</u> 사람' vs. '술을 <u>전혀 마시지 않는</u> 사람'과 같이

음주량의 **차이가 명확한** 두 그룹 간에

알코올성 간경화 발생 정도를 비교하게 되므로,

음주와 알코올성 간경화 발생 사이 **강한 양의 연관성이 관찰**될 것이다.

하지만 **노출변수**에 <u>비차별적</u> **오분류**가 발생한다면,

노출군과 비노출군 사이 연구 참여자가 <u>서로 무작위로 혼합</u>되면서

'술을 <u>마시는</u> 사람' vs. '술을 <u>조금 마시는</u> 사람'과 같이

음주량의 **차이가 감소된** 두 그룹 간에

알코올성 간경화 발생 정도를 비교하게 되므로,

음주와 알코올성 간경화 발생 사이 **양의 연관성이 약해지게** 된다.

비유를 하자면,

'**검정색**'과 '**흰색**'을 **비교**할 때는

결과 **차이가 명확히** 드러나지만,

두 색이 서로 섞여 '**진한 회색**'과 '**연한 회색**'을 **비교**할 때는

결과 **차이가 희미**해지는 것과 같다.

이처럼 **노출변수**에 <u>비차별적</u> **오분류**가 존재할 경우,

노출변수와 결과변수 간의 **연관성이 실제보다 약해지는 것**을

'bias toward the null'이라고 표현하며,

이는 **코호트 연구** 논문에서 **연구의 한계점** 중 하나로 자주 언급된다.

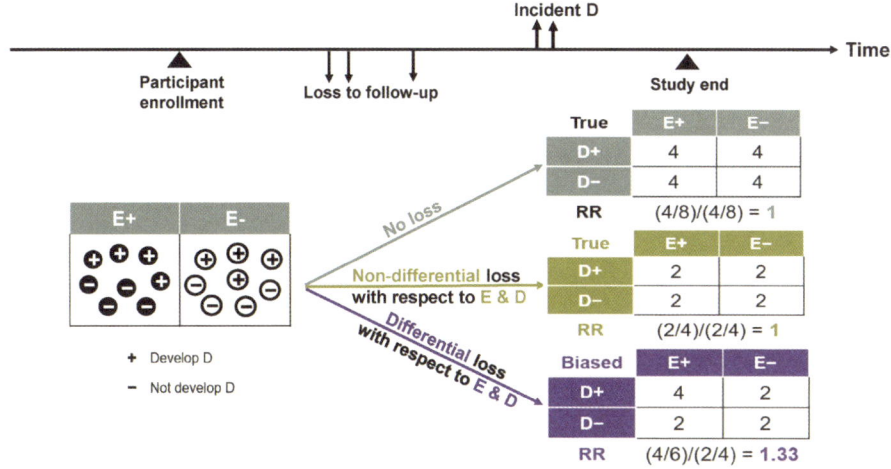

코호트 연구에서 신중히 검토해야 할 세 번째 바이어스는
추적 관찰 기간이 길어
연구 중도에 이탈(loss to follow-up)하는 참여자가 많을 때
발생할 수 있는 **선택편향**(selection bias)이다.

만약, **중도 이탈**이 노출변수 또는 결과변수와 관계없이 무작위로 발생하면,
단순히 **코호트 크기**만 작아지는 것이므로 **선택편향이 발생하지 않는다**.

하지만 **중도 이탈**이 노출변수와 결과변수 **모두와 연관**되어 있다면,
중도 이탈 과정을 통해 두 변수가 **연결**되어 **선택편향이 발생**한다.

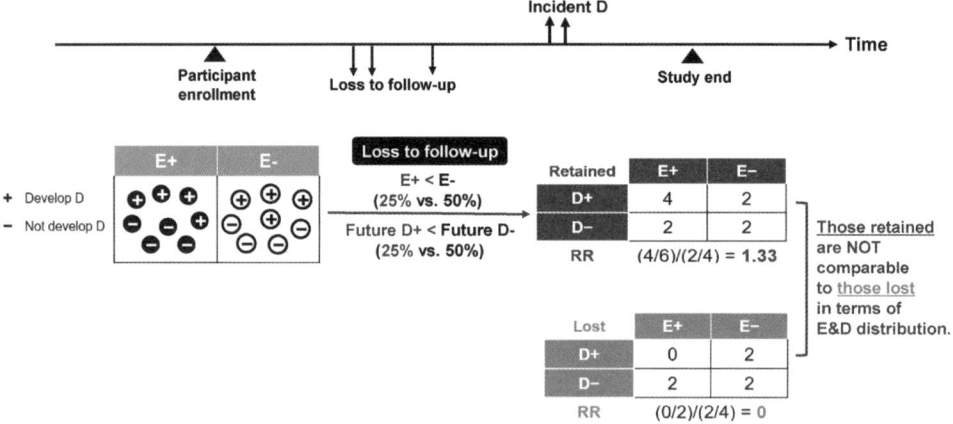

즉, 노출군과 비노출군 간에 **중도 이탈 비율이 달라**
노출변수와 중도 이탈 간에 연관성이 발생하고,
추적 완료 후 결정될 질병군과 비질병군 간에도 **중도 이탈 비율이 달라**
결과변수와 중도 이탈 간에도 연관성이 발생하면,
중도 이탈 과정을 통해 노출변수와 결과변수가 **연결되는 바이어스**가 발생한다.
위 두 연관성 중 하나라도 존재하지 않으면,
노출변수와 결과변수를 연결하는 길이 끊어지므로
선택편향이 발생하지 않는다.

결론적으로, 코호트 연구에서 **선택편향**은
노출변수와 **결과변수 모두와** 관련해
무작위가 아닌 **편향적인 중도 이탈**로 인해 발생한다.
이로 인해, 연구 완료자들과 중도 이탈자들 간에
노출변수와 결과변수의 분포가 달라지게 되고,
결국 최종 분석에 포함된 완료자들이 전체 참여자들의 특성을 **제대로 대표하지 못해**
노출변수와 결과변수의 **관계가 왜곡**된다.

Practice question

Identify <u>all</u> situations that may lead to selection bias in a cohort study.

1) The proportion of loss to follow-up is **the same** across both **E status** and **D status**.
2) The proportion of loss to follow-up **differs** by **E status**, but not by D status.
3) The proportion of loss to follow-up **differs** by **D status**, but not by E status.
4) The proportion of loss to follow-up **differs** by both **E status** and **D status**.
5) The proportion of loss to follow-up **differs** by **E status**,
   and the proportion of D+ **differs** between **those retained** and **those lost**.

예시 문제 하나를 풀어보자.
코호트 연구에서 **선택편향**을 유발할 수 있는 상황을 모두 식별하는 것이다.

Selection bias

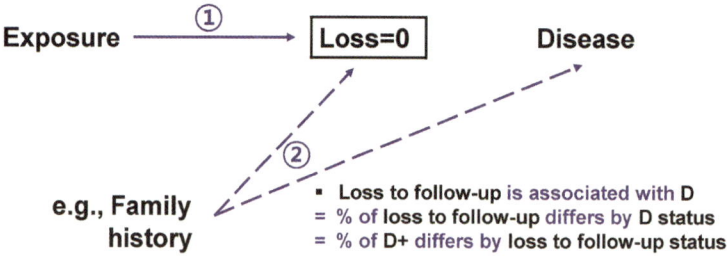

바이어스는
노출변수와 결과변수 간에 형성된 우회도로와도 같기 때문에,
선택편향의 핵심 조건은
중도 이탈이라는 과정을 통해 두 변수가 연결되어야 한다는 점이다.

이를 위해서는 두 가지 조건이 충족되어야 한다.
- 첫째, 중도 이탈이 노출변수와 연관되어 있음
  (=중도 이탈 발생 정도가 노출군과 비노출군 간에 다름)
  (=노출 정도가 이탈군과 비이탈군 간에 다름)
- 둘째, 중도 이탈이 결과변수와 연관되어 있음
  (=중도 이탈 발생 정도가 질병군과 비질병군 간에 다름)
  (=질병 발생 정도가 이탈군과 비이탈군 간에 다름)

이 두 가지 연관성을 모두 충족시키는 것은 4번과 5번이다.

Undiagnosed disease at baseline → reverse causation

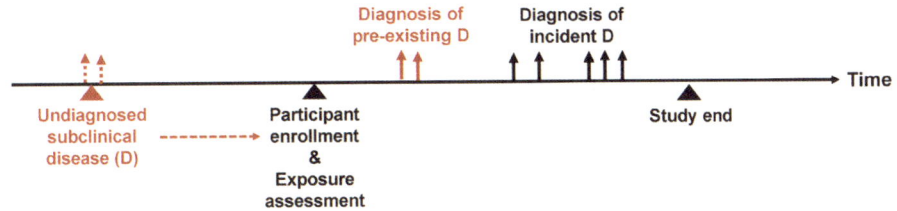

코호트 연구에서 신중히 검토해야 할 네 번째 바이어스는
결과변수에 해당하는 질병이 **초기에는 증상이 없어 주로 말기에 진단되고**
추적 관찰 기간이 짧을 때
발생할 수 있는 **역인과관계**이다.

사실, **코호트 연구**에서는
결과변수에 해당하는 질병 이력이 없는 사람만 모집하여
추적 시작 전에 노출변수를 측정하고
이후 **추적 관찰 기간** 동안 **발생**하는 해당 질병을 분석하기 때문에,
연구 설계상 측정된 **노출변수의 발생은 결과변수 발생보다 선행**한다.
따라서 **역인과관계가 발생하지 않을 것**이라 생각하기 쉽다.

하지만 **초기 증상이 없어 주로 말기에 진단**되는 질병의 경우,
추적 시작 전 이미 해당 **질병이 있는 사람**이라도
자각 증상이 없어 진단되지 않은 경우에는
거짓 음성 상태로 연구에 포함될 수 있다.

Undiagnosed disease at baseline → reverse causation

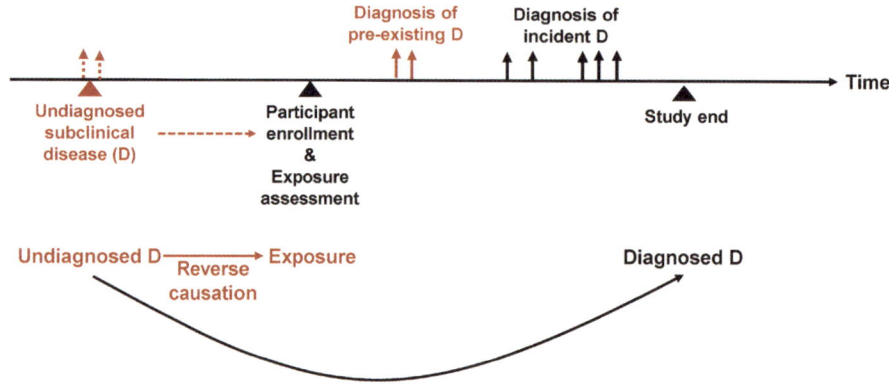

이런 경우, 추적 시작 전 측정된 노출변수는
실제로는 해당 질병에 걸린 이후에 발생한 노출 여부를 반영하기 때문에
이들 참여자들로부터 관찰된 **연관성**은 **역인과관계**에 의한 것이다.

특히, 추적 시작 전 거짓 음성으로 오분류된 질병은
추적 시작 이후 증상이 발현되면서 빠르게 **진단되므로**,
추적 초기에 발견되는 질병 사례 대부분은
이미 추적 시작 전부터 잠재해 있었을 가능성이 높다.
따라서 **추적 관찰 기간이 짧은** 코호트 연구에서는
총 질병 사례 중 **상당수가 이미 추적 시작 전에 존재했을** 가능성이 높아
역인과관계에 특히 취약하다.
반면, **추적 관찰 기간이 긴** 코호트 연구에서는
추적 중후반으로 갈수록 실제로 새롭게 발생하는 사례가 누적되므로,
총 질병 사례 중 추적 시작 전부터 존재했던 질병의 비율이 감소해
역인과관계의 영향이 줄어든다.

Cohort study: obesity and colorectal cancer (CRC)

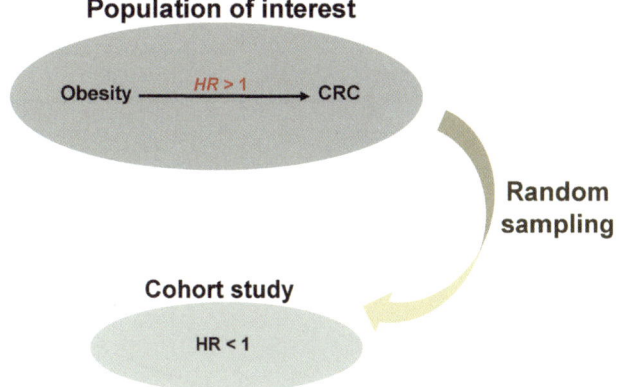

예를 들어, **비만**이 **대장암 발생**에 미치는 영향을 알아보기 위해
1년의 추적 관찰 기간을 두고 **코호트 연구**를 진행했다고 가정해 보자.

연구 참여자 모집 시,
이상적으로는 대장 내시경을 실시해 대장암 환자를 제외해야 하지만
비용 관계상 **설문 조사**를 통해 대장암 이력이 없다고 응답한 사람만 모집했다.

추적 시작 전 인바디 검사로 **비만도를 측정**했고,
1년 동안 참여자들을 **추적 관찰**하며 **대장암 발병 여부를 조사**해 분석했더니
비만도가 높을수록 대장암 발생 위험이 낮아지는 **음의 연관성**을 관찰했다.

이 결과를 바탕으로 "비만이 대장암 예방에 도움이 된다!"와 같이
실제 인과관계에 의한 연관성으로 해석하면 **오류**이다.
비만이 암 발생 위험을 높인다는 것은 이미 확립된 사실이기 때문이다.

Reverse causation: obesity and CRC

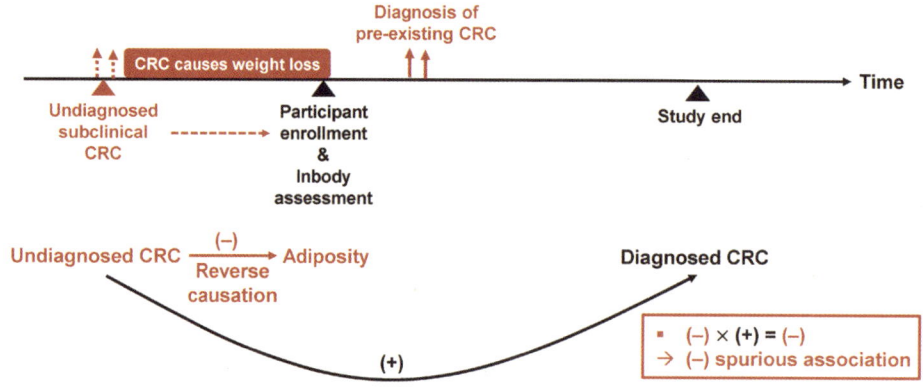

그렇다면 이 연구에서는 **왜 음의 연관성**이 관찰되었을까?

대장암은 10년 이상의 오랜 기간에 걸쳐 발생하기 때문에
현재 비만도가 1년 후 대장암 발생 여부를 결정짓지 못한다.
즉, 이 연구에서 1년의 추적 관찰 기간 동안 진단된 대장암 사례들은
추적 시작 전 정상이었다가 추적 시작 후 갑자기 발생한 대장암이 아니라,
추적 시작 전 이미 존재했던 대장암이 단지 추적 기간에 **진단**되었을 뿐이다.

다만, 이들 참여자들은 **대장암 초기 단계라 뚜렷한 증상이 없어**
본인의 대장암 발병을 인지하지 못한 채 연구에 참여했을 것이고,
암에 걸리면 암세포 증식이 활발해지면서 **체중이 감소하므로**
이들은 **추적 시작 전부터 이미 비만도가 낮았을** 것이다.

결과적으로, 관찰된 음의 연관성은
비만도가 낮을수록 대장암 발생 위험이 높아지는 인과관계가 아니라,
대장암으로 인해 체중이 감소하면서 비만도가 낮아진 역인과관계를 반영한다.

Addressing reverse causality

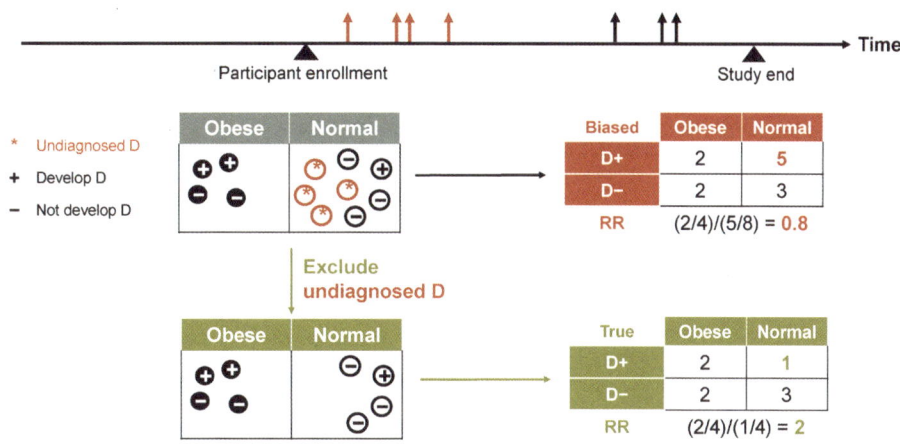

결과변수에 해당하는 질병이 **발생**한 후 **진단**되기 전까지
해당 질병이 **노출변수에 영향을 미칠 수 있는 경우**,
역인과관계로 인한 바이어스를 최소화하기 위한 노력이 필요하다.

가장 효과적인 방법은
연구 참여자 모집 단계에서 **정밀 검진을 실시**해
무증상 상태의 질병 사례를 발견하고 배제하는 것이다.
다만, 이 방법은 상당한 비용과 시간, 노력이 요구된다.

따라서 대안으로
분석 단계에서
추적 초반 1-2년 동안 진단된 질병 사례를 제외하는 방법을 사용하기도 한다.

Addressing reverse causality

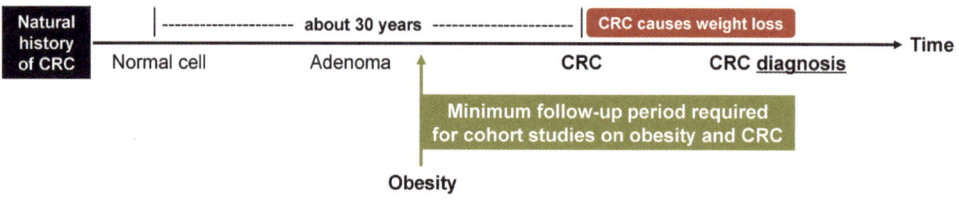

또한, 코호트 연구의 추적 관찰 기간을 충분히 설정하는 것도
역인과관계로 인한 바이어스를 최소화하는 데 중요한 역할을 한다.

이를 위해서는 연구에 필요한 **최소 추적 기간**을 대략적으로 **추정**해야 한다.
우선, 해당 **질병의 발생 및 진행 과정**(natural history of disease)을 이해하고
노출변수가 이 과정의 **어느 시점에 작용할지**(exposure window)를 고려해
노출 시작 시점부터 질병이 임상적으로 진단 가능해지는 시점까지의 기간을
코호트 연구에서의 **최소 추적 기간**으로 볼 수 있다.

참고로, **지연분석**(lagged analysis)이라 하여
노출변수가 측정된 시점으로부터
일정한 시간 간격(lag time, 예: 최소 추적 기간)을 두고
그 이후에 발생한 질병과의 **연관성**을 분석하는 방법이 있는데,
역인과관계로 인한 바이어스를 방지하기 위해 흔히 활용된다.
이는 심화 역학 과정에서 다루는 내용이므로,
여기서는 이 정도만 소개하고 넘어가겠다.

Cohort study

Pros	Cons
Higher validity of evidence compared to other observational studies	Susceptible to **diverse biases** • **Confounding** • **Information bias (bias toward the null)** • **Selection bias** • **Reverse causation**
Useful for hypothesis **test** (as opposed to hypothesis generation)	
Can examine multiple exposures and multiple outcomes	Inefficient in terms of time, effort, and cost

코호트 연구의 장단점을 정리해 보자.

관찰 연구 중 피라미드 **최상단**에 위치한 **코호트 연구**는
전향적 설계를 바탕으로
현존하는 질병이 아닌 **새롭게 발생하는 질병**을 추적하기 때문에
피라미드 하단의 다른 연구 설계에 비해 **인과관계 추론에 유리**하다.

비록 **교란, 정보 바이어스(비차별적 오분류), 선택편향, 역인과관계** 등
다양한 바이어스가 발생할 수 있지만,
통계적 보정, 검증된 식이 설문지 사용, 연구 이탈자 방지, 충분한 추적 기간 등
적절한 방법을 통해 바이어스를 **최소화**할 수 있다.
따라서 관찰된 연관성의 **타당성이 높으며**,
선행 연구에서 제시된 **가설을 검증**하는데 활용할 수 있다.

Cohort study

Pros	Cons

• **Higher validity** of evidence compared to other observational studies
• Useful for hypothesis **test** (as opposed to hypothesis <u>generation</u>)
• Can examine **multiple exposures** and **multiple outcomes**
	• Susceptible to **diverse biases**
	  • **Confounding**
	  • **Information bias (bias toward the null)**
	  • **Selection bias**
	  • **Reverse causation**
	• **Inefficient** in terms of **time, effort, and cost**

하지만 다수의 연구 참여자들을 **장기간 추적 관찰**해야 하므로
상당한 시간과 노력, 비용이 소요된다.

따라서 연구의 **효율성을 높이기 위해**
추적 시작 전 노출변수 외 **다양한 식생활 정보**를 수집하고
추적 관찰 중 결과변수 외 **여러 질병의 발생 여부**도 함께 조사한다.
이를 통해 **하나의 코호트를 구축**하여
단일 노출변수와 단일 결과변수 간의 연관성만 분석하는 것이 아니라
다양한 노출변수와 다양한 결과변수 간의 관계를 폭넓게 연구할 수 있다.

Landmark long-term large cohort studies

- In the U.S.
  - **Nurses' Health Study (NHS): I (1976~), II(1989~), III(2010~)**
  - **Health Professionals Follow-up Study (HPFS, 1986~)**
  - **Framingham Heart Study (FHS, 1948~)**
- In Europe
  - **European Prospective Investigations into Cancer and Nutrition (EPIC, 1992~)**

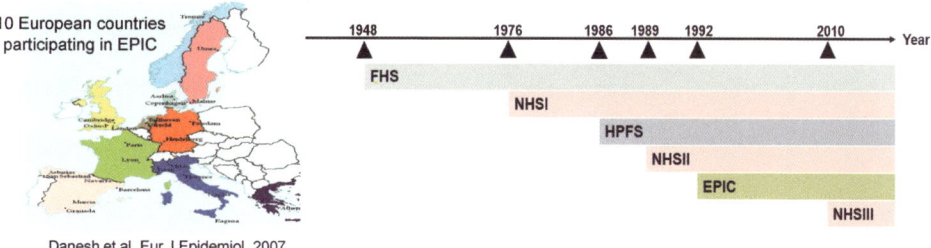

Danesh et al. Eur J Epidemiol. 2007

다양한 식생활 지침의 근간이 되는 연구 결과를 가장 많이 제공해 온 것이
바로 **코호트 연구**이다.
대규모 연구집단을 **수십 년간 추적 관찰**하며
세계적인 주목을 받아온 주요 코호트 연구는 다음과 같다.

하버드 보건대학원의 여성 간호사 코호트 및 남성 의료인 코호트
    • Nurses' Health Study: I (1976~), II (1989~), III (2010~)
    • Health Professionals Follow-up Study (1986~)
미국 메사추세츠주 Framingham시의 거주자 코호트인
    • Framingham Heart Study (1948~)
유럽 전역 10개국이 참여하는
    • European Prospective Investigation into Cancer and Nutrition (1992~)

이들 연구는 **다양한 식생활 습관과 만성질환 간의 연관성**을 규명함으로써
식품 섭취가 단순한 에너지 공급원에 그치지 않고
질병 발생 및 예방에도 중요한 역할을 한다는 사실을 과학적으로 확립했다.

7.4 CASE-CONTROL STUDY

Case-control study

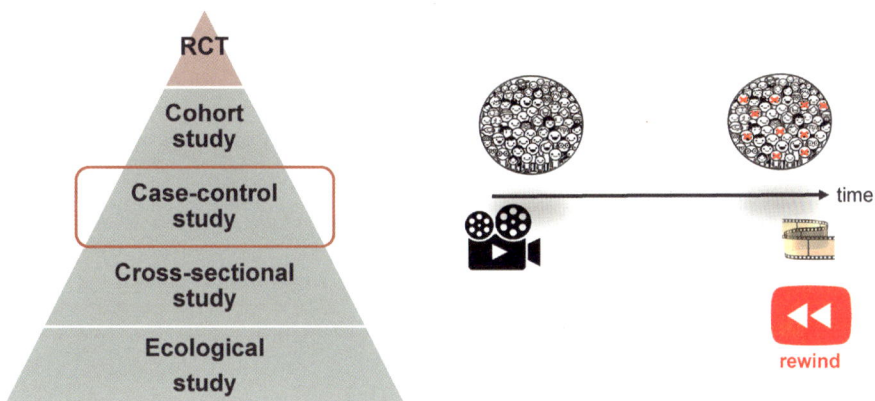

피라미드에서
코호트 연구 바로 하단에 위치한 역학 연구 설계는
환자-대조군 연구(case-control study)이다.

역학 연구 설계를 설명할 때
피라미드 하단에서 차곡차곡 올라가며 상위의 연구 설계를 설명하다가
코호트 연구와 환자-대조군 연구의 설명 순서를 바꾼 이유가 있다.
환자-대조군 연구는
많은 시간과 노력, 비용이 드는 코호트 연구를
보다 효율적으로 진행하기 위해 고안된 것이므로,
코호트 연구를 먼저 이해하는 것이 논리적으로 더 적절하기 때문이다.

코호트 연구가
동영상을 촬영하듯 연구 참여자들을 추적 관찰하며 연구가 진행되는 것이라면,
환자-대조군 연구는
이미 촬영이 끝난 동영상을 되감기하며 연구가 진행되는 것이다.

Modern conceptual view of a case-control study

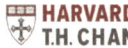

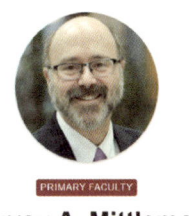

Murray A. Mittleman
Professor of Epidemiology
Epidemiology

> "Think of a case-control study
> as arising from a cohort study.
>
> Ultimately,
> case-control studies and cohort studies are
> equivalent.
>
> A case-control study is
> an efficient version of a cohort study."

표면적으로 보면,
코호트 연구와 환자–대조군 연구는 시간적 추적 방향이 다르기 때문에
서로 반대되는 연구 설계로 오해하기 쉽다.

하지만 실제로는 코호트 연구의 **효율적인 축소판**이 환자–대조군 연구이다!
하버드 보건대학원에서 **역학 방법론 강의**를 하셨던 Murray Mittleman 교수님도
환자–대조군 연구 수업에서 이 점을 **거듭 강조**하셨다.

여러분도 이제 환자–대조군 연구에 대한 인식을 **새롭게 정립**하라!
환자–대조군 연구는 코호트 연구에서 **파생**된 것으로,
본질적으로 두 연구는 **동등**하며,
환자–대조군 연구는 단지 코호트 연구의 **효율적인 압축판**일 뿐이다!

Case-control study = an efficient version of cohort study

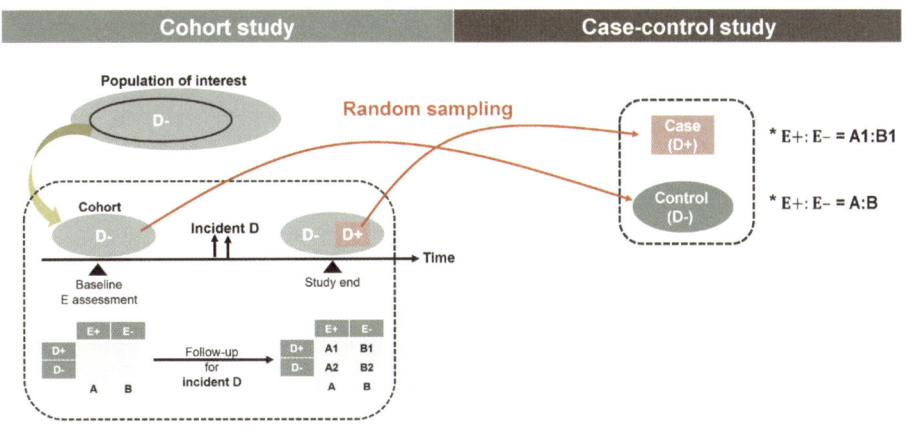

코호트 연구에서 **추적**을 시작하기 **전**
'해당 질병 이력이 없는 사람들(즉, 전체 코호트)'로부터 **무작위 추출**한 것이
환자-대조군 연구의 '**대조군**'에 해당한다.

코호트 연구에서 **추적 관찰**이 끝난 **뒤**
'해당 질병에 걸린 총 사람들'로부터 **무작위 추출**한 것은
환자-대조군 연구의 '**환자군**'에 해당한다.

따라서 환자-대조군 연구가 성공적으로 수행되었다면,
E+:E-로 대변되는 노출변수의 분포는
코호트 연구의 '전체 코호트'와 환자-대조군 연구의 '**대조군**' 간에
동일해야 하며,
코호트 연구의 '해당 질병에 걸린 총 사람들'과 환자-대조군 연구의 '**환자군**' 간에도
동일해야 한다.

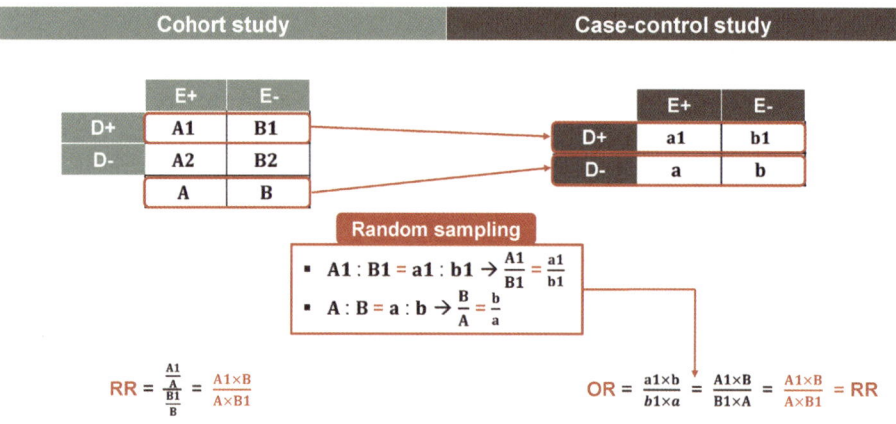

앞서 언급한 것처럼
환자군과 대조군을 각각 **성공적으로 무작위 추출**하면,
환자-대조군 연구에서 구한 오즈비는
가상의 코호트 연구에서 구한 위험도비와 **같아지게** 된다.
즉, **환자-대조군 연구**가 코호트 연구의 **효율적인 압축판**임을 입증하는 것이다.

(좀 더 엄밀히 설명하자면,
대조군은 전체 코호트의 구성원을 무작위로 추출한 것이 아니라,
코호트 구성원 각각의 추적 기간까지 고려하여
전체 코호트의 사람-시간을 무작위로 추출한 것이므로,
대조군의 E+:E− 는
전체 코호트의 구성원이 아닌 사람-시간의 E+:E−와 **동일**하게 된다.
따라서 **환자-대조군 연구**에서 구한 오즈비는
가상의 코호트 연구에서 구한 발생률비와 **같아지게** 된다.
이 내용은 심화 역학 과정에서 다루는 주제이므로,
여기서는 이 정도만 간단히 언급하고 넘어가겠다.)

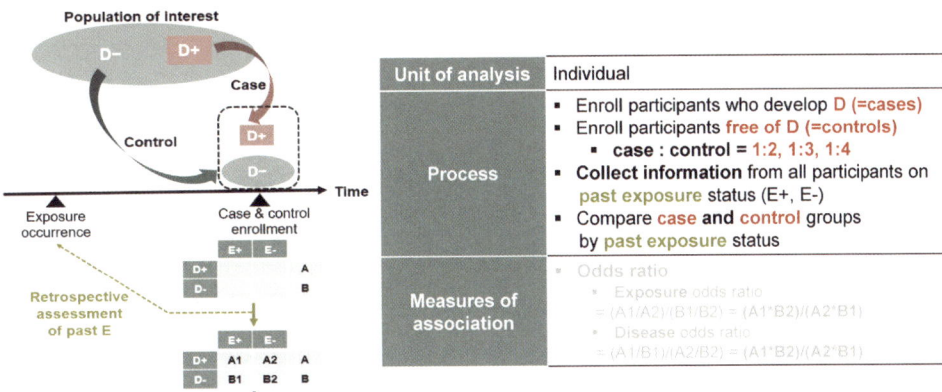

환자-대조군 연구를 진행하기 위해서는
해당 질병에 새롭게 걸린 사람들(환자군, case)과
해당 질병 이력이 없는 사람들(대조군, control)을
각각 모집한 뒤,
각 연구 참여자로부터 **과거 특정 시점**에서의 **식이 섭취량**을 조사하여
2×2 테이블을 완성한다.

환자군과 대조군의 비는 연구자가 결정하며,
일반적으로 1:2, 1:3, 1:4가 많이 사용된다.
대조군 수가 많을수록 **통계적 검정력**이 증가하지만,
환자군 1명당 대조군이 4명을 초과하면
추가 인원으로 인해 소요되는 시간, 노력, 비용에 비해
통계적 검정력의 증가폭이 미미해
실질적인 이점이 없다.

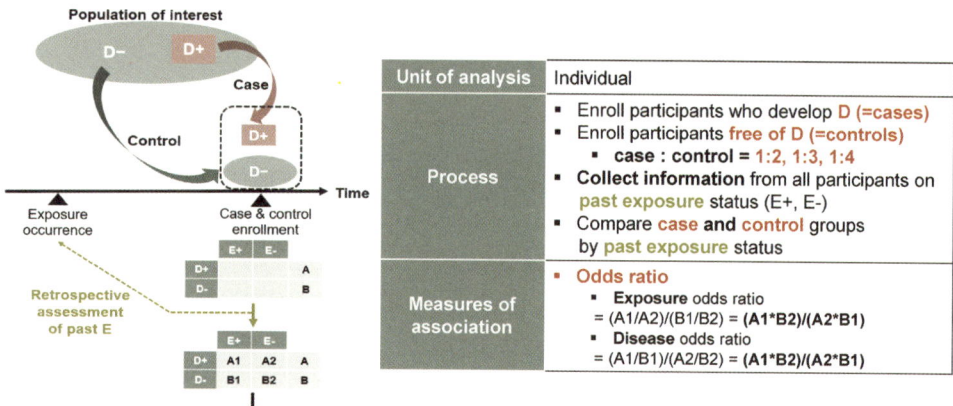

환자-대조군 연구에서는

연구자가 정한 비율에 따라 환자군과 대조군을 각각 모집하기 때문에

표본에서의 환자군과 대조군의 비율은 모집단의 실제 비율을 반영하지 못한다.

이러한 특성을 고려하여

노출변수와 결과변수 간의 연관성을 제대로 추정할 수 있는 지표는

오직 오즈비 뿐이다.

이는 수학적으로 증명이 가능하지만 여기서는 생략하도록 하겠다.

또한, 오즈비를 계산할 때

표면상으로는 환자군과 대조군 간에 노출 정도를 비교하는

노출 오즈비($=\frac{\frac{A1}{A2}}{\frac{B1}{B2}} = \frac{A1 \times B2}{A2 \times B1}$)를 구하지만,

이 오즈비는

노출군과 비노출군 간에 해당 질병 발생 정도를 비교하는

질병 오즈비($=\frac{\frac{A1}{B1}}{\frac{A2}{B2}} = \frac{A1 \times B2}{A2 \times B1}$)와 수학적으로 동일하다.

따라서 환자-대조군 연구에서 구한 노출 오즈비는 질병 오즈비로 해석하면 된다.

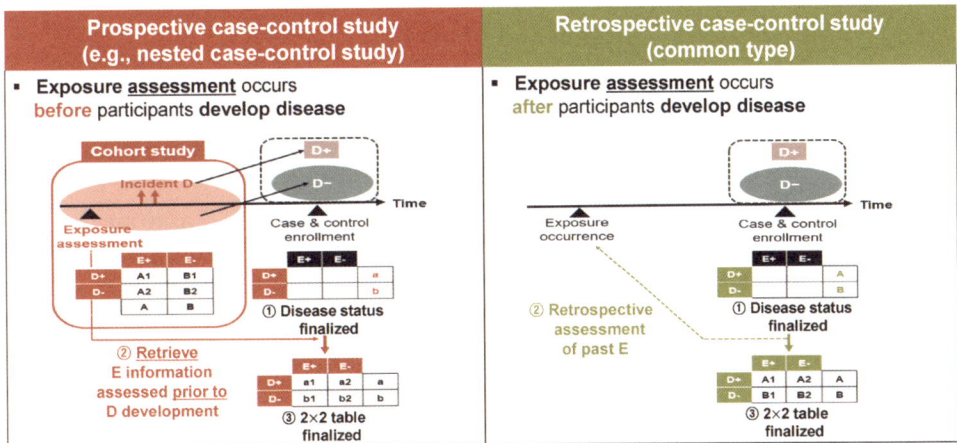

참고로, 코호트 연구와 마찬가지로 **환자-대조군 연구**도
'노출변수 측정(≠발생)'과 '결과변수인 질병 발생'의 **시간적 선후 관계**에 따라
전향적 연구와 **후향적** 연구 두 가지로 분류된다.

앞서 설명한 **일반적인 '환자-대조군 연구'**는
해당 질병 발생 유무가 결정된 **이후**
시간을 거슬러 올라가 과거의 노출 여부를 조사하기 때문에
후향적 환자-대조군 연구(retrospective case-control study)이다.

전향적 환자-대조군 연구(**prospective** case-control study)의 경우,
'**코호트내 환자-대조군 연구**'(nested case-control study)가 대표적이다.
기존 코호트 연구에서 수집해 둔 노출변수와 결과변수 정보를 활용하는 이 연구는
추적 기간 동안 발생한 질병 사례를 기준으로 환자군과 대조군을 각각 선정하고
추적 시작 **전에 측정된 노출변수**의 정보를 사용한다.
즉, **환자군과 대조군을 각각 선정**하므로 **환자-대조군 연구**이고,
노출변수 측정이 해당 질병 발생 **이전**에 이루어졌으므로 **전향적 연구**에 해당한다.

How to rule out a spurious association due to bias?

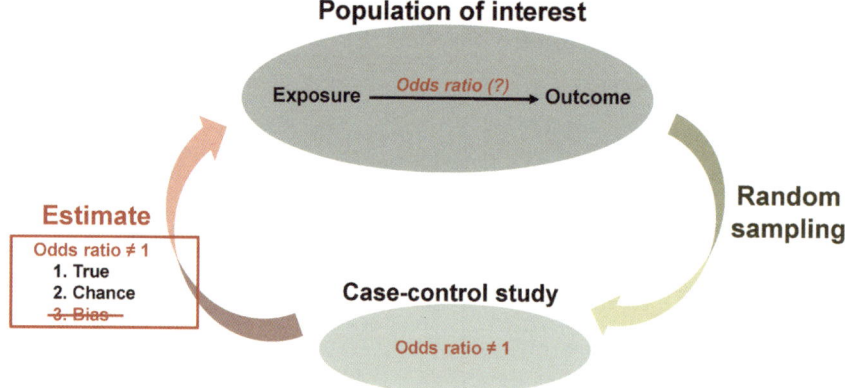

환자-대조군 연구에서 노출변수와 결과변수 간의 **연관성**을 관찰했을 때
바이어스에 의한 연관성을 배제하려면
어떤 종류의 바이어스를 우선적으로 고려해야 할까?

Control selection is related to selection bias

- Sources of **cases**
  - Relatively **easy to identify**
  - e.g., hospitals, national disease registry
- Sources of **controls**
  - Challenging yet critical issue for the design and validity of a case-control study
  - To identify the proper source of controls, think of a case-control study as arising from a cohort study
    - Control group = a random sample from the cohort
    - Two properties of controls
      - At risk of developing the disease
      - If they develop the disease, they would be identified as cases in the study

가장 우선적으로 검토해야 할 바이어스는 **선택편향**(selection bias)이다.

선택편향의 경우,
코호트 연구에서는 추적 기간 중 중도 이탈 과정을 통해 발생할 수 있지만,
환자-대조군 연구에서는 **대조군을 선정하는 과정**에서 발생할 수 있다.

사실, **환자-대조군 연구** 수행 시 **가장 중요하면서도 어려운 단계**는
대조군을 제대로 선정하는 것이다.

환자군의 경우
결과변수에 해당하는 질병이 명확하게 정의되어 있다면,
종합 병원과 협력하거나
국가에서 관리하는 **국가 질병 데이터베이스**(예: 국가암데이터)를 분양 받아
해당 질병이 발생할 때마다 **상대적으로 용이하게** 연구 참여자를 모집할 수 있다.

Control selection is related to selection bias

- **Sources of cases**
  - Relatively easy to identify
  - e.g., hospitals, national disease registry
- **Sources of controls**
  - Challenging yet critical issue for the **design and validity** of a case-control study
  - To identify the proper source of controls, think of **a case-control study** as arising from a cohort study
    - Control group = a random sample from the cohort
    - **Two** properties of controls
      - At risk of developing the disease
      - If they develop the disease, they would be identified as cases in the study

반면, **대조군**의 경우,
어디에서 연구 참여자를 모집해야 하는지를 결정하는 것이
상대적으로 막막하고 추상적이다.
"해당 질병 이력이 없는 사람들 중에서 대조군을 선정하면 되지 않을까?"
와 같은 **단순한 접근 방식**은 선택편향으로 이어지는 지름길이다.

환자-대조군 연구는 코호트 연구의 **효율적인 축소판**이라는 점을 기억하는가?
따라서 **대조군**이 어디에서 유래하는지 그 근원을 찾기 위해서는
코호트 연구와 **연관지어 생각**하는 것이 도움이 된다.

즉, **대조군**은
코호트 연구에서 추적을 시작하기 전
해당 질병 이력이 없는 사람들(즉, 전체 코호트)로부터 **무작위로 추출된 표본**과 같다.
따라서 **대조군은** 코호트에 포함된 참여자들의 두 가지 중요한 특징을 **공유한다.**
첫째, 해당 질병에 걸릴 위험성이 있다.
둘째, 해당 질병 발생 시 결과변수의 사례로 분류되어 연구 분석에 포함된다.

Control: from source population (produces D+)

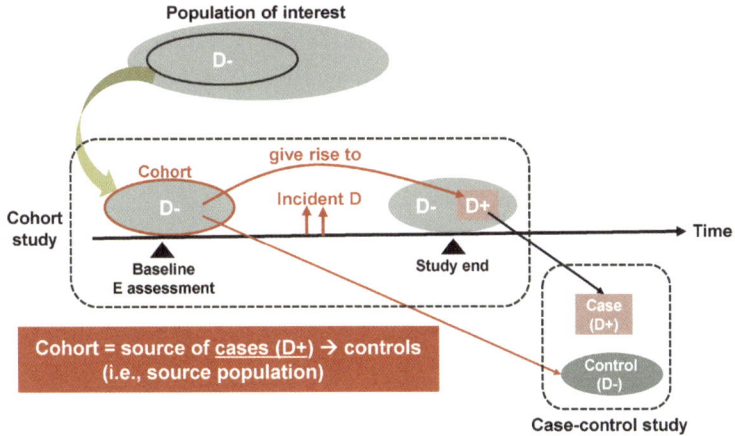

다시 말해,
결과변수에 해당하는 질병이 발생하는 근원인 인구 집단(=코호트)이 있고,
이 코호트에서 **대조군도 유래**한다.

즉, 대조군의 근원을 찾기 위해서는 다음과 같은 질문을 던질 수 있다.
"어떤 집단에서 **해당 질병이 발생**하면,
이 환자-대조군 연구의 **환자군으로 유입되게 될까?**"
이 질문을 통해 규명된 집단이
바로 **대조군을 선정**해야 하는 인구 집단(=코호트)에 해당하며,
해당 질병 사례가 발생하는 원천이 되므로 근원모집단(source population)이라 부른다.

즉, 대조군의 근원을 한 문장으로 요약하면 다음과 같다.
'코호트 연구에서의 코호트 = 환자군 원천 = 근원모집단 = 대조군 근원'
즉, **환자-대조군 연구**를 코호트 연구를 통해 진행한다고 가정하고,
그 코호트에 해당하는 인구 집단에서 **대조군을 선정**해야 한다.

Types of controls in case-control study

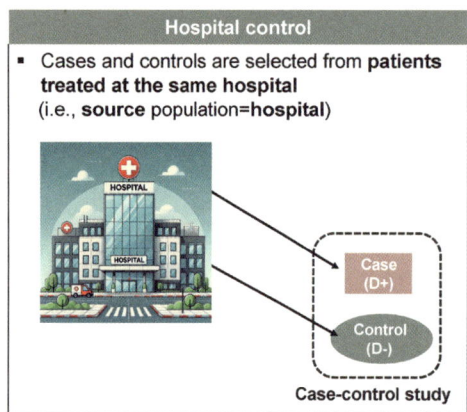

환자-대조군 연구를 수행한다고 가정해 보자.

만약, **환자군**을 **특정 종합병원**에서 모집한다면,
대조군은 어디에서 선정해야 할까?

대조군의 근원모집단을 정의하기 위해서는 다음 질문을 해보면 된다.
"해당 질병에 걸렸을 때 어떤 사람들이 그 종합병원에 가게 될까?"

정답은 간단하다!
(지역에 관계 없이) 다른 질병으로 이미 그 종합병원에 다니는 사람들은
해당 질병이 걸렸을 때도 그 종합병원에 가게 될 가능성이 높다.
따라서 그 사람들을 근원모집단으로 정의하고, 그중에서 **대조군을 선정**하면 된다.

이렇게 **병원 환자들로부터 대조군**이 유래할 때
'**병원 기반 대조군**(hospital control)'이라 부르고,
이를 활용한 연구를 '**병원 기반**(hospital-based) 환자-대조군 연구'라고 한다.

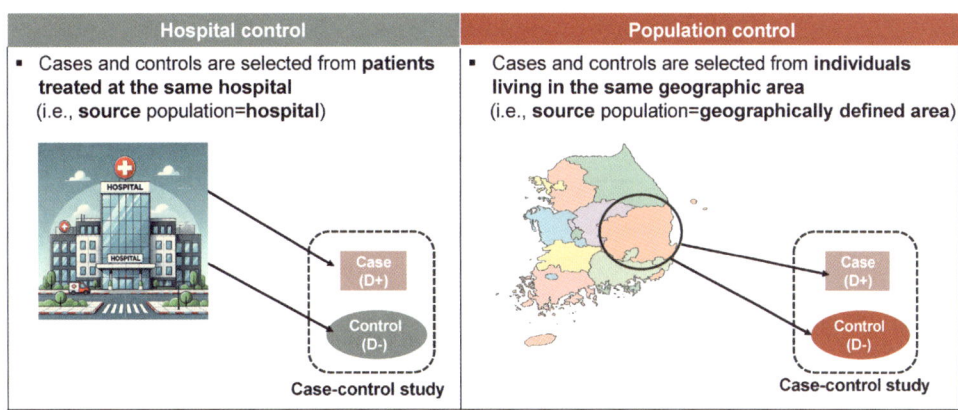

이번에는 **환자군을 국가 질병 데이터베이스에서 모집**한다고 가정해 보자.
대조군은 어디에서 선정해야 할까?

대조군의 근원모집단을 정의하기 위해서는 역시나 다음 질문을 해보면 된다.
"해당 질병에 걸렸을 때 어떤 사람들이 그 데이터베이스에 등록될까?"

정답은 국민 전체이다!
국가가 관리하는 데이터베이스이므로,
국민이라면 **해당 질병에 진단될 경우 그 데이터베이스에 등록**된다.
따라서 전 국민 중 해당 질병에 걸릴 위험이 있는 사람들을
근원모집단으로 정의하고, 그중에서 **대조군을 선정**하면 된다.

이렇게 **일반 인구에서 대조군**이 유래할 때
'**인구 기반 대조군**(population control)'이라 부르고,
이를 활용한 연구를 '**인구 기반**(population-based) 환자-대조군 연구'라고 한다.

Control: to represent E+ : E− of the source population

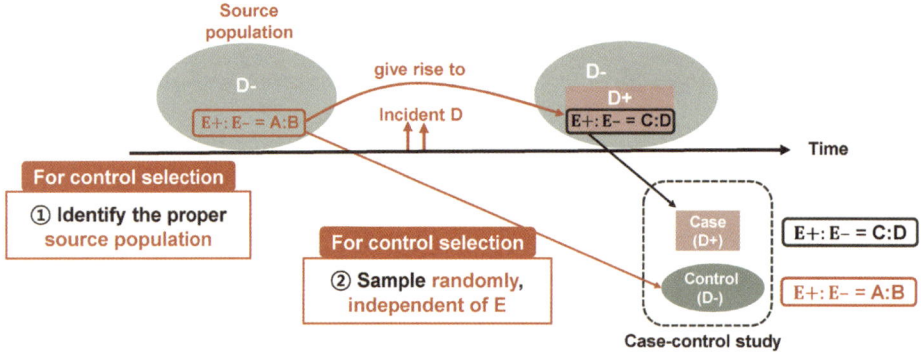

대조군을 올바르게 선정하기 위해서는
첫째, 대조군의 근원모집단을 **정확하게 정의**하는 것도 중요하지만
둘째, 근원모집단에서 **무작위로 대조군을 선정**하는 것 또한 매우 중요하다.

환자-대조군 연구에서 **대조군의 가장 중요한 역할**은
근원모집단의 노출변수 분포(E+:E−)를 대변하는 것이다.
환자군과 대조군 사이 노출 정도를 비교하는 환자-대조군 연구에서는
환자군과 대조군 각각에서 노출변수의 분포(E+:E−)가 정확해야
정확한 오즈비를 구할 수 있다.

환자-대조군 연구는 코호트 연구의 효율적인 축소판이니,
환자군은 코호트 연구 후 '해당 질병이 있는 사람들'의 E+:E−를 반영해야 하고,
대조군은 코호트 연구 전 '전체 코호트 = 근원모집단'의 E+:E−를 반영해야 한다.
이를 달성하기 위해서는 근원모집단에서 **무작위로 대조군을 선정**해야 한다.
즉, 대조군 선정 과정이 **노출 여부와 무관하게 독립적**으로 이루어져야 한다.

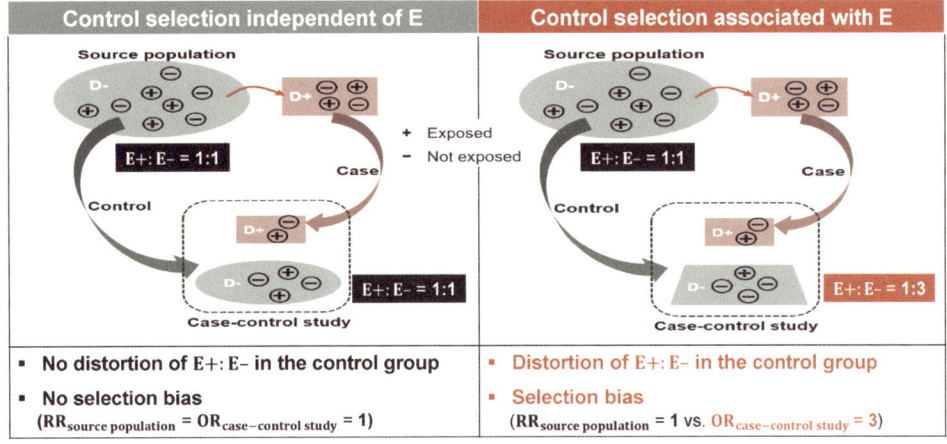

대조군 추출 과정이
무작위로 이루어지지 않고 **노출변수와 연관성**을 가지게 되면,
대조군의 E+:E-이 근원모집단의 E+:E-를 반영하지 못하고 왜곡된다.
이로 인해, 노출변수와 결과변수가 **연결되어 선택편향**이 발생하고,
환자-대조군 연구에서 계산된 오즈비는 왜곡되어
노출변수와 결과변수의 관계에 대해 **잘못된 결론**을 도출하게 된다.

Hospital control → at high risk for selection bias

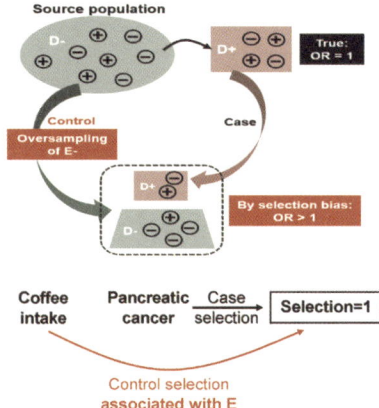

MacMahon et al. N Engl J Med. 1981

환자-대조군 연구에서는
특히 **병원 기반 대조군**을 사용할 때 **선택편향**이 자주 발생한다.

이를 보여주는 대표적인 예가,
1981년 세계적인 의학 학술지 〈New England Journal of Medicine〉에 실린
커피 섭취와 췌장암 발생 간의 관계를 조사한 **병원 기반 환자-대조군 연구**이다.

미국 보스톤에서 진행된 이 연구는 다음과 같이 연구 참여자를 모집했다.
- 환자군: 지역 병원에서 369명의 **췌장암 환자**를 모집
- 대조군: 같은 병원에 **다른 질병으로 입원한 환자** 중 644명을 모집

병원 기반 대조군에 해당하는 이 대조군에는
특히 **위장관질환**(예: 위염, 위암, 장염, 대장암)을 가진 사람들이 많았다.
이렇게 구성된 환자군과 대조군으로부터
췌장암 발병 전 시점의 일일 커피 섭취량을 조사해 **오즈비**를 구한 결과,
커피 섭취와 췌장암 발생 간에 통계적으로 유의한 **강한 양의 연관성**이 관찰되었다.

그러나 현재까지 누적된 연구 결과에 의하면,
커피 섭취는 췌장암 발생과 관련이 없다.
즉, 이 **병원 기반** 환자-대조군 연구에서 관찰된 **양의 연관성**은
인과관계를 반영하는 것이 아니라
선택편향 및 기타 바이어스에 의해 발생한 것이다.

그렇다면 **선택편향**은 **왜** 발생했을까?
그 원인은 대조군에서 찾아야 한다.

환자군을 **병원**에서 모집했으므로,
대조군의 근원모집단을 같은 병원의 환자들로 정의한 것은 **합리적**이다.

하지만 이 환자들로부터 **대조군을 선정**할 때
노출변수인 커피 섭취와 무관하게 무작위로 추출했어야 했지만,
실제로는 **위장질환 환자들이 많이 포함**되고 말았다.
위장질환 환자들은 위장이 예민해 일반적으로 **커피를 적게 마시기 때문에**
이들이 대조군에 많이 포함되었다는 것은
커피를 적게 마시는 사람들이 실제보다 과도하게 반영(oversampling)되었다는 뜻이다.
즉, **대조군 선정 과정**에서 **노출변수와 연관성이 발생**하면서
대조군의 커피 섭취 분포가
근원모집단의 실제 커피 섭취 분포를 제대로 반영하지 못하고 편향되었다.

따라서 췌장암 환자군과 대조군의 커피 섭취량을 비교해 보면,
췌장암이 없는 **대조군에 커피를 적게 마시는 사람들이 과도하게** 있으므로,
실제 인과관계가 없음에도 불구하고
마치 커피를 **적게 마시면** 췌장암 발생 **위험이 낮아지는 것처럼 보인다.**
이러한 **연관성**은 **선택편향**에 의한 것으로,
커피 섭취와 췌장암 발생 간의 관계에 대해 **왜곡된 결론**이 도출된 것이다.

Nested case-control study → at low risk for selection bias

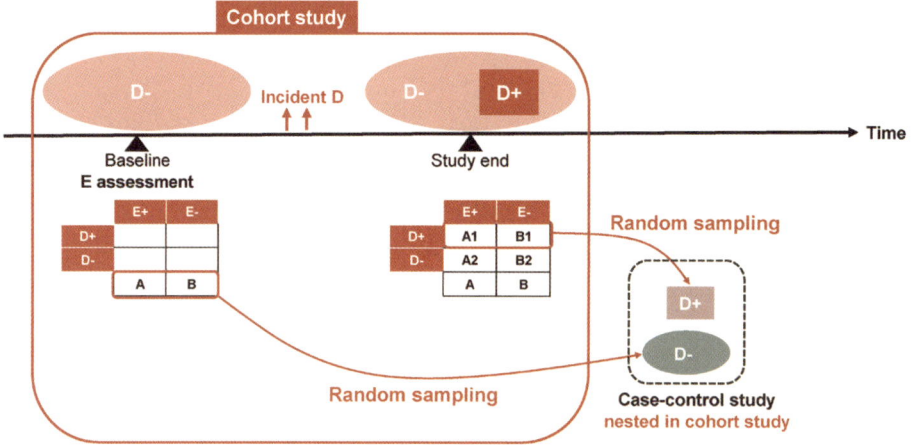

따라서 환자-대조군 연구에서 **선택편향**을 **예방**하기 위해서는
첫째, 대조군의 근원모집단을 정확하게 정의하고
둘째, 노출변수와 관계없이 무작위로 대조군을 추출해야 한다.

이 두 가지 측면에서 보았을 때
'**코호트내 환자-대조군 연구**'는 **선택편향 발생 위험이 낮다.**
코호트 연구를 위해 **이미 형성된 코호트 안에서**
환자-대조군 연구가 이루어질 경우,
첫째, 대조군의 발생 근원이 코호트로 분명하고
둘째, 코호트 명단이 있기에 **무작위**로 대조군을 추출하기가 **용이**하기 때문이다.

Differential misclassification of E with respect to D → recall bias

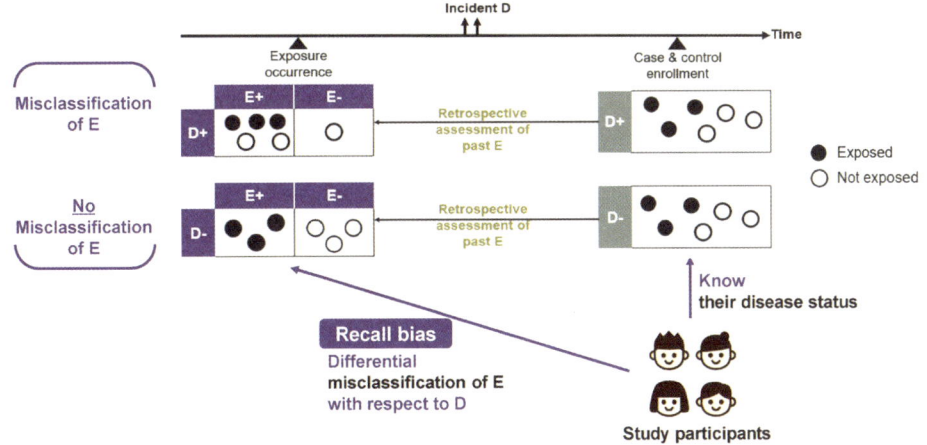

환자-대조군 연구에서 신중하게 검토해야 할 두 번째 바이어스는
회상편향(recall bias)으로,
연구 참여자가 자신이 해당 질병에 걸렸는지 아닌지 알고 있는 상태에서
노출변수에 해당하는 과거의 식이 섭취를 회상해 보고할 때
환자군과 대조군 간에 노출 여부 오분류 패턴이 서로 달라
노출변수와 결과변수가 연결되어 발생하는 바이어스이다.
즉, 회상편향은 아는 것이 '힘'이 아니라 '독'이 되어 발생하는 바이어스이다.

일반적으로, 사람들은 질병 진단을 받으면 심리적으로 예민해지고
'왜 내가 이 질병에 걸렸을까?'에 대해 깊이 고민하게 된다.
이런 상황에서 과거의 식습관을 회상하여 보고할 경우,
그 정확도 및 오차 패턴이
질병이 없는 사람들과 다르게 나타날 가능성이 크다.
따라서 환자군의 노출변수 분포(E+:E-)가 특정 방향으로 편중되면서
실제 환자군의 E+:E-가 제대로 반영되지 못하고 왜곡되어
노출변수와 결과변수 간에 거짓 연관성이 형성되게 된다.

Information bias (=measurement bias)

- **Information bias**, introduced due to **errors in measuring** exposure or outcome, **distorts the true relationship** between exposure and outcome

Study design	Description	Information bias
Cohort study	Non-differential misclassification of E with respect to D	Bias toward the null
Case-control study	**Differential** misclassification of E **with respect to** D	**Recall bias**
RCT	Non-differential misclassification of E (e.g., non-compliance) with respect to D	Bias toward the null
	Differential misclassification of D with respect to E	Detection bias

참고로, **회상편향**은
코호트 연구 설명 시 소개했던 **정보 바이어스의 한 유형**으로,
환자군과 대조군 간에
노출 여부 오분류의 발생 정도 또는 방향이 달라 발생하는 것이다.
(=differential **misclassification of E** with respect to D)

즉, 결과변수인 질병 여부와 관련해 차별적인 **노출변수 오분류**가
곧 **회상편향**이다.

Recall bias: example

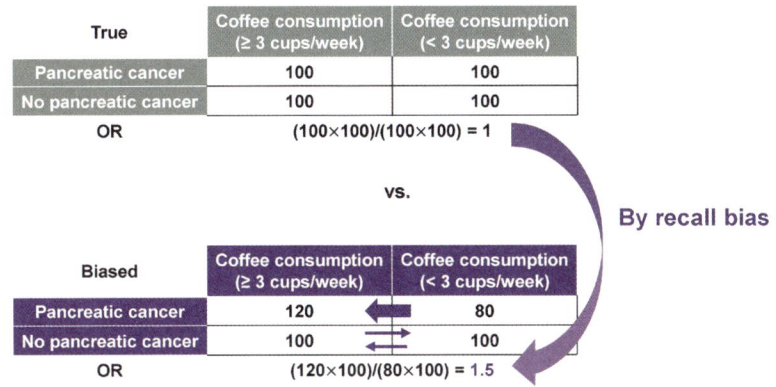

커피 섭취는 췌장암 발생과 관련이 없다고 알려져 있지만,
만약 환자-대조군 연구에서 두 변수 간에 양의 연관성이 관찰되었다면
이 연관성은 회상편향에 의한 결과일 수도 있다.

췌장암은 치사율이 높은 질병이므로,
췌장암에 걸린 환자군은
'왜 내가 이 병에 걸렸을까?'
에 대해 깊이 고민하며 그 원인을 찾으려는 경향이 강하다.

이런 상황에서 연구자가 다음과 같은 질문을 하면,
"10년 전, 주 3회 이상 커피를 마셨습니까? 예(E+) vs. 아니요(E−)"
실제로는 주 2회만 마셨더라도
'혹시 커피 때문에 췌장암이 발생한 걸까? 그래, 커피를 꽤 자주 마셨던 것 같아!'
라는 생각에 '예'라고 응답할 가능성이 높다.
즉, 환자군에서는 커피를 많이 마신 사람의 비율이 과도하게 부풀려질 수 있다.
그 결과, E− → E+의 오분류가 많이 발생해 환자군의 실제 E+:E−가 왜곡된다.

반면, **건강한 대조군**은

10년 전 커피 섭취량 조사 시 **심리적 압박감 없이 편안하게 기억**하고 응답한다.

물론, 대조군 역시 **기억에 오류**가 발생하지만 이 오류는 **무작위로 발생**한다.

즉, 일부는 **실제보다 많이 마셨다고**(E− → E+) 응답하고

또 다른 일부는 **실제보다 적게 마셨다고**(E+ → E−) 응답하므로,

결과적으로, **대조군에서 관찰된 E+:E−**는 대조군의 실제 E+:E−와 **비슷**할 것이다.

종합하자면,

실제로는 커피 섭취와 췌장암 발생이 관련 없더라도,

환자−대조군 연구에서는 **회상편향**으로 인해

췌장암 환자군(D+)에서는

주 3회 이상 커피를 마셨다고(E+) 응답한 비율이 실제보다 **높게** 나타나고,

건강한 **대조군**에서는

주 3회 이상 커피를 마셨다고 응답한 비율이 실제와 비슷하게 나타나,

마치 **커피를 많이 마시면 췌장암 발생 위험이 높아지는 것처럼 보이는**

거짓 연관성이 형성되게 된다.

Recall bias: example

True	Alcohol consumption	No alcohol consumption
Birth defect	100	100
No birth defect	100	100
OR	(100×100)/(100×100) = 1	

vs.

Biased	Alcohol consumption	No alcohol consumption
Birth defect	80	120
No birth defect	100	100
OR	(80×100)/(120×100) = 0.67	

By recall bias

임신 중 음주는 기형아 출산 위험을 높인다고 알려져 있지만,
만약 환자-대조군 연구에서 오히려 음의 연관성이 관찰되었다면
이 연관성은 회상편향에 의한 결과일 수도 있다.

환자군에 해당하는 기형아를 출산한 산모는
'내가 임신 중 무엇을 잘못해서 기형아를 출산했을까?'
라는 자책감에 빠지게 된다.
이런 상황에서 연구자가 다음과 같은 질문을 하면,
"임신 중 음주를 한 적이 있습니까? 예(E+) vs. 아니요(E-)"
실제로는 가끔 술을 마셨더라도
임산부의 음주는 사회통념상 무책임한 행동으로 여겨지기 때문에
'아니요'라고 응답할 가능성이 높다.
즉, 환자군에서는 금주한 산모의 비율이 과도하게 부풀려질 수 있다.
그 결과, E+ → E- 의 오분류가 많이 발생해 환자군의 실제 E+:E- 가 왜곡된다.

반면, 건강한 아기를 출산한 **대조군**은
설령 임신 중 음주를 했더라도 **어쨌든 아기가 건강하게 태어났기** 때문에
사회통념과는 관계없이 **비교적 솔직하게 응답**할 가능성이 높다.
또한, **산모는 임신 중 식습관을 비교적 정확하게 기억**하는 편이다.
결과적으로, **대조군에서 관찰된 E+:E−**는 대조군의 실제 E+:E−와 **비슷**할 것이다.

종합하자면,
실제로는 임신 중 음주가 기형아 출산 위험을 높이지만,
환자−대조군 연구에서는 회상편향으로 인해
기형아를 출산한 환자군(D+)에서는
임신 중 금주를 했다고(E−) 응답한 비율이 실제보다 **높게** 나타나고,
건강한 아기를 출산한 **대조군에서는**
임신 중 금주를 했다고 응답한 비율이 실제와 **비슷하게** 나타나,
마치 **임신 중 금주가 기형아 출산 위험을 높이는 것처럼 보이는**
거짓 연관성이 형성되게 된다.

Retrospective study → recall bias

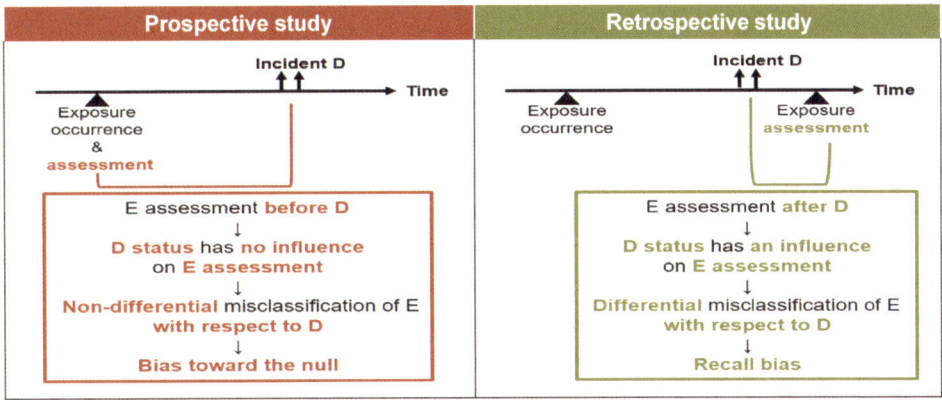

회상편향을 요약하자면,
연구 참여자가 **자신의 해당 질병 유무를 이미 알고 있기 때문에**
그 **지식이 과거** 식습관을 기억하고 응답하는 방식에 영향을 미쳐
결과변수와 연관된 **차별적인 노출변수 오분류**가 발생해
노출변수와 **결과변수**가 **연결**되는 것이다.
결국, 이는 **후향적** 연구이기 때문에 발생하는 **바이어스**이다.

바꿔 말하면,
연구 참여자가 자신이 해당 질병에 걸릴지 아닐지 모르는 상태에서
식이 섭취 정보를 수집하는 **전향적** 연구에서는
회상편향이 **발생하지 않는다.**
다만, **전향적** 연구에서는
결과변수와 무관한 **비차별적 노출변수 오분류**로 인해
노출변수와 결과변수 간의 **연관성이** 실제보다 **약해지는**
다른 종류의 정보 바이어스가 발생한다.

**To prevent reverse causation,
it is NOT sufficient
to assess exposure that occurred before disease diagnosis;
the exposure window must precede disease diagnosis
by a sufficiently long period!**

환자–대조군 연구에서 신중하게 검토해야 할 세 번째 바이어스는
역인과관계이다.

사실, 환자–대조군 연구에서는
결과변수에 해당하는 질병 여부가 이미 결정된 상황에서
환자군과 대조군을 모집한 뒤,
그 시점보다 과거의 식이 섭취 정보를 조사한다.
따라서 노출변수 측정은 결과변수 진단 이후에 이루어졌더라도
해당 노출 발생은 결과변수 진단보다 선행하였기 때문에
역인과관계가 발생하지 않을 것이라 생각하기 쉽다.

하지만 단순히 결과변수 진단보다 앞서 발생한 노출변수를 측정했다고 해서
역인과관계를 예방할 수 있는 것은 아니다.
노출변수가 결과변수 진단보다 얼마만큼 선행해야 하는지도 정확히 고려해야 한다.

Consider the appropriate exposure window

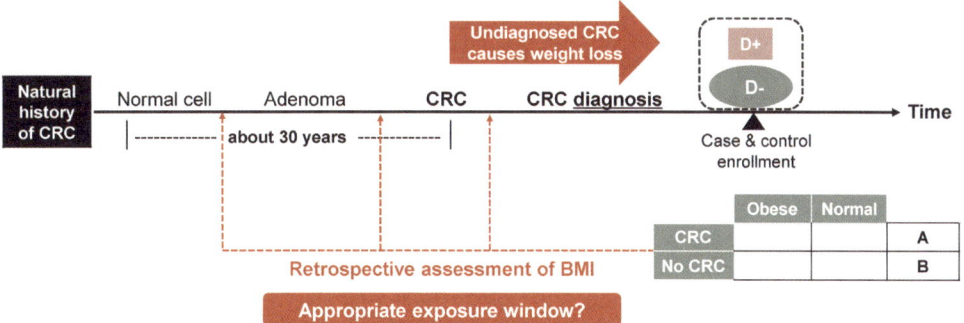

예를 들어, **비만**이 **대장암 발생**에 미치는 영향을 조사하기 위해
환자-대조군 연구를 진행한다고 가정해 보자.

대장암은 발생 초기에는 증상이 없기에 **주로 말기에 진단**된다.
따라서 **이미 발생**했지만 아직 **진단되지 않은** 대장암이
노출변수인 비만도에 영향을 미칠 수 있는 시간이 상당히 존재한다.
그러므로 대장암 **진단 시점을 기준**으로
얼마만큼의 시간을 거슬러 올라가 비만도를 측정해야 할지
그 시점에 대해 진지하게 고민해야 한다.

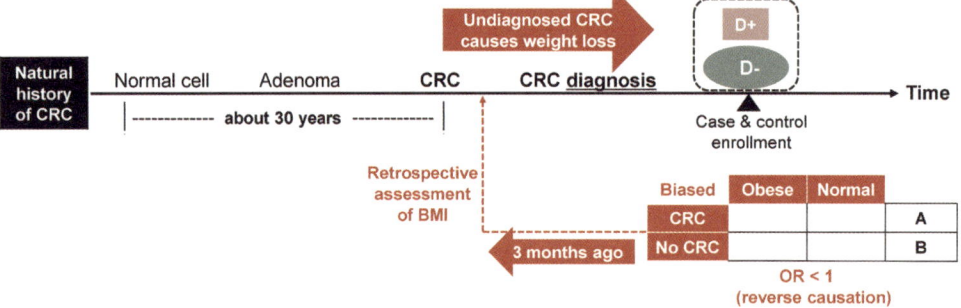

만약, 환자군과 대조군을 모집한 뒤
그 시점으로부터 **3개월 전의 비만도**를 수집해 분석하면 어떤 결과가 나올까?

대장암 진단 3개월 전에는
이미 체내에 대장암이 존재했을 것이고,
암세포 증식으로 인해 **체중이 감소**했을 가능성이 높다.
따라서 **역인과관계**에 의해
마치 비만도가 낮을수록 대장암 발생 위험이 높아지는 것처럼 보이는
잘못된 연관성이 관찰될 것이다.

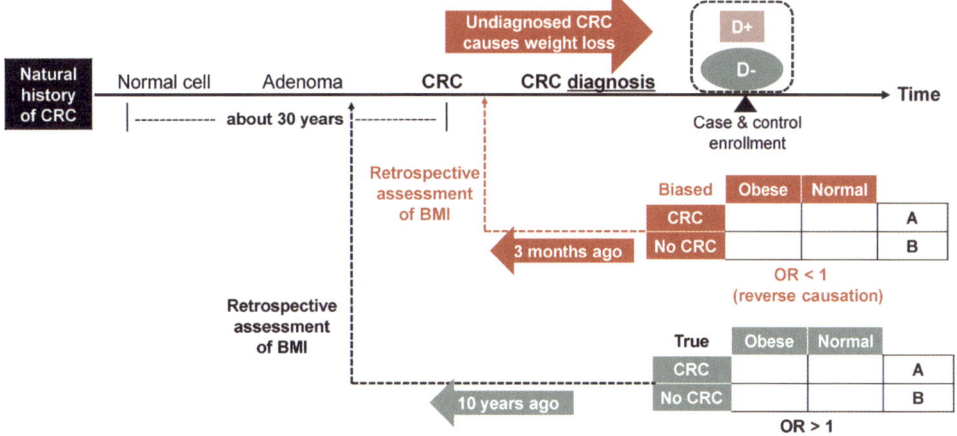

반면, 환자군과 대조군을 모집한 뒤
그 시점으로부터 **10년 전** **비만도**를 수집해 분석하면 어떤 결과가 나올까?

비록 먼 과거의 정보를 기억해내야 하므로 측정 오차는 증가하겠지만,
대장암 진단 10년 전에는
체내에 대장암이 존재했을 가능성이 없다.
따라서 **역인과관계 발생 가능성은 배제**할 수 있고,
비만도가 낮을수록 대장암 발생 위험도 낮아지는
실제 인과관계에 **의한 연관성**이 관찰될 것이다.

따라서 **환자-대조군 연구**를 계획할 때는
해당 질병이 발생하고 진행하는 과정을 충분히 이해하고
그 과정에서 **노출변수가 작용할 수 있는 시점**에 대해 고민한 뒤
과거 어느 시점까지 거슬러 올라가 노출변수를 측정할지를 **신중히 결정**해야 한다.

Reasons for reverse causation by study design

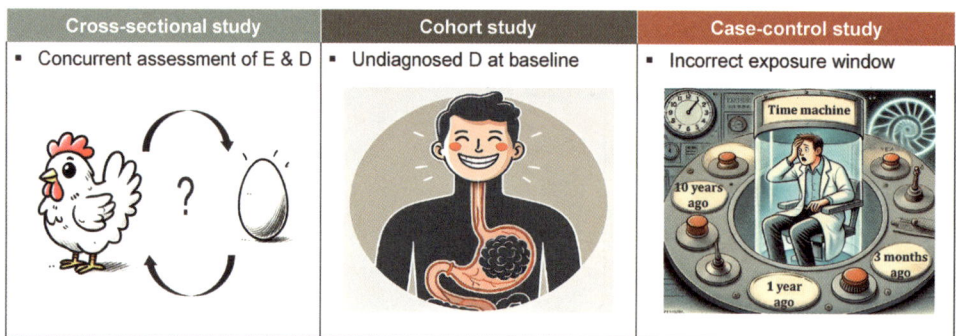

참고로, 동일한 **역인과관계**라도
역학 연구 설계에 따라 **발생 메커니즘**이 다르다.

단면 연구에서는
동일 시점에 **노출변수와 결과변수를 측정**하므로
두 변수 간의 시간적 선후 관계를 알 수 없어 역인과관계가 발생할 수 있다.

코호트 연구에서는
연구 시작 전에 이미 발생했으나 **진단되지 않은 질병을 보유**한
무증상 환자들이 **연구에 포함**되면서 **역인과관계**가 발생할 수 있다.

환자 대조군 연구에서는
'**노출/비노출 → 질병 발생 → 질병 진단**'이라는 시간적 순서에서
질병 **진단 후 과거의 노출 여부**를 조사할 때
질병 **발생 시점보다 충분히 이전**으로 거슬러 올라가지 않으면
역인과관계가 발생할 수 있다.

Confounding

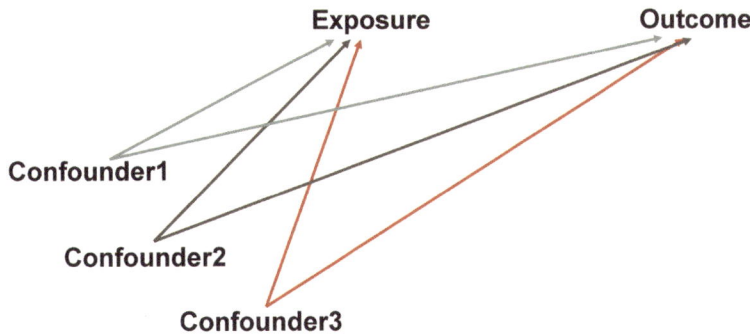

환자-대조군 연구에서 신중하게 검토해야 할 네 번째 바이어스는
모든 **관찰 연구**에서 **공통적으로** 발생할 수 있는 **교란**이다.

노출변수와 결과변수를 **연결**할 수 있는
다양한 제3의 변수들을 철저히 찾아내고,
이러한 **잠재적 교란변수**들을 분석 과정에서 적절히 통제해야 한다.

Case-control study

Pros	Cons
Efficient in terms of **time and cost** compared to higher-level study designs	Lower validity of evidence compared to higher-level study designs
Useful for studying **rare diseases**	Susceptible to diverse biases
Can examine **multiple exposures** for a given outcome	<ul><li>Selection bias</li><li>Recall bias</li><li>Reverse causation</li><li>Confounding</li></ul>

환자-대조군 연구의 장단점을 정리해 보자.

오랜 추적 기간과 많은 비용이 요구되는 코호트 연구와 달리,
환자-대조군 연구는 **짧은 기간에 적은 예산으로** 동일한 연구를 수행할 수 있다.
특히, **결과변수가 희귀병**(rare disease)일 경우,
환자-대조군 연구의 시간적, 비용적 효율성이 두드러진다.
코호트 연구를 통해 희귀병을 연구하려면,
통계적 검정력을 확보할 만큼의 충분한 질병 사례를 누적하기 위해
수많은 연구 참여자들을 모집하고 장기간 추적해야 하므로 비효율적이다.
반면, **환자-대조군 연구**는
이미 해당 희귀병에 걸린 환자들을 전국에서 모집하고
이에 맞춰 **전국에서 무작위로 대조군을 선정**하면 신속히 연구를 수행할 수 있다.

또한, 하나의 질병에 대하여 환자군과 대조군을 모집할 때,
해당 노출변수 외 **다양한 식생활 정보**를 수집하면
해당 질병과 **다양한 노출변수와의 연관성을 연구**할 수 있다.

Case-control study

Pros	Cons

- **Efficient** in terms of **time and cost** compared to higher-level study designs
- Useful for studying **rare diseases**
- Can examine **multiple exposures** for a given outcome
	- **Lower validity** of evidence compared to higher-level study designs
	- Susceptible to **diverse biases**
	  - Selection bias
	  - Recall bias
	  - Reverse causation
	  - Confounding

비록 환자-대조군 연구는 코호트 연구에 비해
시간, 노력, 비용 면에서 효율적이지만,
다양한 바이어스가 발생할 가능성은 더 크다.
역인과관계와 교란은 물론,
대조군 선정의 어려움과 후향적 연구라는 특성으로 인해
선택편향과 회상편향이 특히 문제될 수 있다.

이로 인해, 환자-대조군 연구의 결과는
생태학적 연구나 단면 연구 결과보다는 타당성이 높을지라도
영양 역학 연구 분야에서는 결정적인 근거로 신뢰받지 못한다.

7.5 RANDOMIZED CONTROLLED TRIAL

Randomized controlled trial (RCT)

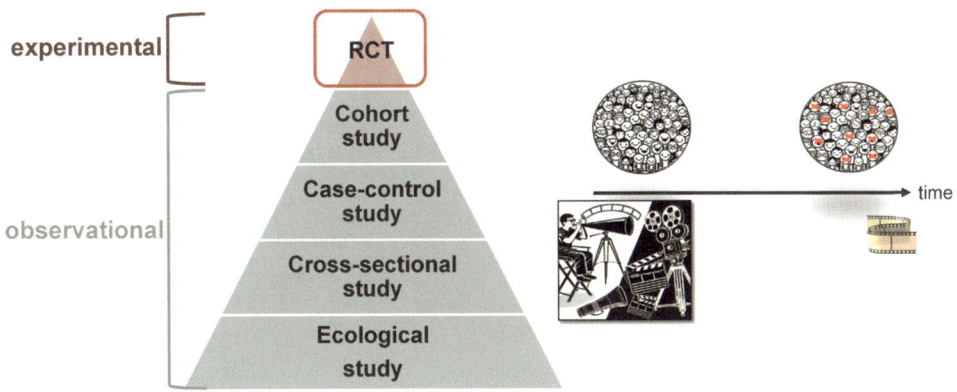

역학 연구 설계 **피라미드의 최상단**에 위치한 연구는
관찰 연구가 아닌 **실험 연구**로,
인과관계 검증을 위한 **역학 연구 설계의 정석**(gold-standard)으로 불리는
무작위 배정 임상시험(randomized controlled trial)이다.

무작위 배정 임상시험은 코호트 연구와 유사하지만
식이 섭취의 '**노출군**'과 '**비노출군**'이 **결정되는 방식**에서 중요한 차이가 있다.

코호트 연구는
다큐멘터리를 촬영하듯
연구자가 참여자의 식습관을 있는 그대로 관찰할 뿐 개입하지 않는다.
반면, **무작위 배정 임상시험**은
'무한도전' 같은 리얼리티 예능처럼
연구자가 직접 개입해 참여자에게 **특정 식단을 배정**하고 이를 따르게 한다.

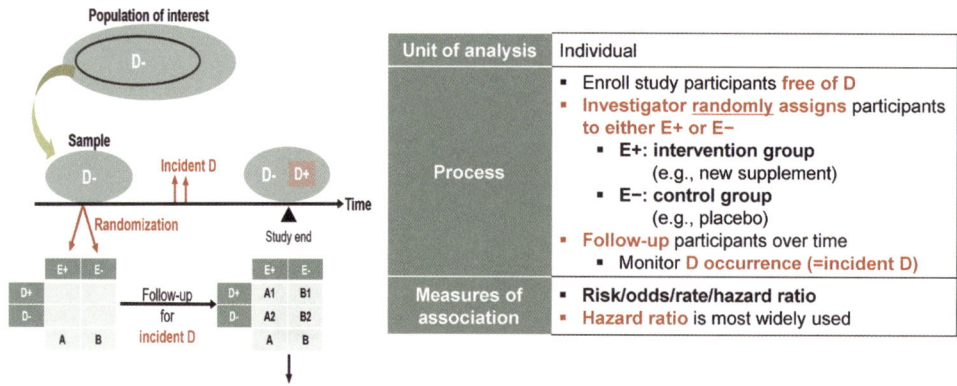

무작위 배정 임상시험에서는
결과변수에 해당하는 **질병 이력이 없는 사람들** 중에서
무작위로 연구 참여자들을 모집한 뒤,
연구자가 참여자를 '노출군' 또는 '비노출군'에 무작위로 배정(randomization)하고
연구 기간 동안 **배정된 식습관을 따르도록 요청**한다.

이후 **일정 기간 동안** 연구 참여자를 **추적 관찰**하면서
해당 질병 발생 여부를 조사해
2×2 테이블을 완성한다.

무작위 배정 임상시험은 '현존하는 질병'이 아닌 '**새롭게 발생**하는 질병'을 추적하므로,
노출변수와 결과변수 간의 연관성 여부를 평가하기 위해
위험도비(연구 참여자 **전원이 끝까지 추적되었을 때**) 및 이를 바탕으로 한 **오즈비**,
발생률비, 위험률비 등을 모두 사용할 수 있다.
이 중 **가장 널리 사용되는 지표는 위험률비**이다.

Terminology of exposure variable

Observational studies (e.g., cohort study)	Experimental studies (e.g., RCT)

• Exposure status **self-selected by participants**
• E: **exposure** variable
    ▪ E+: **exposed** group
    ▪ E−: **unexposed** group
	• Exposure status **assigned by the investigator**
	• E: **intervention** variable
	    ▪ E+: **intervention**/treatment/experimental group
	    ▪ E−: **control** group

참고로,

코호트 연구에서는

참여자가 자의적으로 선택한 식습관 정보를 설문조사로 조사해

'노출군'과 '비노출군'을 구분하지만

무작위 배정 임상시험에서는

'노출군'과 '비노출군'에 해당하는 **식습관**을

연구자가 직접 정의하고, 참여자에게 **배정**한 뒤 이를 **따르게** 한다.

즉, 참여자의 자의적 선택이 아닌 **연구자의 개입**에 의해

'노출군'과 '비노출군'이 **결정**된다.

따라서 무작위 배정 임상시험에서는 다음과 같이 **용어를 달리 사용**한다.

- 노출변수 → 중재변수(intervention variable)
- 노출군 → 중재군(intervention/treatment/experimental group)
- 비노출군 → 비중재군(control group)

Randomization = random assignment of participants to E+ or E-

- Refers to a process in which **every participant** has **an equal chance** of being **assigned to** either the intervention(E+) or the control(E-) group

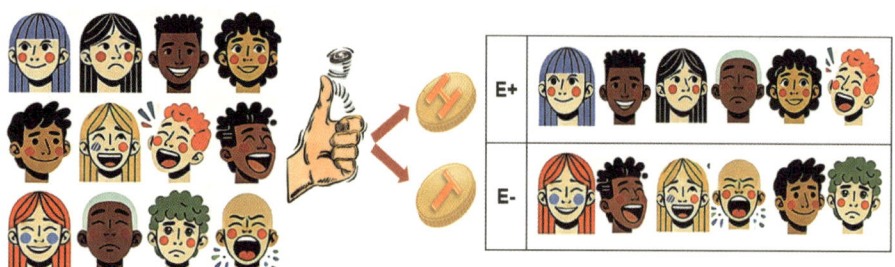

무작위 배정 임상시험에서 **가장 중요한 개념**인
'**무작위 배정**'은 구체적으로 무엇을 의미할까?
이는 **연구 참여자**의 나이, 성별, 인종, 식생활 등 **어떤 특성과도 관계없이**
각 참여자가 **동일한 확률로** 중재군 또는 비중재군에 **배정**되는 것을 뜻한다.

예를 들어, **비타민 D 보충제 섭취**가 암 발생에 미치는 영향을 조사하기 위해
다음과 같은 **무작위 배정 임상시험**을 진행한다고 가정해 보자.
- 중재군(=보충제군): 매일 **비타민 D 보충제 2000 IU 복용**
- 비중재군(=위약군): 외관은 같지만 성분은 없는 **위약**(placebo) 복용

60세 이상 성인 100명을 모집한 이 연구는
50명은 보충제군에, 나머지 **50명은 위약군**에 배정할 예정이다.

만약, 연구 참여자 한 명 한 명에 대해 **동전을 던져**
앞면이 나오면 보충제군에, **뒷면이 나오면** 위약군에 **배정**한다면,
각 참여자는 50%의 **동일한 확률로** 보충제군에 배정되므로
이는 **무작위 배정**이라고 할 수 있다.

True or False?

Randomization means that
each participant has
a **50%** chance of being assigned to the intervention group.
(i.e., a **50%** chance of being assigned to the control group)

퀴즈 하나를 풀어보자!

"**무작위 배정**이란,
각 참여자가 **중재군**에 배정될 확률이 50%임을 뜻한다. (참, 거짓)"

정답은 **거짓**이다!

무작위 배정에서 중재군에 배정될 확률이 꼭 50%일 필요는 없다.
비록, 많은 **무작위 배정 임상시험**에서 중재군과 비중재군의 비가 1:1이지만,
2:1 또는 1:2와 같이 **다른 비도 가능**하다.

무작위 배정의 **핵심**은
'중재군에 배정될 확률이 50%'라는 것이 **아니라**,
중재군에 배정될 확률이 67%이든 33%이든 상관없이
'모든 참여자에게 **동일한 확률이 적용**된다'는 점에 있다.

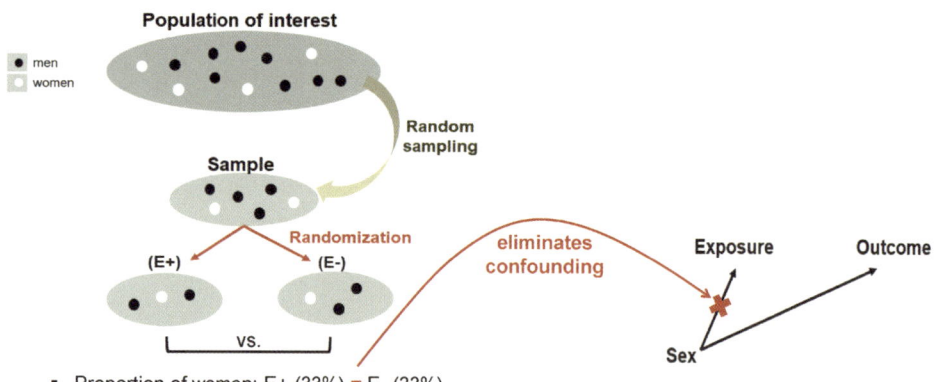

무작위 배정은
어떠한 선입견도 없이 **순전히 우연**에 의해
각 참여자를 중재군 또는 비중재군에 **배정**하므로,
나이, 성별, 인종, 식생활 같은 **참여자의 특성들**이 **양쪽에 고르게 분배**된다.

앞선 예에서
전체 참여자 100명 중 **여성 비율**이 33%라면,
무작위 배정 이후에도
보충제군과 위약군의 여성 비율은 각각 **약 33%**로 유지될 것이다.

이 경우, 보충제군에서 질병 발생률이 더 낮게 나타나더라도,
이 연관성은 보충제군과 위약군 간의 성별 차이에 의한 것은 아님을
명확히 할 수 있다.

Impact of non-random assignment on confounding

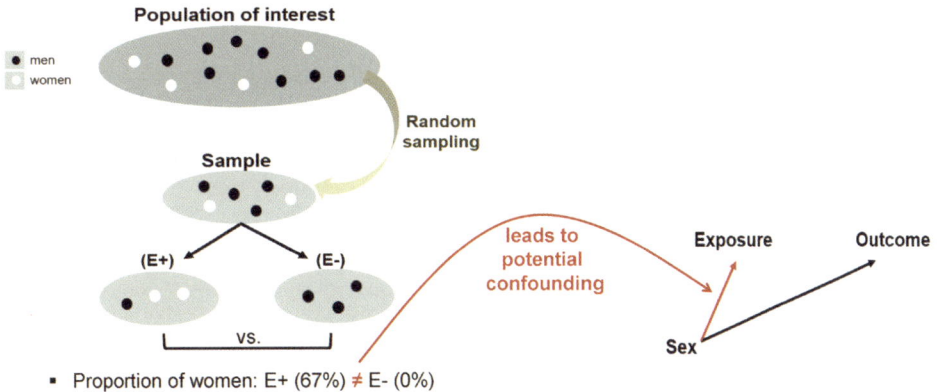

- Proportion of women: E+ (67%) ≠ E- (0%)
→ There is an association between sex and exposure

이번에는
비타민 D 보충제 섭취가 폐경기 여성에게 특히 중요하다는 점을 고려해
연구 참여자 중 여성을 우선적으로 보충제군에 배정한다고 가정해 보자.
이 경우, 여성 참여자는 보충제군에 배정될 확률이 높고
남성 참여자는 보충제군에 배정될 확률이 낮다.
즉, 연구 참여자마다 보충제군에 배정될 확률이 서로 다르므로
이는 무작위 배정이라고 할 수 없다.

위와 같은 비무작위 배정을 통해 보충제군과 위약군을 형성하면
보충제군에는 남성보다 여성이 더 많이 포함되게 된다.

이 경우, 비타민 D 보충제군에서 암 발생률이 더 낮게 나타나더라도,
이 연관성이 **실제로 비타민 D 보충제의 효과** 때문인지
아니면 단순히 보충제군과 위약군 간의 성별 차이 때문인지는
명확히 구분할 수 없다.

The magic of randomization

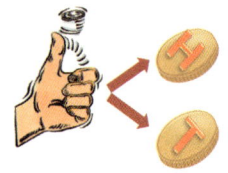

	age	sex	race	drinking	smoking	etc.
E+	Mean = a	Women = b%	White = c%	Mean = d	Ever smoker = e%	
E-	Mean = a	Women = b%	White = c%	Mean = d	Ever smoker = e%	

- **Randomization ensures an equal distribution of 3rd variables across E+ and E- groups**
  → **eliminates associations between the 3rd variables and the exposure**
  → **prevents confounding by the 3rd variables**

무작위 배정을 통해 중재군과 비중재군을 형성하면,
나이, 성별, 인종, 식생활 등 **연구 참여자의 다양한 특성들**이
양쪽 그룹에 고르게 배분되기 때문에
각 그룹은 전체 참여자의 축소판이 된다.

이처럼 제3의 변수들이 중재군과 비중재군에 비슷하게 분포하면,
제3의 변수들과 중재변수 간의 연관성이 사라지므로
이런 제3의 변수들은 더 이상 **교란변수로 작용할 수 없다**.

결국, <u>무작위 배정</u>은
연구에서 발생할 수 있는 <u>모든 교란을 사전에 차단</u>하는데,
이것이 바로 <u>무작위 배정이 가진 마법 같은 장점</u>이다!

Control of confounding across study designs

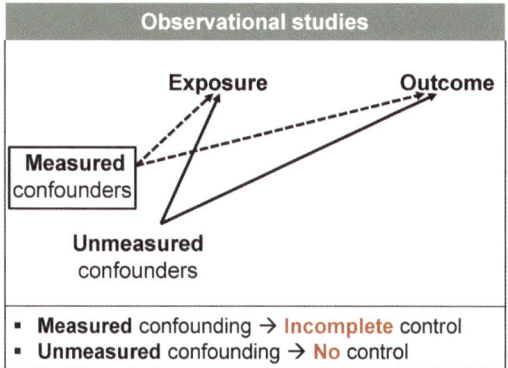

생태학적 연구, 단면 연구, 환자-대조군 연구, 코호트 연구 등
지금까지 살펴본 모든 역학 연구 설계에서
공통적으로 발생하는 바이어스는 교란이었다.

교란을 제거하려면 통계 분석을 통한 보정이 필요하다.
이를 위해서는
- 어떤 변수가 교란변수인지 파악하고
- 연구 참여자로부터 해당 교란변수에 대한 정보도 수집해야 한다.

설령 위 두 가지 조건이 모두 충족되더라도
교란변수를 측정하는 과정에서 오차가 발생한다.
따라서 통계 분석만으로는
알려진 교란(known/measured confounding)을 완전히 제거할 수 없다.

또한, 현재의 지식으로는 파악할 수 없는
미지의 변수에 의한 교란(unknown/unmeasured confounding)도 존재할 수 있는데,
이는 보정 시도조차 불가능하다.

Control of confounding across study designs

Observational studies
- **Measured** confounding → **Incomplete** control
- **Unmeasured** confounding → **No** control

RCT
- **No measured** confounding
- **No unmeasured** confounding

반면, **무작위 배정 임상시험**에서는
무작위 배정이라는 연구 설계를 통해
연구 참여자들을 추적 관찰하기 전부터 **교란을 방지**할 수 있다.

즉, **모든 제3의 변수를** 중재군과 비중재군 **양쪽에 골고루 배분**함으로써
알려진 교란은 물론
알려지지 않은 교란까지도
통계 분석 없이 사전에 차단할 수 있으므로,
연구 결과의 **타당성을 극대화**할 수 있다.

이러한 이유로, 무작위 배정 임상시험은
인과관계 검증을 위한 **역학 연구 설계의 정석**으로 간주되며
역학 연구 설계 피라미드의 최상단에 위치한다.

How to rule out a spurious association due to bias?

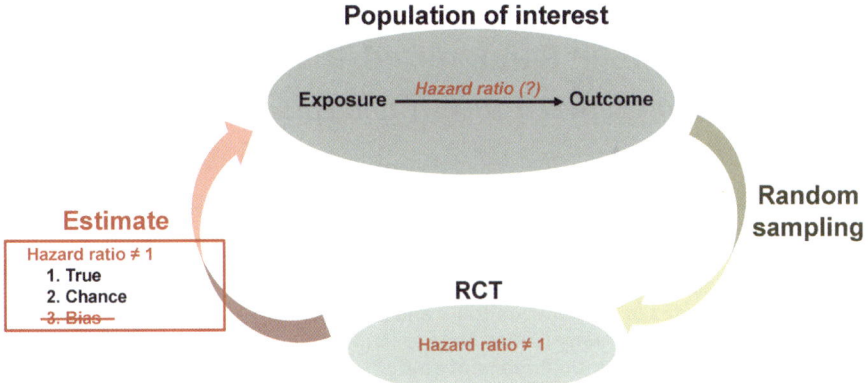

그렇다면

역학 연구 설계의 최고봉이라 불리는 **무작위 배정 임상시험**에서

중재변수와 결과변수 간의 **연관성을 관찰했을 때**

바이어스에 의한 연관성을 **배제**하려면

어떤 종류의 바이어스를 우선적으로 고려해야 할까?

The same bias with different terminologies

Biases in Randomized Trials
A Conversation Between Trialists and Epidemiologists

Mohammad Ali Mansournia,[a] Julian P. T. Higgins,[b] Jonathan A. C. Sterne,[b] and Miguel A. Hernán[c,d]

(*Epidemiology* 2017;28: 54–59)

> "Trialists and epidemiologists often employ different terminology to refer to biases in randomized trials and observational studies, even though many biases have a similar structure in both types of study."

참고로, 역학 연구자들 사이에서도
환자-대조군 연구, 코호트 연구와 같은 **관찰 연구**를 주로 하는지
아니면 무작위 배정 임상시험과 같이 **실험 연구**를 주로 하는지에 따라
동일한 바이어스를 언급하면서도 **각기 다른 용어**를 사용하곤 한다.

무작위 배정 임상시험과 관련된 바이어스를 온라인에서 찾아보면,
낯선 명칭이거나, 명칭 없이 설명만 제시되는 경우가 많다.
그러나 **DAG로 시각화**해 보면,
이러한 **바이어스의 기본 구조는 우리가 이미 배운 것과 동일**하다.
단지, 연구 설계가 다르다 보니 **바이어스 발생 메커니즘만 달라질 뿐**이다.

이와 관련해 **Miguel Hernan** 교수 연구팀이 **명쾌하게 설명한 논문**이 있으니,
관심 있는 독자는 슬라이드에 제시된 해당 논문을 참고하길 바란다.

**Randomization itself
does NOT guarantee the prevention of confounding.
For randomization to successfully prevent confounding,
a sufficiently large number of participants is required.**

무작위 배정 임상시험 결과를 해석할 때
가장 우선적으로 검토해야 할 **바이어스는**
아이러니하게도 교란이다.

무작위 배정은 교란을 예방할 수 있는 강력한 도구이지만,
무작위 배정 그 자체가 교란 예방을 보장하지는 않는다.

무작위 배정이 실제로 교란 방지에 성공하려면,
무작위 배정 이후 중재군과 비중재군 간에
제3의 변수들이 균등하게 분포해야 하며,
이를 위해서는 충분한 수의 연구 참여자가 필요하다.

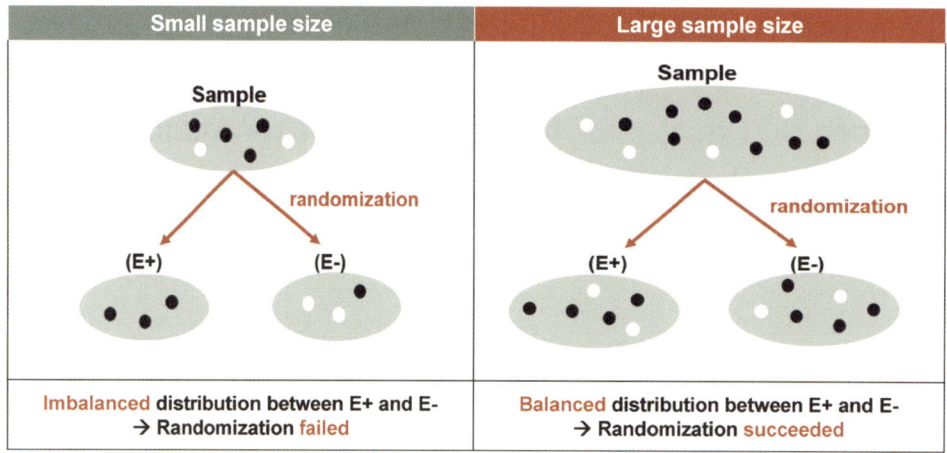

동전 던지기에 비유하면,
이론상 앞면이 나올 확률은 50%이지만
실제로 동전을 던져보면 **항상 50%의 확률로 앞면**이 나오는 것은 **아니다**.
동전을 **10번** 던졌을 때보다는 1000번 던졌을 때
앞면이 나올 확률이 50%에 더 가까워진다.

마찬가지로 무작위 배정에서도
10명의 참여자보다 1000명의 참여자를 **무작위 배정**할 때
중재군과 비중재군 간에 제3의 변수들이 균등하게 배분될 가능성이 높아진다.

즉, **무작위 배정 임상시험을 했다**는 사실만으로는 **교란 방지가 보장되지 않는다!**
따라서 단순히 '무작위 배정' 여부만 볼 것이 아니라,
- **참여자 수가 충분했는지**
- 두 그룹 간 제3의 변수들이 실제로 균형을 이루는지

이 두 가지를 모두 확인하고 **교란 가능성을 판단**해야 한다.

Success of randomization depends on:
1) sample size
2) allocation concealment

성공적인 무작위 배정을 통해 교란을 효과적으로 방지하려면,
첫째, 연구 참여자 수가 충분히 많아야 하고
둘째, 각 참여자가 중재군과 비중재군 중 어디에 배정될지를
그룹 배정 담당자가 미리 알 수 없도록
배정은폐(allocation concealment)를 철저히 시행해야 한다.

모든 참여자가 모집된 후 일괄적으로 무작위 배정을 하면 문제가 없지만,
실제 많은 연구에서는 **참여자가 모집될 때마다 순차적으로 배정**이 이루어진다.
예를 들어, **비타민 D 보충제군과 위약군**을 비교하는 연구에서
그룹 배정 담당자가 다음 참여자의 배정이 **보충제군임을 미리 알고 있다면**,
비타민 D 보충제 섭취가 폐경기 여성에게 특히 중요하다는 점을 고려해
의도적으로 폐경기 **여성** 지원자를 **모집**하려고 하거나
의도적으로 남성 지원자를 **배제**하려 할 수도 있다.
이럴 경우, 보충제군에 여성이 **집중**되면서
보충제군과 위약군 간의 성별 분포 균형이 깨져 무작위 배정이 실패하게 되고
결과적으로 **성별에 의한 교란을 미연에 방지할 수 없게** 된다.

Success of randomization depends on **allocation concealment**

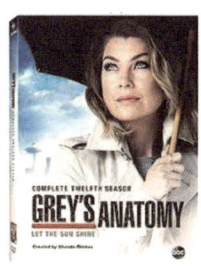 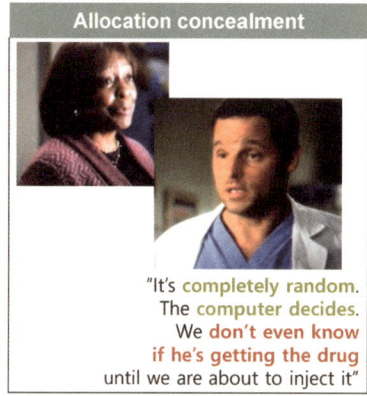

Source: https://abc.com/browse

미국 의학 드라마 〈Grey's Anatomy〉에서는
알츠하이머병 신약 임상시험과 관련된 유명한 에피소드가 있다.
신약과 **위약**을 비교하는 이 무작위 배정 임상시험에서는
배정은폐를 위해
연구 참여자가 어떤 치료를 받게 될지에 대한 배정 정보를
밀봉된 봉투에 보관해 두었다가,
수술실에서 뇌에 약물을 투입하기 직전에 이를 개봉했다.

이 드라마에서, 한 연구 참여자의 아내가 임상시험 담당 의사에게
자신의 남편을 신약군에 배정해 달라고 부탁하지만
그 의사는 **그룹 배정이 컴퓨터를 통해 무작위로 이루어**지고
약물 투여 직전까지는 그 누구도 배정 결과를 알 수 없기 때문에
요청을 들어줄 수 없다고 설명한다.
이 장면은 올바른 배정은폐를 보여주는 좋은 사례이다!

Success of randomization depends on **allocation concealment**

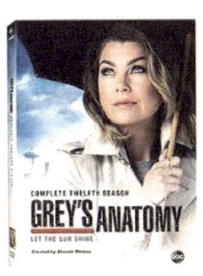
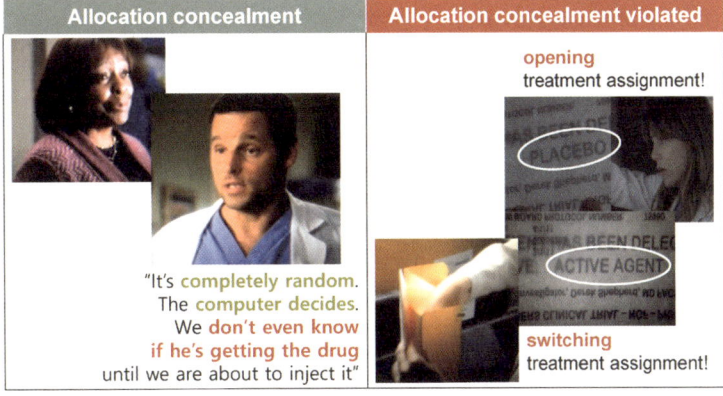

Source: https://abc.com/browse

그러나 이후, 병원 외과 과장의 부인이 임상시험의 참여자로 등록하게 된다.
이에 외과 과장과 친분이 깊은 한 의사가
그 부인의 **배정 봉투를 미리 몰래 열어** '위약 배정'임을 확인하자
다른 배정 봉투 안에 있던 '**신약 배정**' 용지와 **바꿔치기**한다.
이는 명백한 **배정은폐 위반**이다.

결국 이 의사의 부정행위는 발각되고,
임상시험은 타당성을 잃고 실패하게 된다.

이 에피소드는 **연구 윤리**와 배정은폐의 중요성을 극적으로 보여주는 사례이다.

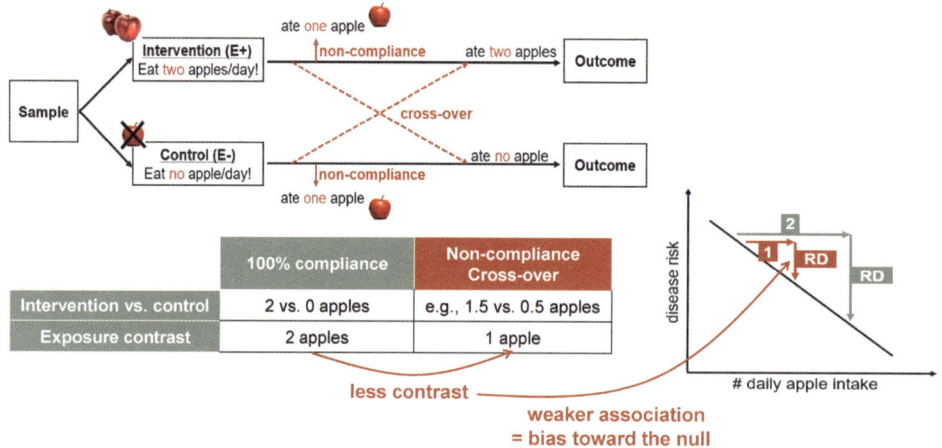

무작위 배정 임상시험에서 신중히 검토해야 할 두 번째 **바이어스**는
특정한 이름은 없지만 **중재변수**와 관련된 **정보 바이어스**이다.

연구 참여자가

- 배정된 그룹의 지침을 따르지 않거나(비순응, non-compliance)
- 배정되지 않은 그룹의 지침을 따라하면(교차, cross-over, contamination)

 (즉, 중재군이 비중재군에 섞이고, 비중재군이 중재군에 섞임)

두 그룹 간 중재변수에 해당하는 **섭취량 차이**가
명확하게 구분되지 않고(예: '많이 먹는 사람' vs. '적게 먹는 사람')
서로 유사해지면서(예: '조금 많이 먹는 사람' vs. '조금 적게 먹는 사람'),
중재변수와 결과변수 간의 **연관성 강도가** 원래보다 **약하게 추정**된다.
이를 'bias toward the null'이라고 한다.

Information bias (=measurement bias)

- **Information bias**, introduced due to **errors in measuring** exposure or outcome, **distorts** **the true relationship** between exposure and outcome

Study design	Description	Information bias
Cohort study	Non-differential misclassification of E with respect to D	Bias toward the null
Case-control study	Differential misclassification of E with respect to D	Recall bias
RCT	Non-differential misclassification of E (e.g., non-compliance) with respect to D	Bias toward the null
	Differential misclassification of D with respect to E	Detection bias

연구 참여자가 **배정된** 그룹의 지침을 위반해

'<u>배정된</u> 섭취량'과 '실제 섭취량' 사이에 **차이가 발생**하는 것은

연구자가 **정의한 중재변수에 오차가 생긴** 것과 같다.

이때 참여자는 **자신이 해당 질병에 걸릴지 아닐지 모르는 상태**에서

지침을 위반하기 때문에

이는 결과변수와 무관한 **비차별적 중재변수 오분류**일 가능성이 크다.

이러한 상황은 **코호트 연구**에서

노출변수에 비차별적 오분류가 발생하는 것과 유사하다.

Intention-to-treat analysis (ITT) vs. As-treated analysis (AT)

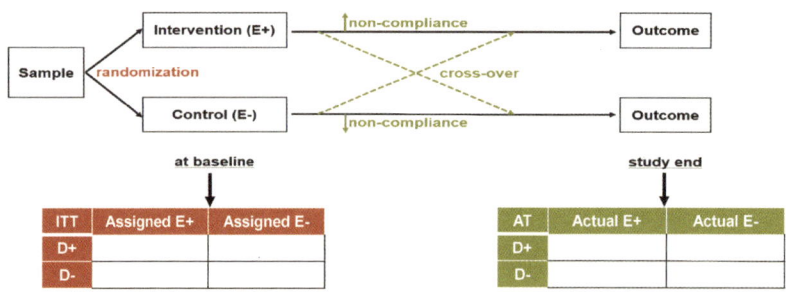

일부 **연구 참여자**들이 배정된 그룹의 지침을 **위반**했다는 것을 알았을 때
연구자는 **데이터 분석** 과정에서 **고민**에 빠지게 된다.
- 위반 사항을 무시하고 원래 배정된 그룹에 따라 분석할 것인지
- 배정 그룹을 무시하고 **실제 섭취량에 따라** 분석할 것인지

이 두 분석 방법 중 하나를 선택해야 한다.

우선, 무작위 배정으로 연구 참여자가 특정 그룹에 배정되면,
이후 지침 위반 여부와 관계없이 원래 배정된 그룹에 따라 분석하는 것을
'배정된 대로 분석(intention-to-treat analysis, ITT 분석)'이라고 한다.

반면, 연구 참여자가 원래 배정된 그룹과는 관계없이
실제로 행한 것에 따라 분석하는 것을
'실천한 대로 분석(as-treated analysis, AT 분석)'이라고 한다.

그렇다면 두 방법 중 어느 것이 주 분석(primary analysis)으로 권고될까?

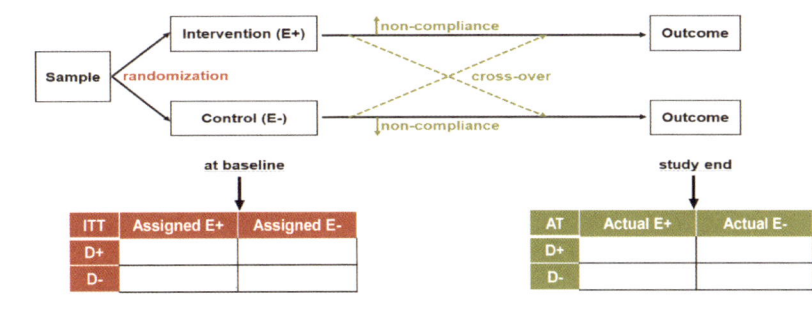

정답은 '배정된 대로 분석'이다!

이 방법은 무작위 배정에 의한 그룹 분류를 그대로 유지하므로, 모든 제3의 변수에 의한 교란을 미연에 방지할 수 있어 바이어스를 최소화하는 데 매우 유리하기 때문이다.

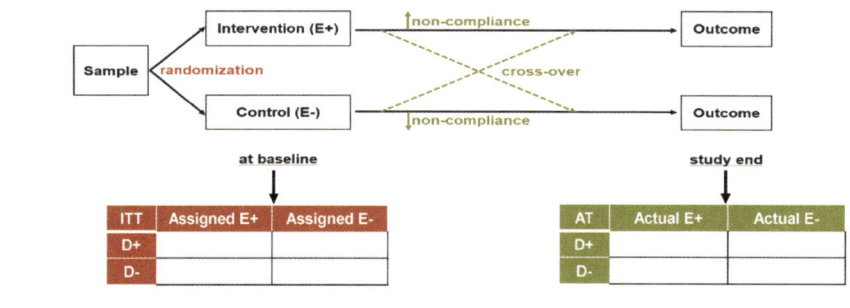

물론, **비순응/교차**가 발생한 상황에서는
중재군과 비중재군 간의 **실제 섭취량 차이**는 원래 정의된 차이보다 **작으므로**,
'배정된 대로 분석'을 통해 관찰된 연관성의 강도는
원래 정의된 연관성의 강도를 과소추정(underestimate)하게 된다.

다행히 이러한 과소추정은 **과대추정**(overestimate)보다 나은 실수로 간주된다.

학계에서는 '**통계적으로 유의한 연관성**'을 더 선호하는 **경향**이 있기 때문에
'통계적으로 유의한 거짓 연관성(1종 오류)'을 엄격하게 통제하는 것이 중요하다.
'bias toward the null'에 해당하는 과소추정은
연관성의 강도도 약화시키고, 통계적 유의성도 얻기 어렵게 만들지만,
'**bias away from the null**'에 해당하는 **과대추정**은
연관성의 강도도 강화시키고, **통계적 유의성도 얻기 쉽게** 만든다.
이처럼 과소추정은 통계적으로 보수적인(conservative) 해석을 유도하므로,
과대추정보다는 안전한 실수로 여겨진다.

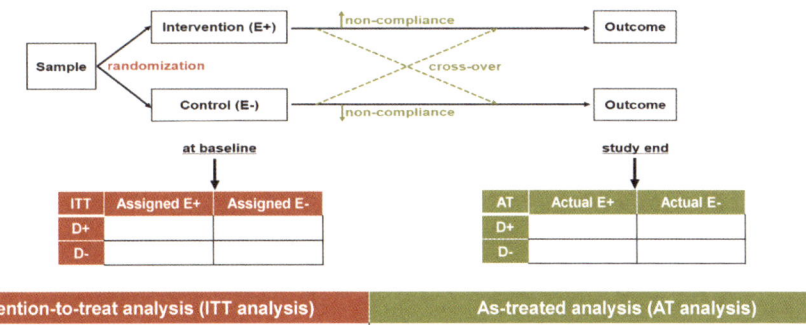

비순응/교차가 발생한 상황에서 '실천한 대로 분석'을 수행하면,
중재변수의 오분류는 없기 때문에
중재군과 비중재군 간의 **실제 섭취량** 차이를 기반으로 **연관성**을 구할 수는 있다.

하지만 이에 따른 **대가는 매우 크다**.
바로 **무작위 배정에 의한 그룹 분류 체계를 무너뜨림**으로써
모든 제3의 변수에 의한 **교란을 미연에 방지할 수 있다는**
무작위 배정 임상시험의 **가장 큰 장점이 사라지기** 때문이다.
이는 사실상 **무작위 배정 임상시험을 코호트 연구로 변질**시키는 것으로,
이럴 거라면 **애초에 무작위 배정 임상시험을 할 이유가 없다**.
한 마디로 '소탐대실', '빈대 잡으려다 초가 삼간 태운다'는 격이다.

**RCT
of randomization
by randomization
for randomization
shall remain the gold-standard!**

무작위 배정 임상시험의 **핵심적인** 장점은
무작위 배정을 통해
알려진 교란은 물론, **알려지지 않은 교란**까지 포함한
모든 제3의 변수에 의한 교란을 사전에 방지할 수 있다는 점이다.
따라서 무작위 배정 임상시험을 **수행했다면**,
이 **독보적인 장점을 최대한 보존**하는 데 초점을 맞춰야 한다.

즉, 에이브러햄 링컨의 유명한 게티스버그 연설에 빗대어 표현하자면,
'국민의, 국민에 의한, 국민을 위한 정부'라는 구절처럼
무작위 배정 임상시험은 본질적으로
'무작위 배정의, 무작위 배정에 의한, 무작위 배정을 위한 연구'이다!

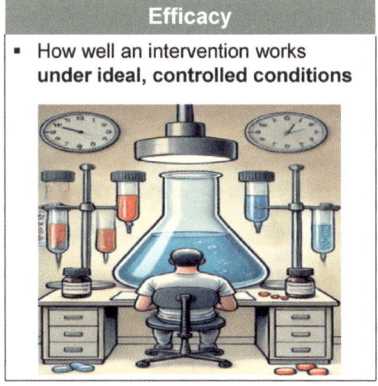 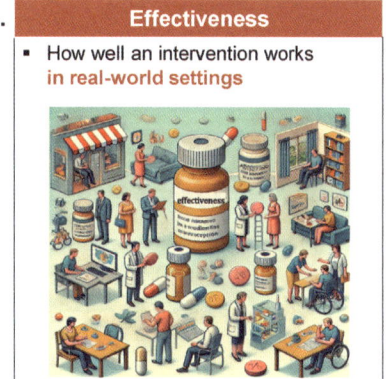

참고로, '배정된 대로 분석'은
무작위 배정 임상시험의 독보적인 장점을 최대한 보존하기도 하지만
현실 세계의 상황을 잘 반영하는 추정치를 제공한다.

임상시험뿐만 아니라, 실제 생활에서도
중재군 정의(예: 매일 보충제 복용)를 완벽하게 따르는 경우는 드물다.
어떤 사람은 복용을 건너뛰고, 또 어떤 사람은 용량을 조절하기도 한다.
따라서 임상시험에서도
완벽한 지침 준수라는 **이상적인 상황에서의 연관성**을 추정하는 것보다,
비순응/교차가 어느 정도 반영된 현실적 상황에서의 연관성을 추정하는 것이
의학적 의사결정이나 공중보건 정책 수립에 더 유용한 정보를 제공할 수 있다.

즉, 어느 정도의 비순응/교차가 있는 상황에서 수행되는 '배정된 대로 분석'은
중재변수의 **이론적 효능(efficacy)이 아닌 현실적인 효과(effectiveness)**를 측정하므로,
일상에서 기대할 수 있는 실제 효과를 알려줄 수 있다는 장점이 있다.

True or False?

**In RCTs,
if *neither cross-over nor non-compliance* occurs,
intention-to-treat analysis and as-treated analysis
will yield the *same* estimate
of the exposure and outcome association.**

퀴즈 하나를 풀어보자!

"무작위 배정 임상시험에서
교차/비순응이 전혀 발생하지 않는다면,
'배정된 대로 분석'과 '실천한 대로 분석'은
동일한 연관성 지표 값을 도출하게 된다. (참, 거짓)"

정답은 **참**이다!

교차/비순응이 전혀 없다는 것은
중재군에 배정된 모든 참여자가 **실제로 중재**를 실천하고
비중재군에 배정된 모든 참여자도 **실제로 비중재**를 실천함을 의미하므로,
배정된 그룹에 따른 2×2 테이블과 실제 실천에 따른 2×2 테이블이 **일치**해
'배정된 대로 분석'과 '실천한 대로 분석'이 동일한 연관성 지표를 도출하게 된다.
즉, **두 분석법**의 **결과 차이**는
참여자가 배정된 그룹의 지침을 위반해 **교차/비순응이 존재할 때** 발생한다.

Differential loss to follow-up with respect to E & D → selection bias

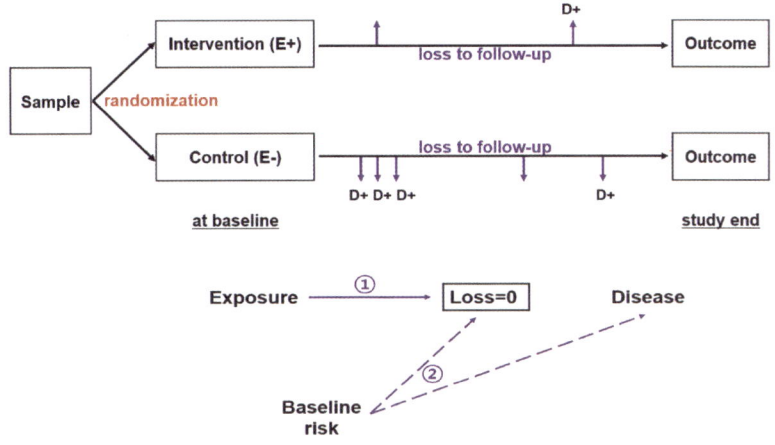

무작위 배정 임상시험에서 신중히 검토해야 할 세 번째 바이어스는
선택편향으로,
이는 **코호트 연구**에서 **선택편향**이 발생하는 원리와 같다.
즉, 추적 관찰 기간 동안 **연구 중도에 이탈하는 참여자**가 많을 때
중도 이탈이 중재변수와 결과변수 모두와 연관되면 발생한다.

중도 이탈자가 발생하면 그들의 **결과변수를 측정할 수 없으므로**,
중도 이탈자를 제외하고 남은 참여자들만 **최종 분석**에 포함된다.
만약 중재군과 비중재군 중 **한쪽에서 중도 이탈자가 더 많이 발생**하고
이탈한 사람들과 남아 있는 사람들의 해당 질병 발생 위험도가 다르다면,
이탈한 사람들과 남아 있는 사람들 간에
중재변수와 결과변수의 **분포**가 서로 달라진다.
이 경우, **연구에 남아 있는 비이탈군**은
단순히 참여자 수만 줄어든 것이 아니라
중재변수와 결과변수의 분포 자체도 왜곡되었기 때문에
이들을 최종 분석하면 두 변수 간의 연관성이 왜곡되어 관찰된다.

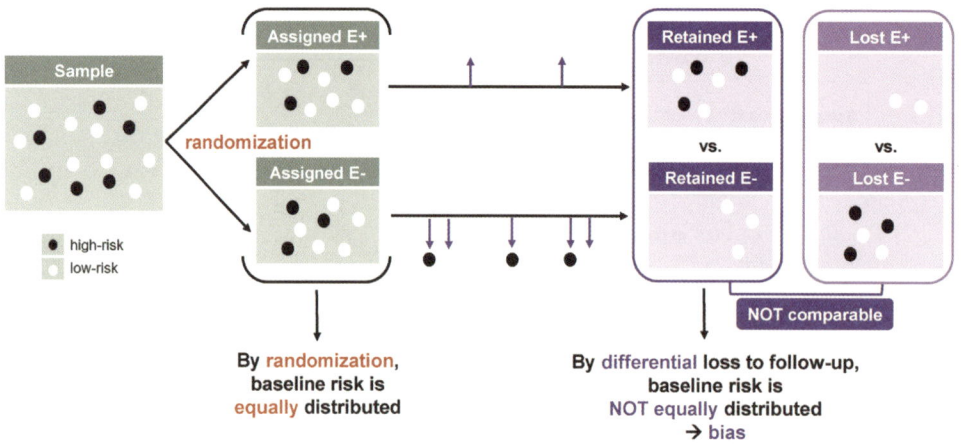

예를 들어, **새로운 보충제**가 **당뇨병** 발생에 미치는 영향을 조사하기 위해
다음과 같은 **무작위 배정 임상시험**을 진행한다고 가정해 보자.
- 중재군(=보충제군): 매일 **새로운 보충제** 복용
- 비중재군(=위약군): 외관은 같지만 성분은 없는 **위약** 복용

이 임상시험에서 **위약군**에 배정된 일부 참여자들은
자신이 보충제가 아닌 **위약**을 받고 있다는 **것을** 알게 되어 연구 중도에 **이탈**했다.
그런데 중도 이탈자 대부분은 **당뇨병 가족력이 있는 고위험자**였다.

이 경우, 추적 시작 전에는 무작위 배정으로 인해
보충제군과 위약군에 당뇨병 가족력을 가진 고위험자가 균등하게 배분되었지만,
중도 이탈자를 제외하고 **남은 참여자**를 보면
보충제군에는 여전히 당뇨병 가족력을 가진 **고위험자들이 남아 있는 반면**
위약군에서는 당뇨병 가족력을 가진 **고위험자들이 많이 이탈했다**.
따라서 **연구에 남아 있는** 참여자만을 **대상으로 최종 분석**을 하면,
실제로는 보충제가 당뇨병 발생에 아무런 영향을 미치지 않더라도
마치 보충제가 당뇨병 발생 위험을 높이는 것처럼 보이는 **거짓 연관성이 관찰된다**.

No blinding → detection bias

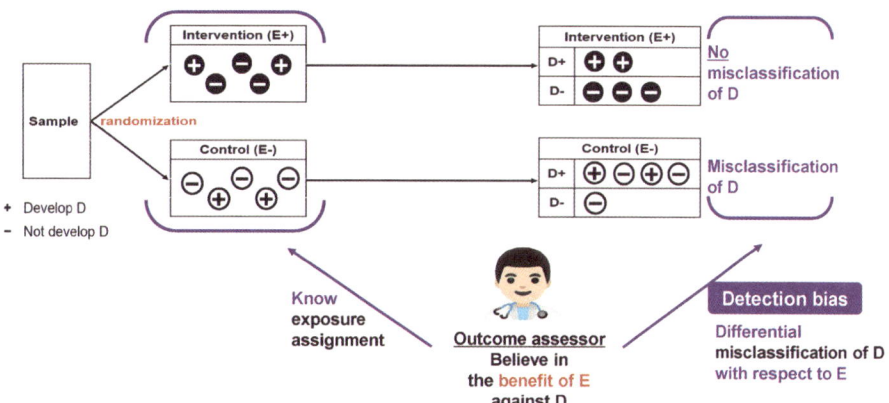

무작위 배정 임상시험에서 신중히 검토해야 할 네 번째 **바이어스**는
검출 바이어스(detection bias)로,
결과변수와 관련된 **정보 바이어스**이다.

결과변수 측정을 담당하는 연구자가
연구 참여자의 **배정 그룹을 알고 있으면**,
자신의 과학적 신념이나 연구 관심도에 따라
중재군과 비중재군 중 **특정 그룹의 결과를 더 세밀하게 관찰**할 수 있다.
즉, **중재변수**에 따라 **결과변수 오분류의 발생 정도 또는 방향이 달라지면서**
(=differential misclassification of D with respect to exposure assignment)
중재변수와 결과변수 간에 **거짓 연관성이 발생**할 수 있다.
이러한 **정보 바이어스**는 다음과 같이 다양한 이름으로 불린다.
- 관찰자 바이어스(observer bias)
- 확인 바이어스(ascertainment bias)

Information bias (=measurement bias)

- **Information bias**, introduced due to **errors in measuring** exposure or outcome, **distorts the true relationship** between exposure and outcome

Study design	Description	Information bias
Cohort study	Non-differential misclassification of E with respect to D	Bias toward the null
Case-control study	Differential misclassification of E with respect to D	Recall bias
RCT	Non-differential misclassification of E (e.g., non-compliance) with respect to D	Bias toward the null
	Differential misclassification of D with respect to E	Detection bias

참고로, 무작위 배정 임상시험의 검출 바이어스는
환자-대조군 연구의 회상편향과
구조적으로 유사한 개념이다.

즉, 두 바이어스 모두
특정 정보를 알고 있는 것이 차별적 오분류를 초래하여
노출변수와 결과변수 간에 거짓 연관성을 발생시킨다.

무작위 배정 임상시험의 **검출 바이어스**는
결과변수를 측정하는 **연구자**가 연구 참여자의 **배정 그룹을 알고** 있기 때문에
결과변수 오분류 패턴이 **중재변수**에 따라 **차별적으로 발생**해
중재변수와 결과변수 간에 **거짓 연관성이 발생**하는 것이다.
환자-대조군 연구의 **회상편향**은
연구 참여자가 해당 질병의 유무를 알고 있기 때문에
노출변수 오분류 패턴이 **결과변수**에 따라 **차별적으로 발생**해
노출변수와 결과변수 간에 **거짓 연관성이 발생**하는 것이다.

Allocation concealment & double-blinding → reduce biases

Cause	Bias in RCT	How to reduce?
Failure of randomization	Confounding	Allocation concealment
Non-differential non-compliance/cross-over	Bias toward the null	Blinding participants
Differential loss to follow-up	Selection bias	Blinding participants
Differential misclassification of D	Detection bias	Blinding researcher

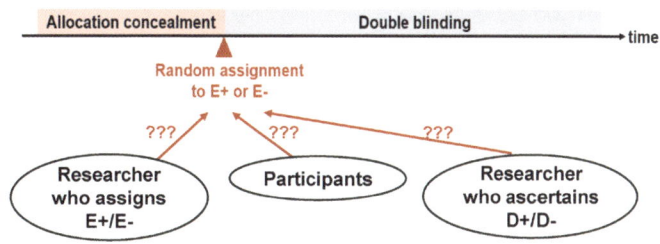

지금까지 **역학 연구 설계의 최고봉**이라 불리는 **무작위 배정 임상시험**에서
흔히 발생할 수 있는 **네 가지 주요 바이어스**를 살펴보았다.

- 무작위 배정 실패 → 교란
- 비차별적 비순응/교차 → 과소추정
- 차별적 중도 이탈 → 선택편향
- 차별적 결과변수 오분류 → 검출 바이어스

다행히도 이러한 바이어스들은 다음과 같은 방법을 통해 **예방할 수 있다.**
연구자와 연구 참여자 모두에게

- 무작위 배정 **이전**에는, **배정은폐**를 통해
  연구 참여자가 어느 그룹에 배정될지를 **미리 알 수 없도록 함**
- 무작위 배정 **이후**에는, **눈가림**(blinding)을 통해
  연구 참여자가 어느 그룹에 배정되었는지를 **모르게 함**

한마디로, **무작위 배정 임상시험**에서는
'아는 것이 힘'이 아니라, 오히려 '**모르는 것이 약**'인 상황이다.

만약 연구 참여자의 **그룹 배정 담당자**가
다음 연구 참여자가 배정될 그룹을 **모른다면**,
무작위 배정 성공 가능성이 높아져 **교란 예방** 가능성도 커진다.

만약 **연구 참여자도**
자신이 배정된 그룹을 **모른다면**,
연구 참여자의 **그룹 선호도에 의한 비순응/교차와 중도 이탈이 줄어드니**
과소추정과 선택편향 정도를 완화시킬 수 있다.

만약 **결과변수 측정을 담당하는 연구자도**
연구 참여자가 배정된 그룹을 **모른다면**,
모든 연구 참여자의 **결과**가 배정된 그룹과 무관하게 **비슷한 정확도로** 측정되므로
검출 바이어스를 예방할 수 있다.

따라서 '역학 연구 설계의 최고봉'이란 명칭에 걸맞게
앞서 언급한 **모든 바이어스의 발생 가능성을 최소화**하기 위해,
무작위 배정 임상시험에서는
연구자와 참여자 중 **한쪽만 모르게** 하는 **단측 눈가림**(single-blinding)이 아닌
양쪽 모두가 모르게 하는 **양측 눈가림**(double-blinding)을 적용한다.

이상적으로는
연구 설계자, 그룹 배정 담당자, 연구 참여자, 결과변수 측정자, 통계 분석가 등
모든 관련자가 그룹 배정을 모르게 하는 것이
바이어스를 예방하는 데 가장 효과적이다.

RCT

Pros	Cons
▪ Considered as **the gold-standard** in epidemiologic research for **causal inference** 　▪ **Successful randomization** 　→ prevents confounding	▪ Susceptible to **diverse biases** 　▪ **Confounding** 　▪ **Bias toward the null** 　▪ **Selection bias** 　▪ **Detection bias** ▪ Inefficient in terms of time, effort, and cost ▪ Ethical constraints 　→ not all exposures (e.g., harmful diet) are randomizable

무작위 배정 임상시험의 장단점을 정리해 보자.

가장 큰 장점은
노출변수와 결과변수 간의 **인과관계 여부**를 추론하기 위한
역학 연구 설계의 정석이라는 점이다.
이는 참여자들을 **무작위**로 중재군과 비중재군에 **배정**함으로써
다른 역학 연구 설계에서 흔히 발생하는 **교란**을
효과적으로 예방할 수 있기 때문이다.

그러나 **무작위 배정 임상시험**을 수행했다고 해서
연구 결과의 타당성이 자동으로 보장되는 것은 아니다.
연구 참여자 수가 적거나 배정은폐가 미흡해 **무작위 배정이 실패**하거나,
비순응/교차가 많은 상황에서 '배정된 대로 분석'을 수행하거나,
중재변수와 결과변수 모두와 관련된 차별적인 중도 이탈이 발생하거나,
양측 눈가림이 제대로 유지되지 않으면
교란, 과소추정, 선택편향, 검출 바이어스 등이 발생할 수 있다.

RCT

Pros	Cons
• Considered as **the gold-standard** in epidemiologic research for **causal inference** 　• **Successful randomization** 　→ **prevents confounding**	• Susceptible to **diverse biases** 　• **Confounding** 　• **Bias toward the null** 　• **Selection bias** 　• **Detection bias** • **Inefficient** in terms of **time, effort, and cost** • **Ethical constraints** → **not all exposures** (e.g., harmful diet) are randomizable

또한, 역학 연구 설계 **피라미드의 최상단**에 위치한 연구로서
가장 높은 수준의 과학적 근거를 제공하기 위해서는
그만큼 **많은 시간, 노력, 비용**이 소요된다.

특히, 윤리적 문제로 인해
무작위 배정 임상시험이 불가능한 연구 주제도 많다.
이는 중재변수로 정의된 식습관이
연구 참여자의 자발적인 선택이 아니라,
무작위로 배정되고 실천이 강요되기 때문이다.
예를 들어, '매일 가당음료 2잔 마시기'처럼
건강에 해롭다고 추정되는 식습관이 중재군의 지침인 경우,
연구라는 명목으로 **해당 지침을 강요하는 것**은 **비윤리적**이므로
무작위 배정 임상시험을 수행할 수 없다.

Evidence pyramid as a guide, not the rule

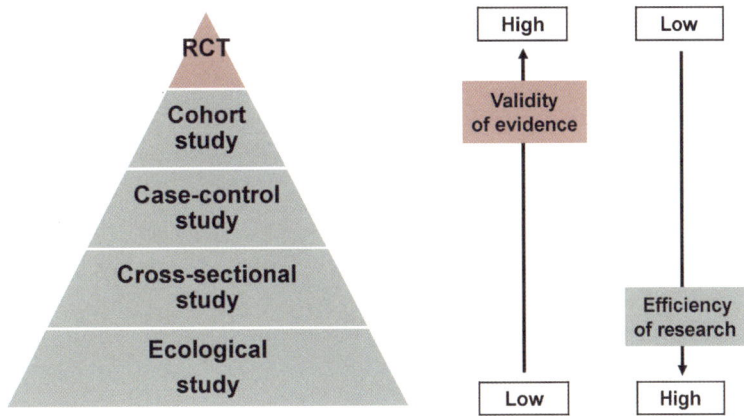

지금까지 우리는 다양한 역학 연구 설계의 **특징과 장단점**을 살펴보면서,
피라미드 하단에서 상단으로 올라갈수록
연구 결과의 **과학적 타당성이 높아지는 경향이** 있음을 이해했다.
하지만 이는 **일반적인 경향일 뿐, 절대적인 법칙은 아니다.**

다음 장에서는 **역학 연구 설계의 정석**으로 여겨지는 **무작위 배정 임상시험**이
영양 역학 연구에서 항상 최선의 선택이 아닐 수도 있음을 살펴보겠다.
이를 통해 **이 피라미드에 대한 맹목적인 신뢰를** 재고해 보자.

7.6 RCT MAY OR MAY NOT BE THE GOLD-STANDARD

Epidemiologic study design pyramid

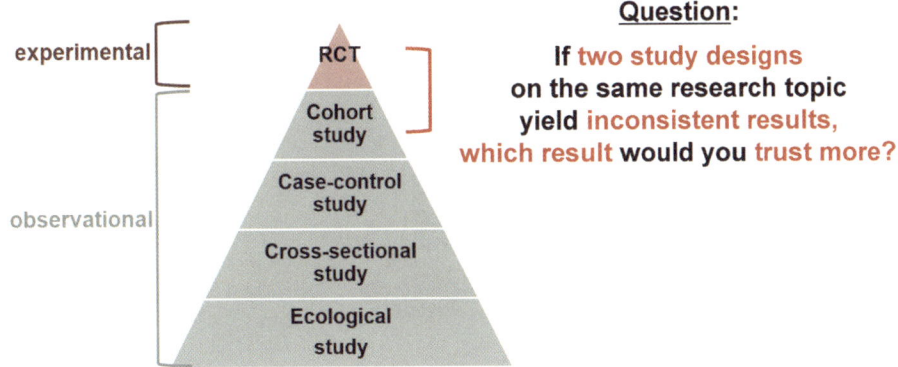

지금까지 우리는 다양한 역학 연구 설계의 **특징과 장단점**을 살펴보았다.
만약, **동일한** 노출변수와 결과변수를 가진 **특정 연구 주제**에 대해
코호트 연구와 무작위 배정 임상시험의 연구 결과가 서로 다르게 나타난다면,
여러분은 **어떤 결과를 더 신뢰할 것인가**?

'무작위 배정 임상시험은 역학 연구 설계의 최고봉이다!'
라는 **경향성**을 그저 원칙처럼 외우고 있다면
아무런 망설임 없이 무작위 배정 임상시험의 결과를 선택할 것이다.

하지만 **역학** 입문자에서 **전문가**로 거듭나기 위해서는
모든 규칙에도 예외가 있듯이
'**무작위 배정 임상시험이 항상 최선책은 아니다!**'
는 관점을 가지고 있어야 한다.
중요한 것은 무작위 배정 임상시험을 **했다는 사실** 그 자체가 아니라,
그 연구가 **얼마나 잘 설계되고 수행되었는지**이다.
역학 전문가는 이러한 **질적 측면**을 요소별로 **꼼꼼히 평가**할 수 있어야 한다.

Conducting an RCT is NOT, in itself, a panacea against biases

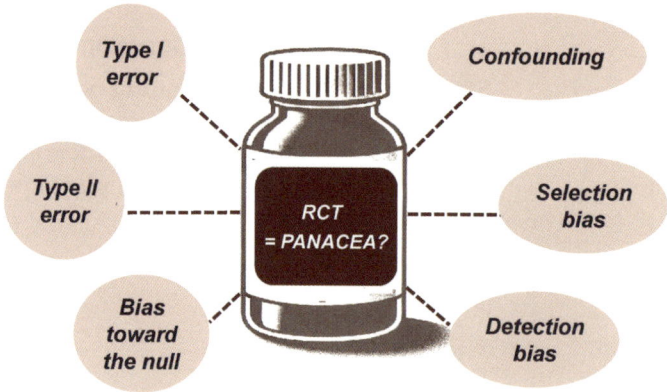

무작위 배정 임상시험을 수행했다 하더라도
여전히 **다양한 오류와 바이어스**가 발생할 수 있다.

참여자 수가 **적고** 통계적으로 **유의하지 않은 연관성**이 관찰되었다면,
통계적 검정력 부족으로 인한 **거짓 음성(2종 오류)**일 가능성이 크다.

반면, 참여자 수가 **적은데도** 통계적으로 **유의한 강한 연관성**이 관찰되었다면,
우연에 의한 **거짓 양성(1종 오류)**이나
무작위 배정 실패로 인한 **교란** 때문일 수 있다.

또한, **비순응/교차**가 심하거나 **중도 이탈자**가 많아
'배정된 대로 분석'이 아닌 '**실천한 대로 분석**'을 수행했다면,
이 연구는 더 이상 무작위 배정 임상시험이 아니라
코호트 연구로 변질되었다고 볼 수 있다.
결과적으로, 애초 기대했던 높은 수준의 과학적 근거를 제공하지 못하고
바이어스로 인한 결과 왜곡 정도가 심해질 수 있다.

**Nutritional epidemiologic research favors
a long-term, large cohort study
over <u>a short-term small RCT</u>,
because
<u>compliance with dietary interventions</u> tends to be <u>low</u>.**

특히 **영양 역학 연구** 분야에서는
<u>소수</u>의 참여자를 <u>단기간</u> 추적 관찰한 <u>무작위 배정 임상시험</u>보다
대규모 참여자를 **장기간** 추적 관찰한 **코호트 연구**가 더 선호된다.

<u>첫 번째 이유</u>는
오랜 기간에 걸쳐 형성된 식습관을 변화시키는 것이 결코 쉽지 않기에
<u>무작위 배정 임상시험</u>에서 식습관이 중재변수일 경우
<u>비순응/교차</u>가 빈번하게 발생하기 때문이다.

이로 인해 <u>무작위 배정 임상시험</u>이
이론적으로는 <u>역학 연구 설계의 최고봉</u>일지라도,
실제로는 잘 수행된 코호트 연구보다
연구 결과의 <u>과학적 근거 수준</u>이 낮을 수 있다.

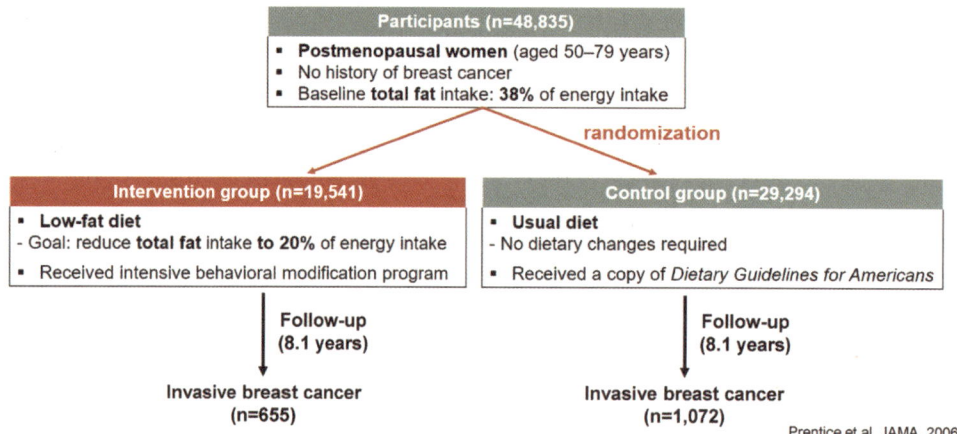

가장 대표적인 예가

The Women's Health Initiative Dietary Modification Trial (WHI DM Trial)로,
저지방 식단이 **침윤성 유방암 발생**에 미치는 영향을 살펴본 **임상시험**이다.

수천억 원의 비용이 투입된 이 연구에서는
유방암 이력이 없는 폐경 후 여성 48,835명을 모집하였다.
참여자의 **40%는 중재군**에 배정되어
지방 섭취량을 총 열량의 20%로 줄이도록 했으며,
목표 달성을 돕기 위해 영양 전문가의 그룹 상담을 제공받았다.
나머지 **60%는 비중재군**에 배정되어
건강 관련 식생활 지침서만 제공받았으며,
식습관 변경은 요구되지 않았다.

1993년부터 2005년까지 **평균 8.1년간 추적 관찰**한 결과,
'저지방 식단이 유방암 발생 예방에 효과가 있을 것'이라는 **가설과 달리**
중재군과 비중재군 간 유방암 발생률에는 유의한 차이가 없었다.

The WHI DM Trial and media reports

Original Contribution
February 8, 2006

Low-Fat Dietary Pattern and Risk of Invasive Breast Cancer
The Women's Health Initiative Randomized Controlled Dietary Modification Trial

Ross L. Prentice, PhD; Bette Caan, DrPH; Rowan T. Chlebowski, MD; et al

JAMA. 2006;295(6):629-642. doi:10.1001/jama.295.6.629

Conclusion:
"Among postmenopausal women, a low-fat dietary pattern did **not result in a statistically significant reduction** in invasive breast cancer risk over an 8.1-year average follow-up period."

Prentice et al. JAMA. 2006

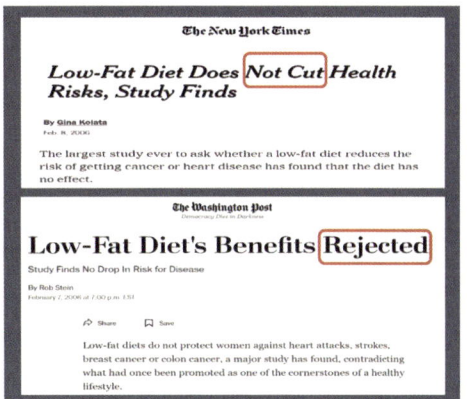

많은 관계자를 실망시킨 이 연구 결과는
2006년, 미국에서 가장 권위 있는 의학 학술지이자
세계적으로도 그 명성을 인정받는 학술지인
〈Journal of the American Medical Association〉에 발표되었고,
이후 **학계와 미디어의 집중 조명**을 받았다.

The WHI DM Trial was doomed to fail … ?

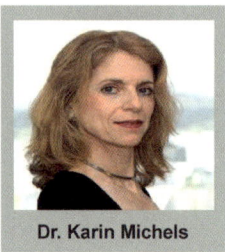
Dr. Karin Michels

"The WHI DM trial was
NOT the proof that
fat intake does not affect breast cancer risk,
but rather a failure of the study design itself
intended to evaluate the effects of a low-fat diet!"

Michels et al. Recent Results Cancer Res. 1996

당시 하버드 학부 시절이었던 나는
Karin Michels 교수님의 'Medical Detectives'란 영양 역학 강좌를 수강하고 있었다.
교수님은 무작위 배정 임상시험에 대한 기본 개념을 설명하신 후
케이스 스터디로 WHI DM Trial을 소개하며 견해를 말씀해 주셨다.

"이 연구를 표면적으로만 보면,
수만 명의 참여자를 장기간 추적한 무작위 배정 임상시험이므로
'저지방 식단은 유방암 발생에 영향을 미치지 않는다'는 결론을
아무런 의문 없이 그대로 받아들일 가능성이 큽니다.
실제로 이 논문이 발표된 후 다양한 언론 매체는
'저지방 다이어트는 건강에 도움이 되지 않는다'
는 내용의 헤드라인으로 도배되었습니다.
그러나 이 연구는
지방 섭취가 유방암 발생에 영향을 미치지 않는다는 것을 입증한 것이 아니라,
저지방 식단의 효과를 평가하기 위한 **연구 설계 자체의 실패**였으며
이러한 **실패는 연구 계획 초기부터 이미 예견된** 일이었습니다!"

The WHI DM Trial was doomed to fail … ?

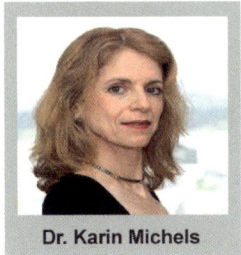

Dr. Karin Michels

Review > Recent Results Cancer Res. 1996;140:295-305. doi: 10.1007/978-3-642-79278-6_33.

The women's health initiative: will it resolve the issues?

K B Michels [1], W C Willett

"As we suggested when the WHI was in its planning stages, **randomizing diet** is a problematic endeavour since **healthy individuals** are **unlikely** to maintain **a drastically altered dietary regimen over many years**."

실제로 Karin Michels 교수님은 **이미 1996년** 한 논문에서
WHI DM Trial이 성공하기는 어려울 것이라는 견해를 표현한 바 있다.
암과 같은 위중한 질환에 걸린 환자와는 달리,
건강한 사람들은 식습관 교정의 필요성을 절실하게 느끼지 못하므로
급격히 식습관을 **바꾸고**, 그것을 **장기간 유지**하는 것은 **거의 불가능**하기 때문이다.

체중 감량을 위해 식단 조절을 시도해 본 사람이라면 잘 알 것이다.
식습관을 바꾸는 것, **특히 건강식 위주로 변화시키는 일이 얼마나 어려운지를!**
돼지고기도 목살보다 **삼겹살**이 더 맛있고
소고기도 **마블링**이 많은 것이 더 맛있으며
빵도 **버터**가 듬뿍 들어간 것이 더 맛있는 것처럼,
지방은 **음식의 맛**을 결정하는 중요한 요소이다.
평소 **총 섭취 열량**의 **38% 정도를 지방으로** 섭취했던 연구 참여자들이
단지 중재군에 배정되었다는 이유만으로
지방 섭취율을 20%까지 급격히 줄이고, 이를 수년간 유지하는 것은
초인적인 사명감과 인내심을 요한다.

The WHI DM Trial failed to test the low-fat diet

WHI DM Trial	Difference in % fat intake between the low-fat vs. usual diet group			
	Baseline	Year 1	Year 3	Year 6
Expected	0	-18%	-18%	-18%
Observed	0	-11%	-10%	-8%

↓

Failed to establish and maintain a substantial difference in % fat intake between the low-fat and usual diet groups.

Prentice et al. JAMA. 2006

만약 이 연구가 **계획대로 진행되었더라면**,
연구 시작 전에는
무작위 배정으로 인해
두 그룹 모두 평균 지방 섭취량이 총 섭취 열량의 38%로 유사했을 것이다.
이후, **연구가 진행되면서**,
중재군은 목표대로 지방 섭취율을 20%까지 줄이고
비중재군은 38%를 유지했다면
두 그룹 간 평균 지방 섭취율 **차이는 약 18%(=20%−38%)로 지속**되었을 것이고,
일반 식단 대비 **저지방 식단의 효과를 명확히 평가**할 수 있었을 것이다.

그러나 **실제 연구 결과**를 보면,
연구 시작 전에는 두 그룹 모두 지방 섭취율이 38%로 비슷했지만,
1년 후 두 그룹 간의 **격차는** 11%에 불과했고
3년 후에는 10%, 6년 후에는 더욱 줄어 8%에 그쳤다.

The WHI DM Trial failed to test the low-fat diet

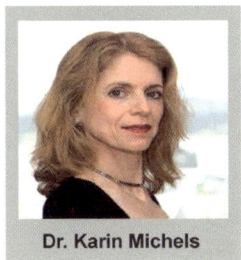

Editorial › Int J Epidemiol. 2006 Aug;35(4):814-6. doi: 10.1093/ije/dyl133. Epub 2006 Jul 17.

The women's health initiative--curse or blessing?

Karin B Michels

"What do we **take away from this mega-trial**?
Randomizing pills and supplements
was compromised by **lack of compliance** and
randomizing dietary recommendations
seemed **next to impossible**."

일반적으로 **지방 섭취량이 급격히 감소**하면
혈중 콜레스테롤이나 중성지방 수치도 함께 변화한다.
따라서 연구 참여자들이 **배정된 식습관을 충실히 이행했더라면**
연구 시작 후 중재군과 비중재군 간 혈중 지질 수치는 **확연히 달라졌을 것이다.**

그러나 **실제** 연구 결과를 보면,
연구 시작 후에도 두 그룹 간 혈중 지질 수치에는 **차이가 거의 없었다.**
이는 중재군과 비중재군 간 **지방 섭취량 차이가 미비했음**을 의미한다.
결국, 지방 섭취와 유방암 발생 간에 **연관성이 관찰되지 않은 이유**는
실제 인과관계의 존재 여부와는 무관하게
연구 참여자들(특히 중재군)의 비순응으로 인해
중재군과 비중재군 간 지방 섭취율 차이가 충분하지 않았기 때문이다.

WHI DM Trial 결과가 발표된 2006년,
Karin Michels 교수님은 이 임상시험에 대한 신랄한 비판을 담은 논문을 발표하며
무작위 배정 임상시험을 통한 식습관 연구는 사실상 불가능에 가깝다고 단언하셨다.

**Nutritional epidemiologic research favors
a long-term, large cohort study
over <u>a short-term small RCT</u>,
because
<u>a long-term follow-up</u> is required
to detect a diet-disease relationship.**

영양 역학 연구 분야에서
소수의 참여자를 단기간 추적 관찰한 무작위 배정 임상시험보다
대규모 참여자를 장기간 추적 관찰한 코호트 연구가 더 선호되는
두 번째 이유는
충분한 추적 관찰 기간의 필요성과 관련 있다.

식이 섭취가 질병 발생에 미치는 영향은
즉각적으로 나타나는 것이 아니라
오랜 기간 누적되어 나타나므로,
그 연관성을 확인하려면 충분한 추적 관찰 기간이 필요하다.

그러나 무작위 배정 임상시험은
장기간 진행 시 비용 부담이 크고, 비순응/교차가 빈번하게 발생하기 때문에
대개 단기간으로 진행된다.
이로 인해, 식이 섭취와 질병 발생 간에 **실제로 인과관계가 존재하더라도**
그 관계가 충분히 드러나지 못해, 연관성이 없다고 잘못 결론 내리기 쉽다.

Long induction period requires long-term follow-up

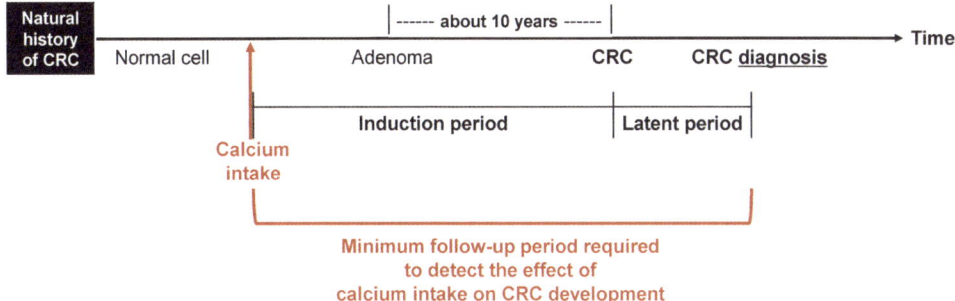

박사 과정 동안 나는 **대장암을 결과변수**로 하는 역학 연구를 주로 수행했다.

정상 세포가 **용종**으로 변형되고, 그 용종이 **암**으로 진행되기까지
수십 년이 걸리므로,
노출변수와 대장암 발생 간의 인과관계를 조사할 때는
대장암 발생 및 진행 과정에서 **노출변수가 작용할 수 있는 시점**을 고려하고
노출변수의 작용이 대장암 발생률 차이로 나타나기까지 필요한
최소한의 추적 기간을 대략적으로 추정하는 것이 매우 중요했다.

특정 **노출이 시작**된 후 **질병이 형성**되고 **진단**되기까지 걸리는 **시간이 길수록**
노출변수와 결과변수 간의 **인과관계를 감지하기 위해서는**
장기간의 추적 관찰 기간이 필수적이다.

따라서 단기간으로 진행되는 무작위 배정 임상시험에서는
잘못된 결론을 도출하기 쉽다.

Long induction period requires long-term follow-up

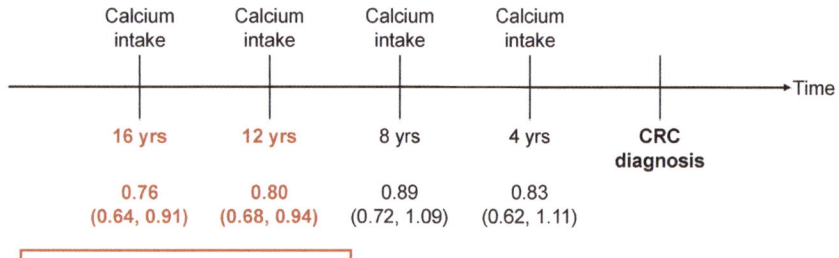

Zhang et al. Int J Cancer. 2016

칼슘 섭취와 대장암 발생 간의 연관성을 예로 살펴보자.

무작위 배정 임상시험을 통해 **칼슘 섭취와 용종 발생 간의 연관성**이 밝혀졌고, 이는 '정상 세포 → 용종 → 대장암'으로 진행되는 과정에서 **칼슘이 용종 형성 이전에 작용할 수 있음**을 의미한다.
용종이 대장암으로 진행하기까지 **약 10년이 걸린다는** 점을 고려하면, **칼슘 섭취**를 통한 **용종 예방**이 **대장암 예방**으로 이어지는 효과를 **확인**하려면 칼슘 섭취 측정 후 **최소 10년 이상의 추적 기간을 두고** 대장암 발생 여부를 조사해야 한다.

Calcium supplement intake and CRC: Cohort study vs. RCT

	Cohort studies	RCTs
Follow-up periods	5-10 years	≤ 4 years
Summary RR	0.91 (0.86-0.98)	1.38 (0.89-2.15)
Conclusion	Benefit of calcium supplements	No benefit of calcium supplements
	Keum et al. Int J Cancer. 2014	Bristow et al. Br J Nutr. 2013

실제로 **칼슘 보충제 섭취와 대장암 발생 간의 연관성을** 조사한 연구들을 살펴보면,

무작위 배정 임상시험은 5년 이하의 짧은 추적 기간을 가졌으며
통계적으로 유의한 연관성이 없다고 결론 내렸다.

반면, **10년에 가까운 추적 기간을 가진 대규모 코호트 연구**에서는
통계적으로 유의한 음의 연관성이 일관되게 관찰되었다.

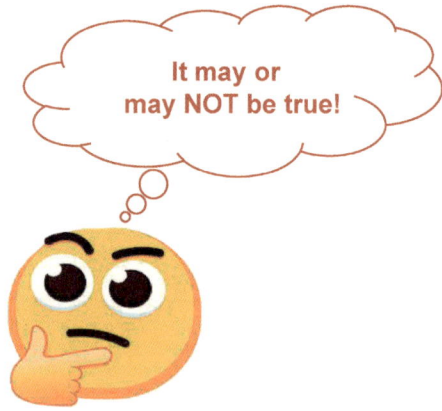

명심하라!

"잘 키운 딸 하나 열 아들 안 부럽다!"는 속담처럼
잘 설계되고 성실히 수행된 대규모·장기간 코호트 연구는
부실하게 진행된 소규모·단기간 무작위 배정 임상시험보다
더 높은 수준의 과학적 근거를 제시할 수 있다.

이제 여러분은
"무작위 배정 임상시험은 역학 연구 설계의 정석이다!"
라는 관용적인 표현에 대해
"It may or may not be true!"
라고 자신 있게 답할 수 있어야 한다.

chapter

8

Bias vs. Effect modification

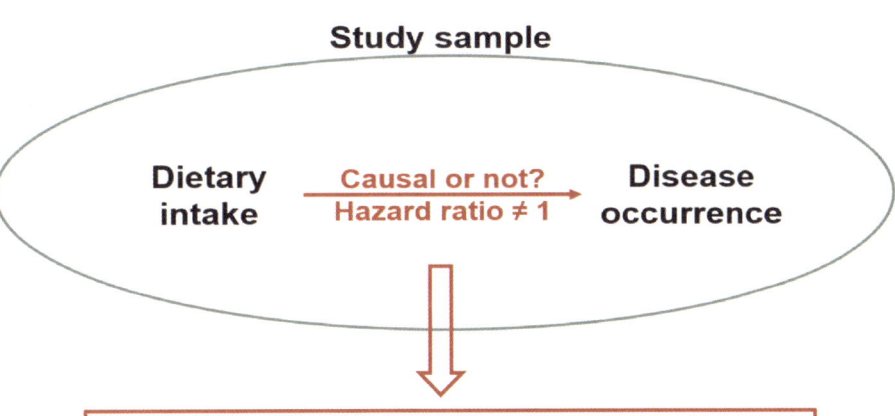

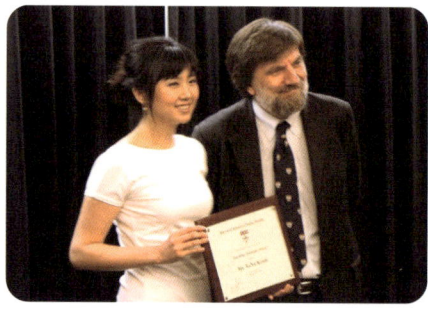

Harvard School of Public Health

In recognition of her commitment and excellence this

Teaching Assistant Award

is presented to

Ms. NaNa Keum

by The Student Body
Wednesday, May 29th 2013

JULIO FRENK
Dean of the Faculty
Harvard School of Public Health

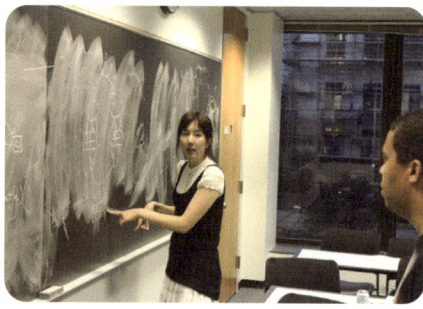

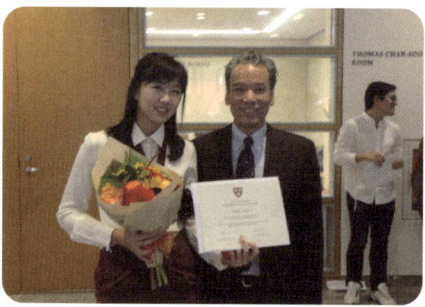

HARVARD UNIVERSITY
CERTIFICATE OF DISTINCTION IN TEACHING

NaNa Keum

has been recognized for excellence in teaching
during the Spring semester of 2014.

This certificate acknowledges a special contribution to the teaching
of undergraduates in Harvard College.

Robert A. Lue
Richard L. Menschel Faculty Director
Derek Bok Center for Teaching & Learning

Jay M. Harris
Dean of Undergraduate Education

DEREK BOK CENTER FOR TEACHING AND LEARNING

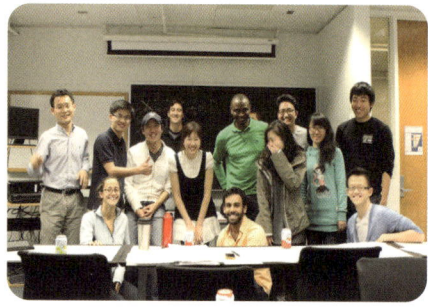

HARVARD UNIVERSITY
CERTIFICATE OF DISTINCTION IN TEACHING

NaNa Keum

has been recognized for excellence in teaching
during the Spring semester of 2015.

This certificate acknowledges a special contribution to the teaching
of undergraduates in Harvard College.

Robert A. Lue
Richard L. Menschel Faculty Director
Derek Bok Center for Teaching & Learning

Jay M. Harris
Dean of Undergraduate Education

DEREK BOK CENTER FOR TEACHING AND LEARNING

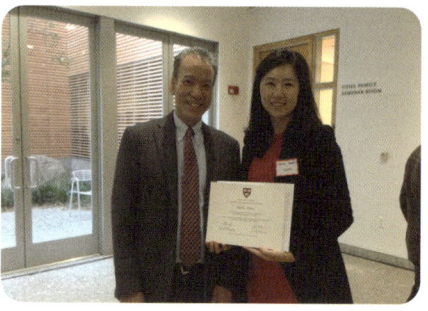

내 삶에서 가장 영예로운 상은 단연 '우수 티칭상'이다.
조교로서 이끌었던 수업에서 학생들의 평가로 선정되는
이 상을 무려 세 번이나 받을 수 있었던 것은
그 시간 속 내가 건넨 진심어린 가르침이
누군가의 배움에 고요히 스며들었기 때문일 것이다.

8. BIAS VS. EFFECT MODIFICATION

Causal inference

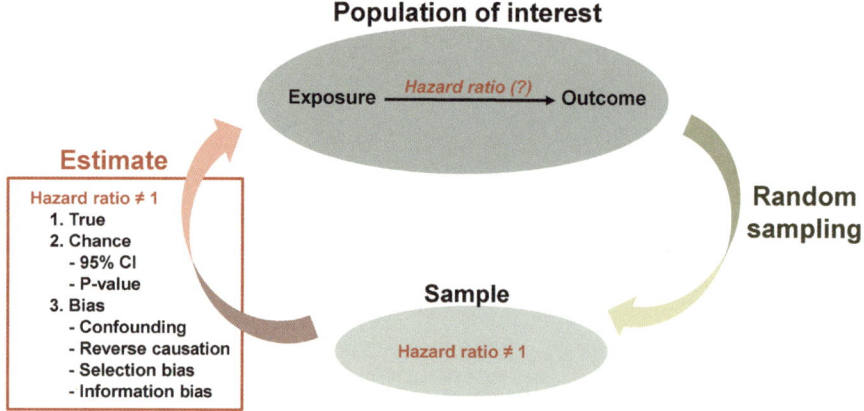

우리가 관심 있는 모집단에서
노출변수와 결과변수 간의 인과관계 여부를 확인하려면,
모집단의 일부인 표본을 대상으로 역학 연구를 수행해 추론해야 한다.

이때 **표본**에서 노출변수와 결과변수 간 **연관성**이 관찰되었다면
그 원인은 크게 세 가지로 나눌 수 있다.
진짜 인과관계! 우연! 바이어스!

표본 변이성에 따른 **우연에 의한 연관성**을 배제하려면,
95% 신뢰구간 또는 **P값**을 참조해야 한다.

바이어스로 인한 **연관성을 배제**하려면,
역학 연구 설계를 고려해
교란, 역인과관계, 선택편향, 정보 바이어스 등을 검토해야 한다.

Epidemiologic research: dislike vs. like

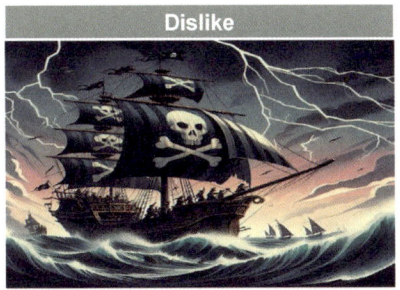

Dislike
- Chance association
- Spurious association due to bias

vs.

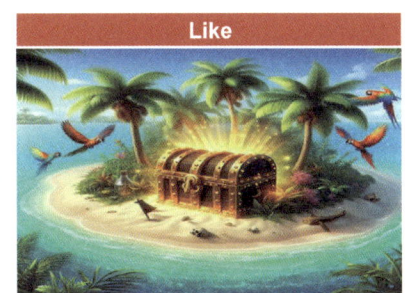

Like
- Effect modification

역학 연구에서,

우연이나 바이어스에 의한 연관성은
배제하고 싶은 대상이지만,

효과변경(effect modification)은
마치 **보물**처럼 **찾아내고 싶은** 존재이다.

Effect modification

- Refers to a **difference** **in the association** between exposure and outcome according to **the level of a 3rd variable (i.e., effect modifier)**
    - e.g., The **association** of alcohol consumption with cirrhosis risk **varies between men** (HR=2.82) and **women** (HR=9.35)
        → The **effect** of alcohol consumption on cirrhosis risk is **modified by sex (=effect modifier)**

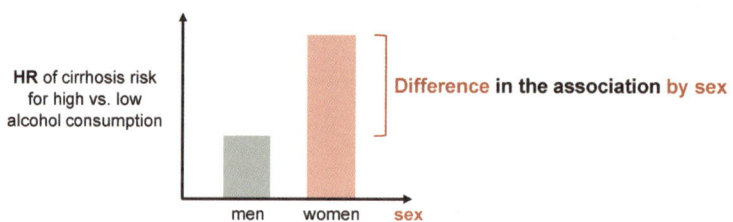

효과변경이란,
동일한 노출변수와 결과변수 간의 **연관성**이
제3의 변수에 따라 달라지는 현상을 뜻한다.
이때 노출변수가 결과변수에 미치는 **효과**를
변화시키는 제3의 변수를 **효과변경인자**(effect modifier)라고 한다.

예를 들어, **음주**가 **간경화 발생**에 미치는 영향을 **성별**에 **따라** 분석해 보니
같은 양의 술을 마시더라도
간경화 발생과의 **연관성**이 다음과 같이 **달랐다**고 가정해 보자.
- 남성: 위험률비=2.82
- 여성: 위험률비=9.35

이때, **성별**은 노출변수도 아니고 결과변수도 아닌 **제3의 변수**로
음주와 간경화 발생 간의 **연관성**이 **성별**에 **따라 다르므로**
두 변수 간의 **연관성**은 **성별**에 따른 **효과변경**이 있고,
성별은 **효과변경인자**에 해당한다.

Effect modification is a biological phenomenon

- Related to the **biological interaction** between **exposure** and **effect modifier**
  - e.g., **Women** metabolize **alcohol** less efficiently than **men** do
    → **Women** are more susceptible to the adverse effects of **alcohol consumption** compared to **men** (i.e., **alcohol consumption** × **sex**)

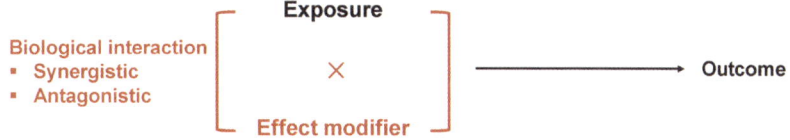

역학 연구에서 연관성이 관찰되면
이를 설명하기 위해 노출변수가 결과변수에 작용하는
생물학적 기전(biological mechanism)을 찾으려고 하듯이,
역학 연구에서 **효과변경**이 발견될 때도
이를 설명하기 위해 **노출변수와 효과변경인자**가 함께 작용하는
생물학적 상호작용(biological interaction)을 찾으려고 노력해야 한다.

그렇다면 앞서 음주와 간경화 발생 간의 **연관성**이
남성보다 **여성에게서 더 강하게** 나타난 **효과변경**은 어떻게 설명할 수 있을까?

여성은 남성보다 체구는 작고 체지방률은 높아 **알코올을 희석할 체수분이 적으며**,
알코올 분해 효소의 활성도도 낮다.
따라서 **여성이 술을 마시면 체내에 알코올이 더 오래** 남아 **악영향이 오래 지속된다**.
즉, 알코올이 체내에서 작용하는 생리적 환경이 성별에 따라 다르기 때문에
같은 양의 술을 마시더라도
음주가 간에 미치는 **영향은 성별에 따라 다르게** 나타날 수 있는 것이다.

3rd variable: confounding vs. effect modification

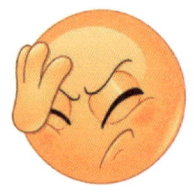 vs.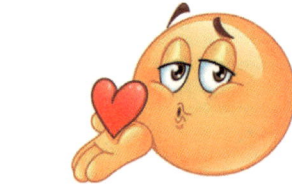

Confounding = bias
Eliminate it!

Effect modification ≠ bias
Discover it!

제3의 변수가
노출변수와 결과변수 간의 **연관성에 영향**을 미치는 **효과변경**을 논할 때
제3의 변수가
노출변수와 결과변수 간에 거짓 연관성을 발생시키는 교란도 함께 떠오를 수 있다.

혼동하지 말아야 할 점은
교란은 바이어스에 해당하지만
효과변경은 바이어스가 아니라는 점이다.

따라서 교란은 제거하도록 노력해야 하지만
효과변경은 **발견**하도록 노력해야 한다.

Effect modification by age

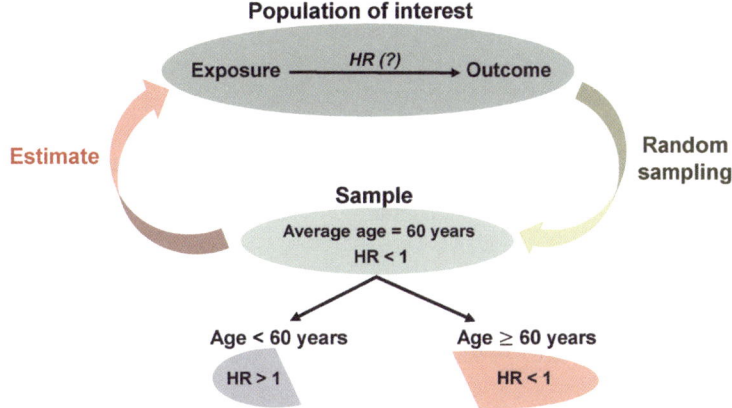

예를 들어, 평균 연령이 60세인 암 환자를 대상으로 한 역학 연구에서
새로 출시된 보충제와 위약이 사망률에 미치는 영향을 비교한 결과,
보충제를 섭취한 암 환자들의 사망률이 더 낮았다고 가정해 보자.

하지만 연구 참여자들을 '60세 미만'과 '60세 이상'으로 **나누어 각각 분석해 보니**,
연령에 따라 정반대의 결과가 나타났다고 하자.
- **60세 미만**: 보충제를 섭취한 암 환자들의 **사망률이 더 높음**
- **60세 이상**: 보충제를 섭취한 암 환자들의 **사망률이 더 낮음**

이는, 암 환자의 보충제 섭취와 사망률 간의 **연관성**이
연령에 따라 달라지는 효과변경이 있음을 시사한다.

여러분이 50대 암 환자라고 가정해 보자.
만약 누군가가 **이 보충제를 섭취하라고 권유**한다면,
여러분은 **어떤 선택**을 하겠는가?

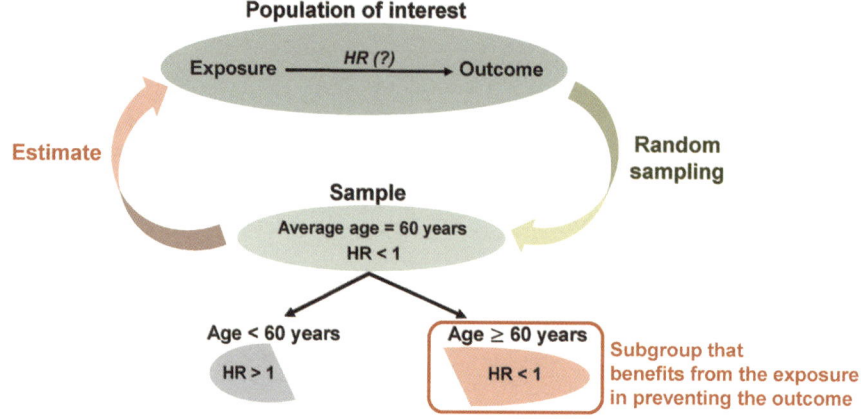

위 연구에서 연령에 따른 효과변경을 발견하지 못했더라면,
전체 연구 참여자를 기반으로 도출된
'보충제 섭취는 암 환자의 사망률을 낮춘다!'는 단편적인 결론만 보고
여러분은 보충제를 섭취했을 것이고, 그 결과 오히려 예후가 나빠졌을 것이다.

하지만 위 연구에서 **연령에 따른 효과변경을 발견**했고
연령에 따라 결과를 각각 제시하였기에,
'60세 미만의 암 환자에서는 보충제 섭취가 **사망률을 높인다!**'는 결론을 보고
여러분은 **보충제를 섭취하지 않았을** 것이다.

이처럼 **효과변경의 발견**은
질병 예방에 있어
특정 식품이 **효과를 보이는** 집단과 **그렇지 않은** 집단을 **식별**할 수 있게 해준다.
이는 식습관 개선을 통한 질병 예방 전략 수립에 있어
각 집단에 맞는 **최적의**(optimal) **맞춤형 식단**을 개발하는 데 기여하며
질병 예방 **효과를 극대화**하고 **부작용을 최소화**하는 데 도움이 된다.

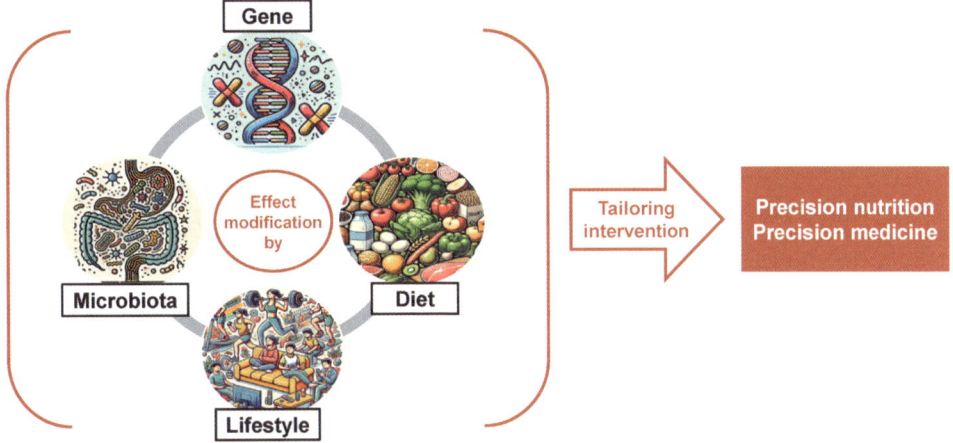

효과변경 발견의 필요성과 중요성은 **현대 의학**의 최신 동향과도 일치한다.

현대 의학은 질병의 예방과 치료에 있어,

<u>모든 사람에게 동일한 방편을 적용하던
기존의 천편일률적인 의료 패러다임</u>에서 벗어나

개인의 유전체 정보, 식생활 습관, 의료 데이터를 기반으로 **맞춤형 전략**을 제시하는
정밀의료(precision medicine) **시대**로 진화하고 있다.

이러한 **정밀의료 발전의 과학적 근간**이 되는 핵심 요소가
바로 **효과변경의 발굴**이다.

Identification of effect modification

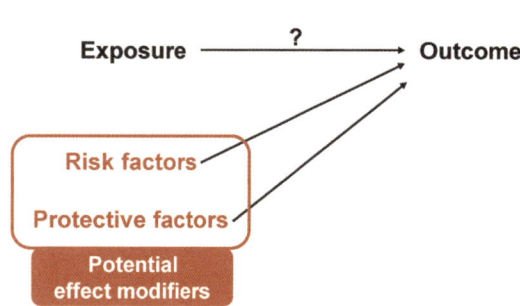

(Step 1)
Compile a list of potential effect modifiers **from established risk/protective factors** of outcome, based on the literature search

(Step 2)
Perform **subgroup analyses, stratifying by** potential effect modifiers

(Step 3)
Provide **biological explanations** for the observed effect modification

역학 연구를 수행할 때
효과변경 여부를 파악하기 위해서는 어떻게 해야 할까?

첫 번째 단계는
해당 노출변수와 결과변수에 대한 **문헌 검색을 통해**
어떤 제3의 변수가 효과변경인자가 될 수 있는지
연구 계획 단계부터 미리 검토하고, **후보 리스트**를 만들어야 한다.

후보를 선정할 때는
질병 발생에 영향을 줄 수 있는 위험/보호인자 중심으로 고려하면 된다.
감염병처럼 특정 병원체에 의해 발생하는 질병과 달리,
비만, 당뇨병, 암, 심혈관질환과 같은 만성질환은
여러 요인들 간의 복합적인 작용에 의해 발생하기 때문에
서로가 서로의 작용에 영향을 미칠 수 있다.
일반적으로 **성별, 연령, 인종, 흡연 및 음주 여부, 폐경 여부(여성)** 등은
대부분의 역학 연구에서 효과변경인자 후보로 포함된다.

Identification of effect modification

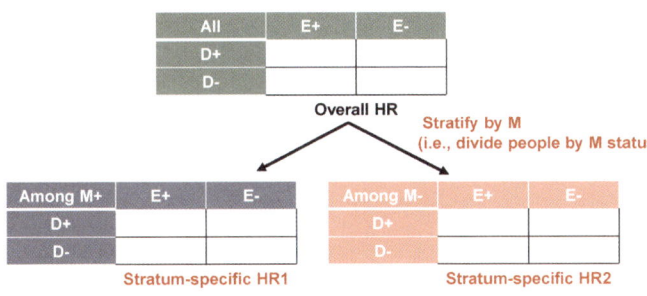

(Step 1)
Compile a list of potential effect modifiers **from established risk/protective factors** of outcome, based on the literature search

(Step 2)
Perform **subgroup analyses, stratifying by** potential effect modifiers

(Step 3)
Provide biological explanations for the observed effect modification

다음 단계는
선별된 제3의 변수에 따라 **층화 분석(subgroup analysis)**을 수행하는 것이다.

연구 참여자 전원을 하나의 그룹으로 간주하고,
노출변수와 결과변수 간의 연관성을 전체적으로 살펴보는 것은
전체 분석(overall analysis)이다.

반면, **제3의 변수에 따라** 연구 참여자를 하위 그룹(subgroup)으로 나눈 뒤,
각 그룹에서 노출변수와 결과변수 간의 **연관성을 개별적으로** 살펴보는 것은
층화 분석이다.
예를 들어, **성별**이 **효과변경인자 후보** 중 하나라면,
남녀가 혼합된 전체 참여자를
남성과 여성으로 나누어 각각의 그룹에서 연관성 지표를 따로 계산하는 것이
층화 분석에 해당한다.

Identification of effect modification

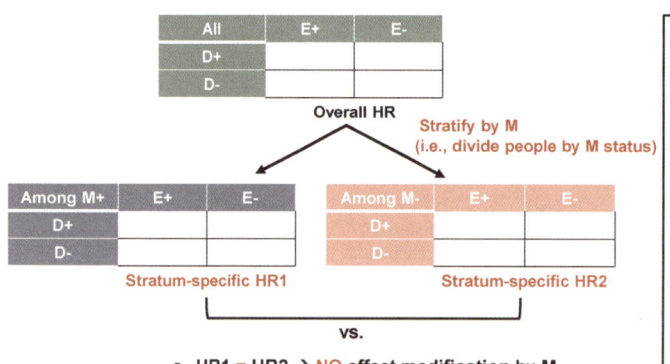

이때 **그룹 간에 연관성 지표 값이 같으면**
효과변경이 **없는** 것이고,
그룹 간에 연관성 지표 값이 다르면
효과변경이 **있는** 것이다.

단, 연관성 지표 값이 **같은지 다른지를 평가**할 때
단순히 값이 정확히 일치하느냐 불일치하느냐의 표면적인 비교가 아니라,
'**통계적으로 유의한 차이**(statistically significant difference)'의 유무를
가설 검정을 통해 판단해야 한다.
이러한 통계적 검정은 심화 역학 과정에서 다루는 주제이므로,
여기서는 이 정도만 간단히 언급하고 넘어가겠다.

Identification of effect modification

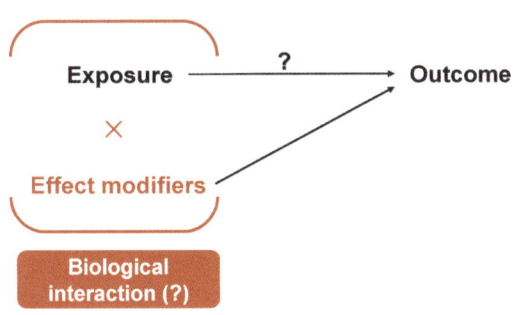

(Step 1) Compile a list of potential effect modifiers **from established risk/protective factors** of outcome, based on the literature search

(Step 2) Perform **subgroup analyses, stratifying by** potential effect modifiers

(Step 3) Provide **biological explanations** for the observed effect modification

마지막 단계는
노출변수와 효과변경인자 간의 생물학적 상호작용을 고려하여
노출변수가 결과변수에 미치는 **영향**이
왜 효과변경인자 하위 그룹에 따라 달라지는지를 설명할 수 있어야 한다.

이러한 설명은 **논문 작성 시**
고찰(Discussion) 부분에서 **반드시 포함**되어야 할 핵심 요소이며,
해당 연구 결과의 **생물학적 타당성**을 뒷받침하는 근거가 된다.

만약, 효과변경을 설명할 수 있는
과학적 근거나 생물학적 기전을 찾지 못한다면,
연구에서 관찰된 효과변경은
실제 현상이 아니라 단순한 우연에 의한 결과일 수도 있다.

Major patterns of effect modification

Overall analysis	Subgroup analysis	
Overall HR	Stratum-specific HR1	Stratum-specific HR2
Association	**Stronger** association	**Weaker** association
Association	Association	**No** association
No association	**Positive** association	**Inverse** association
No association	Association	**No** association

층화 분석을 통해 발견되는 **다양한 효과변경 패턴** 중 **대표적인 네 가지**는 다음과 같다.

- **전체 분석**에서 연관성이 **있고**,
  층화 분석 시 한 그룹에서는 연관성 **강하고**, 다른 그룹에서는 연관성이 **약해**
  노출변수 **효과의 크기**에서 **차이**가 나는 경우
- **전체 분석**에서 연관성이 **있고**,
  층화 분석 시 한 그룹에서는 연관성이 **있고**, 다른 그룹에서는 연관성이 **없어**
  노출변수 **효과의 존재 여부**에서 **차이**가 나는 경우
- **전체 분석**에서 연관성이 **없고**,
  층화 분석 시 한 그룹에서는 **양의 연관성**, 다른 그룹에서는 **음의 연관성**이 있어
  노출변수 **효과의 방향성**에서 **차이**가 나는 경우
- **전체 분석**에서 연관성이 **없고**,
  층화 분석 시 한 그룹에서는 연관성이 **있고**, 다른 그룹에서는 연관성이 **없어**
  노출변수 **효과의 존재 여부**에서 **차이**가 나는 경우

General structure of epidemiologic research paper

Table number	Study participants	Contents	What to look for?
Table 1	All	Characteristics of **study population**	**Distributions of 3rd variables** (i.e., potential confounders and effect modifiers) according to **exposure categories**
Table 2	All	**Main** results from **overall analysis**	An **association** between **exposure** and **outcome**
Table 3	Subgroups	Results from **subgroup analysis**	**Effect modification** by 3rd variables

효과변경이 존재하는 경우,
동일한 노출변수와 결과변수 간의 **연관성이**
하위 그룹에 따라 다르게 나타나기 때문에
하위 그룹별로 연관성을 **따로 보고**하는 것이 필수적이다.

이를 반영하여, 일반적으로 **역학 연구 논문**은 다음과 같은 구성을 가진다.

Table 1은 전체 연구 참여자의 전반적인 특성을 묘사하기 위해
노출변수에 따라 제3의 변수(교란변수, 효과변경인자)의 분포를 보여준다.

Table 2는 전체 분석에서 관찰된
노출변수와 결과변수 간의 단일 연관성을 보여준다.

Table 3은 **층화 분석**에서 관찰된
하위 그룹별 노출변수와 결과변수 간의 **연관성을 각각** 보여줌으로써
효과변경 여부를 확인할 수 있도록 한다.

3rd variable: confounders vs. effect modifiers

- Both **confounders** and **effect modifiers** involve the influences of **3rd variables**

- Confounders and effect modifiers are **distinct** concepts
→ For a given exposure and outcome,
  the same 3rd variable could act as **both, either, or neither**

3rd variable	
Confounder	Effect modifier
Yes	Yes
Yes	No
No	Yes
No	No

지금까지 살펴본 것처럼

교란이란 바이어스와 **효과변경**은 서로 **별개의 개념**이므로,

교란변수와 **효과변경인자** 역시 서로 **독립적**이다.

즉, 하나의 **제3의 변수**는

- 교란변수와 효과변경인자 **모두로** 작용할 수도 있고
- **둘 중 하나로만** 작용할 수도 있으며
- 둘 중 **어느 것도 아닐** 수 있다.

Internal validity(=no bias) vs. external validity(=no effect modification)

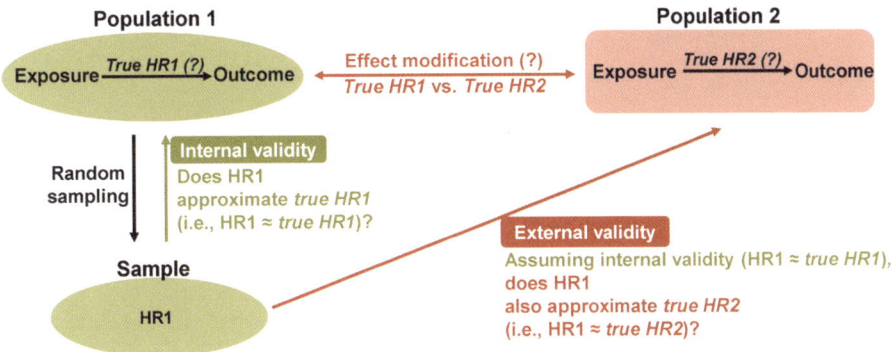

역학 연구에서 관찰된 **연관성을 해석**할 때에도,
바이어스와 **효과변경**은 서로 **다른 측면에 대한 답**을 제시한다.

바이어스의 유무는
연구 결과의 타당성과 관련된 개념으로,
표본에서 관찰된 노출변수와 결과변수 간의 연관성이
바이어스가 아니라 실제 인과관계에 의한 것일 때
표본에서 나온 연구 결과는 내적 타당성(internal validity)을 가진다고 표현한다.
이러한 내적 타당성이 확보되어야
표본에서 관찰된 연관성이 모집단의 실제 연관성을 정확하게 추정할 수 있다.

반면, **효과변경의 유무**는
연구 결과를 **다른 모집단에 일반화할 수 있는지**(generalizability)와 관련된다.
표본에서 관찰된 연관성에 **제3의 변수에 의한 효과변경이 없어**
그 연관성을 해당 모집단 외 **다른 모집단에도 적용**할 수 있다면,
표본에서 나온 연구 결과는 **외적 타당성**(external validity)을 가진다고 표현한다.

Internal validity

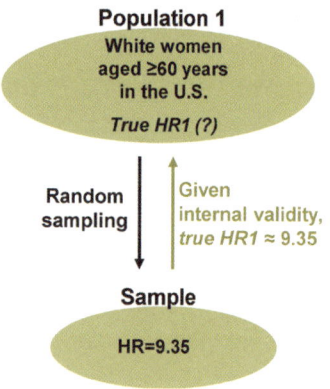

예를 들어, 미국에 거주하는 60세 이상 백인 여성으로부터
10,000명을 무작위로 추출하여 표본을 형성한 뒤,
음주가 간경화 발생에 미치는 영향을 조사한 결과
위험률비가 9.35로 추정되었다고 가정해 보자.

이 연구가 바이어스를 최소화하여 결과의 내적 타당성이 높은 경우,
표본에서 관찰된 '위험률비=9.35'라는 양의 연관성은
해당 모집단인 '미국의 60세 이상 백인 여성 전체'에게 일반화할 수 있다.

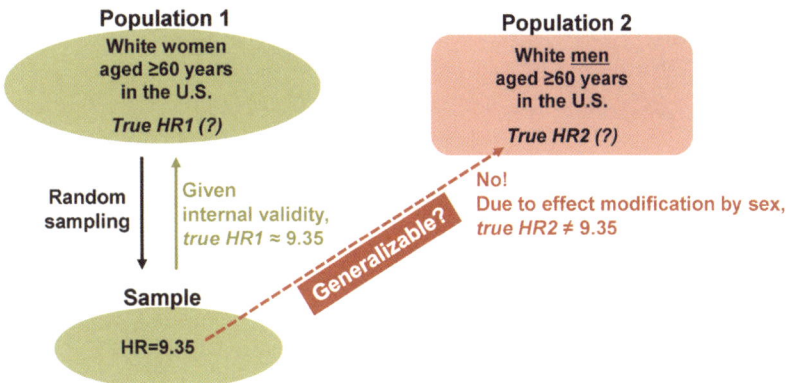

그렇다면 '위험률비=9.35'를
'미국의 60세 이상 백인 남성 전체'에게 일반화할 수 있을까?

만약, 음주와 간경화 발생 간의 **연관성이 성별에 관계없이 동일**하여
성별에 따른 효과변경이 존재하지 않는다면,
'위험률비=9.35'라는 결과는 **성별에 관계없이 외적 타당성**을 갖는다.
따라서 '위험률비=9.35'를 '미국의 60세 이상 백인 남성 전체'에 적용할 수 있다.

하지만 앞서 언급했듯이 음주가 간경화 발생에 미치는 영향은
남성보다 **여성에서 더 강하게** 나타나므로
성별에 따른 효과변경이 존재한다.
즉, '위험률비=9.35'라는 결과는
표본과 동일한 성별을 가진 집단에 대해서만 **외적 타당성**을 갖는다.
따라서 '미국의 60세 이상 백인 **여성**'에서 추정된 '위험률비=9.35'라는 결과는
아무리 내적 타당성이 높은 정확한 결과라 하더라도
'미국의 60세 이상 백인 **남성** 전체'에게는 일반화할 수 없다.

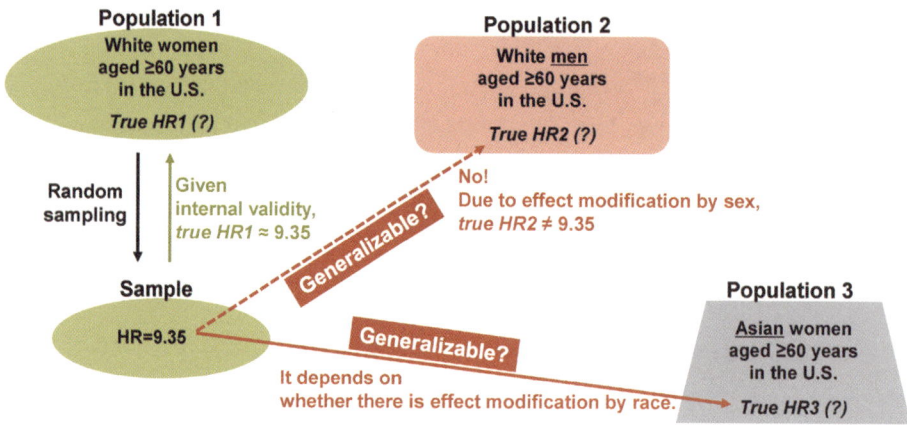

그렇다면, '위험률비=9.35'를
'미국의 60세 이상 동양인 여성 전체'에게는 일반화할 수 있을까?

만약, 음주와 간경화 발생 간의 **연관성에 대해**
인종에 따른 효과변경이 존재하지 않는다면,
'위험률비=9.35'라는 결과는 **인종에 관계없이 외적 타당성**이 있으므로
'위험률비=9.35'를 '미국의 60세 이상 동양인 여성 전체'에 **적용**할 수 있다.

하지만 음주와 간경화 발생 간의 **연관성에 대해**
인종에 따른 효과변경이 존재한다면,
'위험률비=9.35'라는 결과는
표본과 동일한 인종 집단에 대해서만 **외적 타당성**을 갖는다.
따라서 '미국의 60세 이상 **백인** 여성'에서 추정된 '**위험률비=9.35**'라는 결과는
아무리 내적 타당성이 높은 정확한 결과라 하더라도
'미국의 60세 이상 **동양인** 여성 전체'에게는 일반화할 수 없다.

In the absence of effect modification by M, sample results can be generalized to populations with different distributions of M

이렇듯 효과변경의 유무에 따라

한 역학 연구에서 도출된 결과가

해당 모집단 외 다른 모집단으로 일반화할 수 있는지 여부가 결정된다.

Internal validity vs. external validity vs. transportability

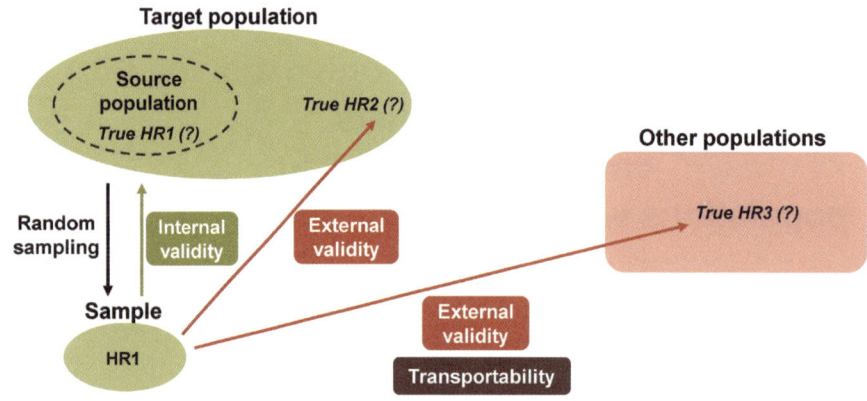

참고로, 설명의 단순화를 위해 **근원모집단**과 **목표모집단**이 동일하다 가정하고,
이를 **모집단**으로 통일하여 지칭해 왔다(참조: 챕터 6).
그러나 실제 연구에서는
표본이 추출된 **근원모집단**이 궁극적인 **목표모집단**을 대표하지 못할 수도 있다.
이 경우, 두 모집단 간 **제3의 변수들**의 분포가 다를 수 있으므로,
표본에서 얻은 연구 결과를 해당 **목표모집단**으로 **일반화**할 때에도
효과변경의 유무를 고려하여 **외적 타당성을 평가**해야 한다.

물론, **표본의 연구 결과**를 **특성이 다른 목표모집단**으로 **일반화**하고자 할 때에는
효과변경 유무를 고려한 **외적 타당성 평가**가 특히 중요하며,
이러한 일반화 가능성을 **전이 가능성**(transportability)이라 칭하기도 한다.

위 내용을 **요약**하자면 다음과 같다.
- 표본 → 근원 모집단: 내적 타당성 고려
- 표본 → 해당 목표 모집단: 외적 타당성 고려
- 표본 → 다른 목표 모집단: 외적 타당성(전이 가능성) 고려

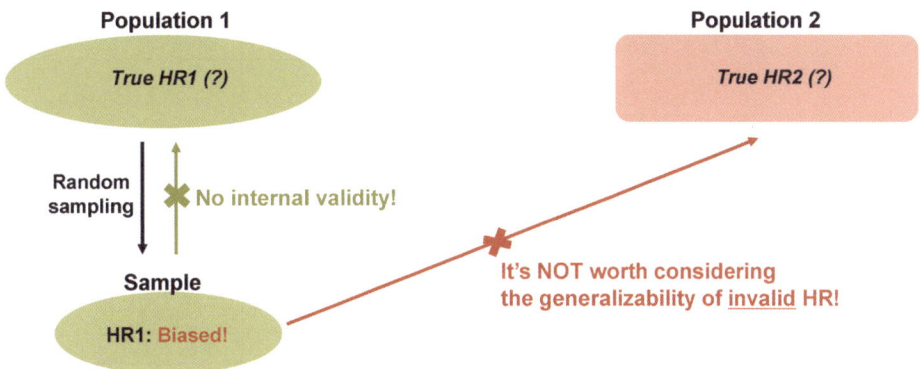

내적 타당성과 **외적 타당성**은 모두 중요한 개념이지만,
외적 타당성에 앞서 내적 타당성이 우선되어야 한다.

예를 들어, 성별이나 인종에 따른 **효과변경이 없어**
남성, 여성, 백인, 흑인, 동양인 **모두에게 연구 결과를 적용할 수 있더라도**,
연구 결과 자체가 바이어스로 인해 왜곡된 것이라면
결국은 잘못된 값을 **일반화**하는 것에 불과하다.
틀린 값을 **모집단에 일반화하면** 그 결과도 여전히 틀리기 때문에
외적 타당성은 무의미해진다.

따라서 연구 결과의 **외적 타당성을 고려하기에 앞서**
먼저 내적 타당성이 확보되어야 한다.

Table 1 speaks volumes!

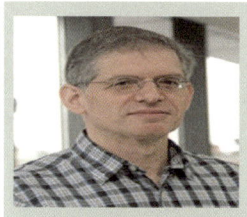

Dr. Edward Giovannucci

"**Make the most of the descriptive data presented in Table 1.**
Table 1 is worth a thousand words."

Table 1. Characteristics of study participants

Characteristics	E+	E-
Age (years)	Mean(sd*)	Mean(sd)
Sex		
male	%	%
female	%	%
Body mass index (kg/m^2)	Mean(sd)	Mean(sd)
Exercise (hours/week)	Mean(sd)	Mean(sd)
Smoking status		
current smoker	%	%
past smoker	%	%
never smoker	%	%
Alcohol intake (g/week)	Mean(sd)	Mean(sd)
...	...	...

*sd: standard deviation

박사 과정 시절, 연구 분석 결과에 대해 논의하기 위해
Edward Giovannucci 교수님과 미팅을 할 때면,
교수님께서는 **항상 Table 1을 가장 유심히 살펴보셨다**.
역학 초보자였던 나는 Table 1은 그저 대충 훑고 지나갔고,
노출변수와 결과변수 간의 연관성 유무를 알려주는 Table 2와
그 연관성에 효과변경이 있는지를 보여주는 Table 3에만 모든 관심을 쏟았기에,
마치 **매직아이를 보듯 Table 1을 바라보시는** 교수님의 모습이 무척 인상 깊었다.
그래서 언젠가 그 이유를 여쭤본 적이 있었다.

그때 교수님께서는 이렇게 답변하셨다.
"Table 1은 노출변수의 각 그룹(category)에 따라
연구 참여자들의 **나이, 성별, 인종, 가족력 여부, 식생활 습관** 등의 분포를 보여주는데,
이러한 제3의 변수들은 교란변수 또는 효과변경인자가 될 수 있단다.
그렇기에 Table 1에서 이들의 분포를 유심히 살펴보면,
어떤 변수가 중요한 교란변수가 될 가능성이 있는지
또 **어떤 변수가 효과변경인자로 작용할 수 있을지**를 가늠하는 데 큰 도움이 된단다!"

Examine Table 1 as if you are looking at a Magic Eye picture!

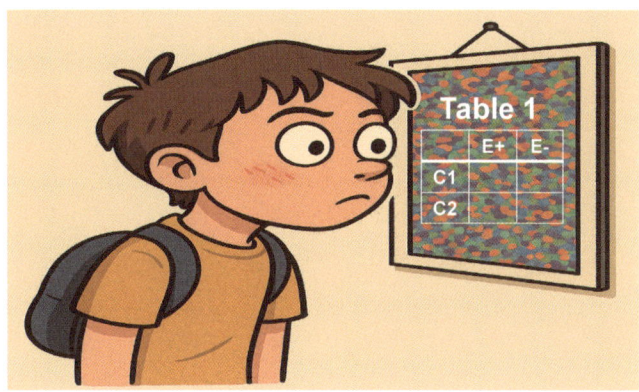

당시 교수님의 답변을 듣고 속으로 감탄했던 내가 생각난다.

그 이후로 나 역시 Table 1을 좀 더 깊이 살펴보려고 노력해 왔고
교수님께서 하셨던 말씀이 어떤 의미였는지 점점 더 잘 알게 되었다.

Table 1은 단순히 **연구 참여자의 특성을 묘사**하는 데 그치지 않고,
연구 결과의 **내적 타당성과 외적 타당성**에 대한 **중요한 단서**를 담고 있다.

그러니 여러분도 앞으로 역학 논문을 읽거나 분석할 때
마치 매직아이를 보듯 Table 1을 찬찬히 들여다보며
Edward Giovannucci 교수님께서 전해주신 **통찰의 의미를 직접 느껴보길** 바란다.

chapter

9

Meta-analysis

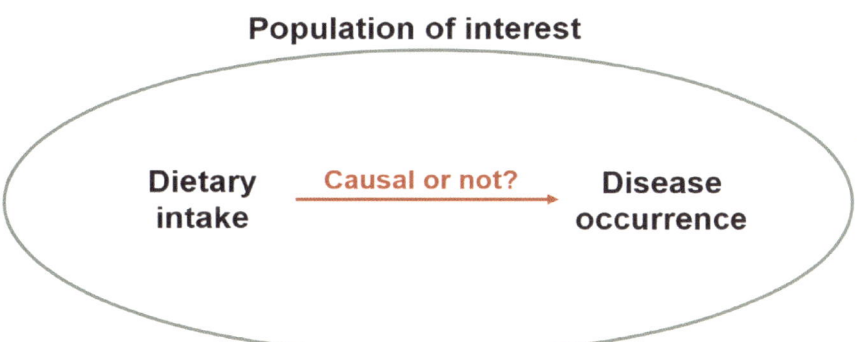

Some studies report the association is positive!
Other studies claim the association is inverse!
Yet, other studies find the association is null!

So, what is the true relationship after all?

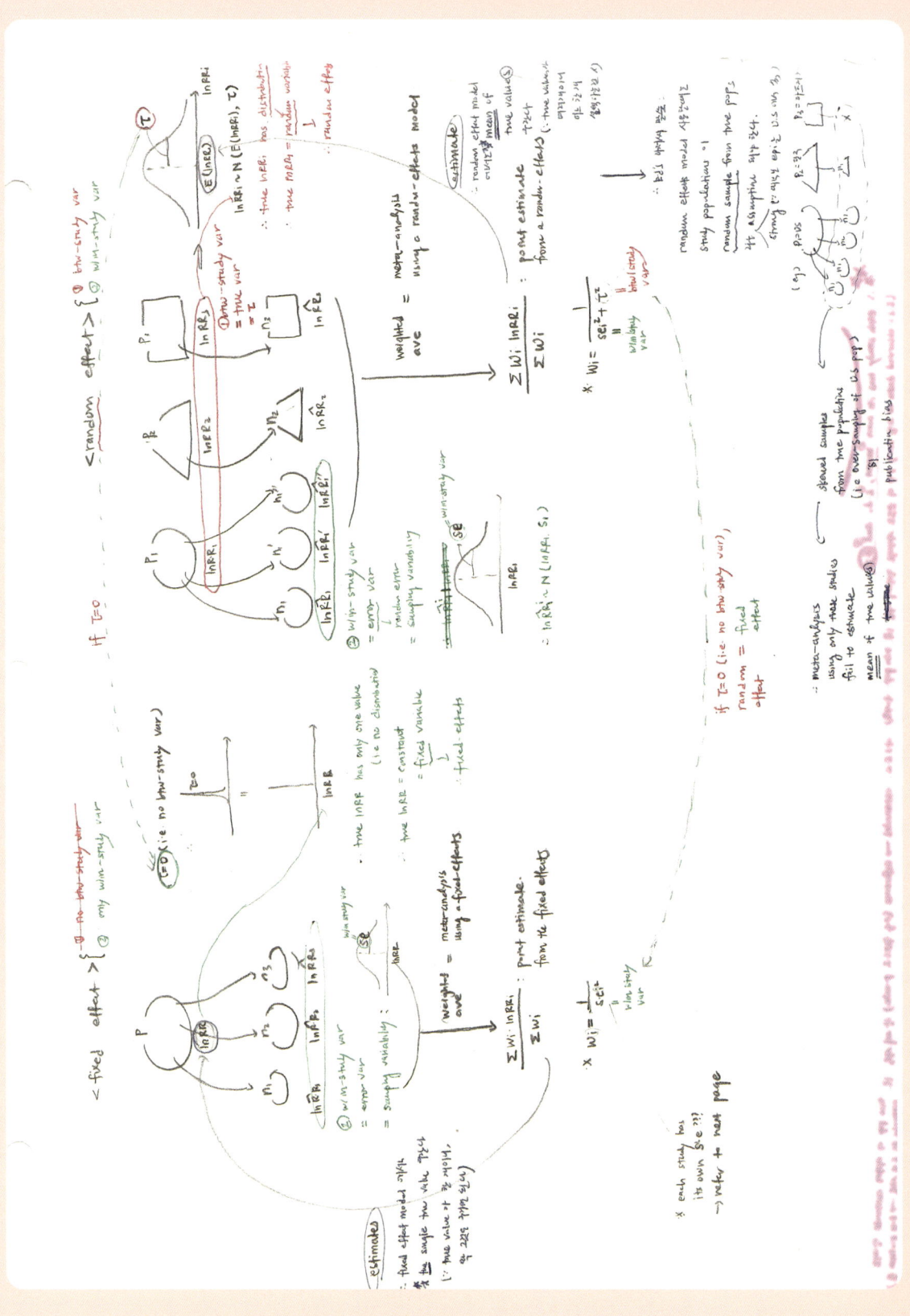

메타분석의 두 핵심 방법론을 비교하며 이해하려 애쓰던 시간들.
그 흐름을 따라가며 도식화했던 이 노트 한 장에
그때의 집중과 고민이 그대로 남아 있다.

9. META-ANALYSIS

Make a difference!

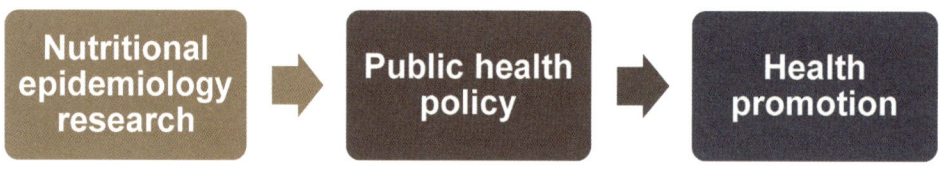

박사 학위로 **역학**이란 학문을 전공하며 늘 마음속에 품고 있던 **화두**가 있었다.
'내가 배운 **지식**을 바탕으로 **어떻게 세상을 이롭게 할 수 있을까?**'
내가 혼신의 힘을 다해 연마하는 이 학문이
단지 학위를 위한 공부나 논문을 쓰기 위한 수단으로만 여겨지길 원치 않았다.

사실, **영양 역학자**로서 **행운**이라고 느끼는 점은 많다.

첫째, **식이 섭취와 건강**은 누구에게나 **중요한 일상적인 문제**이기 때문에
영양 역학은 **내 삶과도 직결되는 매우 실용적인 학문**이라는 점이다.

둘째, 영양 역학 연구 결과는 **식생활 지침과 다양한 공중보건 정책의 근간**이 되므로,
연구 결과가 사회에 **실질적인 영향**을 줄 수 있다는 측면에서
학문에 대한 강한 **자부심**을 느낄 수 있다는 점이다.

그렇다면 **영양 역학**이라는 학문은 **어떻게 대중의 건강 증진에 기여**할 수 있을까?
이제, 구체적인 예시를 통해 그 해답을 살펴보자.

Assignment
Summarize scientific evidence on the relationship between calcium supplement intake and colorectal cancer risk!

한국인의 대장암 발생률은
2018년 기준으로 전 세계 2위를 기록할 정도로 급증했다.

이에 대한 대책을 마련하기 위해
질병관리청은
대장암 예방에 도움이 될 수 있는 식품을 조사하는 프로젝트를 시작했다고 가정해 보자.

그리고 이제, 여러분에게 다음과 같은 과제가 주어진다.
"칼슘 보충제 섭취가 대장암 발생에 미치는 영향을 조사하고,
그 결론을 한 페이지로 요약하여 제출하세요."

그렇다면, 여러분은 이 과제를 **어떻게 수행**할 것인가?

Hierarchy of epidemiologic study designs by strength of evidence

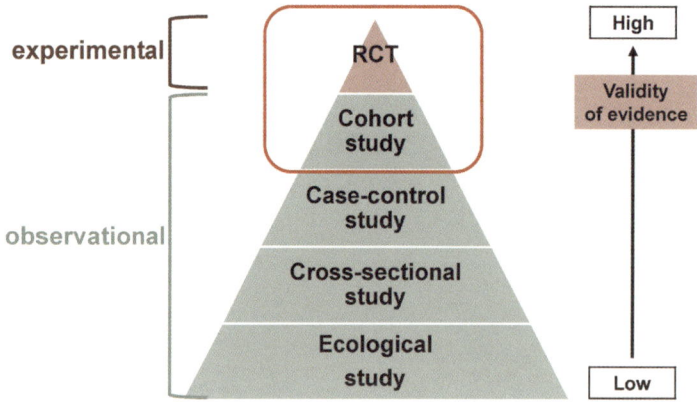

역학 연구에서 **과학적 근거 수준이 높은 결과**를 제시할 수 있는 **연구 설계**에는
관찰 연구의 최고봉인 **코호트 연구**와
무작위 배정 임상시험이 있다.

칼슘 보충제 섭취가 **용종**을 예방하고, 나아가 **대장암**을 예방하는지를 확인하려면
충분히 긴 추적 기간을 가진 연구를 참고하는 것이 **필수적**이다.
이에 따라, 대개 소규모로 단기간 수행되는 무작위 배정 임상시험이 아닌,
대규모로 장기간 수행된 **코호트 연구**를 **선별**하여
이들 논문을 바탕으로 **최종 결론**을 내리고 보고서를 작성했다고 가정해 보자.

과연, 이러한 연구 방식은 올바른 접근법일까?

Cherry picking fallacy

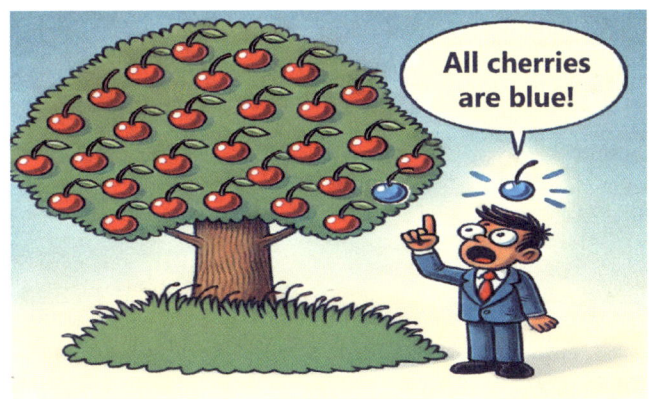

얼핏 보기에는 논리적이고 합리적으로 보일 수도 있지만,
이러한 방식은 **편향된 결론에 이를** 가능성이 높은 **잘못된 접근법**이다.
왜냐하면 칼슘 보충제 섭취에 **긍정적인 입장**을 가진 연구자는
그 효과를 입증하는 논문만 선택할 가능성이 높고,
반대로 칼슘 보충제 섭취에 **회의적인 입장**을 가진 연구자는
효과가 없다는 결론을 제시한 논문만을 선택할 수 있기 때문이다.

이처럼 **자신의 가설이나 신념을 지지하는 연구 결과만 선택**하고
그에 반하는 연구 결과는 배제하는 행위는
마치 체리 나무에서 **잘 익은 체리만** 수확하고
덜 익은 체리는 남겨두는 것과 유사하다.
이러한 **선택적** 자료 해석 행위를 '**체리 따기**(cherry picking)'라고 한다.

Systematic review and meta-analysis

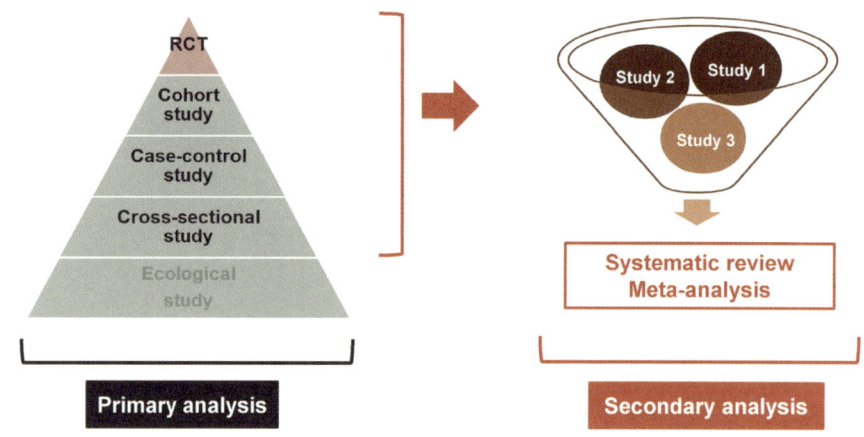

주어진 과제를 정확히 수행하기 위해서는
PubMed나 EMBASE와 같은 **국제 학술 논문 데이터베이스**를 활용해
칼슘 보충제 섭취가 대장암 발생에 미치는 영향을 조사한 **모든 논문을 찾은 뒤**,
이들을 서술형으로 요약하는 **체계적 고찰**(systematic review)이나
통계적으로 통합하는 **메타분석**(meta-analysis)을 수행해야 한다.

참고로, 역학 연구 설계 피라미드에 포함된
단면 연구, 환자-대조군 연구, 코호트 연구, 무작위 배정 임상시험과 같이
연구자가 직접 연구 대상자를 모집하고, 개인 단위의 데이터를 수집하여
노출변수와 결과변수 간의 연관성을 분석하는 방식을
1차 분석(primary analysis)이라고 한다.

반면, **체계적 고찰** 및 **메타분석**처럼
이미 발표된 연구에서 **결과를 추출**하여 이를 검토하고 **요약**하는 방식은
2차 분석(secondary analysis)이라고 한다.

To write great papers, read many great papers!

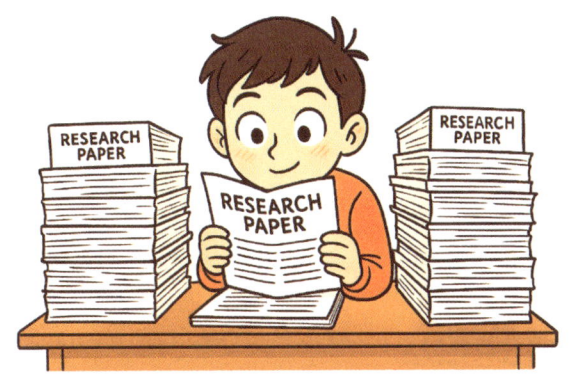

박사 과정 시절, 나는 메타분석 수행을 특히 좋아했다.
동일한 노출변수와 결과변수를 다룬 **특정 주제**에 대해
기존에 발표된 **모든 논문**을 하나하나 읽어 나가다 보면,
해당 주제의 **연구가 어떻게 변화해 왔는지**를 이해할 수 있을 뿐 아니라
깊이 있는 전문 지식도 자연스럽게 쌓을 수 있기 때문이다.
특히, **서로 다른 결과**를 보고한 논문들을 조합해
하나의 종합적인 결론을 도출하는 과정은
마치 **퍼즐**을 맞추는 것 같은 즐거움을 안겨주었다.

'모방은 창조의 어머니'라는 말처럼
좋은 논문을 많이 읽어야 좋은 논문을 쓸 수 있는 법이다!
메타분석을 수행하다 보면
논리적으로 잘 구성된 논문뿐 아니라 **부족한 점이 있는 논문**도 접하게 되므로,
비교와 대조를 통해 자연스럽게 **좋은 논문에 대한 안목**이 생긴다.
그래서 나는 **논문 작성**을 처음 시작하는 학생들에게
많은 논문을 읽게 되는 **메타분석 수행을 적극 권장**하고 싶다.

Meta-analysis and forest plot

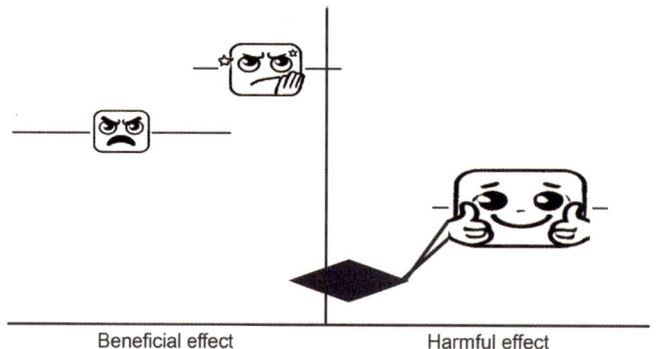

메타분석은
기존에 발표된 논문들로부터 **연관성 지표와 95% 신뢰구간**을 추출하고
이들의 **평균**에 해당하는 **최종 연관성 지표와 최종 95% 신뢰구간**을 도출하여
노출변수와 결과변수 간의 **인과관계 여부를 평가**하는 연구 방법이다.

이 과정에서 '단순 평균'이 아닌 '**가중 평균(weighted average)**'을 적용한다.
이는 **표본 크기가 크고 결과의 신뢰도가 높은 연구에 더 큰 가중치를 부여**함으로써
양질의 연구 결과가 최종 결과에 더 많이 반영되도록 하기 위함이다.

메타분석 결과는 '**숲 그림(forest plot)**'을 통해 **시각적**으로 표현한다.
사각형의 중심과 수평선은 각 연구의 **연관성 지표와 95% 신뢰구간**을 나타내고,
사각형의 크기는 해당 연구에 부여된 **가중치의 크기**를 나타낸다.
가장 아래에 위치한 **마름모의 중심과 가로 폭**은
메타분석을 통해 도출한 **최종 연관성 지표와 최종 95% 신뢰구간**을 나타낸다.

Garbage in! Garbage out!

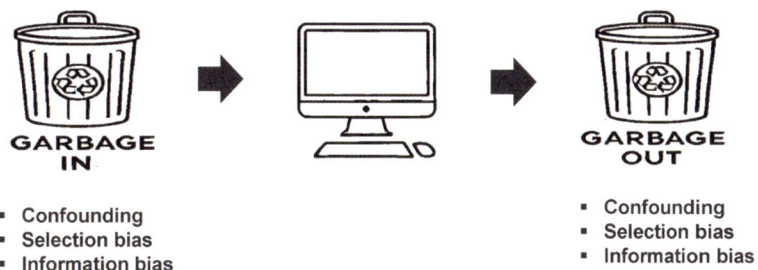

다른 역학 연구 설계와 마찬가지로,
메타분석에서도 **바이어스**가 발생할 수 있다.

첫째, 'Garbage in! Garbage out!'이라 표현되는 바이어스로,
메타분석에 포함된 개별 연구 결과 자체에 바이어스가 존재할 경우
이들의 평균값인 **메타분석 결과 역시 바이어스를 내포**하게 되는 현상을 의미한다.
이는 마치 각 수강 과목에서 받은 성적이 정확해야만
이들의 평균값인 **총 학점도 정확**할 수 있는 것과 같은 원리이다.

역학 연구는 **연구 설계에 따라 바이어스에 대한 취약성**이 다르기 때문에
연구 결과의 과학적 근거 수준도 달라진다.
따라서 **메타분석도 연구 설계에 따라 구분하여 수행**하는 것이 일반적이다.
특히, 'Garbage in! Garbage out!' 바이어스를 **최소화**할 수 있는
코호트 연구의 메타분석 결과나 무작위 배정 임상시험의 메타분석 결과는
타당성이 높은 근거로서 우선적으로 고려된다.

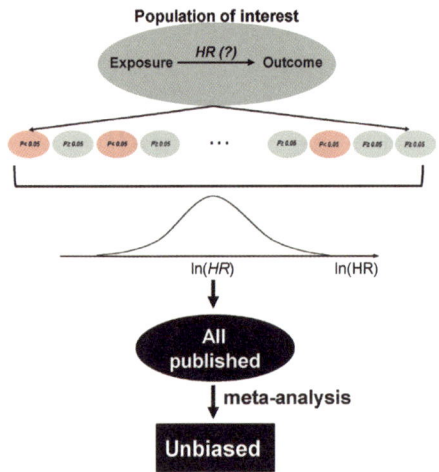

메타분석에서 흔히 발생할 수 있는 **두 번째 바이어스**는
논문 출판과 관련된 일종의 **선택 바이어스**로
출판편향(publication bias)이라고 한다.

표본분포의 원리에 따르면,
하나의 모집단에서 동일한 크기의 표본을 무작위로 여러 번 추출했을 때
각 표본에서 계산된 연관성 지표의 로그값 분포는
모집단의 실제 연관성 지표의 로그값을 중심으로 좌우 대칭을 이룬다.

따라서 모든 표본에서 나온 연관성 지표들을 빠짐없이 포함해 평균을 계산하면
모집단의 실제 연관성 지표를 정확하게 추정할 수 있다.

그러나 '체리 따기'처럼 **일부 표본**의 결과만 **선택적으로 사용**하면
표본분포의 좌우 대칭 구조가 깨지게 되므로,
편향적으로 선택된 연관성 지표들의 **평균값**은
모집단의 실제 연관성 지표 값을 **왜곡하여 추정하게 된다.**

Publication bias

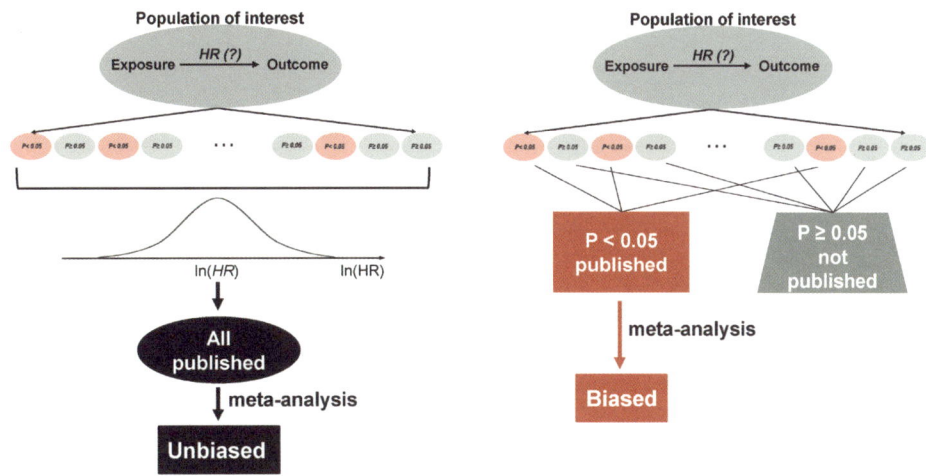

앞서 설명한 내용을 **연구 출판**과 관련지어 생각해 보자.

모집단에서 표본을 추출해 연구를 수행했다면,
결과에 관계없이 모두 논문으로 출판되어야 한다.
그래야만 각 논문에서 추출된 연관성 지표들의 평균값인 메타분석 결과가
노출변수와 결과변수 간의 인과관계 여부를 정확하게 평가할 수 있다.

하지만 **현실**에서는
연구가 수행되더라도 **모든 연구 결과가 논문으로 출판되는 것은** 아니다.
통계적으로 유의한 결과는 논문으로 **출판되기 쉽지만**,
통계적으로 유의하지 않은 결과는 논문으로 **출판되지 못할 가능성이 높다**.
그 결과, 모든 연구 결과가 아닌 **편향된 일부 결과**만 **메타분석에 포함되어**,
평균값을 계산하더라도
모집단의 실제 연관성을 정확하게 추정할 수 없다.

Checking for publication bias: funnel plot

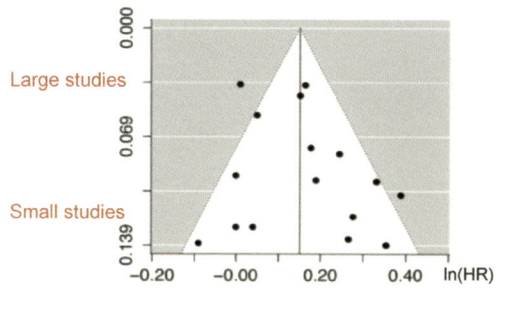
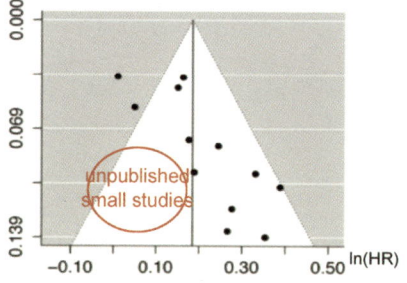

symmetrical funnel
→ **no** evidence of **publication bias**

asymmetrical funnel
→ evidence of **publication bias**

따라서 메타분석을 수행한 후에는
분석에 포함된 각 연구의 **연관성 지표 로그값**이
전체 평균값을 중심으로
표본 크기가 유사한 연구들 내에서 **좌우 대칭**을 이루는지 확인해야 한다.

이러한 **좌우 대칭 여부를 시각적으로 평가**할 수 있도록 도와주는 도구가
바로 **깔때기 그림**(funnel plot)이며,
다음과 같이 **출판편향의 존재 여부를 확인**하는 데 활용된다.
- 좌우 **대칭** → **출판편향**이 존재한다는 증거가 **없음**
- 좌우 **비대칭** → **출판편향**이 존재한다는 증거가 **있음**

Meta-analyses by study design

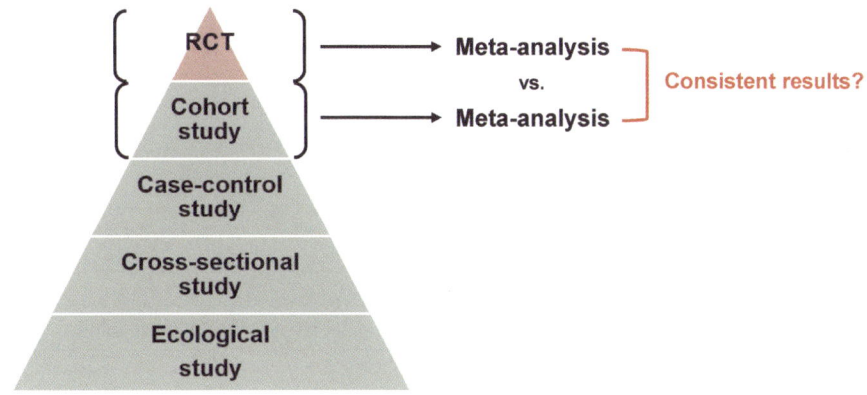

이제 **메타분석**에 대해 최종적으로 정리해 보자!

노출변수와 결과변수 간의 인과관계 존재 여부를 평가하려면,
해당 연관성을 조사한 역학 연구들 중
결과의 과학적 근거 수준이 높은
코호트 연구와 무작위 배정 임상시험을 대상으로
각각 메타분석을 수행해야 한다.

이때, 다음 두 가지 조건이 모두 충족된다면,
- 메타분석 결과에 **출판편향의 증거가 없음**
- 코호트 연구의 **메타분석 결과**와
  무작위 배정 임상시험의 메타분석 결과가
  서로 일관됨

노출변수와 결과변수 간의 **인과관계 여부에 대해**
보다 자신 있는 결론을 내릴 수 있다.

Meta-analysis of calcium supplement intake and CRC

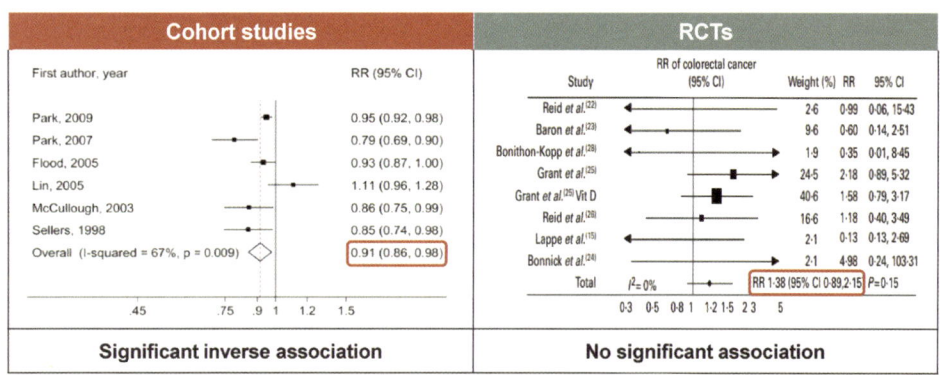

Keum et al. Int J Cancer. 2014   Bristow et al. Br J Nutr. 2013

앞서 제시한 예시 상황으로 돌아가
칼슘 보충제 섭취가 대장암 발생에 미치는 영향에 대한 **결론**을 내리기 위해
관련된 **메타분석 논문**들을 살펴보자.

코호트 연구를 대상으로 한 **메타분석**에서는
칼슘 보충제 섭취가 대장암 발생 예방에 **효과가 있다**는 결론이 도출된 반면,
무작위 배정 임상시험을 대상으로 한 메타분석에서는
칼슘 보충제 섭취가 대장암 발생 예방에 효과가 없다는 결론이 도출되었다.
즉, **연구 설계에 따라** 메타분석 결과가 서로 **다르게** 나타난 것이다.

단, 대장암은 수십 년에 걸쳐 서서히 발생하는 질병이기 때문에
칼슘 보충제 섭취의 영향이 대장암 발생률의 차이로 **드러나기까지는**
충분한 추적 관찰 기간이 필요하다.
따라서 단기간 수행된 무작위 배정 임상시험의 메타분석 결과보다는,
장기간 수행된 코호트 연구를 다수 포함한 **메타분석 결과를 참고**하여
칼슘 보충제 섭취는 대장암 **예방에 효과가 있을 것이라 판단**하는 것이 타당하다.

Meta-analysis and dietary guidelines

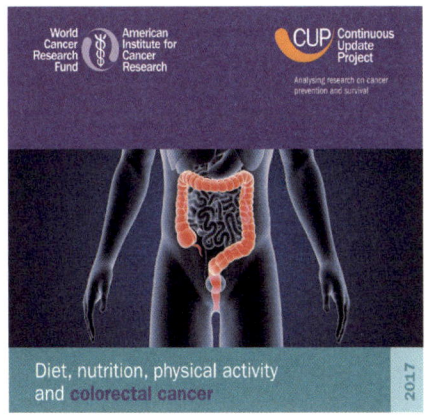 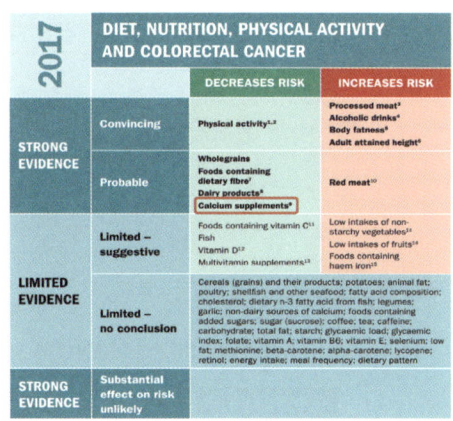

Source: https://www.wcrf.org/wp-content/uploads/2024/10/Colorectal-cancer-report.pdf

World Cancer Research Fund/American Institute for Cancer Research는
세계적으로 가장 권위 있는 **암 예방 식생활 지침서를 발표**하는 기관으로,
메타분석 결과를 기반으로 **지침서를 작성**한다.

이 기관에서 발표한 **대장암 예방을 위한 식생활 지침서**에 의하면,
칼슘 보충제 섭취가 대장암 발생을 예방한다는 근거는
'확신 있는(convincing)' 단계에는 이르지 못했지만
'그럴듯한(probable)' 단계는 되는 것으로 평가되었다.

이는, 무작위 배정 임상시험의 메타분석에서는
통계적으로 유의한 결과가 나오지 않았지만,
코호트 연구의 메타분석에서는
통계적으로 유의한 음의 연관성이 관찰되었기 때문이다.

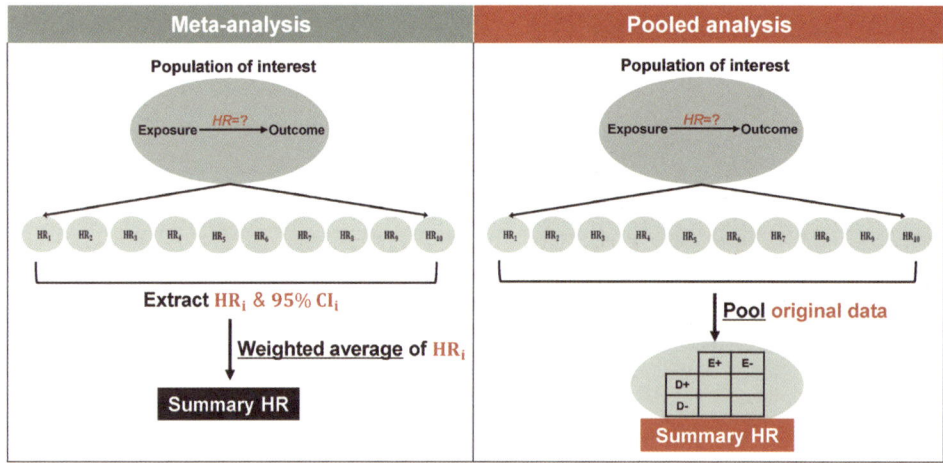

참고로, **메타분석**과 혼동하지 말아야 할 개념은 '통합분석(pooled analysis)'이다.

메타분석은
여러 역학 연구에서 보고된
연관성 지표를 **추출**한 뒤,
이들의 **가중 평균**을 계산하여
최종 연관성 지표를 도출하는 **2차 분석**이다.

반면, 통합 분석은
각 역학 연구로부터
연구 참여자들의 데이터(원시 데이터, raw data)를 직접 받아 통합한 뒤,
이 통합된 데이터를 분석하여
최종 연관성 지표를 산출하는 1차 분석이다.

Meta-analysis vs. pooled analysis

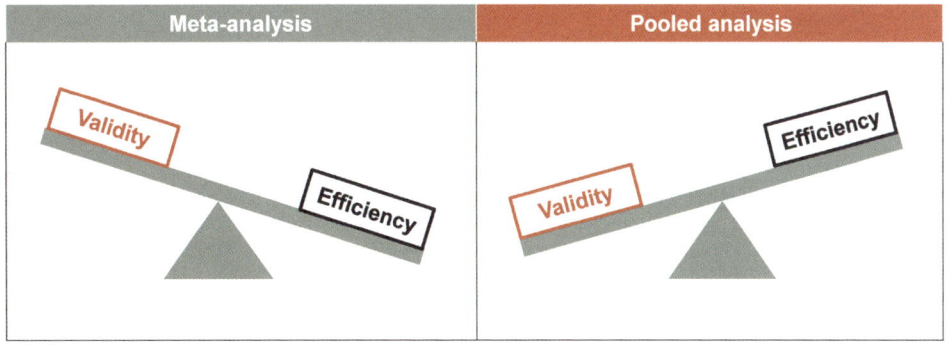

예를 들어, **10개의 코호트 연구**가 있다고 가정해 보자.
각기 따로 수행된 이들 연구는
연구자마다 **분석 방법도 다르고** 연구의 **질적 차이도 있기** 때문에
10개의 **결과값을 추출하여 통합**하면 **일정한 한계**가 존재한다.
반면, 10개 코호트 연구의 원시 데이터를 하나로 통합한 후
단일 분석을 수행하면
보다 일관되고 체계적인 결과를 도출할 수 있다.

즉, **연구 결과값을 추출하고 통합**해 결과를 도출하는 **메타분석**보다는
데이터 자체를 통합해 결과를 구하는 통합분석이
더 높은 수준의 과학적 근거를 제공한다.

단, **메타분석**은 이미 발표된 연구 결과를 활용하기 때문에
상대적으로 빠르게 수행할 수 있다는 **장점**이 있지만,
통합분석은 각 연구자로부터 원시 데이터를 받고 통합해야 하므로
상당한 시간과 자원이 소요된다.

> REVIEW | Annals of Internal Medicine
>
> **Association of Dietary, Circulating, and Supplement Fatty Acids With Coronary Risk**
> A Systematic Review and Meta-analysis
>
> Rajiv Chowdhury, MD, PhD; Samantha Warnakula, MPhil*; Setor Kunutsor, MD, MSt*; Francesca Crowe, PhD; Heather A. Ward, PhD; Laura Johnson, PhD; Oscar H. Franco, MD, PhD; Adam S. Butterworth, PhD; Nita G. Forouhi, MRCP, PhD; Simon G. Thompson, FMedSci; Kay-Tee Khaw, FMedSci; Dariush Mozaffarian, MD, DrPH; John Danesh, FRCP*; and Emanuele Di Angelantonio, MD, PhD*
>
> **Background:** Guidelines advocate changes in fatty acid consumption to promote cardiovascular health.
> **Purpose:** To summarize evidence about associations between fatty acids and coronary disease.
> **Data Sources:** MEDLINE, Science Citation Index, and Cochrane Central Register of Controlled Trials through July 2013.
> **Study Selection:** Prospective, observational studies and randomized, controlled trials.

Chowdhury et al. Ann Intern Med. 2014

2014년, 하버드 보건대학원 영양학과를 떠들썩하게 만든
메타분석 논문이 하나 있었다.

세계 의료계와 연구자들 사이에서 권위를 인정받는 학술지인
〈Annals of Internal Medicine〉에 게재된 논문으로,
코호트 연구와 무작위 배정 임상시험을 **메타분석**하여
지방산 섭취가 관상동맥질환 발생에 미치는 영향을 조사했다.

그런데 **이 연구의 결론은 학계의 정설을 뒤엎는 내용**이었다.

Types of fatty acids vs. heart health

Fatty acids	The good	The bad	The ugly
Type	Unsaturated fatty acids	Saturated fatty acids	Trans fatty acids
Food sources	Vegetable oils (e.g., olive oil), nuts, fish	Milk, dairy products (e.g., butter, cheese, cream), red meat	Partially hydrogenated oils, baked goods, fried foods
For heart health	Include	Limits	Minimize

Dietary guidelines | **2014 Meta-analysis**

REVIEW | Annals of Internal Medicine

Association of Dietary, Circulating, and Supplement Fatty Acids With Coronary Risk
A Systematic Review and Meta-analysis

Rajiv Chowdhury, MD, PhD; Samantha Warnakula, MPhil*; Setor Kunutsor, MD, MSt*; Francesca Crowe, PhD; Heather A. Ward, PhD; Laura Johnson, PhD; Oscar H. Franco, MD, PhD; Adam S. Butterworth, PhD; Nita G. Forouhi, MRCP, PhD; Simon G. Thompson, FMedSci; Kay-Tee Khaw, FMedSci; Dariush Mozaffarian, MD, DrPH; John Danesh, FRCP*; and Emanuele Di Angelantonio, MD, PhD*

CONCLUSION:
"Current evidence does **not clearly support** cardiovascular guidelines that encourage high consumption of polyunsaturated fatty acids and low consumption of total saturated fats."

Chowdhury et al. Ann Intern Med. 2014

지방의 구성 요소인 **지방산**은
그 화학 구조에 따라 **포화지방산**, 불포화지방산, 트랜스지방산으로 분류된다.

포화지방산(saturated fatty acids)은
우유 및 유제품(예: 버터, 치즈, 크림)과 적색육(예: 소고기, 돼지고기)에 풍부한데,
혈중 나쁜 콜레스테롤을 증가시켜 **심혈관질환의 주요 원인**으로 간주되어 왔다.
반면, **불포화지방산**(unsaturated fatty acids)은
올리브 오일과 견과류에 풍부하게 함유되어 있으며,
혈중 나쁜 콜레스테롤을 낮추어 심혈관 건강에 이롭다고 알려져 왔다.
따라서 심혈관질환 예방 및 건강 증진을 위한 각종 **식이 지침서**에서는
포화지방산 섭취는 줄이고, 불포화지방산 섭취는 늘릴 것을 권고해 왔다.

하지만 앞서 소개한 메타분석에 따르면,
해롭다고 알려진 **포화지방산 섭취**도, 이롭다고 알려진 불포화지방산 섭취도
모두 관상동맥질환 발생과 **연관성이 없는** 것으로 나타났다.

Diverse responses to the results of the meta-analysis

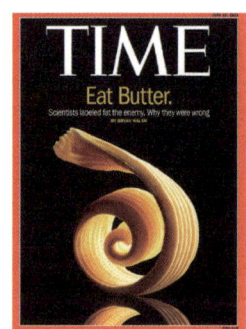

이러한 결과는 여러 언론 매체에 의해
"포화지방산을 많이 섭취해도 심장병 발생 위험이 높아진다는 증거는 없다!"
는 식으로 해석되었다.

포화지방산을 다량 함유한 대표 식품인 **버터**는
마치 심혈관질환의 주범으로 몰려 수감되었다가 석방된 것처럼
각종 언론의 헤드라인을 장식했다.

〈뉴욕타임스〉의 **"버터가 돌아왔다!"**
〈타임〉지의 **"버터를 먹어라!"**
가 대표적인 예이다.

Diverse responses to the results of the meta-analysis

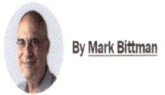

Opinion

Butter Is Back

By Mark Bittman

March 25, 2014

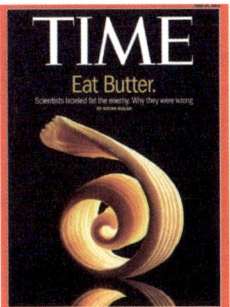

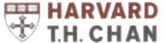

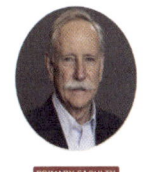

Walter C. Willett
Professor of Epidemiology and Nutrition

"The conclusions of Chowdhury et al. regarding the type of fat being unimportant are seriously misleading and should be disregarded."

Willett et al. Ann Intern Med. 2014

이에 하버드 보건대학원 영양학과의 교수님들은 크게 분노하셨다.
수많은 연구를 통해 포화지방산 섭취가 심혈관질환의 주요 위험인자임을 입증하고,
이러한 과학적 근거를 **각종 식습관 권고안에 반영**하며,
"**포화지방산 섭취를 줄여라!**"는 메시지를 **대중에게 알리고 실천을 유도**하는 등
이 모든 것들은 **수십 년간의 노력 끝에 얻은 결실**이었다.
그런데 단 하나의 메타분석 결과로 인해
그동안 쌓아온 공중보건학적 **성과가 수포로 돌아가는 듯한 상황**이 되었기 때문이다.

당시 하버드 보건대학원 **영양학과의 학장**이자
세계에서 영향력 있는 영양 역학 논문을 가장 많이 발표해온 Walter Willett 교수님은
"이 메타분석의 **결론은 심각한 오해의 소지가 있으며, 무시되어야 한다!**"
고 **강하게 비판**하셨다.
교수님은 **해당 메타분석의 오류를 지적**하는 코멘트를 동일 학술지에 게재하셨고,
하버드 보건대학원 영양학과의 **홈페이지를 통해 학과의 공식 입장을 발표**하셨으며,
"이제는 안심하고 버터를 마음껏 먹어도 된다!"
는 잘못된 메시지의 확산을 막기 위해 **다양한 언론과 인터뷰**를 진행하셨다.

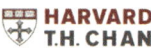
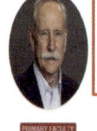

교수님께서 지적하신 해당 메타분석의 **첫 번째 오류**는
연구 수행 과정에서 **일부 중요한 논문이 누락**되었고
포함된 일부 논문에서는 **결과값이 잘못 추출**되었다는 점이다.

이에, 해당 논문 저자들은 **일부 지적 사항을 수용**하여 해당 부분을 재분석했고,
불포화지방산 중 장쇄 오메가-3 지방산은 **관상동맥질환 발생**과
통계적으로 유의한 음의 연관성이 있음을 발표했다.

참고로, **논문 발표 후 중대한 오류가 발견되면**,
학술지는 해당 **오류에 대한 설명과 수정된 결과**를
정정문(Erratum) 형식으로 게재한다.
이러한 관행은 **정확한 과학 정보를 유포하는 데 매우 중요한 조치**이지만,
오류를 공식적으로 인정해야 하는 **저자 입장**에서는
그 실수가 평생 기록으로 남기 때문에 **결코 반가운 일은 아니다**.

Substitution effect

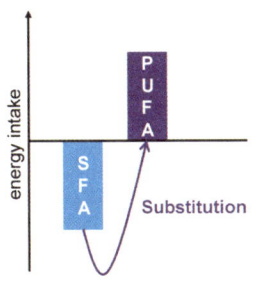

*SFAs: Saturated fatty acids
*PUFAs: Polyunsaturated fatty acids

Major types of dietary fat and risk of coronary heart disease: a pooled analysis of 11 cohort studies[1-3]

Marianne U Jakobsen, Eilis J O'Reilly, Berit L Heitmann, Mark A Pereira, Katarina Bälter, Gary E Fraser, Uri Goldbourt, Göran Hallmans, Paul Knekt, Simin Liu, Pirjo Pietinen, Donna Spiegelman, June Stevens, Jarmo Virtamo, Walter C Willett, and Alberto Ascherio

"For a 5% lower energy intake from SFAs*
and a concomitant higher energy intake from PUFAs*
(HR: 0.87; 95% CI: 0.77, 0.97)

For a 5% lower energy intake from SFAs
and a concomitant higher energy intake from carbohydrates
(HR: 1.07; 95% CI: 1.01, 1.14)"

Jakobsen et al. Am J Clin Nutr. 2009

참고로, 장기간에 걸친 개인의 총 칼로리 섭취량은
주로 **체격, 신체 활동량, 대사 효율**에 의해 결정되므로,
체중이나 신체 활동량에 큰 변화가 없는 한 비교적 일정하게 유지된다.
따라서 탄수화물, 단백질, 지방처럼 **칼로리를 제공하는 주영양소**의 경우,
한 영양소의 섭취를 줄이면 그만큼 **다른 영양소의 섭취가 증가**하게 되며
이로 인한 건강 결과를 '**영양소 간 대체효과(substitution effect)**'라고 한다.

그렇기에 단순히 포화지방산 섭취를 줄인다고 해서
동일한 건강 결과가 나타나는 것이 아니라,
포화지방산을 **무엇으로 대체**하느냐에 따라 건강 결과는 완전히 **달라질 수 있다**.
- 포화지방산 **대신** 이보다 더 이로운 불포화지방산을 **섭취**한다면
  심혈관질환 발생 **위험은 감소**할 것이며,
- 포화지방산 **대신** 이보다 더 해로운 정제된 탄수화물을 **섭취**한다면
  심혈관질환 발생 **위험은 오히려 증가**할 것이다.

이러한 **영양소 간 대체효과**는
11개의 코호트 연구를 **통합분석**한 선행 연구에서 **관찰**되었다.

Error: no consideration of substitution effect

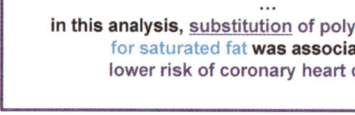

"Further, the authors did not mention a pooled analysis
of the primary data from prospective studies
...
in this analysis, substitution of polyunsaturated fat
for saturated fat was associated with
lower risk of coronary heart disease."

Walter C. Willett
Professor of Epidemiology and Nutrition

Willett et al. Ann Intern Med. 2014

교수님께서 지적하신 해당 메타분석의 **두 번째 오류**는
연구 수행 과정에서 **대체효과를 고려하지 않았다**는 점이다.

구체적으로,
분석 과정에서도
포화지방산을 **많이** 섭취한 사람들과 적게 섭취한 사람들을 비교할 때
적게 섭취한 사람들이
포화지방산을 **어떤 영양소로 대체**했는지를 고려하지 않았으며,

논문 작성 과정에서도
고찰 부분에
대체효과를 발견한 선행 연구를 언급하지 않았다.

Butter is not back: Limiting saturated fat still best for heart health

Association of dietary, circulating, and supplement fatty acids with coronary risk
Walter C Willett, Meir J Stampfer, Frank M Sacks

> "Chowdhury and colleagues still do not acknowledge the earlier pooled analysis of primary data … In that analysis, substitution of saturated fats with polyunsaturated fats was associated with lower risks for coronary heart disease."

Willett et al. Ann Intern Med. 2014

Saturated Fats Compared With Unsaturated Fats and Sources of Carbohydrates in Relation to Risk of Coronary Heart Disease
A Prospective Cohort Study

> **CONCLUSIONS:**
> "Our findings indicate that unsaturated fats, especially PUFAs, and/or high-quality carbohydrates can be used to replace saturated fats to reduce coronary heart disease risk."

Li et al. J Am Coll Cardiol. 2015

해당 메타분석 저자들은 정정문을 통해
Walter Willett 교수님이 지적하신 첫 번째 오류는 상당 부분 수정했지만,
두 번째 오류인 '대체효과 미고려'는 여전히 정정하지 않았다.

이에 Walter Willett 교수님은
'대체효과 고려'를 재차 촉구하는 코멘트를 동일한 학술지에 게재하셨다.

또한, Walter Willett 교수님은
세계적으로 권위를 인정받는 하버드 보건대학원의 대표 코호트를 기반으로
포화지방산 섭취의 대체효과에 관한 연구를 수행해
단순히 포화지방산 섭취를 줄인다고 관상동맥질환 발생 위험이 감소하는 것이 아니라,
포화지방산 섭취를 줄이면서 그 대신 무엇을 섭취하느냐에 따라
관상동맥질환 발생 위험이 달라진다는 사실을 과학적으로 입증하셨다.
하버드 보건대학원 영양학과는 이 연구 결과를 학과 공식 홈페이지에 소개하며
"버터가 돌아온 것이 아니다!"라는 점을 명확히 했다.
이는 논란이 되었던 메타분석의 오류를 끝까지 바로잡고자 한 노력의 일환이었다.

> **"Butter should neither be demonized nor considered 'back' as a route to good health"**
>
> RESEARCH ARTICLE
> **Is Butter Back? A Systematic Review and Meta-Analysis of Butter Consumption and Risk of Cardiovascular Disease, Diabetes, and Total Mortality**
>
> Laura Pimpin[1], Jason H. Y. Wu[2], Hila Haskelberg[2], Liana Del Gobbo[1,3], Dariush Mozaffarian[1]*
>
> "Butter consumption was not significantly associated with any cardiovascular disease (RR = 1.00, 95%CI = 0.98, 1.02), coronary heart disease (RR = 0.99, 95%CI = 0.96, 1.03)
> …
> These findings do not support a need for major emphasis in dietary guidelines on either increasing or decreasing butter consumption."
>
> Pimpin et al. PLoS One. 2016

사실, 하버드 보건대학원 영양학과의 **Dariush Mozaffarian** 교수님은
문제가 되었던 해당 메타분석 논문의 **공저자** 중 한 분이셨는데,
논란의 소지가 있는 **오류들을 논문 작성 단계에서 바로잡지 않았다**는 이유로
학과 교수님들 사이에서 논란이 되었다는 소문이
학생들 사이에 퍼지기도 했다.

그로부터 몇 달 뒤, Dariush Mozaffarian 교수님은 터프츠 대학교로 이직하셨다.

이후 2016년, 〈PLOS ONE〉 학술지에 또 하나의 메타분석 논문이 게재되었는데
이로 인해 **포화지방산에 대한 논쟁이** 다시 한번 **불붙게** 되었다.
공교롭게도 이 논문은 **Dariush Mozaffarian** 교수님의 지도 아래 수행되었는데,
코호트 연구들을 **메타분석한 결과**
버터 섭취는 심혈관질환 발생과 통계적으로 유의한 **연관성이 없다고 결론**지었다.

Diverse responses to the results of the meta-analysis

≡ TIME
HEALTH • DIET & NUTRITION
The Case for Eating Butter Just Got Stronger
BY ALEXANDRA SIFFERLIN
JUNE 23, 2016 2:00 PM EDT

"It looks like butter may, in fact, be back."

HARVARD T.H. CHAN | SCHOOL OF PUBLIC HEALTH

We Repeat: Butter is Not Back.

이 논문이 발표되자
각종 언론 매체는 다시금 버터 섭취를 옹호하는 헤드라인으로 지면을 채웠다.

대표적인 예로,
〈타임〉지의 "버터 섭취를 찬성하는 근거가 더 강해졌다!"가 있다.

이에 하버드 보건대학원 영양학과의 교수님들은 학과 홈페이지를 통해
"다시 말하지만 버터가 귀환한 것은 아니다!"라는 공식 입장을 표명하며
해당 메타분석의 오류를 지적하셨다.

Heterogeneous results should not be summarized into a single average

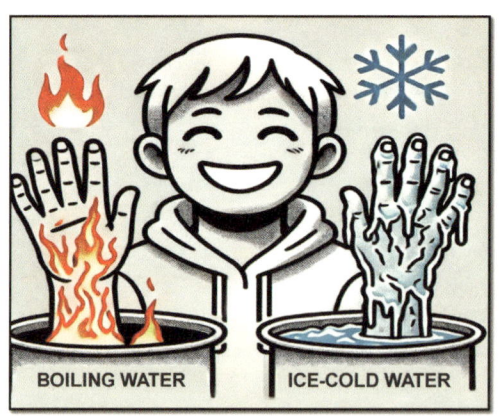

메타분석은
동일한 노출변수와 결과변수를 다룬 모든 선행 연구를 종합해
하나의 수치로 요약할 수 있다는 장점이 있지만,
이러한 장점은 해당 분야에 대한 충분한 전문 지식을 바탕으로
메타분석을 잘 수행했을 때에만 유효하다.

한 손은 동상에, 다른 한 손은 화상을 입었을 때
두 손의 평균 온도를 계산하면
정상이라는 잘못된 결론이 도출되는 것처럼,
메타분석을 수행할 때도
서로 이질적인 연구 결과들을
단순히 하나의 평균값으로 통합해서는 안 된다.

Subgroup meta-analysis: exploring heterogeneity across RRs

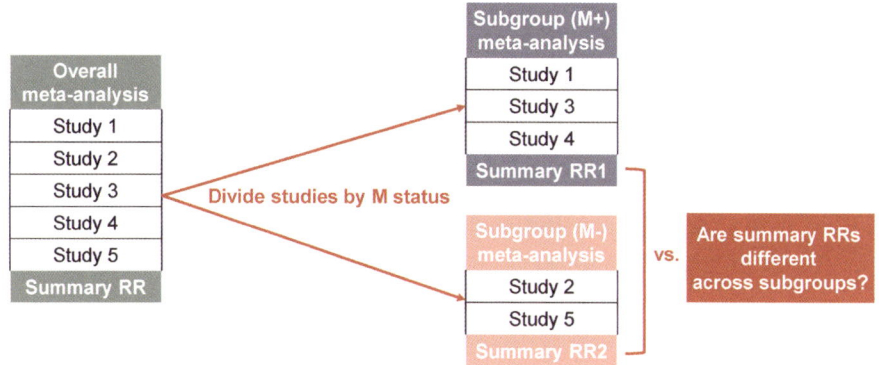

개별 역학 연구를 수행할 때
제3의 변수에 의한 **효과변경이 발견**되면,
전체 참여자에 대한 단일 결과를 제시하는 것이 아니라
효과변경인자에 따라 **하위 그룹별로** 결과를 **각각 제시**하는 것이 원칙이다.
이와 마찬가지로, **메타분석**에서도
제3의 변수에 따른 **결과의 이질성(heterogeneity)이 의심**되는 경우에는
모든 연구 결과들을 단일 메타분석으로 단순 통합하는 것이 아니라
이질성이 있는 그룹별로 분류한 후 **각각 별도로** 메타분석을 **수행**해야 한다.

예를 들어, **방법론적 측면**에서 보았을 때
연구 결과의 과학적 근거 수준에 따른 이질성을 고려해
역학 연구 설계에 따라 구분하여 **각각 메타분석**을 수행하는 것이 일반적이다.
마찬가지로, **내용적 측면**에서 보았을 때도
포화지방산을 **주로 불포화지방산으로 대체**하는 국가(예: 그리스)에서 수행된 연구와
포화지방산을 **주로 정제된 탄수화물로 대체**하는 국가(예: 미국)에서 수행된 연구는
서로 구분하여 각각 별도로 메타분석을 **수행**해야 한다.

Heterogeneity: a pearl in the mud

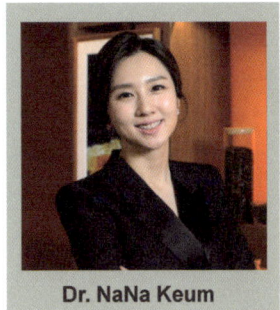
Dr. NaNa Keum

"Above all, it is important to recognize that the ultimate purpose of meta-analysis is not to derive a single quantitative summary, but to identify sources of heterogeneity if they exist."

Keum et al. Ann Intern Med. 2014

표면적으로 보면,
메타분석의 주된 목적은
많은 연구 결과들을 하나의 수치로 요약하는 것처럼 보일 수 있다.

하지만 메타분석의 **진정한 가치**는
동일한 노출변수와 결과변수를 다룬 **모든 연구 결과들을 바탕**으로
그 **연관성이 어떤 요인에 의해 달라지는지**를 찾아내는 데 있다.

비유적으로 표현하자면,
마치 **진흙 속에 숨어 있는 진주**를 찾아내는 작업과도 같다.

Heterogeneity: a pearl in the mud

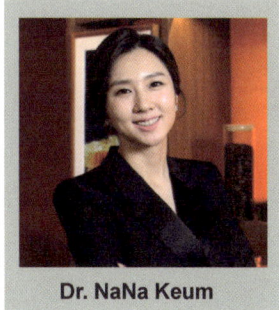

Dr. NaNa Keum

"Thus, heterogeneity should
not be considered as an obstacle
in obtaining a single quantitative summary,
but rather as an opportunity
to find a subgroup of people
who might benefit most from the findings."

Keum et al. Ann Intern Med. 2014

하나의 역학 연구 내에서는
연구 참여자의 수와 인구 집단의 다양성이 제한적이기 때문에
연관성의 효과변경 여부를 파악하는 데 한계가 있다.
반면, 동일한 주제를 다룬 **전 세계의 모든 연구들**을 살펴보면,
풍부한 데이터와 인구학적 다양성에 기반하여
다양한 측면에서 노출변수와 결과변수의 **연관성 변화 여부를 탐색**할 수 있다.

따라서 각 연구에서 단순히 대표 결과 하나만 추출해
기계적으로 평균을 계산하는 메타분석은
'연구'라기보다는 '노동'에 가깝다.

각 논문을 하나하나 정독하다가 **효과변경 분석 결과가 보고**된 것을 보면,
전체 참여자에 대한 결과뿐 아니라 **하위 그룹별 결과도 함께 추출**하여
전체적인 메타분석은 물론, **하위 그룹별 메타분석도 별도로 수행**해야 한다.
이처럼 **깊이 있는 고민과 신중한 접근**을 바탕으로 메타분석을 수행해야만,
노출변수와 결과변수 간 인과관계에 대해 **통찰력 있는 요약**을 할 수 있다.

Not all meta-analyses are created equal!

동일한 주제를 다룬 메타분석이라 하더라도,
어떤 연구자가 수행했느냐에 따라 그 **결과의 깊이는 천차만별**이다.
따라서 특정 주제를 공부하기 위해 **메타분석 논문을 고를 때**는
가장 최근에 발표된 논문을 찾는 것도 중요하지만
그보다 더 중요한 것은 **잘 수행된 메타분석**을 찾는 것이다.

일반적으로는
저명한 학술지에 게재되었고
해당 분야의 **권위 있는 연구자**가 제1 저자나 **책임 저자**로 있는
메타분석 논문을 추천한다.

chapter

10

Public health impact

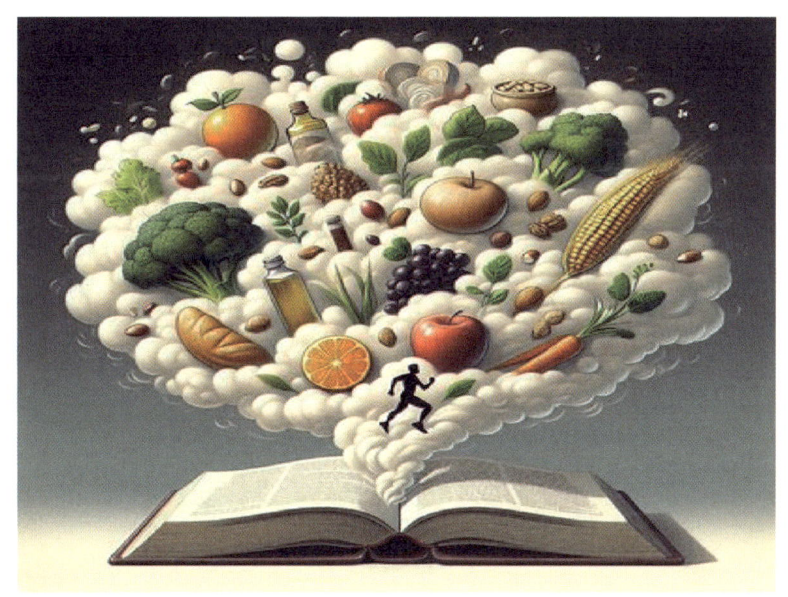

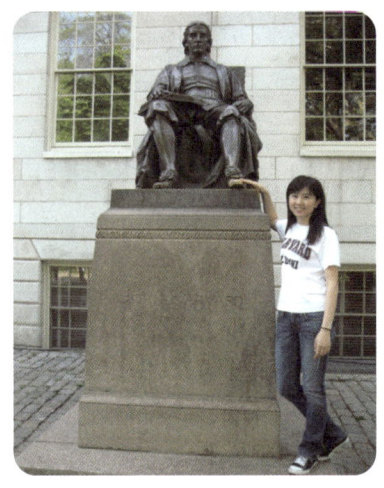

하버드 교정 안에 있는 존 하버드 동상은 관광객들의 필수 코스다.
왼발을 만지면 하버드에 합격한다는 속설 때문인데,
수많은 이들이 손을 얹고 사진을 찍다 보니
왼발만 유난히 반들반들 빛나고 있다.

하지만 정작 재학생들은 그 왼발을 슬쩍 피한다는 것.
밤중에 누군가 장난삼아 동상에 소변을 본다는
흉흉한(?) 전설이 있기 때문이다.
믿거나 말거나, 캠퍼스엔 이런 이야기도 살아 숨 쉰다.

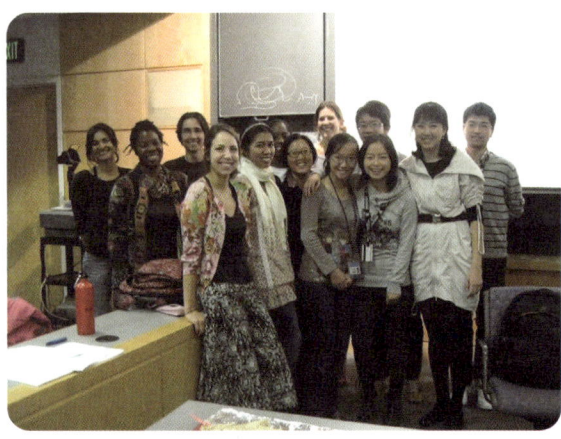

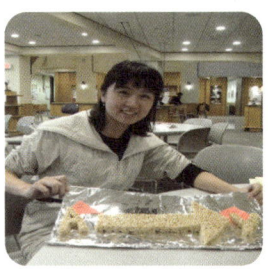
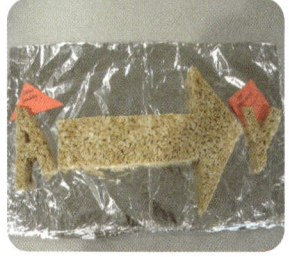

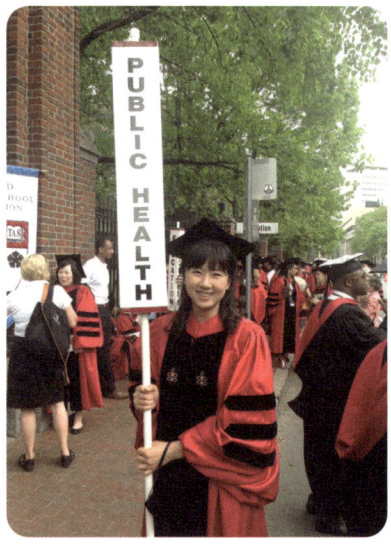

인과 추론 역학 조교 수업의 마지막 날.
학생들이 준비해 온 깜짝 선물에 마음이 뭉클해졌다.
수업 시간에 함께 배운 DAG를 활용해,
'나나의 수업(A, NaNa's Teaching)'이 원인이 되어
'자신들의 성공(Y, our success)'이라는
결과가 나타난다는 걸 과자 위에 정성껏 표현해 주었다.
그 작고 따뜻한 제스처는, 나에게 잊지 못할
인과의 한 장면으로 남았다.

5년의 긴 여정을 마무리하며,
마침내 박사 가운을 입은 그날!
간절히 꿈꿔왔던 순간을 담은
한 장의 사진 속 미소는
학문을 넘어, 공중 보건을 향한
조용한 약속처럼 빛나고 있다.

10. MEASURES OF PUBLIC HEALTH IMPACT

The power of causal relationship

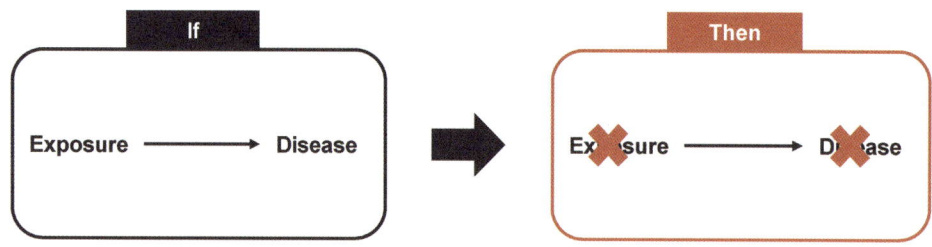

노출변수와 질병 발생 간에 **인과관계가 존재**하면,
해당 노출을 중재함으로써 **질병 발생을 예방**할 수 있다.

따라서 현재까지 축적된 증거를 종합적으로 검토하여
노출변수와 질병 발생 간에 **인과관계가 존재**한다고 판단된다면,
다음 단계로 중요한 것은
노출변수의 **해당 노출을 '위험요인'**이 되도록 정의했을 때
(예: 노출변수=칼슘 섭취 → 노출=칼슘 섭취 부족)
관심 집단에서 해당 노출이 질병 발생에 얼마나 기여하는지를 **추정**하는 것이다.

이러한 정보는
관심 집단에서 해당 노출을 제거함으로써 **예방**할 수 있는 **질병의 정도**를 나타내므로
효율적인 질병 예방 전략 수립에 중요한 근거가 된다.

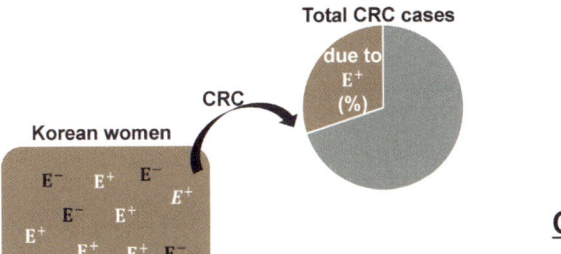

Question:
Assuming that the relationship between low calcium intake and increased colorectal cancer(CRC) risk is causal,
what **proportion** of CRC cases among Korean women is attributable to low calcium intake?
(i.e., what **proportion** of CRC cases among Korean women could be prevented by increasing calcium intake?)

예를 들어, 여러 역학 연구에서 관찰된
칼슘 섭취 부족과 대장암 발생 증가 간의 연관성이
실제 인과관계를 반영하는 것이라 판단되었다고 가정해 보자.

이는 **전체 대장암 사례 중 일부는 칼슘 섭취 부족으로 인해 발생**한다는 의미이며,
결국 **칼슘 섭취를 늘림**으로써 **예방할 수 있는 대장암이 존재**한다는 것을 시사한다.

그렇다면,
한국인 여성에게서 발생하는 총 대장암 중 몇 %가
칼슘 섭취 부족으로 인한 것일까?
다시 말해,
한국인 여성의 칼슘 섭취 부족 문제가 해소된다면,
이들의 **전체 대장암 중 몇 %를 예방**할 수 있을까?

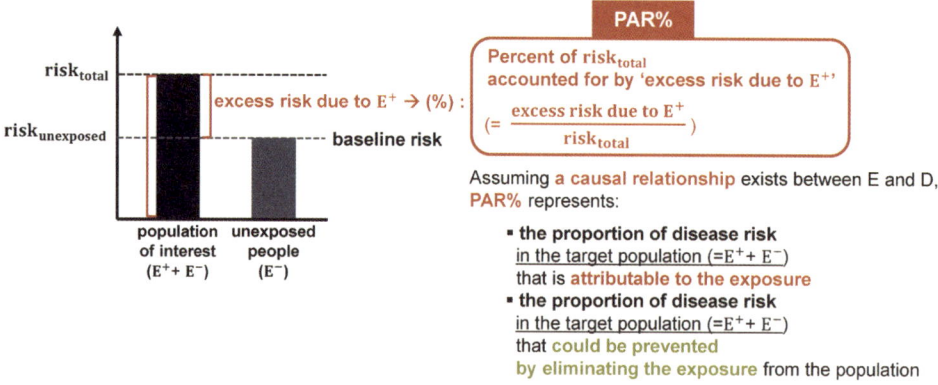

이 질문에 대한 **답**을 제시해주는 **지표**는
바로 '인구집단 기여위험분율(population attributable risk percent, PAR%)'이다.

이 용어를 구성하는 각 단어를 풀어 설명하면 다음과 같다.
- **population** of interest: 관심있는 **인구집단**에서
- **attributable** to exposure: 해당 노출 **탓**으로 돌릴 수 있는(=노출이 **기여한**)
- **risk percent**(=% of risk): 해당 질병 발생 **위험도의 분율**

즉, PAR%는
관심 인구집단의 특정 질병 발생 위험도 중 얼마만큼이 해당 노출로 인한 것인지를
백분율로 나타낸 지표이다.

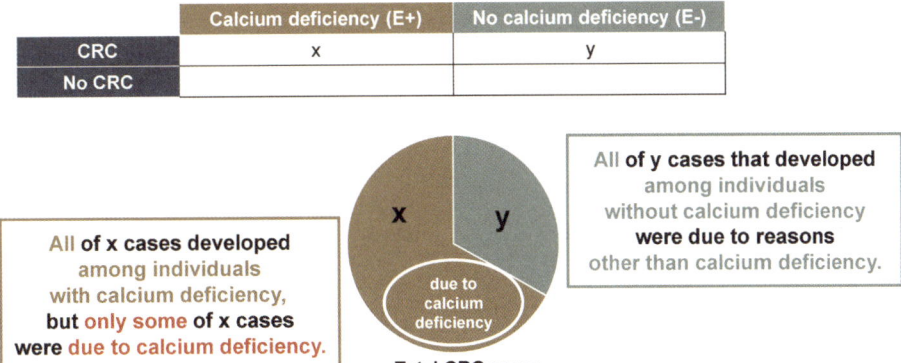

칼슘 섭취 부족과 대장암 발생 증가를 예로 들어 PAR% 공식을 설명하기 전에
먼저 이해해야 할 개념이 하나 있다.

비록, 칼슘 섭취 부족이 대장암 발생의 한 원인이라 하더라도
칼슘 섭취가 부족한 집단에서 발생하는 **모든 대장암**이
칼슘 섭취 부족으로 인한 것은 **아니라는 점이다.**
즉, 그중 **일부만이 칼슘 섭취 부족 때문에 발생**한다.

왜 그럴까?

이는 칼슘 섭취가 충분한 집단에서도
다른 원인들로 인해 대장암이 일정 수준 발생하기 때문이다.

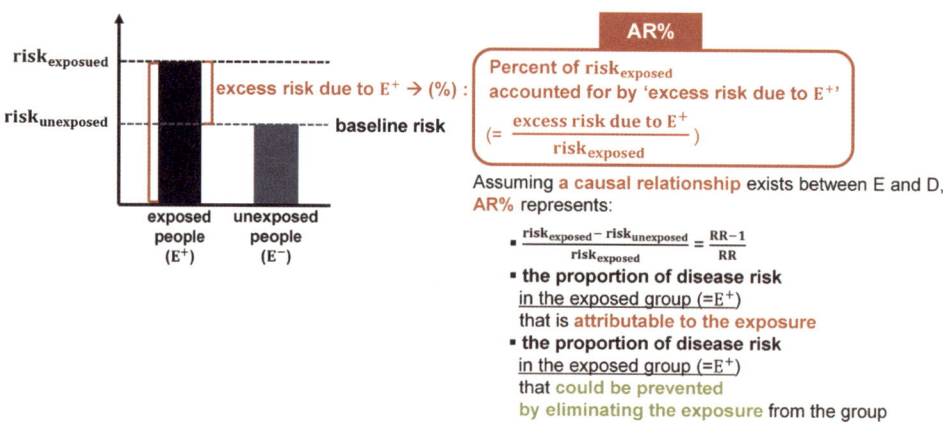

그렇다면, 칼슘 섭취가 부족한 집단에서 발생하는 총 대장암 중
칼슘 섭취 부족으로 인해 발생하는 대장암이
차지하는 비율은 어떻게 추정할까?

칼슘 섭취가 부족한 집단(E^+)과 충분한 집단(E^-)의
대장암 발생 위험도 차이를 계산한 후,
칼슘 섭취가 부족한 집단의 대장암 발생 위험도 중
그 위험도 차이가 차지하는 비율을 계산하면 된다.

이처럼 특정 노출과 관심 질병이 있을 때
노출 그룹의 질병 발생 위험도 중 몇 %가
해당 노출로 인한 위험도인지를 나타내는 개념을
기여위험분율(attributable risk percent, AR%)이라고 하며,
이는 곧, 노출 그룹에서 해당 노출을 제거함으로써 예방할 수 있는
질병 발생 위험도의 비율을 의미한다.

AR% vs. PAR%

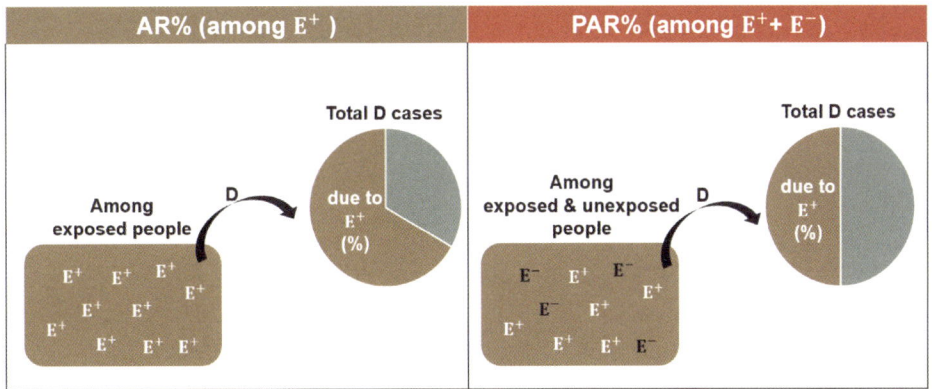

AR%와 PAR%의 핵심적인 차이점은
관심 집단 내에서 해당 위험요인에 노출된 사람이 차지하는 비율에 있다.

AR%은 노출된 사람들만을 대상으로 한다.
즉, 전원이 노출된 집단에서 발생한 총 질병 중
해당 노출로 인해 발생한 질병이 차지하는 비율을 추정한다.

반면, PAR%는 노출 여부와 관계없이 관심 집단 전체를 대상으로 한다.
즉, 노출된 사람과 미노출된 사람이 혼합된 집단에서 발생한 총 질병 중
해당 노출로 인해 발생한 질병이 차지하는 비율을 추정한다.

일반적으로 우리가 관심을 갖는 집단은
해당 위험요인에 노출된 사람과 미노출된 사람이 함께 존재하는 집단이므로,
관심 집단의 효율적인 질병 예방 전략을 수립하기 위해서는
AR%가 아닌 PAR%를 계산해야 한다.

True or False?
PAR% ≤ AR%

퀴즈 하나를 풀어보자!

"PAR%는 AR%보다 항상 작거나 같다. (참, 거짓)"

정답은 **참**이다!

관심 집단에서
해당 위험요인에 노출된 사람의 비율이 높을수록
총 질병 발생 사례 중 **해당 노출로 인한 질병 사례의 비율**도 높아진다.

AR%는 관심 집단의 **100%가 노출**되었고,
PAR%는 관심 집단의 **≤100%가 노출**되었으므로,
항상 PAR% ≤ AR%이다.
다시 말해,
관심 집단의 **모든 구성원이 노출**되었다면
PAR%와 AR%는 동일해진다(즉, PAR% = AR%).

Calculation of PAR%

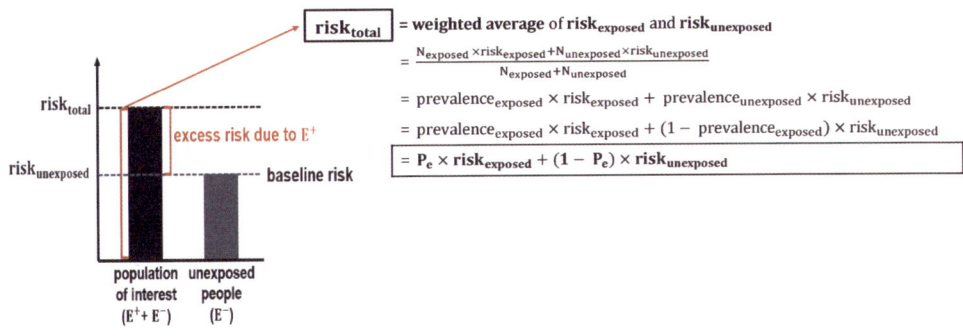

지금부터는, 칼슘 섭취 부족과 대장암 발생 증가의 예시를 활용해 **PAR%**의 공식을 이해해 보자.

우선, **관심 집단인 전체 한국인 여성**은
칼슘 섭취가 **부족한 사람(E^+)**과 충분한 사람(E^-)이 **혼합된 집단**이다.
따라서 **전체 한국인 여성**의 **대장암 발생 위험도($risk_{total}$)**는
E^+ 그룹과 E^- 그룹의 대장암 발생 위험도의 **가중 평균값**으로
칼슘 섭취 부족 및 다른 요인들에 의해 발생하는 **대장암**을 반영한다.

$$risk_{total} = \frac{N_{exposed} \times risk_{exposed} + N_{unexposed} \times risk_{unexposed}}{N_{exposed} + N_{unexposed}}$$

$$= P_e \times risk_{exposed} + (1 - P_e) \times risk_{unexposed}$$

반면, 칼슘 섭취가 충분한 한국인 여성(E^-)의 대장암 발생 위험도($risk_{unexposed}$)는
칼슘 섭취 부족을 제외한 다른 요인들에 의해 발생하는 대장암을 반영하므로,
칼슘 섭취가 충족되었을 때의 대장암 '기초 발생 위험도(baseline risk)'를 의미한다.

Calculation of PAR%

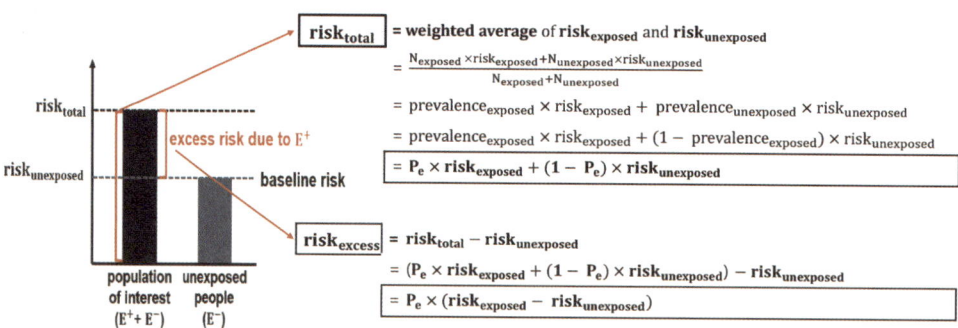

따라서 <u>전체 한국인 여성</u>과 <u>E⁻한국인 여성</u>의 **위험도 차이**(risk_excess)는 칼슘 섭취 부족에 의해 발생하는 **대장암**을 반영한다.

$$\begin{aligned}
\text{risk}_{excess} &= \text{risk}_{total} - \text{risk}_{unexposed} \\
&= (P_e \times \text{risk}_{exposed} + (1-P_e) \times \text{risk}_{unexposed}) - \text{risk}_{unexposed} \\
&= P_e \times (\text{risk}_{exposed} - \text{risk}_{unexposed})
\end{aligned}$$

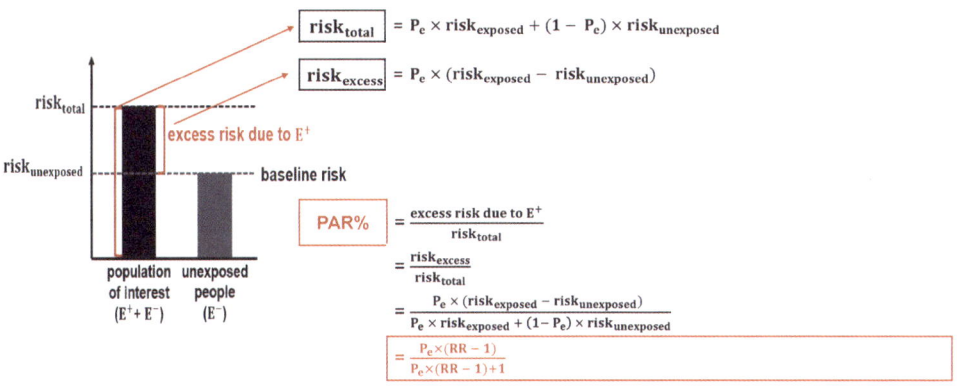

이 위험도 차이(risk$_{excess}$)를
전체 한국인 여성의 대장암 발생 위험도(risk$_{total}$)로 나누면
PAR%이 된다.

즉, **전체 한국인 여성**에게서 발생한 **총 대장암** 중
칼슘 섭취 부족으로 인해 발생한 **대장암**이 차지하는 **비율**을 알려준다.

$$PAR\% = \frac{risk_{excess}}{risk_{total}}$$

$$= \frac{P_e \times (risk_{exposed} - risk_{unexposed})}{P_e \times risk_{exposed} + (1 - P_e) \times risk_{unexposed}}$$

$$= \frac{P_e \times (RR-1)}{P_e \times (RR-1) + 1}$$

$$PAR\% = \frac{P_e \times (RR-1)}{P_e \times (RR-1)+1}$$

최종식을 살펴보면

PAR%는 다음 **두 가지 요인**에 의해 결정된다.

- RR: 노출변수와 결과변수 간의 연관성을 나타내는 **위험도비**
- P_e: 관심 집단 내에서 **노출된 사람**이 차지하는 **비율**(=노출 분율)

해당 노출이 질병 발생의 **강력한 위험인자**일수록(즉, 위험도비가 클수록)
관심 집단 내 **해당 위험요인에 노출된 사람이 많을수록**(즉, 노출 분율이 클수록)
PAR%는 **커지게** 되므로,
집단에서 발생하는 총 질병 중 **해당 노출로 인한 질병이 차지하는 비율이 커진다.**

칼슘 섭취 부족과 대장암 발생 증가의 예시 상황에 적용해 보면,
칼슘 섭취 부족과 대장암 발생 간의 **연관성이 강할수록**
그리고 전체 한국인 여성 중 **칼슘 섭취가 부족한 여성이 많을수록**
한국인 여성에게서 발생하는 전체 대장암 중
칼슘 섭취 부족으로 인한 대장암이 차지하는 비율이 많아진다.
즉, 한국인 여성들이 칼슘 섭취를 늘림으로써 예방할 수 있는 대장암 수가 많아진다.

$$\text{PAR\%} = \frac{\text{risk}_{\text{total}} - \text{risk}_{\text{unexposed}}}{\text{risk}_{\text{total}}}$$

$$= \frac{P_e \times (RR - 1)}{P_e \times (RR - 1) + 1}$$

참고로, **PAR%**는
- **관심 집단**의 **질병 위험도**($\text{risk}_{\text{total}}$)
- **미노출 집단**의 **질병 위험도**($\text{risk}_{\text{unexposed}}$)

만 알아도 쉽게 계산할 수 있다.

하지만 역학 연구 결과는
노출변수와 결과변수 간의 **연관성 지표**로 제시되기 때문에
- **연관성 지표**(RR)
- **관심 집단 내 노출 분율**(P_e)

을 활용한 식으로 유도된 것이다.
이때 사용되는 연관성 지표로는
PAR% 정의에 활용된 **위험도비**뿐만 아니라
역학 연구 설계에 따라 **오즈비, 발생률비, 위험률비** 등도 가능하다.

AR% represents a special case of PAR%

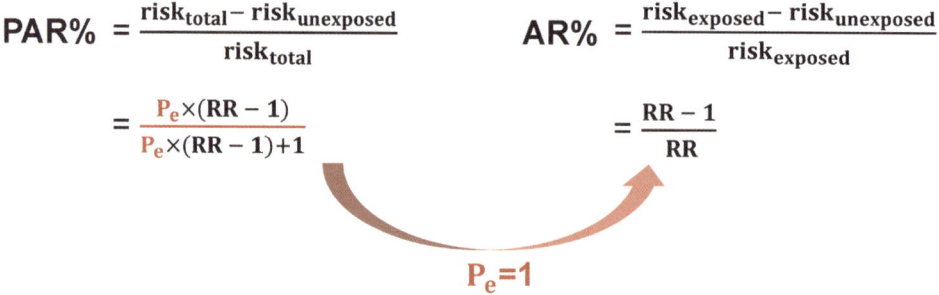

또한

연관성 지표를 활용하여 **정의된**

PAR%와 AR%의 **관계**를 살펴보면,

AR%는

관심 집단 내 '**노출 분율**(P_e)=1'일 때의 PAR%로서

PAR%의 특수한 한 형태로 볼 수 있다.

Practice question: PAR%

Assuming that the relationship between calcium intake and colorectal cancer (CRC) is **causal**, estimate **the proportion of CRC cases among Korean women** that **could be prevented by increasing calcium intake**.

RR of CRC comparing low vs. high calcium intake among Korean women	1.85
Prevalence of low calcium intake among Korean women	90%
PAR% among Korean women	$= \dfrac{P_e \times (RR-1)}{P_e \times (RR-1)+1} = \dfrac{0.90 \times (1.85-1)}{0.90 \times (1.85-1)+1} = 43\%$

지금부터는 한국인 여성들이 칼슘 섭취를 늘림으로써
예방할 수 있는 대장암의 비율이 얼마나 되는지 직접 계산해 보자!

40세 이상 한국인 여성을 대상으로 진행한 코호트 연구에서
칼슘 일일 권장 섭취량을 충족하지 못한 여성은 충족한 여성에 비해
대장암 발생 위험도가 1.85배였다.
또한, 한국인을 대변하는 국민건강영양조사에 의하면
한국인 여성 약 90%가 칼슘 일일 권장 섭취량을 충족시키지 못하고 있다.

따라서 $PAR\% = \dfrac{P_e \times (RR-1)}{P_e \times (RR-1)+1} = \dfrac{0.90 \times (1.85-1)}{0.90 \times (1.85-1)+1} = 43\%$

즉, 한국인 여성에게서 발생하는 총 대장암 중 약 43%가
칼슘 섭취 부족으로 인한 것이라는 뜻이다.
다시 말해, 한국인 여성에게서 발생하는 총 대장암 중 약 43%는
칼슘 섭취 증가를 통해 예방할 수 있다는 의미이다.

PAR% across different populations

Assuming that the relationship between calcium intake and colorectal cancer (CRC) is **causal**, estimate **the proportion of CRC cases among Korean women** that **could be prevented by increasing calcium intake**.

RR of CRC comparing low vs. high calcium intake among Korean women	1.85
Prevalence of low calcium intake among Korean women	90%
PAR% among Korean women	$= \dfrac{P_e \times (RR-1)}{P_e \times (RR-1)+1} = \dfrac{0.90 \times (1.85-1)}{0.90 \times (1.85-1)+1} = 43\%$

PAR% in other countries	5~10%

만약, **관심 집단**이 한국인 여성에서 **다른 집단으로 바뀐다면**,
칼슘 섭취 부족과 대장암 발생 간의 **연관성 강도**에는 큰 차이가 없더라도
관심 집단 내 칼슘 섭취가 부족한 사람의 비율이 달라지기 때문에
그 집단에서 발생하는 **총 대장암 중**
칼슘 섭취 부족으로 인한 대장암이 차지하는 비율도 달라지게 된다.

예를 들어, 유제품 섭취가 많아 **칼슘 섭취량이 높은 국가**에서는
그 집단에서 발생하는 **총 대장암 중**
칼슘 섭취 부족으로 인한 대장암이 차지하는 비율이 5~10% 수준에 불과해
앞서 **한국인 여성**에게서 추정된 43%와 대비된다.

한국인 여성의 경우,
치명적인 질병 중 하나인 **대장암의 상당 부분**을
칼슘 섭취 증가라는 **비교적 간단한 중재**로 예방할 수 있다는 것은
공중보건학적으로 **상당히 고무적인 일**이다.

Various measures in epidemiology

	Descriptive epidemiology	Analytic epidemiology		Measures of public health impact
	Measures of disease occurrence	Measures of disease association		
		Relative ratio	Absolute difference	
Prevalent cases	Prevalence	Prevalence ratio	Prevalence difference	–
Incident cases	Risk	Risk ratio	Risk difference	Risk difference (=Attributable risk) PAR%
	Rate	Rate ratio	Rate difference	Rate difference (=Attributable rate) PAR%
	Odds	Odds ratio	Odds difference (rarely used)	PAR%

역학을 공부하면서 우리는 **다양한 지표**를 배워왔다.

첫째, **유병률, 위험도, 발생률, 오즈**와 같이
인구 집단에서 질병이 발생하는 정도를 측정하는 지표를 배웠고,

둘째, 이러한 지표들의 **비나 차이**를 통해
인구 집단에서 노출변수와 질병 간의 **연관성을 나타내는 지표**도 배웠으며,

셋째, **기여 위험도/발생률**이나 **PAR%**와 같이
노출변수와 질병 발생 간에 **인과관계가 존재**한다는 전제 하에
해당 노출이 인구 집단의 질병 발생에 기여하는 정도를 추정해
공중보건학적 영향을 나타내는 지표도 배웠다.

이렇듯 역학적 지표들은
인구 집단의 질병 추이 파악, 질병의 위험요인 식별, 질병 예방 전략 수립에
필수적인 도구이다.

What is epidemiology?

> "**Epidemiology** is the **study** of
> the **distribution** and **determinants** of
> **health-related states or events** in **specified populations**,
> and the **application** of this study
> **to control of health problems**."
>
> – Aschengrau and Seage –

- **Distribution** → measures of **disease occurrence**
- **Determinants** → measures of **association**
- **Application** → measures of **public health impact**

역학이란 학문의 **정의**를 다시 한 번 떠올려 보자!

역학은 **인구 집단**에서 발생하는 **질병**을 연구하는 학문으로,
1) 질병의 **분포 양상**을 **기술**하고(**descriptive** epidemiology-**기술** 역학)
2) 질병 발생에 영향을 미치는 **요인**들을 **분석**하여(**analytic** epidemiology-**분석** 역학)
3) 질병의 **예방 및 관리** 방안을 제시하여 인류의 **건강증진**을 도모한다.

이제 여러분은 역학의 기본 개념을 모두 숙지했기에
역학을 처음 배울 때와는 달리
이 정의의 한 구절 한 구절이
머리에서 자연스럽게 이해되고 가슴 깊이 와닿을 것이다.

"We practice what we preach!"

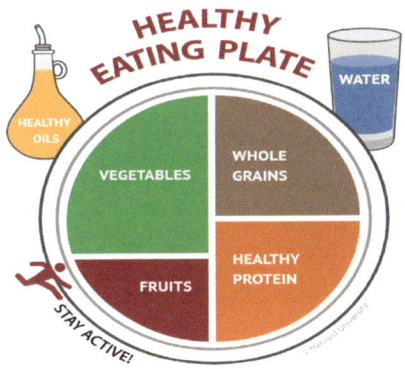

Copyright © 2011, Harvard University

역학이란 학문은,
단순히 **문제를 진단**하고 **원인을 규명**하는 데서 그치지 않고
해결책을 제시하여 **인류의 건강 증진**에 기여하는 **실용적인 학문**이다.
이렇듯 **이론과 실천을 함께 추구**하는 학문이기에
영양 역학 연구를 수행하는 **하버드 보건대학원 영양학과 교수진과 학생들**은
식생활 습관이 질병 발생에 미치는 영향을 **진지하게 연구**하는 동시에
연구를 통해 밝혀진 **건강한 식생활 습관을 실생활에서 실천**하려 노력한다.

한 예로, **학과 세미나나 파티**에서 제공되는 음식들은
'맛'보다는 '**건강**'에 초점을 맞춰 선택된다.
풍성한 **채소와 과일**을 기본으로,
흰빵과 버터 대신 **통밀빵과 올리브 오일**을
적색육 대신 **닭고기나 생선**을
감자칩 대신 **견과류**를
가당 음료 대신 **물, 커피, 차**가 제공된다.
이를 한마디로 표현하면 "**We practice what we preach!**"이다!

Potatoes = starch bombs

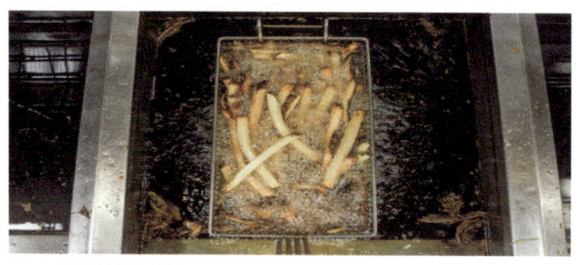

"Potatoes rank
near the bottom of healthful vegetables"

하버드 보건대학원 영양학과에서는 **거의 금기시되는 음식이 몇 가지** 있는데,
그중 대표적인 것이 바로 **감자튀김과 감자칩**이다.
이는 하버드 보건대학원의 대표적인 코호트 연구에서
감자튀김과 감자칩이 체중 증가의 가장 큰 주범으로 밝혀졌기 때문이다.

감자튀김 섭취와 관련해 **웃지 못할 일화**가 하나 있다.

2018년, 〈뉴욕타임스〉는 감자 섭취와 건강에 관한 기사를 보도했는데,
감자튀김과 감자칩이 건강에 해롭다는 사실이 널리 알려져 있음에도 불구하고
미국인들이 가장 많이 소비하는 채소는 감자이며
전체 감자 소비의 **약 70%가 감자튀김과 감자칩** 형태로 이루어진다고 지적했다.
특히, 감자튀김의 경우
미농무부가 권고하는 1회 섭취량은 12~15개지만,
패스트푸드점에서 판매하는 감자튀김 1인분은 이보다 약 4배나 많은 양이며
대부분의 소비자들은 이를 **모두 섭취**한다고 보도했다.

Potatoes = starch bombs

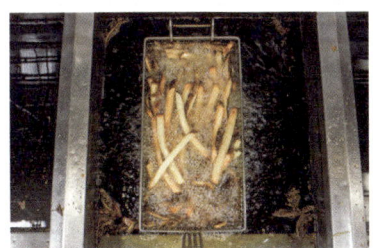

"Potatoes rank near the bottom of healthful vegetables"

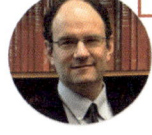

Eric B. Rimm
Professor in the Department of Epidemiology

"There aren't a lot of people who are sending back three-quarters of an order of French fries …

I think it would be nice if your meal came with a side salad and six French fries."

이 기사 작성 당시,
기자는 **하버드 보건대학원의 Eric Rimm 교수님**과 인터뷰를 진행했었다.

교수님께서는 **감자튀김 섭취량 조절의 중요성**을 강조하며
다음과 같이 비유적으로 말씀하셨다.

"설령 사람들이 맛만 보기 위해 감자튀김을 주문한다 하더라도
소량만 섭취하고 남기는 경우는 드뭅니다.
그러니 **식사를 제공할 때**
사이드 샐러드와 **감자튀김 6개** 정도만 함께 곁들여 제공하면 좋을 것 같아요!"

Potato controversy: a serving of 6 French fries?

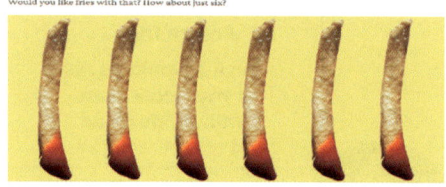

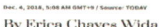

그러나 **당혹스럽게도**

'**감자튀김 6개**'라는 표현은 각종 소셜미디어와 언론에서 **조롱의 대상**이 되고 말았다.

이에 Eric Rimm 교수님은 자신의 소셜미디어를 통해
다음과 같이 해명까지 하게 되었다.
"제 인터뷰의 의도는
감자튀김의 **맛은 즐기되**
전분 폭탄인 감자를 과식하고 싶지 않은 사람들을 위해
레스토랑에서 **작은 사이즈**의 감자튀김 옵션도 제공되면 좋겠다는
제안을 한 것이었습니다."

Thank you!

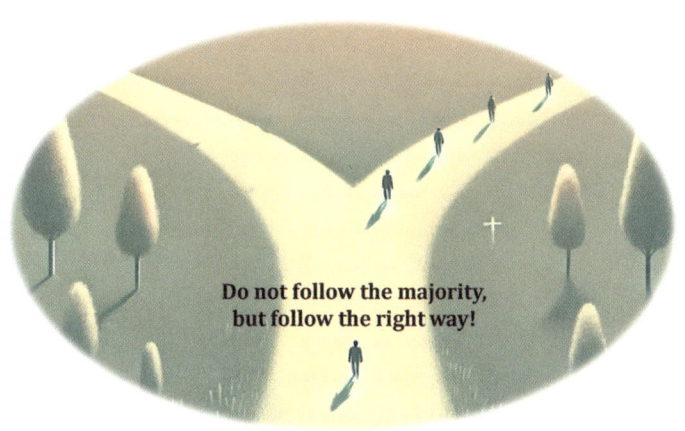

대중에게 **올바른 건강 정보를 전달**하고
잘못된 정보는 바로잡고자 하는
선의의 목적으로 각종 언론에 나서더라도,
반대 의견을 가진 사람들 또는 오해하는 사람들로 인해
예기치 않게 **논란이 생기기 마련이다.**

그럼에도 불구하고, 하버드 보건대학원의 교수님들은
주옥같은 영양 역학 연구 결과들이
올바르게 전달되고
대중의 건강 증진에 실질적으로 기여할 수 있도록
끊임없이 노력하고 계신다.

여러분들도 앞으로 훌륭한 역학자로 성장하여,
이러한 노력의 대열에 합류하기를 진심으로 응원한다.

키워드

chapter 1

역학(epidemiology)　14
노출변수(exposure variable)　17
결과변수(outcome variable)　17
영양 역학(nutritional epidemiology)　19

chapter 2

2.1
식사일지(diet record)　28
24시간 회상법(24-hour recall)　29
식품섭취빈도 조사지(food frequency questionnaire)　31
반정량적(semi-quantitative)　32

2.2
무작위 오차(random error)　49
체계적 오차(systematic error)　51
타당도(validity)　54
재현도(reproducibility)　54
유효성 검증 연구(validation study)　60

2.3
개인 간 식이 섭취 차이(between-person variation in dietary intake)　70

2.4
영양소 데이터베이스(food composition database)　80

상호작용(interaction)　88
식사패턴(dietary pattern)　92
바이오마커(biomarker)　96

chapter 3

3.1
피어슨 상관계수(Pearson correlation coefficient)　110
스피어만 순위 상관계수(Spearman rank correlation coefficient)　116
민감도(sensitivity)　123
거짓음성도(false negative rate)　124
특이도(specificity)　126
거짓양성도(false positive rate)　126
코헨의 카파(Cohen's kappa)　134

3.2
선별검사(screening test)　142
ROC 커브　150
AUC　154
양성 예측도(positive predictive value)　159
음성 예측도(negative predictive value)　160

3.3
엔데믹(endemic)　171
에피데믹(epidemic)　171
팬데믹(pandemic)　172
유병률(prevalence)　176
위험도(risk)　181

발생률(incidence rate) 191
위험률(hazard rate) 202
오즈(odds) 205

chapter 4

유병률비(prevalence ratio) 229
위험도비(risk ratio) 234
발생률비(incidence rate ratio) 236
위험률비(hazard ratio) 238
오즈비(odds ratio) 239
유병률 차이(prevalence difference) 244
위험도 차이(risk difference) 249
발생률 차이(incidence rate difference) 251

chapter 5

힐의 인과관계 기준(Hill's criteria for causation) 280, 281, 286, 287
연관성 강도(strength of association) 282

chapter 6

6.1
모집단(population) 297
표본(sample) 297
통계학적 추론(statistical inference) 298
단순무작위추출법(simple random sampling) 301
계통추출법(systematic sampling) 302
층화추출법(stratified sampling) 303
군집추출법(cluster sampling) 305
다단계추출법(multistage sampling) 306

편의추출법(convenience sampling) 308
목표모집단(target population) 311
근원모집단(source population) 311

6.2
95% 신뢰구간(95% confidence interval) 321, 330, 332
95% 신뢰수준(95% confidence level) 322

6.3
표본분포(sampling distribution) 340
가설 검정(hypothesis testing) 345
P값(P-value) 345, 346, 347
유의수준(significance level) 351, 357

6.4
1종 오류(type I error) 364
알파 오류(α) 364
2종 오류(type II error) 366
베타 오류(β) 366
검정력(power) 365

chapter 7

7.1
DAG(Directed Acyclic Graph) 386
생태학적 연구(ecological study) 392
생태학적 오류(ecological fallacy) 395
역인과관계(reverse causation) 400, 420, 443, 444, 478, 482
교란(confounding) 403, 405, 410, 494
교란변수(confounder) 403

7.2

단면 연구(cross-sectional study) 418

7.3

코호트 연구(cohort study) 427
전향적 코호트 연구(prospective cohort study) 428
후향적 코호트 연구(retrospective cohort study) 428
정보 바이어스(information bias) 431, 504
측정 바이어스(measurement bias) 431
차별적 오분류(differential misclassification) 433
비차별적 오분류(non-differential misclassification) 433, 436, 437
선택편향(selection bias) 439, 442, 461, 467, 513
지연분석(lagged analysis) 448

7.4

환자-대조군 연구(case-control study) 453, 457, 458
전향적 환자-대조군 연구(prospective case-control study) 459
후향적 환자-대조군 연구(retrospective case-control study) 459
회상편향(recall bias) 471

7.5

무작위 배정 임상시험(randomized controlled trial) 487, 488
무작위 배정(randomization) 490, 494
배정은폐(allocation concealment) 501
비순응(non-compliance) 504
교차(cross-over) 504
배정된 대로 분석(intention-to-treat analysis) 506
실천한 대로 분석(as-treated analysis) 506
검출 바이어스(detection bias) 515

관찰자 바이어스(observer bias) 515
확인 바이어스(ascertainment bias) 515
눈가림(blinding) 517, 518

chapter 8

효과변경(effect modification) 541
효과변경인자(effect modifier) 542
층화 분석(subgroup analysis) 549
내적 타당성(internal validity) 555
외적 타당성(external validity) 555
전이 가능성(transportability) 560

chapter 9

체계적 고찰(systematic error) 572
메타분석(meta-analysis) 572
숲 그림(forest plot) 574
출판편향(publication bias) 576
깔때기 그림(funnel plot) 578
통합분석(pooled analysis) 582

chapter 10

인구집단 기여위험분율(PAR%) 604, 611, 613, 617
기여위험분율(AR%) 606, 614

동국대학교 저서출판 지원사업 선정도서

이 저서는 2022년도 동국대학교 연구비 지원을 받아 수행된 연구결과물임. (S-2022-G0001-00122)
This work was supported by the Dongguk University Research Fund of 2022. (S-2022-G0001-00122)

금나나 교수의 쉽게 배우는 역학 이야기
-하버드 학생들은 어떻게 역학을 배울까?

2025년 6월 30일 초판 1쇄 인쇄
2025년 7월 17일 초판 1쇄 발행

지은이 금나나
발행인 박기련
발행처 동국대학교출판부

출판등록 제1973-000004호(1973.6.28)
주소 04626 서울시 중구 퇴계로36길2 신관1층 105호
전화 02-2264-4714
팩스 02-2268-7851
홈페이지 https://dgpress.dongguk.edu
이메일 abook@jeongjincorp.com
인쇄 신도인쇄

ISBN 978-89-7801-795-4 (93510)

값 45,000원

이 책의 무단 전재나 복제 행위는 저작권법 제98조에 따라 처벌받게 됩니다.